临床妇产多发疾病诊断与治疗

主编 杜晓丽 李 卿 冯婷婷 郭兆君
　　 魏 莉 吴晓霞 朱秀艳 张丽娟

黑龙江科学技术出版社

图书在版编目(CIP)数据

临床妇产多发疾病诊断与治疗 / 杜晓丽等主编.
哈尔滨：黑龙江科学技术出版社，2024.6. -- ISBN 978-7-5719-2433-1

Ⅰ．R71

中国国家版本馆CIP数据核字第2024Y5R940号

临床妇产多发疾病诊断与治疗
LINCHUANG FUCHAN DUOFA JIBING ZHENDUAN YU ZHILIAO

主　　编	杜晓丽　李卿　冯婷婷　郭兆君　魏莉　吴晓霞　朱秀艳　张丽娟
责任编辑	曹以利
封面设计	宗　宁
出　　版	黑龙江科学技术出版社
	地址：哈尔滨市南岗区公安街70-2号　　邮编：150007
	电话：（0451）53642106　　传真：（0451）53642143
	网址：www.lkcbs.cn
发　　行	全国新华书店
印　　刷	黑龙江龙江传媒有限责任公司
开　　本	787mm×1092mm　1/16
印　　张	18.25
字　　数	504千字
版　　次	2024年6月第1版
印　　次	2024年6月第1次印刷
书　　号	ISBN 978-7-5719-2433-1
定　　价	198.00元

【版权所有，请勿翻印、转载】

编委会

◎ 主　编

杜晓丽　李　卿　冯婷婷　郭兆君
魏　莉　吴晓霞　朱秀艳　张丽娟

◎ 副主编

张潇月　严崴巍　车晓银　杨泽曙
杨朝英　薛开莲

◎ 编　委（按姓氏笔画排序）

车晓银（青岛市市南区湛山街道延安三路社区卫生服务中心）
冯婷婷（诸城市人民医院）
朱秀艳（济南市钢城区颜庄街道办事处社区卫生服务中心）
严崴巍（湖北省武汉市江夏区第一人民医院/协和江南医院）
杜晓丽（潍坊市坊子区人民医院）
李　卿（枣庄市妇幼保健院）
杨泽曙（常州市武进中医医院）
杨朝英（威信县妇幼保健院）
吴晓霞（昌乐齐城中医院）
张丽娟（泰安市岱岳区妇幼保健院）
张潇月（山东省郓城县人民医院）
郭兆君（潍坊市妇幼保健院）
薛开莲（德州市陵城区人民医院）
魏　莉（德州市立医院）

前言

妇产科是临床医学四大主要学科之一，主要研究女性生殖器官疾病的病因、病理、诊断，以及妊娠、分娩、计划生育、健康检查等内容，是一门具有自己特点并需要综合临床与基础知识的学科。随着科学技术的不断创新与发展，现代分子生物学、肿瘤学、遗传学、生殖内分泌学及免疫学等医学基础理论实现了深入研究，临床医学诊疗检测技术取得了实质性发展，大大提高了妇产科疾病的诊断率与治愈率，对保障妇女的身体和生殖健康，以及防治各种妇产科疾病都起到了重要作用。为了适应现代医学的快速发展，满足社会医疗机构的建设需求，我们特邀多位在妇产科领域有丰富临床诊疗经验的专家编写了《临床妇产多发疾病诊断与治疗》一书。

本书结合妇产科医师多年的临床经验，首先介绍了妇产科疾病常见症状及妇产科常用检查技术。而后，本书以妇产科常见病的诊疗为出发点，系统地阐述了女性生殖系统内分泌疾病、女性生殖系统炎症、子宫内膜异位症与子宫腺肌病、女性生殖系统肿瘤、病理妊娠等内容。本书重点对疾病的病因、临床表现、辅助检查、诊断及处理方法进行叙述，在编写上注重实用性与科学性，切实贴合了从疾病诊断到治疗再到预防的临床思路，有助于临床医师对妇产科常见病迅速作出正确诊断，制订合适的治疗方案。此外，本书增加了对新技术、新理论、新进展的介绍，具有一定的前沿性，适合妇产科医师、其他相关专业医师及在校医学生参考使用。

在编写过程中，编者参阅大量的国内外相关文献、指南，力求为广大读者提供新的临床思维方式。但由于编者编写经验不足，加之编写时间有限，书中存在的疏漏与错误之处，望广大读者不吝指正。

《临床妇产多发疾病诊断与治疗》编委会
2024年3月

目 录
CONTENTS

第一章 妇产科疾病常见症状 …………………………………………………………… (1)
  第一节 腹痛 ……………………………………………………………………… (1)
  第二节 白带异常 ………………………………………………………………… (10)
  第三节 外阴瘙痒 ………………………………………………………………… (11)
  第四节 阴道出血 ………………………………………………………………… (13)
  第五节 耻区肿块 ………………………………………………………………… (19)
  第六节 其他常见症状 …………………………………………………………… (20)

第二章 妇产科常用检查技术 …………………………………………………………… (24)
  第一节 妇科体格检查 …………………………………………………………… (24)
  第二节 产科体格检查 …………………………………………………………… (26)
  第三节 女性生殖器官活组织检查 ……………………………………………… (28)
  第四节 输卵管通畅检查 ………………………………………………………… (31)
  第五节 宫腔镜检查 ……………………………………………………………… (35)
  第六节 阴道镜检查 ……………………………………………………………… (38)

第三章 女性生殖系统内分泌疾病 ……………………………………………………… (42)
  第一节 性早熟 …………………………………………………………………… (42)
  第二节 高催乳素血症 …………………………………………………………… (48)
  第三节 经前期综合征 …………………………………………………………… (54)
  第四节 围绝经期综合征 ………………………………………………………… (59)
  第五节 功能失调性子宫出血 …………………………………………………… (61)

第四章 女性生殖系统炎症 ……………………………………………………………… (73)
  第一节 外阴炎 …………………………………………………………………… (73)

  第二节 阴道炎 …………………………………………………………………… (78)

  第三节 子宫颈炎 ………………………………………………………………… (83)

  第四节 盆腔炎性疾病 …………………………………………………………… (87)

第五章 子宫内膜异位症与子宫腺肌病 ……………………………………………… (104)

  第一节 子宫内膜异位症 ………………………………………………………… (104)

  第二节 子宫腺肌病 ……………………………………………………………… (114)

第六章 女性生殖系统肿瘤 ……………………………………………………………… (118)

  第一节 子宫颈癌前病变与早期浸润癌 ………………………………………… (118)

  第二节 子宫颈癌 ………………………………………………………………… (126)

  第三节 子宫内膜癌 ……………………………………………………………… (151)

  第四节 子宫肌瘤 ………………………………………………………………… (158)

  第五节 卵巢肿瘤 ………………………………………………………………… (168)

第七章 病理妊娠 ………………………………………………………………………… (182)

  第一节 流产 ……………………………………………………………………… (182)

  第二节 早产 ……………………………………………………………………… (186)

  第三节 异位妊娠 ………………………………………………………………… (189)

  第四节 过期妊娠 ………………………………………………………………… (202)

  第五节 胎儿窘迫 ………………………………………………………………… (207)

  第六节 胎儿畸形 ………………………………………………………………… (211)

  第七节 巨大胎儿 ………………………………………………………………… (216)

  第八节 胎儿生长受限 …………………………………………………………… (224)

  第九节 前置胎盘 ………………………………………………………………… (230)

  第十节 胎盘早剥 ………………………………………………………………… (233)

第八章 妊娠合并症 ……………………………………………………………………… (237)

  第一节 妊娠期高血压疾病 ……………………………………………………… (237)

  第二节 妊娠合并心脏病 ………………………………………………………… (245)

  第三节 妊娠合并哮喘 …………………………………………………………… (248)

  第四节 妊娠合并肺炎 …………………………………………………………… (251)

第五节　妊娠合并病毒性肝炎 …………………………………………………… (254)

第六节　妊娠合并肠梗阻 …………………………………………………………… (262)

第七节　妊娠合并尿路感染 ………………………………………………………… (264)

第八节　妊娠合并肾衰竭 …………………………………………………………… (268)

第九节　妊娠合并系统性红斑狼疮 ………………………………………………… (273)

参考文献 …………………………………………………………………………………… (280)

第一章 妇产科疾病常见症状

第一节 腹　痛

下腹疼痛是女性疾病常见的临床症状之一，是盆腔脏器器质性病变或功能紊乱的信号，也是促使患者就医的警钟和临床诊断的重要线索，临床上按起病急缓与病程长短可分为急性腹痛或慢性腹痛两大类型。

一、病史采集要点

(一)起病的急缓或诱因

生育年龄女性出现停经、阴道出血、反复下腹隐痛后突然出现撕裂样剧痛，应想到输卵管妊娠破裂或流产可能，若同时伴有腹腔内出血表现者更应考虑宫外孕。停经后伴阵发性下腹痛，与流产、早产或分娩关系较大。体位改变后出现下腹痛、卵巢肿瘤或浆膜下子宫肌瘤蒂扭转可能性大。卵巢肿瘤患者做妇科检查时，突然下腹剧痛，复查肿瘤缩小或消失，注意有肿瘤破裂。在行人工流产等宫内操作时，突然出现下腹痛，应考虑子宫穿孔。在分娩过程中，先露下降受阻，产程延长，出现下腹痛，考虑子宫破裂。起病缓慢而逐渐加剧者，多为内生殖器炎症或恶性肿瘤引起。子宫肌瘤合并妊娠，在妊娠期或产褥期出现剧烈下腹痛及发热时多为子宫肌瘤红色变性。

(二)腹痛的部位

下腹正中疼痛多为子宫引起。一侧下腹痛多为该侧卵巢囊肿蒂扭转、破裂或输卵管卵巢炎症及异位妊娠流产或破裂。右侧下腹痛应排除急性阑尾炎。双侧下腹痛常见于子宫附件炎性病变。整个下腹痛甚至全腹痛见于卵巢囊肿破裂、输卵管破裂或盆腔腹膜炎。

(三)腹痛性质

炎症或腹腔内积液多为持续性钝痛；晚期癌肿产生顽固性疼痛；阵发性绞痛多为子宫或输卵管等空腔器官收缩所致；输卵管或卵巢肿瘤破裂可引起撕裂性锐痛。

(四)下腹痛的时间

痛经或子宫内膜异位症多在经期出现下腹痛；无月经来潮伴下腹周期性疼痛，多为经血潴留或人工流产术后宫颈、宫腔粘连所致；排卵所致下腹痛多发生在两次月经中间。

(五)腹痛放射部位

一侧子宫附件病变,其疼痛可放射至同侧腹股沟及大腿内侧;放射至肩部考虑为腹腔内出血,为出血刺激膈肌的膈神经所致;放射至腰骶部多为宫颈、子宫病变所致。

二、体格检查重点

(一)全身检查

血压、脉搏、呼吸、体温、面色、心肺及姿势等。

(二)腹部检查

视诊时腹部肿胀形似蛙腹,多为腹水;下腹正中隆起主要是子宫或巨大卵巢肿瘤;触诊时注意肿瘤的大小、质地、压痛、活动度及边界;急性盆腔炎时腹肌紧张,下腹明显压痛及反跳痛,叩诊了解有无移动性浊音及肠管鼓音所在处。听诊用于肠鸣音、胎盘杂音、脐血流音及胎心音的鉴别。

(三)妇科检查

利用双合诊、三合诊或肛腹诊,了解阴道分泌物颜色,有无异味,阴道后穹隆是否饱满,宫颈是否充血及举痛,宫颈口是否扩张或组织嵌顿,子宫位置、大小、质地及有无压痛,附件有无肿块及压痛。

三、实验室与辅助检查

(1)血常规:血红细胞或血红蛋白是否下降,了解贫血程度及内出血情况,有炎症者血白细胞升高或核左移。

(2)尿妊娠试验或血 β-HCG 检查,排除与妊娠有关的疾病。

(3)腹腔穿刺或阴道后穹隆穿刺确定有无腹腔内出血,怀疑恶性肿瘤时,穿刺液送检找癌细胞,穿刺液为脓性液体时应考虑为炎症引起,送病原体培养加药敏试验。

(4)B超显示盆腔实性、囊实性或囊性包块,子宫腔或宫外的胎心搏动可确诊宫内妊娠或宫外孕。

(5)部分下腹痛的病因在腹腔镜下才能明确,必要时在腹腔镜下行手术治疗。

(6)放射检查、诊断性刮宫等在下腹痛病因诊断中起一定作用。

四、常见疾病诊断

(一)急性下腹疼痛伴休克

1.异位妊娠

异位妊娠是指受精卵在子宫腔以外着床,又称为宫外孕。

(1)症状体征特点:①停经、腹痛、阴道出血。②早孕反应。少数患者可能出现。③面色苍白、血压下降、脉搏细速、下腹膨隆,腹部压痛及反跳痛,以病变侧为甚,移动性浊音阳性。④妇科检查见后穹隆饱满、触痛明显,宫颈有举痛,子宫增大但较停经时间小,子宫有漂浮感,病变侧附件可触及肿块,有压痛。

(2)辅助检查:①妊娠试验阳性。②腹腔穿刺或后穹隆穿刺抽出不凝固血。③超声检查、腹腔镜检查、诊断性刮宫。

(3)诊断鉴别要点:①停经、腹痛、不规则阴道出血是异位妊娠常见三联征。②结合妊娠试验和超声检查即可确诊。

2.卵巢滤泡或黄体破裂

卵巢滤泡或黄体由于某种原因引起包壁破损、出血时,可引起腹痛,严重者可发生剧烈腹痛或休克。

(1)症状体征特点:①腹痛一般在月经中、后期突然出现一侧下腹剧痛,无停经、阴道出血史。②症状轻者腹部压痛不明显;重者腹痛明显,伴有恶心、呕吐、头晕、出冷汗、晕厥、休克,腹部压痛、反跳痛,以病变侧明显,移动性浊音阳性。③妇科检查见后穹隆饱满、触痛明显,宫颈有举痛,子宫正常大小,病变侧附件可触及肿块,有压痛。

(2)辅助检查:①妊娠试验阴性。②腹腔穿刺或后穹隆穿刺抽出不凝固血。③超声检查、腹腔镜检查。

(3)诊断鉴别要点:根据有无停经史、有无不规则阴道出血、妊娠试验结果可与异位妊娠进行鉴别。

3.侵蚀性葡萄胎或绒毛膜癌子宫自发性穿孔

侵蚀性葡萄胎或绒毛膜癌子宫自发性穿孔是由侵蚀性葡萄胎或绒毛膜癌侵犯子宫肌层所致。

(1)症状体征特点:①常突然出现下腹剧痛,伴肛门坠胀感、恶心、呕吐。②停经史,早孕反应较重,不规则阴道出血。贫血貌,腹部膨隆,压痛、反跳痛明显,移动性浊音阳性。③妇科检查见宫颈举痛明显,子宫明显大于停经月份,质软,轮廓不清,子宫压痛明显,可能在附件区扪及囊性肿块。

(2)辅助检查:①血、尿人绒毛膜促性腺激素(HCG)值异常升高。②超声、CT、MRI、X线检查。

(3)诊断鉴别要点:①本病患者有先行病史,有葡萄胎、流产、足月产史。②有其他转移灶的症状和体征,妇科检查子宫异常增大,人绒毛膜促性腺激素(HCG)异常升高,借此与异位妊娠鉴别。

4.出血性输卵管炎

急性输卵管炎时,如发生输卵管间质层出血,突破黏膜上皮进入管腔,由伞端流入腹腔,引起腹腔内出血,称为出血性输卵管炎。

(1)症状体征特点:①突然出现下腹疼痛、阴道出血、肛门坠胀,伴发热、白带增多。②多数患者有分娩、流产、宫腔操作史。体温升高,下腹压痛、反跳痛明显,移动性浊音阳性。③妇科检查见白带较多,宫颈举痛明显,附件区扪及条索状肿块。

(2)辅助检查:①妊娠试验阴性,血红蛋白下降,白细胞和中性粒细胞升高。②后穹隆穿刺,腹腔镜检查。

(3)诊断鉴别要点:①本病可发生于月经周期的任何时期,无停经史,有附件炎史,有发热、腹痛、白带增多等炎症表现。②腹腔镜检查或剖腹探查可确诊。

5.急性盆腔炎伴感染性休克

急性盆腔炎的感染多数为混合性感染,其中厌氧菌感染所产生的内毒素是引起感染性休克的主要原因。

(1)症状体征特点:①下腹痛加剧。压痛、反跳痛及肌紧张明显,肠鸣音减弱或消失。②有急性盆腔炎的症状和体征。寒战,高热,体温不升,伴面色苍白、四肢厥冷等休克症状。有少尿、无尿等肾衰竭症状。③妇科检查见宫颈举痛明显,子宫及双侧附件区触痛明显,可在附件区触及囊性肿块。

(2)辅助检查:①血白细胞、中性粒细胞升高,并可出现中毒颗粒。②血或病灶分泌物细菌培养可找到致病菌。

(3)诊断鉴别要点:①本病盆腔炎病史明确,随病情发展腹痛加剧,继而出现休克的症状和体征。②辅助检查有感染迹象为本病的特点。

6.肠系膜血液循环障碍

肠系膜血液循环障碍可导致肠管缺血坏死,多发生于肠系膜动脉。

(1)症状体征特点:①突然发生剧烈腹部绞痛,持续性,止痛剂不能缓解,恶心、呕吐频繁。②起病早期腹软、腹部平坦,可有轻度压痛,肠鸣音活跃或正常;随着肠坏死和腹膜炎的发展,腹胀明显,肠鸣音消失,腹部压痛、反跳痛及肌紧张明显,并出现呕血和血便。③严重者症状和体征不相称为本病的特点,但血管闭塞范围广泛者可较早出现休克。

(2)辅助检查:①腹腔穿刺可抽出血性液体。表现为血液浓缩,白细胞计数升高。②腹部放射线检查见大量肠胀气,腹腔有大量渗出液;X线片显示肠管扩张、肠腔内有液平面。③选择性动脉造影显示闭塞的血管。

(3)诊断鉴别要点:①早期主要表现为突发脐周剧烈腹痛,恶心、呕吐频繁而腹部体征轻微。②盆腔检查无异常发现,较少阳性体征与剧烈的持续性绞痛症状不符合,为本病特征性表现。

(二)急性下腹疼痛伴发热

1.急性化脓性子宫内膜炎

急性化脓性子宫内膜炎多为由链球菌、葡萄球菌及大肠埃希菌等化脓性细菌感染所致的子宫内膜急性化脓性炎症。

(1)症状体征特点:①多见于分娩、流产及其他宫腔手术后。②术后即感下腹痛,继而出现畏寒、寒战、发热、全身乏力、出汗,下腹持续性疼痛,逐渐加重。③阴道分泌物增多,呈脓性或血性,有臭味。④妇科检查见阴道内及宫颈口大量脓性或血性带臭味的分泌物,宫颈有举痛,宫体增大且压痛明显。

(2)辅助检查:①血白细胞及中性粒细胞增多。②宫腔分泌物培养找到致病菌。

(3)诊断鉴别要点:①起病前有宫腔手术、经期性交或分娩史。②下腹痛、发热、白带增多呈脓性或脓血性、有臭味,妇科检查子宫压痛明显为本病特点。

2.急性淋菌性子宫内膜炎

急性淋菌性子宫内膜炎多由阴道淋病向上扩散感染子宫内膜引起的急性炎症。患者多有不洁性生活史。

(1)症状体征特点:①不洁性生活史,起病前有急性尿路炎、宫颈炎、前庭大腺炎等症状。②阴道分泌物为脓性、有臭味,有持续性阴道出血。③下腹绞痛,伴畏寒、发热。④妇科检查见阴道内有大量脓性白带,宫颈中有脓栓堵塞,宫颈举痛明显,宫体增大且有压痛。

(2)辅助检查:①外周血白细胞及中性粒细胞升高。②宫腔脓性分泌物涂片或培养可找到革兰阴性双球菌。

(3)诊断鉴别要点:患者有不洁性生活史或有已确诊的淋病史为本病特点。

3.急性输卵管炎

急性输卵管炎指输卵管发生的急性炎症,为一化脓性病理过程,其病原菌多来自于外阴、阴道、子宫,常发生于流产、足月产、月经期或宫内手术后。

(1)症状体征特点:①下腹部两侧剧烈疼痛,压痛、反跳痛,肌紧张。②常发生于流产、足月产、月经期及宫腔手术后,白带增多,阴道不规则出血。③轻者低热,重者寒战、高热,甚至发生败血症。④妇科检查见阴道内脓性白带,宫颈举痛,子宫一侧或两侧触痛,可触及增粗的输卵管。

(2)辅助检查:①外周血白细胞总数和中性粒细胞增高。②后穹隆穿刺抽出脓液或脓性渗出物,分泌物培养找到致病菌。

(3)诊断鉴别要点:①本病常发生于流产、足月产、月经期及宫腔手术后。②下腹痛为一侧或双侧,妇科检查一侧或双侧附件压痛,输卵管增粗、触痛明显为其典型特征。

4.急性盆腔结缔组织炎

急性盆腔结缔组织炎是指盆腔结缔组织初发的炎症,不是继发于输卵管、卵巢的炎症,是初发于子宫旁的结缔组织,然后再扩展到其他部位。

(1)症状体征特点:①寒战、发热,呈持续高热,转为弛张热,形成脓肿时,反复出现寒战,并出现全身中毒症状。伴恶心、呕吐、腹胀、腹泻、尿频、尿急、尿痛、里急后重及肛门坠胀感。②下腹部弥漫性压痛、反跳痛及肌紧张。持续疼痛,向臀部及两下肢放射。③妇科检查见宫颈举痛,子宫及宫旁组织压痛明显,有增厚感,子宫增大、压痛,活动度受限。

(2)辅助检查:①外周血白细胞总数及中性粒细胞数升高。②高热时血培养偶可培养出致病菌。③后穹隆穿刺抽出脓液。

(3)诊断鉴别要点:①本病有明确的病史,患者有明显的感染性全身症状。②检查示下腹部弥漫性压痛、反跳痛及肌紧张,子宫及宫旁压痛明显,为本病特征性表现。

5.急性阑尾炎

急性阑尾炎指阑尾发生的急性炎症,是引起下腹痛比较常见的疾病,当急性阑尾炎的腹痛转移到右下腹时,易与相关的妇产科疾病混淆。

(1)症状体征特点。①转移性右下腹痛:开始为上腹部或全腹、脐周痛,后局限于右下腹部。②发热,伴恶心、呕吐。③体检:右下腹麦氏点压痛、反跳痛及肌紧张,肠鸣音减弱或消失。④妇科检查:生殖器无异常发现。

(2)辅助检查:①外周血白细胞总数及中性粒细胞数升高。②超声检查子宫、附件无异常。

(3)诊断鉴别要点:①本病起病急,腹痛在先,发热在后,有典型的转移性右下腹痛发病经过。②妇科检查无阳性体征为本病特征。

6.子宫肌瘤红色变性

子宫肌瘤红色变性多见于妊娠期或产褥期,是一种特殊类型的坏死,子宫肌瘤发生红色变性时,肌瘤体积迅速改变,发生血管破裂,出血弥散于组织内。

(1)症状体征特点:①有月经过多史或子宫肌瘤史。②剧烈腹痛,多于妊娠期或产褥期突然出现。③伴发热、恶心、呕吐。④下腹压痛,肌瘤较大时可触及肿块,并有压痛。

(2)辅助检查:①外周血白细胞总数及中性粒细胞数升高。②超声检查、CT、MRI检查。

(3)诊断鉴别要点:①有子宫肌瘤史,于妊娠期或产褥期突然出现剧烈腹痛、发热。②检查子宫肌瘤迅速增大,局部压痛明显,为本病的特征。

7.急性肠系膜淋巴结炎

急性肠系膜淋巴结炎在7岁以下小儿好发,以冬春季节多见,常在上呼吸道感染或肠道感染中并发。小儿肠系膜淋巴结在回肠末端和回盲部分布丰富,且小肠内容物常因回盲瓣的作用在回肠末端停留,肠内细菌和病毒产物易在该处吸收进入回盲部淋巴结,致肠系膜淋巴结炎。

(1)症状体征特点:①多见于儿童及青少年,有上呼吸道感染史。②高热、腹痛、呕吐三联征。有时腹泻并高热。右下腹压痛、反跳痛及肌紧张。③妇科检查无阳性体征。

(2)辅助检查:①外周血白细胞总数及中性粒细胞数升高。②B超检查子宫附件无异常。

(3)诊断鉴别要点:①多见于儿童及青少年,常有上呼吸道感染史。②下腹痛、发热,检查下腹压痛点广泛且与肠系膜根部方向一致。③妇科检查无阳性体征为本病的特征。

(三)急性下腹疼痛伴盆腔肿块

1.卵巢肿瘤蒂扭转

卵巢肿瘤蒂扭转好发于瘤蒂较长、瘤体中等大小、活动度大的卵巢肿瘤,因子宫的上下移动、肠蠕动、体位骤变可使肿瘤转动,其蒂(骨盆漏斗韧带、卵巢固有韧带和输卵管)随之扭转,当扭转超过某一角度且不能恢复时,可使走行于其间的肿瘤静脉回流受阻,致使瘤内高度充血或血管破裂,进而使瘤体急剧增大,瘤内发生出血,最后动脉血流因蒂扭转而受阻,肿瘤发生坏死、破裂、感染。

(1)症状体征特点。①活动或体位改变后突然出现一侧下腹剧烈持续性疼痛,伴恶心、呕吐。②体检:患侧腹部压痛,早期无明显的反跳痛及肌紧张,随病程延长,肿瘤坏死,继发感染,腹痛加剧,检查有反跳痛及肌紧张。③妇科检查:在子宫一侧可扪及肿块,张力较大,有压痛,其蒂部最明显。

(2)辅助检查:超声检查。

(3)诊断鉴别要点:①患者原有盆腔肿块病史。②突然出现一侧下腹剧烈持续绞痛,其发生与体位改变有关,为本病的特征。

2.卵巢肿瘤破裂

卵巢肿瘤发生破裂的原因有外伤和自发两种,外伤性破裂常因腹部遭受重击、分娩、性交、妇科检查或穿刺等引起;自发性破裂常因肿瘤生长过速所致,多数为恶性肿瘤浸润性生长所致。

(1)症状体征特点。①腹痛:卵巢小囊肿或单纯性囊腺瘤破裂时,腹痛轻微;卵巢大囊肿或成熟性畸胎瘤破裂时,腹痛剧烈,伴恶心、呕吐、腹膜炎症状;卵巢恶性肿瘤破裂时,腹痛剧烈,伴腹腔内出血,甚至休克。②下腹压痛、反跳痛及肌紧张。③妇科检查:宫颈举痛,原有的肿瘤缩小或消失。

(2)辅助检查:①后穹隆穿刺抽出相应的囊液或血液。②超声检查。

(3)诊断鉴别要点:①患者原有卵巢肿块史,有腹部外伤、性交、分娩、妇科检查或肿块穿刺等诱因。②腹痛后原有的卵巢肿块缩小或消失,为本病特征。

3.盆腔炎性肿块

盆腔炎性肿块起自急性输卵管炎。因输卵管腔内的炎性分泌物流到盆腔,继发盆腔腹膜炎、卵巢周围炎,使输卵管、卵巢、韧带、大网膜及肠管等粘连成一团,形成盆腔炎性肿块。

(1)症状体征特点:①下腹疼痛、发热。②妇科检查:在子宫旁有肿块,形态不规则,呈实性或囊实性,活动度差,压痛。

(2)辅助检查:①外周血白细胞总数及中性粒细胞数升高。②超声检查、CT、MRI等检查。

(3)诊断鉴别要点:①患者先出现下腹痛、发热,继而出现盆腔肿块。②肿块形态不规则,呈实性或囊实性,活动度差,压痛,常与子宫粘连,为本病的特征。

4.子宫肌瘤

子宫肌瘤是女性生殖器最常见的良性肿瘤,也是人体最常见的肿瘤,主要由平滑肌细胞增生而成,其间有少量纤维结缔组织。

(1)症状体征特点:①既往有月经紊乱、子宫肌瘤病史。②多为轻微坠痛,如浆膜下肌瘤蒂扭转,则出现剧烈疼痛;在妊娠期或产褥期突然出现腹痛、发热、肌瘤迅速增大,多为子宫肌瘤红色变性。

(2)辅助检查:超声检查。

(3)诊断鉴别要点:本病患者有明确子宫肌瘤病史,妇科检查及盆腔B超可明确诊断。

5.盆腔脓肿

盆腔脓肿包括输卵管积脓、卵巢脓肿、输卵管卵巢脓肿、子宫直肠陷凹脓肿及阴道直肠隔脓肿。

(1)症状体征特点:①腹痛剧烈,下腹部耻骨区域触痛明显,有反跳痛及肌紧张。②伴有寒战、高热。③妇科检查:阴道内及宫口有脓性分泌物,宫颈举痛明显,子宫压痛,在宫旁可触及肿块,张力大呈囊性,触痛明显。

(2)辅助检查:①外周血白细胞总数及中性粒细胞数升高。②超声、CT、MRI检查。

(3)诊断鉴别要点:①本病先有急性盆腔炎的症状和体征,后出现盆腔肿块、持续高热、下腹痛。②肿块张力大有波动感,触痛明显,为本病特征。

(四)周期性下腹疼痛

1.子宫腺肌病

子宫腺肌病指当子宫内膜侵入子宫肌层的疾病。

(1)症状体征特点:①继发性痛经,并进行性加重。②伴月经增多,经期延长,继发性不孕。③妇科检查:子宫均匀性增大,局部有局限性结节突起,质地较硬,经前、经期更增大、变软,有压痛,经后子宫稍缩小。

(2)辅助检查:超声检查。

(3)诊断鉴别要点:超声对本病与子宫肌瘤的鉴别帮助较大。

2.子宫内膜异位症

子宫内膜异位症指当具有生长功能的子宫内膜组织出现在子宫腔被覆黏膜以外的身体其他部位时导致的疾病。

(1)症状体征特点:①痛经大多数表现为继发性、进行性加重。②性交痛、月经失调、不孕。③妇科检查:子宫正常大小,后倾固定,直肠子宫陷凹或宫骶韧带或子宫后壁下段触痛性结节,在附件可及肿块,呈囊性或囊实性,活动差,有压痛。

(2)辅助检查:超声检查、CA125检测、腹腔镜检查。

(3)诊断鉴别要点:①育龄女性有进行性痛经、不孕和月经紊乱。②妇科检查有触痛性结节或宫旁有不活动的囊性包块,为本病特征性表现。

3.先天性处女膜闭锁

处女膜闭锁又称无孔处女膜,由于处女膜闭锁,经血无法排出,最初积在阴道内,反复多次月经来潮后,逐渐发展成宫腔积血、输卵管积血,甚至腹腔内积血。

(1)症状体征特点:①月经来潮前无任何症状,来潮后出现周期性下腹痛。②妇科检查:处女膜向外膨隆,表面呈紫蓝色,无阴道开口;肛门检查可扪及阴道膨隆呈球状向直肠突起,阴道包块上方的子宫压痛明显,下压包块,处女膜膨隆更明显。

(2)辅助检查:超声检查。

(3)诊断鉴别要点：①本病仅见于青春期少女，患者无月经来潮，但第二性征发育良好，进行性加重的周期性腹痛。②妇科检查：处女膜向外膨隆，表面呈紫蓝色，无阴道开口；肛门检查可扪及阴道膨隆呈球状向直肠突起，阴道包块上方的子宫压痛明显，下压包块，处女膜膨隆更明显，为本病特征。

4. Asherman综合征

Asherman综合征即宫腔粘连综合征，是患者在人工流产、中期妊娠引产或足月分娩后造成宫腔广泛粘连而引起的闭经、子宫内膜异位症、继发不孕和再次妊娠引起流产等一系列综合征。

(1)症状体征特点：①人工流产或刮宫后，出现闭经或月经减少。②进行性加重的下腹周期性疼痛，呈痉挛性，伴肛门坠胀感。③闭经用人工周期治疗无撤退性出血。④继发性不孕、流产、早产、胎位不正、胎儿死亡或胎盘植入。⑤妇科检查：子宫正常大小或稍大，较软，压痛明显，宫颈闭塞，宫腔探针不能通过，宫颈举痛，附件压痛明显，宫旁组织、宫骶韧带处压痛。

(2)辅助检查：超声检查、宫腔碘油造影、宫腔镜检查。

(3)诊断鉴别要点：①本病继发子宫腔操作后，患者有周期性下腹痛，呈进行性加重，无月经来潮。②妇科检查见宫颈闭塞，为本病特征。

(五)慢性下腹疼痛伴白带增多

1. 慢性盆腔炎

慢性盆腔炎常为急性盆腔炎未能彻底治疗，或患者体质较差，病程迁延所致。

(1)症状体征特点：①下腹坠胀、疼痛、腰骶部酸痛，在劳累、性交后及月经前后加剧。②月经过多、经期延长、白带增多、不孕。③妇科检查：盆腔(子宫、附件)有压痛等炎症表现。

(2)辅助检查：超声检查。

(3)诊断鉴别要点：①既往有急性盆腔炎病史，继而出现慢性下腹痛。②妇科检查发现子宫一侧或两侧片状增厚，子宫骶韧带增厚变硬，发病时压痛明显，为本病特征。

2. 盆腔淤血综合征

盆腔淤血综合征是由于盆腔静脉充盈、扩张及血流明显缓慢所致的一系列综合征。

(1)症状体征特点：①多见于早婚、早育、多产、子宫后位、习惯性便秘及长时间站立工作的女性。②下腹部坠痛、酸胀及骶臀部疼痛。③伴有月经过多、经期延长、乳房胀痛、性交痛、白带增多。④妇科检查示外阴、阴道呈蓝色，伴有静脉曲张，子宫体增大而软，附件区可有柔软增厚感。

(2)辅助检查：体位试验阳性、盆腔静脉造影、盆腔血流图、腹腔镜检查。

(3)诊断鉴别要点：①疼痛在久立、劳累或性交后加重。②妇科检查见外阴、阴道呈蓝色，静脉曲张，宫颈肥大而质软，略呈蓝色。③体位试验、盆腔静脉造影、盆腔血流图及腹腔镜检查等有助于诊断。

3. 慢性宫颈炎

慢性宫颈炎是妇科疾病中最常见的一种。因性生活、分娩、流产后，细菌侵入宫颈管而引起炎症。多由急性宫颈炎未治疗或治疗不彻底转变而来。

(1)症状体征特点：①外阴轻度瘙痒。②白带增多，通常呈乳白色黏液状，有时呈淡黄色脓性，有息肉形成时伴有血丝或接触性出血。③月经期、排便或性生活后下腹或腰骶部有疼痛；或者有部分患者出现膀胱刺激症状，有尿频或排尿困难，但尿液常规检查正常。④妇科检查见宫颈有红色细颗粒糜烂区及颈管分泌脓性黏液样白带，子宫颈有不同程度的糜烂、肥大，有时质硬，有时可见息肉、外翻、腺体囊肿等病理变化。

(2)辅助检查:①须常规做宫颈刮片检查,必要时做活组织检查。②慢性宫颈炎须排除宫颈癌,可行阴道镜检查、宫颈刮片、宫颈活组织检查或宫颈锥切。

(3)诊断鉴别要点:须常规做宫颈刮片检查,必要时做活组织病理检查以排除宫颈癌。

4.后位子宫

后位子宫包括子宫后倾及后屈。

(1)症状体征特点:①痛经、腰背痛。②不孕、白带增多、月经异常、性生活不适。③妇科检查示子宫后倾,质软,轻压痛,附件下垂至直肠窝。

(2)辅助检查:B超检查见子宫极度后位,余无异常。

(3)诊断鉴别要点:经手法复位后症状好转是本病的特征。

(六)慢性下腹疼痛伴阴道出血

1.陈旧性宫外孕

陈旧性宫外孕指输卵管妊娠流产或破裂,若长期反复内出血所形成的盆腔血肿不消散,血肿机化变硬并与周围组织粘连导致的疾病。

(1)症状体征特点:①停经史、不规则阴道出血、下腹痛。②妇科检查示子宫无增大,子宫旁可扪及形态不规则的肿块,有压痛。

(2)辅助检查:后穹隆穿刺、妊娠试验、超声检查、腹腔镜检查。

(3)诊断鉴别要点:①停经史、不规则阴道出血、下腹痛。妊娠试验阳性。后穹隆穿刺抽出暗红色不凝固血液,为本病特征。②腹腔镜检查可确诊。

2.子宫内膜异位症

(1)症状体征特点:①慢性下腹胀痛或肛门胀痛、性交痛。②月经增多、经期延长。③妇科检查示子宫后倾固定,可在子宫直肠陷凹、宫骶韧带、子宫后壁触及痛性结节,在子宫一侧或两侧可触及囊性或囊实性肿块。

(2)辅助检查:超声检查、CA125检测、腹腔镜检查。

(3)诊断鉴别要点:①育龄女性有进行性痛经、不孕和月经紊乱。②妇科检查有触痛性结节或宫旁有不活动的囊性包块,为本病特征性表现。

3.宫腔内放置节育器后

宫腔内放置节育器后最常见的并发症为慢性下腹痛及不规则阴道出血,这是由于节育器在宫腔内可随宫缩而移位引起的,如节育器过大或放置节育器时未移送至宫底部而居宫腔下段时,更易发生。

(1)症状体征特点:①宫腔内放置节育器后出现慢性下腹胀痛或腰骶部酸痛。②阴道出血、经期延长、淋漓不尽、白带中带血。③妇科检查无其他病变体征。

(2)辅助检查:超声检查宫内节育器是否下移或异常情况。

(3)诊断鉴别要点:①放置节育器后出现上述症状,一般药物治疗无效。②妇科检查无其他异常发现,取出节育器后症状消失,为本病的特征。

(七)慢性下腹疼痛伴发热、消瘦

1.结核性盆腔炎

结核性盆腔炎指由结核杆菌感染女性盆腔引起的盆腔炎症。

(1)症状体征特点:①下腹疼痛,经期加剧。②经期或午后发热、盗汗、乏力、食欲缺乏、体重减轻。③月经过多、减少,闭经,不孕。④妇科检查可扪及不规则的囊性肿块,质硬,子宫轮廓不清,严重时呈冰冻骨盆。

(2)辅助检查:①子宫内膜病理检查。②胸部、消化道及泌尿道 X 线检查。③子宫输卵管碘油造影、超声检查、腹腔镜检查。④结核菌素试验、结核菌培养。

(3)诊断鉴别要点:①患者有原发不孕、月经稀少或闭经。②有低热、盗汗时,既往有结核病接触史或本人有结核病史可为本病诊断提供参考。

2.卵巢恶性肿瘤

卵巢恶性肿瘤是女性生殖器三大恶性肿瘤之一。由于卵巢位于盆腔深部,卵巢恶性肿瘤不易早期发现。

(1)症状体征特点:①有卵巢癌早期症状,即食欲缺乏、消化不良、体重下降、下腹胀痛、腹痛、下腹包块、腹水。②邻近脏器受累出现压迫直肠、膀胱、输尿管的症状。③妇科检查示盆腔内触及散在、质硬结节,肿块多为双侧性,实性或囊实性,表面高低不平,固定不动。

(2)辅助检查:①腹水细胞学检查。②后穹隆肿块穿刺活检。③超声、CT、MRI 检查,肿瘤标志物检查,腹腔镜检查。

(3)诊断鉴别要点:超声、CT、MRI 检查,肿瘤标志物检查,肿块活组织检查可帮助本病诊断。

3.艾滋病

艾滋病又称为获得性免疫缺陷综合征,是由人类免疫缺陷病毒感染引起的性传播疾病。可引起 T 淋巴细胞损害,导致持续性免疫缺陷、多器官机会性感染及罕见恶性肿瘤,最终导致死亡。

(1)症状体征特点:①高热、多汗、乏力、周身痛、消瘦、腹泻、呕吐等。②常合并阴道真菌感染等,以白色念珠菌感染较多见,白带增多。③体格检查示全身淋巴结肿大。

(2)辅助检查:①白细胞计数低下,淋巴细胞比例降低。②血 HIV 抗体检测常用 ELISA 法、荧光免疫法和 Western Blot 法。

(3)诊断鉴别要点:①本病有全身淋巴结肿大、高热、乏力、周身痛等以免疫缺陷为基础而发生的一系列艾滋病症状和体征。②检查血 HIV 抗体可确诊。

(杜晓丽)

第二节 白带异常

白带是由阴道黏膜渗出液、宫颈管、子宫内膜及输卵管黏膜腺体分泌物混合而成,正常白带呈白色稀糊状或蛋清样,高度黏稠,无腥臭味,量少。白带量多少与雌激素相关:月经前后2～3天量少,排卵期增多,青春期前、绝经后少,妊娠期量多。生殖道炎症或肿瘤时,白带量明显增多且特点有改变。

一、原因

白带异常主要见于两类疾病:生殖器炎症和生殖器肿瘤。

(一)生殖器炎症

阴道炎(较常见的有滴虫阴道炎、外阴阴道假丝酵母菌病、细菌性阴道病、萎缩性阴道炎),宫颈炎,盆腔炎等。

(二)生殖器肿瘤

子宫黏膜下肌瘤、阴道癌、宫颈癌、子宫内膜癌、输卵管癌等。

(三)其他

阴道腺病、卵巢功能失调、阴道内异物、放置宫内节育器等。

二、鉴别要点

(一)灰黄色或黄白色泡沫状稀薄白带

此为滴虫阴道炎的特征,多伴外阴瘙痒。

(二)凝乳或豆渣样白带

此为外阴阴道假丝酵母菌病的特征,多伴外阴奇痒或灼痛。

(三)灰白色匀质白带

此常见于细菌性阴道病,有鱼腥味,可伴外阴瘙痒。

(四)透明黏性白带

外观正常,量明显增多,应考虑卵巢功能失调、阴道腺病或宫颈高分化腺癌。

(五)脓性白带

此为细菌感染所致,色黄或黄绿,黏稠,有臭味,可见于阴道炎、急性宫颈炎及宫颈管炎、宫腔积脓、阴道内异物、阴道癌或宫颈癌并发感染。

(六)血性白带

血性白带是指白带中混有血液,血量多少不定,可考虑宫颈癌、子宫内膜癌、宫颈息肉、子宫黏膜下肌瘤、放置宫内节育器等。

(七)水样白带

水样白带是指持续流出淘米水样白带,具奇臭者,一般为晚期宫颈癌。间断性排出清澈黄红色水样白带,应考虑为输卵管癌。

(魏　莉)

第三节　外阴瘙痒

外阴瘙痒是多种不同病变引起的一种症状,但也可能发生在健康妇女。严重时影响生活、工作和休息。

一、病因

(一)局部原因

1.阴道分泌物刺激

患有慢性宫颈炎及各种阴道炎时,由于其分泌物增多刺激外阴部皮肤而常引起外阴瘙痒,滴虫性阴道炎和外阴阴道假丝酵母菌病是引起外阴瘙痒的最常见原因。

2.外阴营养不良

外阴发育营养不良者,其外阴瘙痒难忍。

3.不良卫生习惯

不注意外阴清洁,经血、大小便等长期刺激,月经垫不洁及穿不透气的化纤内裤等,均能诱发外阴瘙痒。

4.化学物品、药品刺激及过敏

肥皂、避孕套、某些药物等的直接刺激或过敏,均能引起外阴瘙痒。

5.其他

阴虱、疥疮、疱疹、尖锐湿疣、外阴湿疹、蛲虫感染等亦能引起外阴瘙痒。

(二)全身原因

糖尿病及黄疸患者尿液对外阴皮肤的刺激,维生素缺乏,尤其是维生素A、B族维生素的缺乏,妊娠期肝内胆汁淤积症,妊娠期或经前期外阴部充血等均可引起外阴不同程度的瘙痒。另有部分患者虽外阴瘙痒十分严重,但原因不明,可能与精神或心理方面因素有关。

二、临床表现及诊断

主要症状是外阴瘙痒,瘙痒多位于阴蒂、大小阴唇、会阴、肛周。一般在夜间或食用刺激性食物或经期加重。瘙痒程度因个体及病因不同而有差异。局部检查可见局部潮红或有抓痕,或皮肤粗糙及色素减退等。有时继发感染。诊断时应详细询问病史,进行局部检查及必要的化验,尽可能查出病因。

三、治疗

(一)一般治疗

保持外阴皮肤清洁、干燥,切忌搔抓。不用热水烫洗,忌用肥皂,有感染时可用高锰酸钾液坐浴。内裤应宽松透气。

(二)病因治疗

积极治疗引起外阴瘙痒的疾病,如各种阴道炎、糖尿病等。若有阴虱应剔净阴毛,内裤和被褥要煮洗、消毒,局部应用氧化氨基汞软膏,配偶也应同时治疗。

(三)对症治疗

1.外用药

急性炎症期可用3%硼酸液湿敷,洗后局部涂搽40%氧化锌软膏、炉甘石洗剂等。慢性瘙痒可使用糖皮质激素或2%苯海拉明软膏涂擦,有止痒作用。

2.内服药

症状严重者,服用镇静、脱敏药物,如氯苯那敏、苯海拉明等。

3.乙醇注射法

对外阴皮肤正常、瘙痒严重、其他疗法无效的难治性患者,可采用纯乙醇皮下注射。

4.中药熏洗

(1)蛇床子散:蛇床子、花椒、明矾、百部、苦参各9～15 g,煎水先熏后坐浴,每天2次,连用10天。

(2)茵苦洗剂:茵陈、苦参各9 g,煎水熏洗。

(3)皮炎洗剂:透骨草9 g,蒲公英、马齿苋、紫花地丁、黄芩、防风、独活、羌活各5 g,艾叶6 g,甘草3 g,煎水熏洗。

(张丽娟)

第四节 阴道出血

除正常月经外,妇女生殖道任何部位的出血,均称阴道出血。出血部位可来自输卵管、宫体、宫颈、阴道、处女膜、阴道前庭和外阴。阴道出血的表现形式有经量增多、周期不规则的阴道出血、无任何周期可辨的长期持续性阴道出血、停经后阴道出血、阴道出血伴白带增多、性交后出血、经间出血、经前或经后点滴出血、停经多年后阴道出血、间歇性阴道出血等。阴道出血常见于以下情况。①功能失调性子宫出血:为妇科常见病,由调节生殖的神经内分泌机制失常引起的异常子宫出血,而全身及内外生殖器官无器质性病变存在。分有排卵型和无排卵型两类。②生殖道炎症:外阴溃疡、老年性阴道炎、滴虫阴道炎、念珠菌性外阴阴道炎、宫颈糜烂、宫颈息肉、急慢性子宫内膜炎、萎缩性子宫内膜炎、结核性子宫内膜炎、子宫内膜息肉、急慢性盆腔炎等。③生殖器肿瘤:良性肿瘤有子宫肌瘤、葡萄胎、卵巢卵泡膜细胞瘤。恶性肿瘤有外阴癌、阴道癌、子宫颈癌、子宫内膜癌、子宫肉瘤、绒毛膜癌、侵蚀性葡萄胎、输卵管癌及卵巢癌等。④与妊娠有关的疾病:宫外孕、流产、胎盘残留、胎盘息肉及子宫复旧不良。⑤损伤、异物和药物:外阴阴道创伤、性交所致处女膜阴道损伤、宫内节育器放置、避孕药或雌孕激素的使用。⑥全身性疾病:肝功能损害、血小板减少性紫癜、再生障碍性贫血、DIC、白血病、高血压、尿毒症等。

一、病史采集要点

(一)年龄对诊断有重要参考价值

新生女婴生后数天有少量阴道出血,是来自母体的雌激素水平出生后突然下降、子宫内膜脱落所致。幼女出现阴道出血,应考虑性早熟或生殖道恶性肿瘤的可能。青春期少女出血多为无排卵型功血。育龄妇女出现阴道出血,应考虑为与妊娠有关的疾病。围绝经期出血多为无排卵型功血。绝经后出血多为恶性肿瘤。

(二)详细询问阴道出血的表现形式

月经量多或经期延长但周期基本正常,为子宫肌瘤的典型表现。而子宫腺肌病、宫内节育器及排卵型功血也有类似表现。无任何周期可辨的长期持续阴道出血,多为生殖道恶性肿瘤所致。停经后阴道出血,若发生于育龄妇女,首先考虑与妊娠有关的疾病,若发生于绝经后妇女,应考虑生殖道恶性肿瘤。性交后阴道出血,应注意早期宫颈癌。经间期出血多为排卵期出血。间歇性阴道出血,应警惕有输卵管癌的可能。

(三)相关症状及既往史有助于诊断

阴道出血伴发热注意宫内感染,伴阵发性下腹痛多见于流产,伴持续性剧烈腹痛多见宫外孕破裂,伴恶臭白带应考虑宫颈癌或黏膜下肌瘤并发感染。了解全身性疾病史如血小板减少性紫癜、白血病等,了解使用性激素类药物史,了解是否放置宫内节育器。

二、体格检查重点

(一)全身检查

观察血压、脉搏、体温、呼吸等生命体征,皮肤及牙龈有无出血倾向,甲状腺情况,淋巴结及肝脾是否肿大。

(二)妇科检查

窥视外阴、阴道及子宫颈情况,判断出血来源,双合诊或三合诊检查子宫大小、硬度,有无包块及举痛,宫旁有无包块及压痛。

三、实验室与辅助检查

(一)血液检查

血常规、凝血功能检查及肝脏功能检查了解血液及肝脏情况。

(二)妊娠试验

妊娠试验是指利用绒毛膜促性腺激素(HCG)的生物学或免疫学特点,检测受试者体内HCG水平。HCG主要由合体滋养细胞分泌,可由受试者血清或尿液中测出。因此,通过对HCG的检测,协助诊断早孕及与妊娠有关的疾病,如异位妊娠、滋养细胞疾病等。目前临床上普遍采用酶联免疫吸附法及放射免疫法。

(三)宫颈刮片细胞学检查

宫颈刮片细胞学检查用于筛检宫颈癌,取材子宫颈移行带区,结果分5级:Ⅰ级正常,Ⅱ级炎症,Ⅲ级可疑,Ⅳ级可疑阳性,Ⅴ级阳性。Ⅲ～Ⅴ级者应在阴道镜下行宫颈活组织检查。

(四)阴道镜下宫颈活组织检查

应在阴道镜帮助下,观察宫颈表面有无异型上皮或早期癌变,并选择病变部位进行活组织检查。所取组织既要有上皮组织,又要有间质组织。宫颈活检阴性时,应用小刮匙搔刮宫颈管,刮出物送病理检查。当宫颈刮片多次检查为阴性,而宫颈活检为阳性;或活检为原位癌,但不能排除浸润癌时,均应做宫颈锥切术。

(五)诊断性刮宫

刮取子宫内膜送病理检查,明确是否由子宫内膜病变引起的阴道出血。术中注意子宫腔深度、形态、子宫壁有无高低不平及刮出组织的量,注意应尽量全面刮宫。怀疑癌变者,所取组织够病理检查时,则不必全面刮取,以防癌细胞扩散及损伤子宫。疑子宫内膜脱落不全时,选择月经期第5天手术。不规则子宫出血者,任何时间均可刮取子宫内膜。一般应进行分段诊断性刮宫,先用小刮匙环刮子宫颈管取得组织,再刮取子宫内膜,将标本分别放置送病理检查。

(六)内镜检查

子宫镜检查采用膨宫介质扩张宫腔,通过纤维导光束和透镜将冷光源经子宫镜导入宫腔内,直视下观察子宫颈管、子宫内口、子宫内膜及输卵管开口,对宫腔内的生理及病理情况进行检查和诊断。对子宫内膜增生、息肉、黏膜下肌瘤、结核性内膜炎及早期内膜癌所致的子宫出血,均有诊断价值。腹腔镜检查是将腹腔镜自腹壁插入腹腔内观察病变的形态、部位,必要时取有关组织行病理学检查。对诊断有困难的盆腔炎症、肿瘤、异位妊娠及子宫内膜异位症等具有一定诊断价值。

(七)超声检查

盆腔B超可了解子宫、卵巢的大小、形态和内部结构。对子宫肌瘤、子宫腺肌病、卵巢肿瘤、早孕、异位妊娠及葡萄胎有诊断价值。

(八)CT、MR检查

二者对盆腔内癌肿诊断及了解其转移情况等有重要价值。

四、常见疾病诊断

(一)月经过多或过频

1.功能失调性子宫出血

功能失调性子宫出血是指由调节生殖的神经内分泌机制失常引起的异常子宫出血。

(1)症状体征特点:①无排卵型功血。月经周期不规则,月经量不定,月经期长短不一。②有排卵型宫血。月经过多,月经周期短且规则,月经前点滴出血或两次月经间点滴出血,经期延长,淋漓不尽。③全身检查一般无异常,严重者可贫血。④妇科检查示宫颈口闭合,子宫可正常大小或稍大且软。

(2)辅助检查。①基础体温测定:无排卵型为单相,有排卵型为双相。②宫颈黏液检查:无排卵型功血于经前甚至月经期查宫颈黏液仍呈不同程度羊齿状结晶,阴道涂片雌激素水平偏高,不见孕酮作用,停留于子宫内膜增殖期水平,无排卵周期变化;有排卵型功血经前宫颈黏液可查见椭圆体。③孕激素测定、超声波检查、宫腔镜检查、诊断性刮宫、子宫内膜病理检查。

(3)诊断鉴别要点:须注意排除器质性病变。

2.子宫肌瘤

子宫肌瘤主要是由子宫平滑肌细胞增生而成的子宫实质性肿瘤,是女性生殖器官中最常见的良性肿瘤。

(1)症状体征特点:①月经量多,经期延长,周期缩短,继发贫血。②白带增多,下腹坠胀,腰背酸痛,腹痛,腹部肿块,邻近器官压迫症状,不孕。③妇科检查:如为浆膜下、肌壁间肌瘤,子宫增大、变形;如为黏膜下肌瘤,子宫可均匀性增大,肌瘤可脱出宫颈口外。

(2)辅助检查:超声检查、宫腔探查、宫腔镜检查、子宫碘油造影、腹腔镜检查。

(3)诊断鉴别要点:超声检查有助于本病诊断。

3.血小板异常

血小板异常可分为血小板计数减少及血小板功能异常。

(1)症状体征特点:①月经过多。②其他器官、组织有出血症状和体征。

(2)辅助检查:血常规、凝血功能检查、病因检查。

(3)诊断鉴别要点:针对病因诊断。

4.血管性血友病

血管性血友病为常染色体显性遗传病,其基本缺陷是vWF缺乏或分子结构异常。

(1)症状体征特点:①有家族史。②月经过多,黏膜及皮下出血、紫癜、瘀斑。

(2)辅助检查:血小板计数、形态正常,出血时间延长,血友病因子测定。

(3)诊断鉴别要点:①本病有家族史,表现为月经过多,黏膜及皮下出血、紫癜、瘀斑。②实验室检查有助于诊断。

(二)不规则阴道出血伴下腹疼痛

1.急性子宫内膜炎、子宫肌炎

急性子宫内膜炎多发生于产后、剖宫产后、流产后及宫腔内的手术后。感染的细菌最常见的为链球菌、葡萄球菌、大肠埃希菌、淋菌、衣原体及支原体、厌氧菌等。子宫肌炎多为子宫内膜炎的并发症。感染由子宫内膜直接浸润,淋巴管及血管播散达子宫肌层,引起子宫水肿充血,甚而发生弥漫性坏死或多处化脓。

(1)症状体征特点:①轻微腹痛,阴道少量出血,子宫肌炎时有发热。②分泌物增多,呈血性或脓血性。③妇科检查有子宫压痛。

(2)辅助检查:血常规白细胞总数及中性粒细胞数增多。

(3)诊断鉴别要点:症状、体征结合辅助检查可明确诊断。

2.慢性子宫内膜炎、子宫肌炎

慢性子宫内膜炎、子宫肌炎常为急性炎症治疗不彻底而形成。

(1)症状体征特点:①不规则阴道出血,经期延长,经量增多。②经期下腹疼痛,下坠感,发热。③妇科检查有子宫压痛。

(2)辅助检查:诊断性刮宫,刮出物送病理检查。

(3)诊断鉴别要点:妇科检查、诊断性刮宫及病理检查有助于诊断。

3.慢性盆腔炎

慢性盆腔炎常为急性盆腔炎未能彻底治疗,或患者体质较差,病程迁延所致。

(1)症状体征特点:①月经期延长,月经量增多,不规则阴道出血。②继发不孕,白带增多,低热。③下腹坠胀、疼痛,腰骶部酸痛,在劳累、性交后及月经前后加剧。④妇科检查见子宫呈后位,活动受限,粘连固定,一侧或双侧附件有压痛、增厚。

(2)辅助检查:宫颈分泌物培养可找到致病菌。超声检查、腹腔镜检查。

(3)诊断鉴别要点:①本病由急性盆腔炎迁延所致。临床表现为月经期延长、月经量增多、不规则阴道出血;下腹坠胀、疼痛,腰骶部酸痛,在劳累、性交后及月经前后加剧。②妇科检查见子宫呈后位,活动受限,粘连固定,一侧或双侧附件有压痛、增厚。③腹腔镜检查有助于诊断。

4.子宫内膜癌

子宫内膜癌是指子宫内膜发生的癌,绝大多数为腺癌,为女性生殖器三大恶性肿瘤之一。

(1)症状体征特点:①绝经前后不规则阴道出血,尤其是绝经后阴道出血。②晚期出现消瘦、贫血、发热等恶病质表现。③妇科检查早期无异常,子宫不萎缩,饱满。

(2)辅助检查:超声、CT、MRI检查。阴道脱落细胞检查、分段诊断性刮宫、宫腔镜检查。

(3)诊断鉴别要点:本病好发于老年妇女,患者往往有绝经延迟、肥胖、不孕、高血压、糖尿病史。子宫内膜病理检查可确诊。

5.原发性输卵管癌

原发性输卵管癌是一种起源于输卵管内膜的恶性肿瘤,因诊断困难,发现时多已较晚,因而预后不良。

(1)症状体征特点:①多有输卵管炎和不孕史。②阴道流液、腹痛及腹部包块三联征。③妇科检查示宫旁扪及大小不定、囊实性或实性肿块,表面光滑,活动受限。

(2)辅助检查:超声、CT、MRI检查。阴道脱落细胞检查、腹腔镜检查。

(3)诊断鉴别要点:腹腔镜或剖腹探查结合病理检查可确诊。

6.阴道、宫颈、宫体恶性肿瘤晚期

阴道、宫颈、宫体恶性肿瘤晚期预后较差。

(1)症状体征特点:①阴道出血、流液。②侵犯邻近器官引起的症状、体征。

(2)辅助检查:超声、CT、MRI检查。阴道脱落细胞检查、活组织病理检查。

(3)诊断鉴别要点:活组织病理检查可确诊。

(三)不规则阴道出血伴妊娠试验阳性

1.流产

流产指妊娠不足28周、胎儿体重不足1 000 g而终止的病症。

(1)症状体征特点。①停经,阴道出血,腹痛或腰痛。②妇科检查:子宫大小与停经月份不相符,宫颈口未闭合。

(2)辅助检查:妊娠试验、超声检查。

(3)诊断鉴别要点:妇科检查、妊娠试验、超声检查有助于诊断。

2.异位妊娠

异位妊娠指受精卵在子宫体腔以外着床的病症。

(1)症状体征特点:①停经,腹痛,阴道出血。②妇科检查示宫颈呈紫蓝色,宫颈举痛阳性,阴道后穹隆饱满、触痛,子宫稍大、有浮球感,宫旁可扪及包块。

(2)辅助检查:妊娠试验,HCG检测、超声检查、诊断性刮宫、腹腔镜检查。

(3)诊断鉴别要点:妇科检查、HCG测定、超声检查有助于诊断。腹腔镜检查可确诊。

3.葡萄胎

葡萄胎指妊娠后胎盘绒毛滋养细胞异常增生,终末绒毛转变成水泡、水泡间相连成串的病症。因形如葡萄而得名。

(1)症状体征特点:①早孕反应出现早且严重。②流产时阴道出血量大。③妇科检查示子宫较妊娠月份为大,部分患者宫旁可扪及囊性包块。

(2)辅助检查。①HCG测定:血、尿HCG浓度大大高于正常妊娠相应月份值。②超声检查:B超显示明显增大的子宫腔内充满弥漫分布的光点和小囊样无回声区,低分辨时呈粗点状或雪花状图像。③清宫组织物病理检查。

(3)诊断鉴别要点:超声检查及宫腔刮出物病理检查有助于诊断。

4.侵蚀性葡萄胎

侵蚀性葡萄胎指葡萄胎组织侵入子宫肌层局部,少数转移至子宫外,具有类似恶性肿瘤表现的病症。

(1)症状体征特点:①有近期葡萄胎病史。葡萄胎清除后半年阴道不规则出血。②病灶转移至肺,可出现咳嗽、咯血、胸闷、呼吸困难;转移到阴道可见紫蓝色结节;转移到脑可出现头痛、呕吐。③妇科检查示子宫较正常大而软,黄素囊肿持续存在。

(2)辅助检查:HCG测定,超声检查,胸部X线片、CT、MRI检查,腹腔镜检查,组织物病理检查。

(3)诊断鉴别要点:结合症状、体征,病理检查可确诊。

5.绒毛膜癌

绒毛膜癌指滋养细胞恶变,失去绒毛或葡萄样组织结构而散在性侵入子宫肌层,转移至其他组织器官并引起组织破坏的病症。

(1)症状体征特点：①有早产、流产、足月产、异位妊娠、葡萄胎病史。②阴道不规则出血。③病灶转移至肺，可出现咳嗽、咯血、胸闷、呼吸困难；转移到阴道可见紫蓝色结节；转移到脑可出现头痛、呕吐。④妇科检查示子宫较正常大而软，形状不规则，一侧突起呈结节状。

(2)辅助检查：HCG测定，超声检查，胸部X线片、CT、MRI检查，腹腔镜检查，组织物病理检查。

(3)诊断鉴别要点：结合症状、体征、病理检查可确诊。

(四)不规则阴道出血伴肿块

1.子宫黏膜下肌瘤

子宫黏膜下肌瘤指子宫肌瘤向子宫黏膜方向生长，突出子宫腔，仅由黏膜覆盖的病症。

(1)症状体征特点：①月经过多，出血多或出血时间长可致贫血，阵发性腹痛。②妇科检查：如子宫肌瘤脱出宫颈口可见宫颈管内或阴道内暗红色肿块。

(2)辅助检查：超声检查、宫腔镜检查、子宫碘油造影检查。

(3)诊断鉴别要点：超声检查、宫腔镜检查有助于诊断。

2.子宫内膜息肉

子宫内膜息肉是慢性子宫内膜炎的一种类型，为炎性子宫内膜局部血管和结缔组织增生形成息肉状赘生物突入宫腔内所致。

(1)症状体征特点：①月经过多，经期延长或不规则阴道出血，不孕。②妇科检查一般无异常发现，如子宫内膜息肉蒂长，宫颈口可见肿块。

(2)辅助检查：超声检查、子宫碘油造影、宫腔镜检查、分段诊断性刮宫刮取子宫内膜行组织病理检查。

(3)诊断鉴别要点：超声检查、宫腔镜检查有助于诊断，诊断性刮宫刮取子宫内膜行组织病理检查可确诊。

3.宫颈息肉

宫颈息肉为子宫颈管或宫颈黏膜局部炎性过度增生，向宫颈外口突出所致。

(1)症状体征特点：①小息肉无症状，较大的息肉可致白带增多、血性白带或接触性出血，以性交后明显。②妇科检查见宫颈口有红色、较软、椭圆或扁圆有蒂的赘生物，合并感染时可见溃疡。

(2)辅助检查：病理组织学检查。

(3)诊断鉴别要点：病理组织学检查有助于确诊。

4.陈旧性宫外孕

(1)症状体征特点：①停经史，不规则阴道出血，下腹痛。②妇科检查见子宫无增大，子宫旁可扪及形态不规则的肿块，有压痛。

(2)辅助检查：后穹隆穿刺、妊娠试验、超声检查、腹腔镜检查。

(3)诊断鉴别要点：①停经史，不规则阴道出血，下腹痛，曾有妊娠试验阳性，后穹隆穿刺抽出暗红色不凝固血液，为本病特征。②腹腔镜检查可确诊。

5.卵巢性索间质肿瘤

卵巢性索间质肿瘤包括颗粒细胞瘤、卵泡膜细胞瘤、支持细胞间质细胞瘤、两性母细胞瘤及伴有环状小管的性索瘤。

(1)症状体征特点：①月经紊乱，月经多或绝经后阴道出血，腹痛，腹胀。②妇科检查示宫旁可扪及包块。

(2)辅助检查:超声检查及CT、MRI检查,肿瘤标志物、性激素检测,腹腔镜检查,组织病理检查。

(3)诊断鉴别要点:超声检查,CT、MRI检查,肿瘤标志物、性激素检测有助于诊断,病理检查可确诊。

6.阴道、宫颈、宫体恶性肿瘤

阴道、宫颈、宫体恶性肿瘤常可引起不规则阴道出血,早期可表现为接触性出血,随着疾病的发展,阴道出血量可增多。

(1)症状体征特点:①阴道出血、流液。②侵犯邻近器官引起症状、体征。

(2)辅助检查:超声检查及CT、MRI检查,阴道脱落细胞检查,活组织病理检查。

(3)诊断鉴别要点:活组织病理检查可确诊。

(杜晓丽)

第五节 耻区肿块

一、原因

(一)子宫增大
妊娠子宫、子宫肌瘤、子宫腺肌病、子宫恶性肿瘤、子宫畸形、宫腔阴道积血或积脓等。

(二)子宫附件肿块
卵巢非赘生性囊肿、卵巢赘生性囊肿、附件炎性肿块、输卵管妊娠等。

(三)肠道肿块
粪块嵌顿,阑尾周围脓肿,腹部手术或感染后继发肠管、大网膜的粘连,肠系膜肿块,结肠癌等。

(四)泌尿系统肿块
充盈膀胱、异位肾。

(五)腹壁或腹腔肿块
腹壁血肿或脓肿、腹膜后肿瘤或脓肿、腹水、盆腔结核包裹性积液、直肠子宫陷凹脓肿等。

二、鉴别要点

女性耻区肿块可能是患者本人或家属偶然发现,也可能是做妇科检查或行B超检查时发现。耻区肿块的鉴别除根据肿块的特点进行鉴别外,应注意结合年龄因素。

(一)囊性肿块
耻区囊性肿块一般为良性或炎性肿块,若肿块在短时期内增大显著时,应考虑恶性可能。

1.活动性囊性肿块

(1)若位于子宫旁,边界清楚、囊壁薄、光滑,无触痛,一般考虑卵巢肿块。

(2)如肿块有明显触痛,且患者有停经后阴道少量流血及腹痛史,应考虑输卵管妊娠。

(3)若肿块从右上到左下移动度大、部位较高,考虑为肠系膜囊肿。

2.固定性囊性肿块

固定性囊性肿块是指边界不清,囊壁厚或囊内见分隔组织,并固定于直肠子宫陷凹、子宫后壁的囊性肿块。

(1)如囊肿内压力高、伴压痛,且患者有继发性痛经者,常见于子宫内膜异位症。

(2)肿块压痛明显伴发热则多为附件炎性包块,若肿块位于右下腹,兼有转移耻区疼痛史,应考虑阑尾周围脓肿的可能。

(二)实性肿块

活动性实性肿块一般边界清楚,表面光滑或呈分叶状,与宫体相连且无症状,应考虑为子宫浆膜下肌瘤或卵巢浆瘤。实性肿块固定于子宫侧旁、表面不规则,当盆腔内可扪及结节、伴有腹水或胃肠道症状者多考虑为卵巢恶性肿瘤。若肿块位于耻区一侧,呈条块状,有轻压痛,且便中带血者,应考虑结肠癌的可能。其他子宫一侧扪及与子宫对称或不对称的肿块,两者相连,质地相同多考虑为双子宫或残角子宫。

(三)半实半囊性肿块

肿块若为活动性,位于子宫侧旁,边界清楚,表面光滑或呈分叶状,无压痛,一般无症状者多见于卵巢浆瘤,伴腹水者,则多为卵巢恶性肿瘤。肿块若为固定性,位于子宫侧旁或直肠子宫陷凹,边界不清楚,表面不规则,伴腹水、肿块表面可扪及结节者多为卵巢恶性肿瘤。若肿块压痛明显,伴发热,亦应考虑输卵管卵巢脓肿或积脓。

(张潇月)

第六节 其他常见症状

一、妊娠呕吐

妊娠早期,孕妇常出现恶心、呕吐,以清晨空腹时为甚,这是一种早孕反应,与体内 HCG 增多、胃酸分泌减少以及胃排空时间延长有关,一般不需特殊治疗,多在妊娠 12 周左右消失。少数孕妇早孕反应严重,恶心、呕吐频繁,不能进食,引起脱水、酸中毒及电解质紊乱,称妊娠剧吐,应积极处理。葡萄胎也可以引起剧烈呕吐,应加以鉴别。

二、妊娠期出血

(一)妊娠早期出血

1.早期妊娠流产

患者有停经、早孕反应,然后出现阴道流血。出血因绒毛与蜕膜分离、血管破裂所致。根据疾病发展过程,分为先兆流产、难免流产、不全流产及完全流产等类型。先兆流产阴道流血少,淡红或淡褐色,往往不伴腹痛。难免流产阴道流血增多,同时伴有阵发性腹痛。病情进一步发展,部分组织物排出,为不全流产。如宫腔内容物完全排出,阴道流血明显减少直至停止,为完全流产。

2.异位妊娠

异位妊娠中95%为输卵管妊娠。当输卵管妊娠流产或破裂时,患者可出现腹痛及不规则阴道流血,暗红或深褐色,量少呈点滴状,一般不超过月经量。少数患者阴道流血较多,类似月经,有时可从阴道排出蜕膜管型。患者阴道流血与失血症状往往不成正比,重者可因严重内出血迅速陷入休克,危及生命。阴道流血常在病灶去除、血HCG降至正常后停止。

3.葡萄胎

患者在短期停经后出现不规则阴道流血,有时可从阴道排出水泡状组织,同时伴有子宫异常增大,双卵巢黄素囊肿,严重妊娠反应,典型的超声图像及血、尿HCG异常增高等,可与流产鉴别。葡萄胎具有恶变倾向,应注意随访。

(二)妊娠中晚期出血

1.前置胎盘

由前置胎盘引起的阴道流血往往发生突然,具有无诱因、无痛性及反复发作的特点。出血是因妊娠后期子宫下段逐渐伸展,附着于子宫下段及宫颈内口的胎盘不能相应地伸展,使其与宫壁发生错位、剥离,血窦破裂而引起。患者贫血程度与出血量成正比。出血发生的早迟、反复出血次数及出血量的多少与前置胎盘的类型有关。中央型前置胎盘出血发生早,反复出血次数多,且出血量大。边缘型前置胎盘出血多发生在妊娠晚期或临产后,出血量较少。部分型前置胎盘出血情况介于两者之间。其处理应根据出血的多少、有无休克、孕周、产次、胎儿情况及前置胎盘的类型等综合考虑决定。

2.胎盘早剥

胎盘早剥是妊娠晚期的一种严重并发症,常因血管病变或外伤引起底蜕膜出血、血肿形成,导致在胎儿娩出前发生胎盘剥离。根据胎盘剥离后阴道有无血液流出,有显性出血、隐性出血和混合性出血之分。隐性出血症状最重,患者常有突然发生的持续性腹痛、休克表现。检查子宫硬如板状,压痛明显,胎位、胎心不清,宫底随胎盘后血肿增大而增高,严重者还可以引起子宫胎盘卒中,甚至发生凝血功能障碍。一旦确诊,应及时终止妊娠。

3.其他

妊娠晚期出血可见于胎盘边缘血窦破裂、脐带帆状附着的前置血管破裂以及宫颈息肉、宫颈糜烂、宫颈癌等,可以结合病史、阴道检查、B超及产后胎盘检查等确诊。

三、分娩期出血

分娩期出血多因子宫收缩乏力、软产道裂伤、胎盘滞留引起,也可因凝血功能障碍引起。

(一)宫缩乏力性出血

本出血常发生在产程延长的产妇。在胎盘娩出后即出现间歇性阴道流血,色暗红,有凝块。检查子宫软、轮廓不清,宫腔积血时宫底抬高,按压宫底,有大量血液或血块自阴道涌出。按摩子宫及用宫缩剂有效。

(二)软产道裂伤出血

本出血出血发生在胎儿娩出后,持续不断,色鲜红,有凝块。阴道检查可以明确裂伤及出血部位。

(三)胎盘滞留出血

往往发生在胎盘娩出前,多因胎盘部分剥离、部分粘连、部分植入或胎盘剥离后滞留于宫腔,影响子宫收缩所致。在胎盘完整取出,宫缩改善后出血停止。胎盘植入可根据情况行子宫切除、病灶切除或化学药物治疗。

(四)凝血功能障碍性出血

凝血功能障碍性出血表现为全身广泛性出血,血液不凝,难以止血,实验室检查凝血图异常,应在积极止血、抗休克同时针对病因治疗。

四、产褥期出血

产后阴道排出暗红或鲜红色的血液,内含坏死的蜕膜、黏液、上皮细胞等,称血性恶露,持续大约一周左右,此属正常生理现象。如血性恶露持续不净,或有臭味,或突然出现阴道大流血,要考虑胎盘胎膜残留、子宫内膜炎、剖宫产后子宫切口裂开、阴道炎性肉芽肿、产后滋养细胞肿瘤等疾病的可能性。

五、妊娠期贫血

妊娠期由于胎儿生长发育的需要,对铁的需要量明显增加,如果孕妇对铁摄入不足或吸收不良,容易发生缺铁性贫血。但应注意妊娠期血容量增加,且血浆的增加往往多于红细胞的增加,致使血液稀释,因此,孕妇血液检查红细胞和血红蛋白往往较非孕时为低,只有当红细胞计数小于 $3.5\times10^{12}/L$,血红蛋白小于 100 g/L,血细胞比容小于 0.30 时,才诊断为贫血。

六、妊娠期水肿

孕妇于妊娠后期常有踝部、小腿下半部轻度水肿,休息后消退,属正常现象。如果休息后水肿不退,应考虑到妊娠期高血压疾病,妊娠合并心脏、肝脏、肾脏疾病或全身营养不良等情况,应针对病因进行治疗。

七、妊娠期皮肤瘙痒

在妊娠 28 周左右及以后,有些孕妇出现全身皮肤瘙痒,随后发生黄疸,无肝炎前驱症状,产后瘙痒和黄疸迅速消退,再次妊娠常复发。因肝小叶中央区毛细胆管内胆汁淤积,胆盐刺激皮肤感觉神经末梢引起,称妊娠期肝内胆汁淤积症。实验室检查可发现血清胆汁酸增高,转氨酶轻至中度升高。患者常有家族史或口服避孕药史。因胎盘组织也有胆汁淤积,使胎盘血流灌注不足,可以引起流产、早产、胎儿宫内发育迟缓、胎儿窘迫及胎死宫内等。妊娠合并外阴阴道假丝酵母菌病时,孕妇出现外阴奇痒、红肿、灼痛,豆渣样白带增多,抗真菌药物治疗有效,同时应考虑药物对胎儿的不良影响。

八、牙龈出血

怀孕时,由于雌激素的影响,牙龈充血、增生、水肿,刷牙时易引起牙龈出血。妊娠期由于唾液分泌的增加,孕妇有时有流涎现象。指导孕妇进食后立刻漱口或刷牙,选择软毛、刷柄角度适当弯曲(以深入内面和后面的牙齿)的牙刷,并教导孕妇正确的刷牙方法。若出现牙龈发炎应就医,但应告知牙医目前为妊娠状态,避免接受 X 线照射。

九、痔疮

妊娠末期时由于增大的子宫压迫和腹压增加,加上胎头压迫,直肠血液回流也受到阻碍造成直肠静脉下端黏膜下层肛管皮下静脉丛发生扩大、曲张，使骨盆腔静脉回流受影响，一般称为痔疮。孕妇可能无自觉症状，也可能感觉排便时肛周疼痛或出血等不同表现。因妊娠而引起的痔疮在产后渐渐会自愈，但若是孕前即有痔疮，则妊娠时症状会较严重，若经常出血则应求医。应指导孕妇禁食辛辣食物，多饮水，多吃水果蔬菜和高纤维素食物，养成定时排便的习惯，增加运动以减少便秘的形成。孕妇卧位时可将臀部稍抬高以利于盆腔及直肠肛门血液回流；若已有痔疮，应保持软便，防止便秘，避免加重症状。

十、产科疼痛

妊娠早期，由于子宫增大、变软，盆腔血循环丰富，静脉淤血，有少数孕妇感觉小腹隐痛及腰骶部不适，一般无需特殊处理。随着妊娠继续，增大的子宫向前突使躯体重心后移，腰椎前突使背部伸肌处于持续紧张状态，加之激素的变化使关节韧带松弛，孕妇常出现轻微腰背痛。若疼痛明显，应查找原因，及时处理。当孕妇缺钙时，可出现下肢肌肉痉挛性疼痛，局部按摩及补钙有效。妊娠晚期分娩发动前，孕妇常出现不规律宫缩而引起下腹轻微胀痛，这种收缩不能使宫口扩张、胎先露下降，能用镇静剂抑制，称假临产或假阵缩。临产后，子宫收缩变得有规律且逐渐增强，产妇感到阵发性腹痛逐渐加剧，这虽然是一种生理现象，但给产妇带来的是一种痛苦，为了减轻疼痛，医务工作者们目前正在开展分娩镇痛的尝试。产后初期，由于子宫复旧，产妇感到阵发性下腹疼痛，称产后宫缩痛，多见于经产妇。哺乳时反射性缩宫素分泌增多使疼痛加重，持续2～3天自然消失。

早期妊娠流产，可在阴道流血基础上出现阵发性腹痛，这是由于分离的胚胎及血块刺激子宫收缩所致。晚期妊娠流产，由于胎盘已形成，流产过程与早产相似，患者往往先有阵发性腹痛，然后排出胎儿、胎盘及出现阴道流血。当宫腔内容物排空后，腹痛及阴道流血方能停止。

腹痛也是输卵管妊娠患者就诊的主要症状。当未发生流产及破裂时，疼痛往往因长大的胚胎使狭窄的输卵管膨胀引起，表现为一侧下腹隐痛或酸胀痛。当流产特别是破裂发生时，患者可感到一侧下腹撕裂样疼痛。血液流入腹腔，刺激腹膜，可引起下腹压痛、反跳痛；血液积聚于直肠子宫陷凹，可出现肛门坠胀痛；血液刺激膈肌，可放射性引起肩胛部疼痛。

葡萄胎流产时也可出现腹痛，一般不剧烈。当卵巢黄素囊肿蒂扭转时，可出现急腹痛。

胎盘早剥时可出现突然发生的持续性腹痛，因胎盘后血肿形成，刺激子宫引起痉挛性收缩所致。产程开始后，因子宫处于高张状态，在宫缩间歇期亦不能放松，患者感持续性腹痛伴阵发性加剧，查子宫硬如板，有压痛，以胎盘附着处最明显。

（薛开莲）

第二章 妇产科常用检查技术

第一节 妇科体格检查

妇科体格检查是妇产科的一种基本检查方法,是正确诊断妇科疾病的重要手段,包括腹部检查、外阴阴道检查、双合诊、三合诊及肛腹诊。通过视诊和触诊了解女性内生殖器、外生殖器的情况。

一、检查前注意事项

(1)详细了解病情,对初次受检或精神过度紧张者应耐心解释,解除其思想顾虑和紧张情绪,取得患者的合作。

(2)检查前必须排空膀胱,必要时排空大便,以免误诊。

(3)月经期一般不做阴道检查,以免带进细菌而导致感染或引起子宫内膜异位症。如有不正常阴道出血须做阴道检查时,应先消毒外阴,用消毒的润滑剂、窥器和手套检查。

(4)对未婚者禁做窥器检查及双合诊,限做肛腹诊。若确有必要,应先征得患者本人及家属同意后,方可进行。

二、检查内容和步骤

(一)腹部检查

观察腹部外形,有无蛙腹或隆起。触诊如有肿块,注意其部位、外形、大小、软硬度、活动度、压痛等。然后叩诊注意有无移动性浊音。

(二)外阴阴道检查

1.外阴部检查

观察外阴发育、阴毛多少和分布情况。有无畸形、水肿、皮炎、溃疡、赘生物或肿块。注意皮肤颜色、软硬度,有无增厚、变薄或萎缩。注意阴蒂长短,有无肥大、水肿、赘生物。未婚者处女膜多完整未破,经产妇的处女膜仅留处女膜痕。检查时注意尿道旁腺和前庭大腺有无肿胀,若有脓性分泌物应做涂片检菌和培养。

2.窥器检查

观察阴道及宫颈情况,常用的为两叶窥阴器。若有条件应采用一次性窥阴器,避免交叉感染。

放置窥器时应将窥器两叶合拢,蘸润滑剂,避开敏感的尿道口周围,沿阴道侧后壁缓慢斜插入阴道内,待窥器进入一半后,逐渐将两叶转平并张开,暴露宫颈及阴道壁和穹隆部。若取阴道分泌物或做宫颈刮片,宜用生理盐水作为润滑剂,以免影响检查结果。

检查阴道时应观察阴道壁黏膜的色泽、弹性及是否光滑,有无阴道隔或双阴道等先天畸形,有无溃疡、肿物、膨出、异物、瘘管,注意穹隆部有无裂伤,注意阴道分泌物的多少、性质、颜色、有无臭味等。

检查子宫颈时应观察子宫颈大小、颜色、外口形状,有无糜烂、撕裂、外翻、腺囊肿、息肉、肿块,有无子宫颈延长、脱垂。

(三)阴道检查

主要检查阴道及子宫颈。检查者戴消毒手套,示指、中指蘸润滑剂后轻轻进入阴道,在通过阴道口时,用示指和拇指扪触阴道口两侧有无肿块或触痛(如前庭大腺炎或囊肿存在)。然后进一步检查阴道的松紧度、长度,有无狭窄、瘢痕、结节、肿块、畸形(阴道横隔、阴道纵隔),以及穹隆部有无触痛、饱满、硬结。扪触子宫颈时注意其大小、硬度,有无接触性出血。若拨动子宫颈时患者感疼痛,称宫颈举痛。如怀疑宫颈管有肿瘤,则应伸一指入松弛的宫颈管内触摸。

(四)双合诊

阴道内手指触诊的同时用另一手在腹部配合检查称为双合诊,主要检查子宫及附件。

1.子宫

将阴道内手指放在前穹隆,另一手压下腹部,如两手间摸到子宫体,则为前位子宫。如在前穹隆未触及子宫体则将阴道内手指放在后穹隆,两手配合,如能摸到子宫体,则为后位子宫。检查时注意子宫的位置、大小、形状、软硬度、活动度及有无压痛,表面是否光滑等。

2.附件

将阴道内手指置于一侧穹隆,另一手移向同侧下腹部,向下深压使两手能对合,以了解附件区情况。正常时输卵管不能扪及,而卵巢偶可扪及,应注意其位置、大小、软硬度、活动度及有无触痛。若扪及肿块,应注意其位置、大小、形状、表面情况、活动度、囊性或实性、与子宫的关系。

(五)三合诊

腹部、阴道、肛门联合检查称为三合诊。一手示指放入阴道、中指放入直肠,另一手放置下腹部联合检查。三合诊的目的在于弥补双合诊的不足,主要借以更清楚地了解位于盆腔较后部及直肠子宫陷凹窝、子宫后壁、宫骶骨韧带、直肠阴道隔、主韧带、子宫颈旁、盆腔内侧壁及直肠本身的情况。

(六)肛腹诊

一手示指伸入直肠,另一手在腹部配合检查,称为肛腹诊。一般适用于未婚、阴道狭窄或闭锁者。

(朱秀艳)

第二节 产科体格检查

一、全身检查

应注意全身发育、营养状况,身高和体重、步态、精神状况,有无全身水肿,各器官有无病灶,特别注意血压测量、心肺检查(心脏有无扩大、杂音、心力衰竭现象,肺部有无呼吸音变化或啰音)、乳房检查(乳房发育、乳头大小及是否凹陷,能否矫正),腹壁有无妊娠纹、静脉怒张,有无腹水,肝、脾是否肿大,四肢有无畸形、活动度有无限制,下肢有无静脉曲张或水肿,外阴部有无瘢痕、畸形、水肿或静脉曲张。全身检查对于发现有关疾病,判断妊娠能否允许继续,或孕期中需要特别注意的事项,及时矫治并发症,甚至对分娩处理方法的决定都有重要关系,不容忽视。值得特别提出的是体重测量与血压测定。

二、胎儿检查

探测胎儿在宫内的情况及其大小、产式、先露部与胎位,有以下几种检查方法。

(一)视诊

观察腹部(实为子宫)大小及形状,借以估计胎儿大小。

(二)触诊

除查知胎儿的产式与胎位外,并可测知先露部是否入盆,鉴别异常情况,进一步了解胎儿大小。一般在妊娠3个月以后做腹部检查,6个月以后做四步诊查。

1.第一步

检查子宫底至腹壁的高度及子宫底部为胎儿的哪一部分。

2.第二步

主要鉴别胎背与胎肢的部位。检查者用两手掌分别向下移动至子宫两侧,左右手交替按触子宫胎背平整,胎肢为不规则的隆凸且有移动性。

3.第三步

检查者将右手拇指及其他四指展开,深探耻骨联合上方,触摸先露部,注意其大小及性状,以鉴别是胎头还是胎臀;并从其深陷程度判断衔接情况。

4.第四步

检查者两手放在先露部两侧,沿骨盆入口方向向下缓缓探入,可查知先露部下降程度。

(三)听诊

自腹壁相当于胎儿背部听取胎心音最清晰,其心率为120~160次/分,一般须至妊娠5个月才能听到胎心音,借以了解胎儿在子宫内的生活状况,并能作为判断胎位的参考。

(四)腹围与子宫底的测量

测量腹围与子宫底以估计胎儿的大小。腹围可用带尺环绕脐周围测量,子宫底高度为子宫底部距耻骨联合上缘的距离,可用骨盆测量计测量,也可用横指粗测子宫底距耻骨联合上缘(耻骨上)或脐(脐上或脐下)或剑突(剑突下)的距离(横指数)。

三、肛诊

孕期一般不做肛诊,仅在妊娠后期经腹部检查胎位不能明确时行之。

四、阴道检查

阴道检查常在妊娠早期进行。除了解子宫变化外,还要注意阴道、附件、盆腔及骨盆有无异常。妊娠28周后,腹部检查与肛诊不能明确胎位时,可于外阴消毒下进行阴道检查。

五、骨盆测量

骨盆测量可以大致估计骨产道是否能容许足月胎儿娩出。骨盆测量一般有内测量、外测量及X线测量3种。

(一)外测量

1. 髂棘间径

髂棘间径为两髂前上棘外缘间的距离,平均为23 cm。

2. 髂嵴间径

髂嵴间径为两髂嵴外缘间最宽距离,平均为26 cm。

3. 大转子间径(粗隆间径)

大转子间径为左右股骨大转子间的距离,平均为30 cm。

4. 骶耻外径

自第五腰椎棘突至耻骨联合上缘中点的距离,平均为19 cm。

5. 出口横径

两坐骨结节前端内缘的距离,平均为9 cm,为唯一可直接测量到的真骨盆主要径线。

(二)内测量

内测量仅在外测量发现骨盆径线小于正常及先露部受阻时应用。内测量时,孕妇取仰卧位,两腿弯曲,孕妇的外阴部须先消毒。检查者戴无菌手套,涂滑润剂,伸示指与中指入阴道检查。

1. 骨盆入口前后径

骶岬中心至耻骨联合上缘稍下处,平均值为11 cm。

2. 骶尾关节

触诊骶尾关节是否可动。如固定,即为病态。

3. 骨盆中段前后径

检查时以示指、中指自耻骨联合下缘触抵第4~5骶椎关节前,平均距离为10.0~11.5 cm。

4. 坐骨棘间径

阴道诊时用手指向左右探测坐骨棘是否突出,估计其间之距离,此径线平均为10.0~10.5 cm。

5. 骨盆壁

通过阴道诊(也可肛诊),体会骨盆壁是否对称,有无向内倾突的情况(所谓内聚感)。

(三)X线测量

当骨盆外测量及内测量疑有异常,或需进一步了解胎儿与骨盆的关系时,可转有条件医院行X线骨盆测量。

六、实验室检查

(一)尿

主要检查尿蛋白、糖及其沉淀物的显微镜像,以便及时发现肾炎、妊娠中毒症或糖尿病,应在擦洗外阴后,接中段尿检查,必要时可行导尿术收集尿液。

(二)血常规

对于合并贫血者应做血常规检查,以便根据情况及早治疗。

(三)其他

如阴道分泌物异常,应结合临床检查,或取阴道分泌物做微生物检查(如滴虫、真菌),或做阴道细胞学检查,或在必要时做病理组织学检查等。

(车晓银)

第三节 女性生殖器官活组织检查

生殖器官活组织检查是自生殖器官病变处或可疑部位取小部分组织做病理学检查,简称"活检"。在绝大多数情况下,活检是诊断最可靠的依据。常用的取材方法有局部活组织检查、诊断性宫颈锥形切除、诊断性刮宫、组织穿刺检查。

一、局部活组织检查

(一)外阴活组织检查

1.适应证

(1)确定外阴色素减退疾病的类型及排除恶变。

(2)外阴部赘生物或久治不愈的溃疡需明确诊断及排除恶变者。

(3)外阴特异性感染,如结核、尖锐湿疣、阿米巴等。

2.禁忌证

(1)外阴急性化脓性感染。

(2)月经期。

(3)疑为恶性黑色素瘤者。

3.方法

患者取膀胱截石位,常规外阴消毒,铺盖无菌孔巾,取材部位以0.5%利多卡因做局部浸润麻醉。小赘生物可自蒂部剪下或用活检钳钳取,局部压迫止血,病灶面积大者行部分切除。标本置于10%甲醛溶液固定后送病检。

(二)阴道活组织检查

1.适应证

阴道赘生物、阴道溃疡灶。

2.禁忌证

急性外阴炎、阴道炎、宫颈炎、盆腔炎及月经期。

3.方法

患者取膀胱截石位。阴道窥器暴露活检部位并消毒。活检钳咬取可疑部位组织,对表面有坏死的肿物,要取至深层新鲜组织,无菌纱布压迫止血,必要时阴道内置无菌带尾棉球压迫止血,嘱患者24~48小时自行取出。活检组织固定后常规送病理检查。

(三)子宫颈活组织检查

1.适应证

(1)宫颈细胞学涂片检查巴氏Ⅲ级或Ⅲ级以上者;宫颈细胞学涂片检查巴氏Ⅱ级经抗感染治疗后仍为Ⅱ级者;宫颈细胞学涂片 TBS 分类法诊断鳞状细胞异常者。

(2)肿瘤固有荧光诊断仪或阴道镜检查时,反复可疑阳性或阳性者。

(3)疑有宫颈癌或慢性特异性炎症,需进一步明确诊断者。

2.方法

(1)患者取膀胱截石位,阴道窥器暴露宫颈,用干棉球揩净宫颈黏液及分泌物,局部消毒。

(2)用活检钳在宫颈外口鳞-柱状上皮交界处或肉眼糜烂较深或特殊病变处取材。可疑宫颈癌者可选宫颈3、6、9、12点位置四点取材。若临床已明确为宫颈癌,只为明确病理类型或浸润程度时可做单点取材。为提高取材准确性,还可在阴道镜指导下或应用肿瘤固有荧光诊断仪行定位活检,或在宫颈阴道部涂以复方碘溶液,选择不着色区取材。

(3)宫颈局部填带尾棉球压迫止血,嘱患者12小时后自行取出。

3.注意事项

(1)患有阴道炎症(阴道滴虫及真菌感染等)应治愈后再取活检。

(2)妊娠期原则上不做活检,以避免流产、早产,但临床高度怀疑宫颈恶性病变者仍应检查。月经前期不宜做活检,以免与切口出血相混淆,且月经来潮时切口仍未愈合,可增加内膜组织在切口种植机会。

二、诊断性子宫颈锥切术

(一)适应证

(1)宫颈刮片细胞学检查多次找到恶性细胞,而宫颈多处活检及分段诊断性刮宫病理检查均未发现癌灶者。

(2)宫颈活检为原位癌或镜下早期浸润癌,而临床可疑为浸润癌,为明确病变累及程度及决定手术范围者。

(3)宫颈活检证实有重度非典型增生者。

(二)禁忌证

(1)阴道、宫颈、子宫及盆腔急性或亚急性炎症。

(2)月经期。

(3)有血液病等出血倾向者。

(三)方法

(1)蛛网膜下腔或硬膜外阻滞麻醉下,患者取膀胱截石位,外阴、阴道消毒,铺无菌巾。

(2)导尿后,用阴道窥器暴露宫颈并消毒阴道、宫颈。

(3)以宫颈钳钳夹宫颈前唇向外牵引,扩张宫颈管并做宫颈管搔刮术。宫颈涂碘液在病灶外或碘不着色区外 0.5 cm 处,以尖刀在宫颈表面做环形切口,深约 0.2 cm,包括宫颈上皮及少许皮下组织,按30°~50°向内做宫颈锥形切除。根据不同的手术指征,可深入宫颈管1.0~2.5 cm。

(4)于切除标本的12点位置处做一标志,以10%甲醛溶液固定,送病理检查。

(5)创面止血用无菌纱布压迫多可奏效。若有动脉出血,可用肠线缝扎止血,也可加用止血粉、吸收性明胶海绵、凝血酶等止血。

(6)将要行子宫切除者,子宫切除的手术最好在锥切术后48小时内进行,可行宫颈前后唇相对缝合封闭创面止血。若不能在短期内行子宫切除或无须做进一步手术者,则应行宫颈成形缝合术或荷包缝合术,术毕探查宫颈管。

(四)注意事项

(1)用于治疗者,应在月经净后3~7天施行,术后用抗生素预防感染,术后6周探查宫颈管有无狭窄,2个月内禁止性生活及盆浴。

(2)用于诊断者,不宜用电刀、激光刀,以免破坏边缘组织,影响诊断。

三、诊断性刮宫

诊断性刮宫简称"诊刮",是诊断宫腔疾病采用的重要方法之一。其目的是获取宫腔内容物(子宫内膜和其他组织)做病理检查,以协助诊断。若同时疑有宫颈管病变时,须对宫颈管及宫腔分步进行诊断性刮宫,简称"分段诊刮"。

(一)一般诊断性刮宫

1.适应证

(1)异常子宫出血或阴道排液,须证实或排除子宫内膜癌、宫颈管癌,或其他病变如流产、子宫内膜炎等。

(2)月经失调,如功能失调性子宫出血或闭经,需了解子宫内膜变化及其对性激素的反应。

(3)不孕症,需了解有无排卵或疑有子宫内膜结核者。

(4)因宫腔内有组织残留或功能失调性子宫出血长期多量出血时,刮宫不仅有助于诊断,还有止血效果。

2.禁忌证

(1)急性阴道炎、宫颈炎。

(2)急性或亚急性盆腔炎。

(3)急性严重全身性疾病。

(4)手术前体温>37.5 ℃。

3.方法

一般不需麻醉。对宫颈内口较紧者,酌情给予镇痛剂、局麻或静脉麻醉。

(1)排尿后取膀胱截石位,外阴、阴道常规消毒,铺无菌孔巾。

(2)做双合诊,了解子宫大小、位置及旁组织情况,用阴道窥器暴露宫颈,再次消毒宫颈与宫颈管,钳夹宫颈前唇或后唇,子宫探针缓缓进入,探子宫方向及宫腔深度。若宫颈内口过紧,可用宫颈扩张器扩张至小刮匙能进入为止。

(3)阴道后穹隆处置盐水纱布一块,以收集刮出的内膜碎块,用特制的诊断性刮匙由内向外沿宫腔四壁及两侧宫角有次序地将内膜刮除,并注意宫腔有无变形及高低不平,取下纱布上的全部组织固定于10%甲醛溶液或95%乙醇中,送病理检查。

(二)分段诊断性刮宫

为鉴别子宫内膜癌及宫颈癌,应做分段刮宫。先不探查宫腔深度,以免将宫颈管组织带入宫腔混淆诊断。用小刮匙自宫颈管内口至外口顺序刮宫颈管一周,将所刮取宫颈管组织置纱布上;然后刮匙进入宫腔刮取子宫内膜。刮出宫颈管黏膜及子宫腔内膜组织分别装瓶、固定,送病理检查。

若刮出物肉眼观察高度怀疑为癌组织时,不应继续刮宫,以防出血及癌扩散。若肉眼观察未见明显癌组织时,应全面刮宫,以防漏诊。

1.适应证

分段诊断性刮宫多在出血时进行,适用于绝经后子宫出血;或老年患者疑有子宫内膜癌,需要了解宫颈管是否被累及时。

2.方法

常规消毒后首先刮宫颈内口以下的颈管组织,然后按一般性诊断性刮宫处置,将颈管及宫腔组织分开固定送检。

(三)诊刮时注意事项

(1)不孕症患者,应选在月经前或月经来潮12小时内刮宫,以判断有无排卵。

(2)功能失调性子宫出血,如疑为子宫内膜增生者,应于月经前1~2天或月经来潮24小时内刮宫;疑为子宫内膜剥脱不全时,则应于月经第5~7天刮宫;不规则出血者随时可以刮宫。

(3)疑为子宫内膜结核者,应于经前1周或月经来潮12小时内诊刮,刮宫时要特别注意子宫两角部,因该部位阳性率较高。诊刮前3天及术后3天每天肌内注射链霉素0.75 g及异烟肼0.3 g口服,以防诊刮引起结核病灶扩散。

(4)疑有子宫内膜癌者,随时可诊刮,除宫体外,还应注意自宫底取材。

(5)若为了解卵巢功能而做诊刮时,术前至少1个月停止应用性激素,否则易得出错误结果。

(6)出血、子宫穿孔、感染是刮宫的主要并发症。有些疾病可能导致刮宫时大出血,应术前输液、配血并做好开腹准备;哺乳期、绝经后及子宫患有恶性肿瘤者,均应查清子宫位置并仔细操作,以防子宫穿孔;长期有阴道出血者,宫腔内常有感染,刮宫能促使感染扩散,术前术后应给予抗生素。术中严格无菌操作。刮宫患者术后2周内禁止性生活及盆浴,以防感染。

(7)术者在操作时唯恐不彻底,反复刮宫,易伤及子宫内膜基底层,造成子宫内膜炎或宫腔粘连,导致闭经,应注意避免。

(杨泽曙)

第四节 输卵管通畅检查

输卵管通畅检查的主要目的是检查输卵管是否畅通,了解子宫和输卵管腔的形态及输卵管的阻塞部位。常用的方法有输卵管通气术、输卵管通液术、子宫输卵管造影术。其中,输卵管通气术因有发生气栓的潜在危险,且准确率仅为45%~50%,故临床上已逐渐被其他方法所取代。近年来随着内窥镜的临床应用,已普遍采用腹腔镜直视下输卵管通液检查、宫腔镜下经输卵管口插管通液试验和腹腔镜联合检查等方法。

一、输卵管通液术

输卵管通液术是检查输卵管是否通畅的一种方法,并具有一定的治疗功效。即通过导管向宫腔内注入液体,根据注液阻力大小、有无回流及注入液体量和患者感觉等判断输卵管是否通畅。由于操作简便,无须特殊设备,广泛应用于临床。

(一)适应证

(1)不孕症,男方精液正常,疑有输卵管阻塞者。

(2)检验和评价输卵管绝育术、输卵管再通术或输卵管成形术的效果。

(3)对输卵管黏膜轻度粘连有疏通作用。

(二)禁忌证

(1)内外生殖器急性炎症或慢性炎症的急性或亚急性发作者。

(2)月经期或有不规则阴道流血者。

(3)可疑妊娠期者。

(4)严重的全身性疾病,如心、肺功能异常等,不能耐受手术者。

(5)体温高于 37.5 ℃者。

(三)术前准备

(1)月经干净 3~7 天,禁止性生活。

(2)术前半小时肌内注射阿托品 0.5 mg 解痉。

(3)患者排空膀胱。

(四)方法

1.器械

阴道窥器、宫颈钳、长弯钳、宫颈导管、20 mL 注射器、压力表、Y 形管等。

2.常用液体

生理盐水或抗生素溶液(庆大霉素 8 万 U、地塞米松 5 mg、透明质酸酶 1 500 U,注射用水 20~50 mL),可加用 0.5% 的利多卡因 2 mL,以减少输卵管痉挛。

3.操作步骤

(1)患者取膀胱截石位,外阴、阴道、宫颈常规消毒,铺无菌巾,双合诊了解子宫的位置及大小。

(2)放置阴道窥器充分暴露子宫颈,再次消毒阴道穹隆部及宫颈,以宫颈钳钳夹宫颈前唇。沿宫腔方向置入宫颈导管,并使其与宫颈外口紧密相贴。

(3)用 Y 形管将宫颈导管与压力表、注射器相连,压力表应高于 Y 形管水平,以免液体进入压力表。

(4)将注射器与宫颈导管相连,并使宫颈导管内充满生理盐水,缓慢推注,压力不可超过 21.3 kPa(160 mmHg)。观察推注时阻力大小、经宫颈注入的液体是否回流,患者下腹部是否疼痛。

(5)术毕取出宫颈导管,再次消毒宫颈、阴道,取出阴道窥器。

(五)结果评定

1.输卵管通畅

顺利推注 20 mL 生理盐水无阻力,压力维持在 8.0~10.7 kPa(60~80 mmHg);或开始稍有阻力,随后阻力消失,无液体回流,患者也无不适感,提示输卵管通畅。

2.输卵管阻塞

勉强注入 5 mL 即感有阻力,压力表见压力持续上升而不见下降,患者感下腹胀痛,停止推注后液体又回流至注射器内,表明输卵管阻塞。

3.输卵管通而不畅

注射液体有阻力,再经加压注入又能推进,说明有轻度粘连已被分离,患者感轻微腹痛。

(六)注意事项

(1)所用无菌生理盐水温度以接近体温为宜,以免液体过冷造成输卵管痉挛。

(2)注入液体时必须使宫颈导管紧贴宫颈外口,防止液体外漏。

(3)术后 2 周禁盆浴及性生活,酌情给予抗生素预防感染。

二、子宫输卵管造影

子宫输卵管造影(HSG)是通过导管向子宫腔及输卵管注入造影剂,X 线下透视及摄片,根据造影剂在输卵管及盆腔内的显影情况了解输卵管是否通畅、阻塞的部位及子宫腔的形态。该检查损伤小,能对输卵管阻塞作出较正确诊断,准确率可达 80%,且具有一定的治疗作用。

(一)适应证

(1)了解输卵管是否通畅及其形态、阻塞部位。

(2)了解宫腔形态,确定有无子宫畸形及类型,有无宫腔粘连、子宫黏膜下肌瘤、子宫内膜息肉及异物等。

(3)内生殖器结核非活动期。

(4)不明原因的习惯性流产,于排卵后做造影了解宫颈内口是否松弛,宫颈及子宫是否畸形。

(二)禁忌证

(1)内、外生殖器急性或亚急性炎症。

(2)严重的全身性疾病,不能耐受手术者。

(3)妊娠期、月经期。

(4)产后、流产、刮宫术后 6 周内。

(5)碘过敏者。

(三)术前准备

(1)造影时间以月经干净 3~7 天为宜,术前 3 天禁止性生活。

(2)做碘过敏试验,阴性者方可造影。

(3)术前半小时肌内注射阿托品 0.5 mg 解痉。

(4)术前排空膀胱,便秘者术前行清洁灌肠,以使子宫保持正常位置,避免出现外压假象。

(四)方法

1.设备及器械

X 线放射诊断仪、子宫导管、阴道窥器、宫颈钳、长弯钳、20 mL 注射器。

2.造影剂

目前国内外均使用碘造影剂,分油溶性与水溶性两种。油剂(40%碘化油)密度大,显影效果好,刺激小,过敏少,但检查时间长,吸收慢,易引起异物反应,形成肉芽肿或形成油栓;水剂(76%泛影葡胺液)吸收快,检查时间短,但子宫输卵管边缘部分显影欠佳,细微病变不易观察,有的患者在注药时有刺激性疼痛。

3.操作步骤

(1)患者取膀胱截石位,常规消毒外阴、阴道,铺无菌巾,检查子宫位置及大小。

(2)以窥器扩张阴道,充分暴露宫颈,再次消毒宫颈及阴道穹隆部,用宫颈钳钳夹宫颈前唇,探查宫腔。

(3)将40%碘化油充满宫颈导管,排出空气,沿宫腔方向将其置入宫颈管内,徐徐注入碘化油,在X线透视下观察碘化油流经输卵管及宫腔情况并摄片,24小时后再摄盆腔X线片,以观察腹腔内有无游离碘化油。若用泛影葡胺液造影,应在注射完后立即摄片,10~20分钟后第二次摄片,观察泛影葡胺液流入盆腔情况。

(4)注入碘油后子宫角圆钝而输卵管不显影,则考虑输卵管痉挛,可保持原位,肌内注射阿托品0.5 mg或针刺合谷、内关穴,20分钟后再透视、摄片;或停止操作,下次摄片前先使用解痉药物。

(五)结果评定

1.正常子宫、输卵管

宫腔呈倒三角形,双侧输卵管显影形态柔软,24小时后摄片,盆腔内见散在造影剂。

2.宫腔异常

患宫腔结核时子宫失去原有的倒三角形态,内膜呈锯齿状不平;患子宫黏膜下肌瘤时可见宫腔充盈缺损;子宫畸形时有相应显示。

3.输卵管异常

患输卵管结核时显示输卵管形态不规则、僵直或呈串珠状,有时可见钙化点;有输卵管积水时输卵管远端呈气囊状扩张;24小时后盆腔X线摄片未见盆腔内散在造影剂,说明输卵管不通;输卵管发育异常,可见过长或过短的输卵管、异常扩张的输卵管、输卵管憩室等。

(六)注意事项

(1)碘化油充盈宫颈导管时,必须排尽空气,以免空气进入宫腔造成充盈缺损,引起误诊。

(2)宫颈导管与子宫内口必须紧贴,以防碘油流入阴道内。

(3)导管不要插入太深,以免损伤子宫或引起子宫穿孔。

(4)注入碘化油时用力不可过大,推注不可过快,防止损伤输卵管。

(5)透视下发现造影剂进入异常通道,同时患者出现咳嗽,应警惕发生油栓,立即停止操作,取头低脚高位,严密观察。

(6)造影后2周禁止盆浴及性生活,可酌情给予抗生素预防感染。

(7)有时可因输卵管痉挛而造成输卵管不通的假象,必要时重复进行造影。

三、妇产科内镜输卵管通畅检查

近年来,随着妇产科内镜的大量采用,为输卵管通畅检查提供了新的方法,包括腹腔镜直视下输卵管通液检查、宫腔镜下经输卵管口插管通液试验和腹腔镜联合检查等方法,其中腹腔镜直视下输卵管通液检查准确率可达90%~95%。但由于内镜手术对器械要求较高,且腹腔镜仍是创伤性手术,故并不推荐作为常规检查方法。通常在对不孕患者行内镜检查时例行输卵管通液(加用亚甲蓝染液)检查。内镜检查注意事项同上。

(郭兆君)

第五节　宫腔镜检查

宫腔镜检查直接检视宫腔内病变，并可以定位取材，较传统的诊刮、子宫输卵管碘油造影及B超检查更为直观、准确，明显提高了诊断的准确率，被誉为宫腔内病变诊断的金标准。

一、术前评估与准备

宫腔镜检查前应先对患者进行全面评估并完善各项术前检查。

(1)确认检查指征。

(2)询问病史：尤其是有无糖尿病、高血压及重要脏器疾病，有无出血倾向，能否耐受较长时间的膀胱截石位，能否耐受检查术造成的不适，宫颈松弛程度，有无发生并发症的高危因素等，决定是否采取麻醉及麻醉方式，选择适合的手术器械及是否预防性应用抗生素。

(3)查体：常规测量体温、血压、脉搏，妇科检查有无生殖道急性炎症。

(4)化验检查：血、尿常规，凝血功能，肝、肾功能，乙肝表面抗原，HIV等多项指标检查，阴道分泌物检查。

(5)充分沟通：向患者讲解宫腔镜检查的必要性及操作过程，以取得患者的理解及配合。签署检查术协议书。

(6)检查时间选择：除特殊情况外，一般以月经干净5天内为宜。此时子宫内膜薄，黏液少，不易出血，观察效果满意。对于不规则流血患者可在血止后任何时间进行检查。在子宫出血时如有必要检查，可酌情给予抗生素后进行。

二、适应证与禁忌证

(一)适应证

对任何疑有宫腔内病变或要对宫腔内病变作出诊断及治疗的患者，均为宫腔镜检查的适应证。

(1)异常子宫出血(abnormal uterine bleeding,AUB)是宫腔镜检查的主要适应证，包括生育期、围绝经期及绝经后的异常子宫出血。对于怀疑子宫内膜癌的患者，因宫腔镜检查可能造成癌细胞向腹腔内扩散，实施检查时膨宫压力不宜过高。

(2)怀疑宫腔内占位性病变，如息肉、肌瘤等。

(3)怀疑子宫畸形，如单角子宫、子宫中隔等。

(4)宫腔粘连的诊断及分型。

(5)检查不孕症的宫内因素。

(6)检查习惯性流产及妊娠失败的子宫颈管及子宫内原因。

(7)宫内异物。

(8)诊断及纠正节育器位置异常，节育器嵌顿、断裂等。

(9)检查与妊娠有关的疾病，如多次清宫后仍考虑不全流产者、胎盘或胎骨残留、葡萄胎、绒癌等。

(10)检查幼女阴道异物及恶性肿瘤。
(11)判定子宫颈癌的范围及放疗的效果。
(12)宫腔镜手术后的疗效观察。
(13)经宫腔镜放置输卵管镜检查输卵管异常。
(14)评估药物对子宫内膜的影响。

(二)禁忌证

(1)体温达到或超过 37.5 ℃时,应暂缓手术。
(2)严重心、肺、肝、肾疾病,难以耐受宫腔镜检查者。
(3)血液系统疾病无后续治疗措施。
(4)急性、亚急性生殖道炎症。
(5)近期子宫穿孔史。
(6)子宫大量出血。
(7)宫颈过硬,难以扩张,宫腔过度狭小难以膨宫影响观察。
(8)浸润性宫颈癌。
(9)早孕欲继续妊娠者。

三、宫腔镜检查操作

(一)麻醉及镇痛

麻醉及镇痛对于保障手术安全至关重要,可减少迷走神经功能亢进的发生,避免心脑综合征等并发症的发生。

常用的镇痛、麻醉方法如下。

1.吲哚美辛栓

检查前 20 分钟将吲哚美辛栓 50～100 mg 塞入肛门深处。

2.扶他林

检查前 30 分钟口服扶他林 25～50 mg。

3.宫颈管黏膜表面麻醉

用长棉签浸 2%利多卡因插入宫颈管内,上达内口水平,保留 1 分钟。

4.子宫内膜喷淋麻醉

将利多卡因凝胶经宫颈管喷注于子宫内膜表面,5 分钟后检查。

5.宫颈旁神经阻滞麻醉

于两侧宫颈旁各注入 1%普鲁卡因 5～10 mL 或 0.5%利多卡因 5～10 mL。

6.静脉麻醉

静脉注入异丙酚等药物。

(二)检查方法

(1)体位:截石位;双合诊或 B 超检查确定子宫位置、大小。
(2)常规消毒外阴、阴道,铺无菌巾,外阴部覆盖带袋的粘贴手术巾;暴露宫颈,宫颈管内置入无痛碘长棉签消毒。
(3)接通宫腔镜:确认宫腔镜检查设备连接正确,置镜前必须排空注水管及鞘套、光学视管间的空气;膨宫压力设定为 9.3～13.3 kPa(70～100 mmHg),液体流速为 200～300 mL/min。

(4)宫颈局部麻醉:将宫颈扩张至大于检查镜镜鞘直径 0.5~1.0 mm 为宜。

(5)检查顺序:①镜体自宫颈沿宫颈管、宫腔自然腔道方向缓慢、轻柔推入,避免推起子宫内膜或形成假道,观察宫颈管。②镜体缓慢进入宫腔,观察整个宫腔形态。边观察边转动镜轴柄,顺序观察宫腔前壁、左侧宫壁、后壁、右侧宫壁。观察内膜有无发育异常、宫内占位、宫腔粘连等异常情况。③镜体到达宫底,转动镜轴柄将检查镜分别对向宫腔两侧,观察双侧宫角及输卵管子宫开口。对于有生育要求的患者,可调节膨宫压力,观察输卵管开口蠕动情况。④检查完毕,在退出镜体时再次观察宫颈管。

(6)对无性生活女性进行宫腔镜检查,可不放置阴道窥器及宫颈钳,保留处女膜的完整性,满足患者需要。

(三)宫腔镜检查中的常见问题及处理

1.宫腔镜进入困难

宫颈狭窄、宫颈管粘连及子宫曲度过大均可导致宫腔镜进入困难。如宫颈管粘连、子宫曲度过大,可使用探针探寻宫腔方向;如宫颈狭窄,可使用 Hegar 扩张器扩张宫颈。必要时可使用麻醉。

2.宫腔内有血凝块或出血

可加大膨宫压力及液体流速将血块及血液冲出。

3.膨宫不良导致视野不清

多因宫颈过松,膨宫液外漏造成。可调整宫颈钳,钳闭宫颈外口,加大膨宫压力及液体流速。

四、宫腔镜检查的并发症及预防

(一)损伤

1.原因

在扩宫及插入宫腔镜时,由于子宫曲度过大、动作粗暴可能发生宫颈撕裂、子宫穿孔。子宫穿孔的发生率约为 0.1%,镜体进入宫颈内口,发生子宫穿孔的机会明显减少。因膨宫压力过高导致已闭塞的输卵管破裂,极为罕见。

2.预防措施

(1)警惕发生子宫穿孔、宫颈裂伤的高危因素,如哺乳期、绝经后妇女及子宫曲度过大、疑有恶性肿瘤的患者。高危患者可于检查前放置宫颈扩张棒,或阴道放置米索前列醇 200 μg,促使宫颈软化,防止损伤。

(2)注意膨宫压力设置,一般在 13.3 kPa(100 mmHg)以下。

(3)B超监护引导下置镜可减少因置镜方向错误导致的损伤。

(4)如有出血增多或患者有剧烈腹痛时,应用 B 超全面扫查盆腔,注意子宫周围有无游离液体,结合镜下图像,判断有无子宫穿孔及假道形成。

(二)心脑综合征

扩张宫颈及膨胀宫腔可导致迷走神经张力增加,表现出与人工流产时相同的心脑综合征,临床出现眩晕、胸闷、流汗、恶心、呕吐、脉搏、心率减慢等症状,一般给予阿托品 0.5~1.0 mg 肌内注射或静脉推注后症状均可缓解。术前对患者的心理护理、术中轻柔操作、避免过度牵拉宫颈及快速膨宫可减少心脑综合征的发生。

(三)气体栓塞

膨宫时注水管内空气未排净,可能引起空气栓塞,表现为胸闷、气急、呛咳等,应立即停止操作,对症处理。

(四)出血

一般宫腔镜检查后均可有少量出血,多在术后1周内干净。出血较多可对症处理。

(五)感染

若严格按照正规程序操作,感染发生率很低。据报道发生率约为0.2%。偶发病例均有慢性盆腔炎史。因此,术前应详细询问病史、盆腔检查,必要时术中及术后酌情给予抗生素。

(严崴巍)

第六节 阴道镜检查

阴道镜是一种体外双目立体放大镜式的光学窥镜,可将局部放大10～40倍。其用于外阴、阴道和宫颈上皮结构及血管形态的观察,可以发现与癌有关的异型上皮、异型血管,指导可疑病变部位的定位活组织检查,辅助诊断宫颈上皮内瘤变(CIN)及早期宫颈癌,也用于外阴皮肤和阴道黏膜的相应病变和相关疾病的观察,以提高宫颈疾病及外阴阴道疾病的确诊率。阴道镜分为3种:光学阴道镜、电子阴道镜和光-电一体的阴道镜,均可与计算机和监视器相连。现代电子阴道镜由摄像机、监视屏、冷光源、支架及一些辅助配件构成,可将被检查的部位显示在监视屏上进行观察。阴道镜观察不到宫颈管,对鳞-柱状上皮交界处位于宫颈管内者(多发生在绝经后)的应用受到限制。

一、适应证

(1)宫颈刮片细胞学检查巴氏Ⅱ级以上、TBS示 LSIL 及以上、ASCUS 伴 HPV DNA 阳性或 AGC 者。

(2)HPV DNA 检测 16 或 18 阳性者。

(3)临床可疑病史或体征:如接触性出血、异常排液;宫颈外观异常,如慢性宫颈炎(宫颈假性糜烂或不对称糜烂、息肉)、白斑、红区或可疑癌等。

(4)宫颈锥切术前确定病变范围。

(5)可疑病变处指导性活检。

(6)宫颈糜烂、尖锐湿疣等。

(7)慢性宫颈炎长期治疗无效。

(8)阴道和外阴病变:阴道和外阴上皮内瘤样变、早期阴道癌、阴道腺病、梅毒、结核、尖锐湿疣等。

(9)宫颈、阴道及外阴疾病治疗后的复查和评估。

(10)其他,如 CIN 及早期宫颈癌术前了解阴道壁受累情况等。

二、操作步骤

阴道镜检查前应排除阴道毛滴虫、假丝酵母菌、淋病奈瑟菌等感染。检查部位出血或阴道、子宫颈急性炎症,不宜进行检查,应先治疗。检查前 24 小时内应避免阴道、宫颈操作及治疗(冲洗、上药、妇科检查、活检、性交等),以减少对检查部位的刺激和干扰。遇有检查部位出血或阴道、宫颈急性炎症,不宜进行检查。

(1)患者取膀胱截石位,用生理盐水湿润阴道窥器(不使用润滑剂),暴露宫颈穹隆部及阴道穹隆部。首先肉眼检查宫颈形态、大小、色泽,有无糜烂、白斑、赘生物及分泌物性质等。棉球轻轻擦除宫颈分泌物。

(2)调整阴道镜和检查台高度以适合检查,将镜头放置距外阴 10 cm 的位置(镜头距宫颈 15~20 cm 处),镜头对准宫颈或病变部位,打开光源(使用电子阴道镜,连接好监视器),调节阴道镜物镜焦距使物像清晰。先用低倍镜观察宫颈外形、颜色、血管及有无白斑。必要时用绿色滤光镜片并放大 20 倍观察,使血管图像更清晰;进行更精确的血管检查时,可加红色滤光镜片。

(3)为区分正常与异常、鳞状上皮和柱状上皮,可借助于以下溶液。①3%醋酸溶液(蒸馏水 97 mL+纯冰醋酸 3 mL):即醋酸白试验,用 3%醋酸棉球浸湿宫颈表面,使柱状上皮迅速肿胀、发白,呈葡萄状改变,数秒钟后,鳞-柱状上皮交界处非常清晰。有上皮内瘤变时,细胞含蛋白质较多,涂醋酸后蛋白质凝固,上皮变白。②碘溶液(蒸馏水 100 mL+碘 30 g+碘化钾 0.6 g):即碘试验,用复方碘溶液棉球浸湿宫颈,使富含糖原的成熟鳞状上皮被碘染成棕褐色,称为碘试验阳性;未成熟化生上皮、角化上皮及非典型增生上皮、癌变上皮内不含糖原均不被碘着色,柱状上皮因雌激素水平低也不着色,称为碘试验阴性。观察不着色区域的分布,在异常图像部位或可疑病变部位取多点活检送病理检查。③40%三氯醋酸(蒸馏水 60 mL+纯三氯醋酸 40 mL):使尖锐湿疣呈刺状突起,与正常黏膜界限清楚。

(4)观察内容:宫颈大小、糜烂样组织范围、宫颈黏膜有无外翻;上皮有无异常、病变范围;血管形态、毛细血管间距离等。

三、检查注意事项

(1)签署知情同意书。

(2)阴道镜检查前应有细胞学检查结果,至少 48 小时内不宜做阴道冲洗、细胞学刮片、妇检、用药及性生活,以免影响阴道镜观察。

(3)宫颈阴道有严重炎症时,应先行抗感染治疗。

(4)宜在月经干净 3 天后进行,月经期前不宜做。

(5)检查时应全面观察宫颈、颈管下段、阴道或外阴和肛周,以防遗漏病变。

(6)注重时间量化,包括醋酸反应和观察的时间,行动态观察;应用 5%醋酸 30~60 秒后,观察宫颈上皮和血管变化,至少观察 3 分钟。若观察时间太短,则会影响阴道镜的评价;必要时 4 分钟后重复用醋酸。

(7)细胞学持续可疑或阳性,或高危 HPV(16/18)持续阳性,阴道镜检查未发现异常或未见鳞-柱状上皮交界(或未见整个转化区时),除宫颈四象限随机活检外,应常规做颈管内膜刮术(ECC),必要时做诊断性锥切,协助诊断。

(8)根据阴道镜所见图像中多方面特征,结合临床有关信息加以综合评估。若难以诊断时,将病变区上皮和血管与周围正常黏膜进行对比观察,力求获得与组织学较为一致的阴道镜诊断。最后确诊需根据病理检查。

(9)妊娠期妇女除怀疑浸润癌时需取宫颈活检外,一般延期至产后 6~8 周,复查细胞学后决定是否阴道镜检查。妊娠期禁止宫颈管刮术(ECC)。

(10)充分认识阴道镜检查的局限性。

四、诊断标准

(一)正常图像

1.正常上皮

(1)鳞状上皮:粉红色,光滑。醋酸白试验上皮不变色,碘试验阳性。

(2)柱状上皮:原始鳞-柱状上皮交界处位于宫颈管外口(柱状上皮外移),镜下明显呈微小乳头状。醋酸白试验后,乳头肿胀呈葡萄状,涂碘不着色。乳突合并炎症时,可见表面血管增多、水肿,临床上将这种柱状上皮称为假性糜烂(pseudo erosion)。绝经后,女性激素减少,原始鳞-柱状上皮交界处回缩至宫颈管内,一般在镜下无法见到。

(3)正常转化区:又称移行带区,是原始鳞-柱状上皮交界处与生理鳞-柱状上皮交界处之间的化生区。阴道镜下见毛细血管丰富,形态规则,呈树枝状;由化生上皮环绕柱状上皮形成葡萄状小岛,厚度不等的新生鳞状上皮,呈粉红色;在化生上皮区内可见针眼状的凹陷为腺体开口,常被新生上皮覆盖致黏液潴留而形成潴留囊肿(宫颈腺囊肿),呈环形灰色斑。醋酸白试验后化生上皮与圈内的柱状上皮界限明显。涂碘后,碘着色深浅不一。病理学检查为鳞状上皮化生。

2.正常血管

血管图像为均匀分布的微小血管点。

(二)异常图像

包括上皮及血管的异形改变,几乎均出现在转化区内,碘试验均为阴性。

1.上皮变化

(1)白斑:又称单纯性白斑、真性白斑、角化病。呈白色斑片,边界清楚,略隆起,表面无血管,不涂醋酸也可见;病理学检查为角化不全或角化过度,故又称角化病,有时为人乳头瘤病毒感染。在白斑深层或周围可能有恶性病变,应常规取活组织检查。

(2)白色上皮:涂醋酸后呈白色斑块,边界清楚,无血管区多为化生上皮或棘上皮。白色上皮越厚,细胞不典型性越明显。有时,HPV亚临床感染亦呈白色上皮改变。病理学检查可能为化生上皮或上皮内瘤变。

(3)角化腺开口分5型:Ⅰ型为腺口凹凸无白环;Ⅱ型为腺口周围呈细白环;Ⅲ型为腺口边界模糊不隆起的白环;Ⅳ型为腺口周围粗大明显隆起的白环;Ⅴ型为腺口呈明显实性白点(白色腺体)。白色腺体及其开口处白环主要见于炎症及不典型增生,大而成堆的白色腺体结合其他异常图像应考虑原位癌及早期浸润癌。

2.血管改变

(1)点状血管:血管异常增生的早期变化,是位于乳头中的毛细血管,表现为醋酸白背景下有极细的红色小点(点状毛细血管),常与上皮性质有关。细点状血管与低级别上皮内瘤变或炎症有关;粗点状血管常与高级别上皮内瘤变和原位癌有关。

(2)镶嵌(mosaic):又称白斑镶嵌。由与表面平行的血管构成,血管之间为病变上皮,形成不规则镶嵌。醋酸白试验呈白色,边界清。若表面呈不规则突出,将血管推向四周,提示细胞增生过速,应注意癌变。病理学检查常为上皮内瘤变。

(3)异型血管:血管管径、大小、形态、分支、走向及排列等极不规则,血管间距离明显增大,分布紊乱,形态各异,可呈螺旋形、逗点形、发夹形、树叶形、线球形、杨梅形等改变。病理学检查可以为各种级别的宫颈上皮内瘤变及浸润癌。

(三) 早期宫颈浸润癌

常见醋白上皮、点状血管、镶嵌的"三联征"。醋白上皮浓厚,呈灰白色或牡蛎白,表面结构不清,呈云雾、脑回、猪油状,表面稍高或稍凹陷。醋白上皮出现快,持续时间长,常>3分钟,病变广泛。点状血管和/或镶嵌粗大而不规则。局部血管异常增生,血管扩张,失去正常血管分支形态、间距增加,走向紊乱,形态特殊,血管突破镶嵌结构是早期的先兆征象,可见异型血管呈螺旋形、发夹或逗点形、蝌蚪形等。醋酸白试验后,表面呈玻璃样水肿或熟肉状,常合并有异形上皮。碘试验阴性或着色极浅。

五、优势与局限

(一) 主要优势

(1) 发现肉眼不能识别的宫颈病变,与细胞学检查合用,CIN和早期宫颈癌的早诊率高达98.0%~99.4%。

(2) 阴道镜直视下定位活检比盲目活检的命中率高,其活检的准确率高达83.6%~99.5%。

(3) 迅速鉴别良、恶性肿瘤,减少或避免不必要的活检,对妊娠期妇女尤为重要。

(4) 阴道镜下多点活检+颈管刮术可减少锥切率,妊娠期阴道镜检查满意,看到整个病变及完整SCJ排除浸润癌时,可避免诊断性锥切。

(5) 对临床处理宫颈病变有一定的指导意义:①阴道镜图像可综合评估病变的大小、范围、程度及选择合适的诊断方法;②根据阴道镜下转化区类型,为临床医师选择治疗模式提供参考依据;③CIN和早期宫颈癌治疗前行阴道镜检查,有助于了解宫颈病变是否累及阴道或合并阴道/外阴病变,以免漏诊。

(6) 用于CIN和早期宫颈癌等治疗后随诊。

(7) 用于宫颈、阴道和外阴上皮内瘤变(CIN、VaIN、VIN)的动态观察。

(8) 与细胞学和/或HPV检测联合用于宫颈癌筛查。

(二) 局限性

(1) 阴道镜不能观察颈管内病变,假阴性率可达14%,中国医学科学院肿瘤医院报道的假阴性率为9.5%。且不易鉴别有无宫颈间质浸润,30%的镜下浸润被漏诊。

(2) 对阴道镜图像的解释有一定的主观性,有报道阴道镜诊断CIN 1、2级与病理的符合率低于无CIN或CIN 3级的病变。近年报道,阴道镜下活检病理为CIN 1级的漏诊率≥CIN 2级。

(3) 掌握阴道镜检查技术须经专门培训,应具有相关学科如细胞学、病理学的知识。

六、临床应用价值

(1) 阴道镜最主要的临床应用价值是进一步评价异常细胞学。由于阴道镜检查不能观察细胞的细微结构,只能观察病变引起的局部上皮及血管的形态学改变,因此,不能确诊病变性质,只能提供可能的病变部位。凡阴道镜下怀疑宫颈、阴道癌变,均应在阴道镜指导下行活组织检查,根据病理学明确诊断,提高活检的阳性率。

(2) 宫颈刮片细胞学检查和阴道镜检查的联合应用,可以提高宫颈癌的早期诊断水平,对指导宫颈活检、早期诊断宫颈癌有重要临床价值。细胞学检查阳性而活检阴性者,应做阴道镜检查。

(杜晓丽)

第三章 女性生殖系统内分泌疾病

第一节 性早熟

一、性早熟的发生机制和分类

对女孩来说,8岁之前出现第二性征就称为性早熟。根据发病机制,性早熟可分为GnRH依赖性性早熟和非GnRH依赖性性早熟两大类。

(一)正常的青春期启动机制

了解正常的青春期启动机制是理解性早熟发生机制的基础。正常女孩的青春期启动发生在8岁以后,临床上表现为8岁以后开始出现第二性征的发育。性早熟患儿在8岁前就出现青春期启动。

正常青春期启动是由两个生理过程组成,它们分别被称为性腺功能初现和肾上腺皮质功能初现。女性性腺功能初现是指青春期下丘脑-垂体-卵巢轴(H-P-O轴)被激活,卵巢内有卵泡的发育,卵巢性类固醇激素分泌显著增加,临床上表现为乳房发育和月经初潮。肾上腺皮质功能初现是指肾上腺皮质雄激素分泌显著增加,临床上主要表现为血脱氢表雄酮(DHEA)和硫酸脱氢表雄酮(DHEAS)水平升高及阴毛出现,青春期阴毛出现称为阴毛初现。目前认为,性腺功能初现和肾上腺功能初现是两个独立的过程,两者之间不存在因果关系。对女性来讲,青春期启动主要是指卵巢功能被激活。

青春期出现的最主要的生理变化是第二性征的发育和体格生长加速。女性第二性征的发育表现为乳房发育、阴毛生长和外阴发育。乳房是雌激素的靶器官,乳房发育反映的是卵巢的内分泌功能,Tanner把青春期乳房发育分成5期(表3-1)。阴毛生长是肾上腺皮质分泌的雄激素作用的结果,因此反映的是肾上腺皮质功能初现,Tanner把青春期阴毛发育也分成5期。Tanner 2期为青春期启动的标志。一般来说,肾上腺皮质功能初现的时间较性腺功能初现的时间早,月经初潮往往出现在乳房开始发育后的2~3年。

表 3-1　女孩青春发育分期（Tanner 分期）

女性	乳房发育	阴毛发育	同时的变化
1 期	青春前	无阴毛	
2 期	有乳核可触及,乳晕稍大	有浅黑色阴毛稀疏地分布在大阴唇	生长速度开始增快
3 期	乳房和乳晕继续增大	阴毛扩展到阴阜部	生长速度达高峰,阴道黏膜增厚角化,出现腋毛
4 期	乳晕第二次凸出于乳房	类似成人,但范围小,阴毛稀疏	月经初潮（在 3 期或 4 期时）
5 期	成人型	成人型	骨骺闭合,生长停止

青春期体格生长加速又称为生长突增,女孩青春期生长突增发生的时间与卵巢功能初现发生的时间一致,临床上表现为生长突增发生在乳房开始发育的时候。青春期启动前女孩生长速度约为每年 5 cm,生长突增时可达 9～10 cm。生长突增时间持续 2～3 年,初潮后生长速度明显减慢,整个青春期女孩身高可增加 25 cm。

（二）性早熟的发生机制及病因分类

GnRH 依赖性性早熟又称为真性性早熟或中枢性性早熟（CPP）,是由下丘脑-垂体-卵巢轴提前激活引起的。其中未发现器质性病变的 GnRH 依赖性性早熟,称为特发性 GnRH 依赖性性早熟。非 GnRH 依赖性性早熟又称为假性性早熟或外周性性早熟,该类性早熟不是由下丘脑-垂体-卵巢轴功能启动引起的,患者体内性激素水平的升高与下丘脑 GnRH 的作用无关。所谓同性性早熟是指提前出现的第二性征与患者的性别一致,如女性提前出现乳房发育等女性第二性征。异性性早熟是指提前出现的第二性征与其性别相反或不一致,如女性提前出现男性的第二性征。不完全性性早熟又称为部分性性早熟。单纯乳房早发育可以认为是正常的变异,其中一部分可以发展为中枢性性早熟,因此需要长期随访。单纯性阴毛早现是由肾上腺皮质功能早现引起的,多数单纯的月经初潮早现与分泌雌激素的卵巢囊肿自然消退有关。

1.GnRH 依赖性性早熟

（1）特发性性早熟。

（2）中枢性神经系统异常。①先天性:如下丘脑错构瘤、中隔神经发育不良、蛛网膜囊肿等;②获得性:化疗、放疗、炎症、外伤、手术等;③肿瘤。

（3）原发性甲状腺功能减退。

2.非 GnRH 依赖性性早熟

（1）女性同性性早熟:①McCune-Albright 综合征;②自律性卵泡囊肿;③分泌雌激素的卵巢肿瘤;④分泌雌激素的肾上腺皮质肿瘤;⑤异位分泌促性腺激素的肿瘤;⑥外源性雌激素。

（2）女性异性性早熟:①先天性肾上腺皮质增生症;②分泌雄激素的卵巢肿瘤;③分泌雄激素的肾上腺皮质肿瘤;④外源性雄激素。

3.不完全性性早熟

（1）单纯性乳房早发育。

（2）单纯性阴毛早现。

（3）单纯性月经初潮早现。

McCune-Albright 综合征是一种少见的 G 蛋白病,临床上以性早熟、多发性骨纤维异常增殖及皮肤斑片状色素沉着为最常见的症状,病因是胚胎形成过程中的鸟嘌呤核苷酸结合蛋白（G 蛋白)α亚基(Gsα)基因发生突变,使α亚基的GTP酶活性增加,引起腺苷酸环化酶活性持续被激活,导致cAMP水平升高,最后出现卵巢雌激素分泌。McCune-Albright综合征是一个典型的假性性早熟,它还可以有其他内分泌异常:结节性甲状腺增生伴甲状腺功能亢进、甲状旁腺腺瘤、多发性垂体瘤伴巨人症或高催乳素血症、肾上腺结节伴库欣综合征等。

原发性甲状腺功能减退引起性早熟的机制与促甲状腺素释放激素(TRH)有关。一般认为,TRH水平升高时不仅使促甲状腺激素(TSH)和催乳素分泌增加,也可使FSH和LH分泌增加,这可能是原发性甲状腺功能减退引起性早熟的原因。有学者认为,原发性甲状腺功能减退引起性早熟的机制与过多的TSH和FSH受体结合,导致雌激素分泌有关。

(三)诊断及鉴别诊断

8岁之前出现第二性征就可以诊断为性早熟。为区别性早熟的类型和病因,临床上要做一系列辅助检查。

1.骨龄测定

骨龄超过实际年龄1年或1年以上就视为提前,是判断骨质成熟度最简单的指标。

2.超声检查

可了解子宫和卵巢的情况。卵巢功能启动的标志是卵巢容积大于1 mL,并有多个直径大于4 mm的卵泡。另外,盆腔超声可鉴别卵巢肿瘤,肾上腺超声可鉴别肾上腺肿瘤。

3.头颅MRI检查

对6岁以下的女性性早熟者应常规做头颅MRI检查,目的是排除中枢神经系统病变。

4.激素测定

性早熟儿体内的雌激素水平明显升高,升高程度与Tanner分期相关。另外,肿瘤患者体内的激素水平异常升高,21-羟化酶患者体内的睾酮水平常超过6.24 mmol/L,17-羟孕酮水平超过正常水平的数十倍或数百倍。

非GnRH依赖性性早熟患者体内的促性腺激素水平通常不升高,但异位分泌促性腺激素的肿瘤患者例外。从理论上讲,GnRH依赖性性早熟患者体内的促性腺激素水平升高,但临床上测定时却可能发现GnRH依赖性性早熟患者体内的促性腺激素水平并无升高。这与青春期启动早期促性腺激素分泌存在昼夜差别有关,在青春期早期促性腺激素分泌增加只出现在晚上,因此,白天测定出来的促性腺激素水平并无增加。

测定甲状腺功能对鉴别甲状腺功能减退是必要的。

5.促性腺激素释放激素(GnRH)兴奋试验

该试验是鉴别GnRH依赖性性早熟和非GnRH依赖性性早熟的重要方法:GnRH 50~100 μg或2.5~3.0 μg/kg静脉注射,于0、30、60和90分钟分别采集血样,测定血清FSH和LH浓度。如果LH峰值>12 U/L,且LH峰值/FSH峰值>1,则考虑诊断为GnRH依赖性性早熟。

(四)性早熟的处理原则

性早熟的处理原则是祛除病因,抑制性发育,减少不良心理影响,改善最终身高。对由中枢神经系统病变引起的GnRH依赖性性早熟,有手术指征者给予手术治疗,无手术指征者治疗原则同特发性GnRH依赖性性早熟。特发性GnRH依赖性性早熟主要使用GnRH类似物(GnRH-a)治疗,目的是改善患者成年身高,防止性早熟和月经早初潮带来的心理问题。甲状腺功能减退者需补充甲状腺素。

二、特发性 GnRH 依赖性性早熟的治疗

特发性 GnRH 依赖性性早熟的治疗目的是阻止性发育,使已发育的第二性征消退;抑制骨骺愈合,提高成年身高;消除不良心理影响,避免过早性交。目前,临床上常用的药物有孕激素、GnRH 类似物、达那唑和生长激素等,首选 GnRH 类似物。

(一) 孕激素

用于治疗特发性 GnRH 依赖性性早熟的孕激素有甲羟孕酮、甲地孕酮和环丙孕酮。

1. 甲羟孕酮

主要作用机制是通过抑制下丘脑-垂体轴抑制促性腺激素的释放,另外,甲羟孕酮还可以直接抑制卵巢类固醇激素的合成,可使用口服或肌内注射给药。口服 10~40 mg/d;肌内注射 100~200 mg/m^2,每周 1 次或每 2 周 1 次。临床上多选口服制剂。

长期大量使用甲羟孕酮的主要不良反应:①皮质醇样作用,能抑制 ACTH 和皮质醇的分泌。②增加食欲,使体重增加。③可引起高血压和库欣综合征样表现。

2. 甲地孕酮

其作用机制和不良反应与甲羟孕酮相似。用法:甲地孕酮 10~20 mg/d 口服。

3. 环丙孕酮

环丙孕酮有抗促性腺激素、孕激素活性,作用机制和不良反应与甲羟孕酮相似。环丙孕酮最大的特点是有抗雄激素活性。用法:每天 70~100 mg/m^2 口服。

由于孕激素无法减缓骨龄增加速度,因此对改善最终身高没有益处。另外,许多患儿不能耐受长期大量使用孕激素。目前,临床上更主张用 GnRH 类似物来代替孕激素。

(二) 达那唑

达那唑能抑制下丘脑-垂体-卵巢轴,增加体内雌二醇的代谢率,因此能降低体内的雌激素水平。临床上常用达那唑治疗雌激素依赖性疾病,如子宫内膜异位症、子宫内膜增生和月经过多等。有作者用达那唑治疗 GnRH 依赖性性早熟也取得了不错的疗效。研究者用 GnRH 激动剂治疗特发性 CPP 1~2 年后,改用达那唑治疗 1 年,剂量为 8~10 mg/kg,结果发现达那唑药物治疗可以促进骨龄超过 12 岁的性早熟患儿身高生长。另外,达那唑可以作为 GnRH 激动剂停药后继续用药的选择(表 3-2)。

表 3-2 GnRH 激动剂治疗最后 1 年与达那唑治疗 1 年后的比较

项目	GnRH 激动剂治疗最后 1 年	达那唑治疗 1 年后
生物年龄(CA)(岁)	(9.76±1.70)	(10.6±1.7)
骨龄(BA)(岁)	(11.85±0.99)	(12.81±0.78)
△BA/△CA	(0.58±0.36)	(0.95±0.82)
身高增长速度(厘米/年)	(4.55±2.63)	(6.78±3.11)
预测身高(PAH)(cm)	(156.79±7.30)	(158.01±6.66)

达那唑的主要不良反应:①胃肠道反应,恶心、呕吐等不适。②雄激素过多的表现,皮脂增加、多毛等。③肝功能受损。

由于达那唑的不良反应比较明显,因此许多患儿无法耐受。事实上,在临床上达那唑也很少用于治疗性早熟。

(三)GnRH 类似物

根据作用机制可以将 GnRH 类似物分为 GnRH 激动剂和 GnRH 拮抗剂两种,它们均可用于治疗 GnRH 依赖性性早熟。目前,临床上最常用的是长效 GnRH 激动剂,如亮丙瑞林、曲普瑞林、戈舍瑞林等,一般每 4 周肌内注射或皮下注射 1 次。长效 GnRH 激动剂对改善第二性征、抑制下丘脑-垂体-卵巢轴有非常好的疗效。另外,由于它能延缓骨龄增加速度,增加骨骺愈合时间,所以能改善最终身高。

1.GnRH 激动剂治疗规范

关于 GnRH 激动剂的使用,中华医学会儿科学分会内分泌遗传代谢学组提出以下建议供参考。

(1)GnRH 激动剂的使用指征。为改善成年身高,建议使用指征:①骨龄,女孩≤11.5 岁,骨龄>年龄 2 岁或以上。②预测成年身高,女孩<150 cm。③骨龄/年龄>1,或以骨龄判断身高的标准差积分(SDS)≤−2。④发育进程迅速,骨龄增长/年龄增长>1。

(2)慎用指征。有以下情况时,GnRH 激动剂改善成年身高的疗效差,应酌情慎用。①开始治疗时骨龄:女孩>11.5 岁。②已有阴毛显现。③其靶身高低于同性别、同年龄正常身高平均值 2 个标准差($\bar{x}-2S$)。

(3)不宜使用指征:有以下情况不宜应用 GnRH 激动剂,因为治疗几乎不能改善成年身高。①骨龄:女孩≥12.5 岁。②女孩月经初潮。

(4)无需应用的指征:因性发育进程缓慢(骨龄进展不超越年龄进展)而对成年身高影响不大的 CPP 不需要治疗,但须定期复查身高和骨龄变化。

(5)GnRH 激动剂使用方法。①剂量:首剂为 80~100 μg/kg,2 周后加强 1 次,以后每 4 周 1 次,剂量为 60~80 μg/kg,根据性腺轴功能抑制情况(包括性征、性激素水平和骨龄进展)而定,抑制差者可参照首次剂量,最大剂量为每次 3.75 mg。为确切了解骨龄进展的情况,临床医师应自己对治疗前后的骨龄进行评定和对比,不宜只按放射科的报告。②治疗监测:首剂 3 个月末复查 GnRH 激发试验,LH 激发值在青春前期水平说明剂量合适,以后对女孩只需定期复查基础血清雌二醇(E_2)浓度判断性腺轴功能抑制状况。治疗过程中每 2~3 个月测量身高和检查第二性征。每 6 个月复查骨龄,同时超声复查子宫和卵巢。③疗程:为改善成年身高,GnRH 激动剂的疗程至少需要 2 年。一般在骨龄 12.0~12.5 岁时可停止治疗。对年龄较小开始治疗者,在年龄已追赶上骨龄,且骨龄已达正常青春期启动年龄时可停药,使其性腺轴功能重新启动。④停药后监测:治疗结束后第 1 年内应每 6 个月复查身高、体重和第二性征。

2.GnRH 激动剂的不良反应

GnRH 激动剂没有明显的不良反应。少部分患者有变态反应及注射部位硬结或感染等。临床上人们最关心的是 GnRH 激动剂对患者的远期影响,目前的研究表明,长期使用 GnRH 激动剂不会给下丘脑-垂体-卵巢轴造成永久性的抑制。一旦停用 GnRH 激动剂,受抑制的下丘脑-垂体-卵巢轴会很快恢复活动。另外,有患者担心使用 GnRH 激动剂可造成将来的月经失调,目前尚无证据说明患者以后的月经失调与 GnRH 激动剂治疗之间存在着联系。

3.GnRH 拮抗剂

GnRH 拮抗剂也可用于治疗 GnRH 依赖性性早熟,它与 GnRH 激动剂的区别在于开始使用时就会对下丘脑-垂体-卵巢轴产生抑制作用。

(四) 生长激素

生长激素(GH)是由垂体前叶生长激素细胞产生的一种蛋白激素,循环中的生长激素可以单体、二聚体或聚合体的形式存在。80%为相对分子质量22×10^3单体,含有191个氨基酸,20%为相对分子质量20×10^3单体,含有176个氨基酸。GH对正常的生长是必需的。青春期性激素和GH的水平同步增加提示这两类激素之间存在着相互调节作用,一般认为是性激素驱动GH的分泌和促生长作用。

GnRH激动剂可以减慢生长速率及骨骼成熟,提高患儿最终身高,但一部分患儿生长速率过缓,以致不能达到成年预期身高。近年来,为了提高CPP患者的最终身高,采取了与生长激素联合治疗的方案。研究者用曲普瑞林治疗20例CCP 2~3年后发现这些患儿的身高比正常同龄儿童低25个百分点,随后他们把这些患儿平均分成两组:一组继续单用曲普瑞林,而另一组同时加用GH继续治疗2~4年后发现,GnRH激动剂加生长激素组的平均成年身高比治疗前预期成年身高高(7.9 ± 1.1)cm,而单用GnRH激动剂组只比治疗前预期成年身高高(1.6 ± 1.2)cm。国内一些学者的研究也得出了类似的结果。这说明GnRH激动剂联合生长激素治疗可提高患者的成年身高。

临床上使用的生长激素是用基因重组技术合成的,与天然生长激素具有完全相同的药效学和药代学的人生长激素(HGH)。HGH半衰期为3小时,皮下注射后4~6小时出现GH峰值。用法:每周皮下注射0.6~0.8 U/kg,分3次或6次给药,晚上注射。一般连续治疗6个月以上才有意义。

不良反应:①注射部位脂肪萎缩,每天更换注射部位可避免。②亚临床型甲状腺功能减退,约30%的用药者会出现,此时需要补充甲状腺素。③少数人会产生抗rGH抗体,但在多数情况下抗体不会影响生长速度。

(五) 心理教育

青春期过早启动可能会对儿童的心理产生不利影响。为了避免这种情况的发生,家长和医师应告诉患儿有关知识,让她们对性早熟产生正确的认识。另外,还应对患儿进行适当的性教育。

三、其他性早熟的治疗

对于除特发性GnRH依赖性性早熟以外的性早熟来说,治疗的关键是去除原发病因。

(一) 颅内疾病

颅内疾病包括颅内肿瘤、脑积水及炎症等。颅内肿瘤主要是下丘脑和垂体部位的肿瘤,这些肿瘤可以引起GnRH依赖性性早熟,治疗主要采用手术、放疗或化疗。脑积水者应行引流减压术。

(二) 自律性卵泡囊肿

自律性卵泡囊肿是非GnRH依赖性性早熟的常见病因。青春期前儿童卵巢内看到生长卵泡属于正常现象,但这些卵泡直径通常小于10 mm。个别情况下,卵泡增大成卵泡囊肿,直径可超过5 cm。如果这些卵泡囊肿反复存在且分泌雌激素,就会导致性早熟的出现。

自律性卵泡囊肿发生的具体机制尚不清楚,有研究提示部分患者可能与FSH受体或LH受体基因突变,导致受体被激活有关。

自律性卵泡囊肿有时需要与卵巢颗粒细胞瘤相鉴别。另外,自律性卵泡囊肿与其他卵巢囊肿一样,也可出现扭转或破裂,临床上表现为急腹症,此时需要手术治疗。

自律性卵泡囊肿的处理:可以在超声监护下行卵泡囊肿穿刺术。另外,也可口服甲羟孕酮抑制雌激素的合成。

(三)卵巢颗粒细胞瘤

青春期儿童可以发生卵巢颗粒细胞瘤,由于卵巢颗粒细胞瘤能分泌雌激素,因此这些儿童会发生性早熟。一旦诊断为卵巢颗粒细胞瘤,应立即手术,术后需要化疗。

卵巢颗粒细胞瘤能分泌抑制素和抗苗勒管激素(AMH),这两种激素被视为卵巢颗粒细胞瘤的肿瘤标志物,可用于诊断和治疗后随访。

(四)McCune-Albright 综合征

McCune-Albright 综合征的发病机制和临床表现见前面所述。治疗为对症处理。对性早熟可用甲羟孕酮治疗。

(五)先天性肾上腺皮质增生症

导致肾上腺皮质雄激素分泌过多的先天性肾上腺皮质增生症患者会发生女性异性性早熟,临床上表现为女性儿童有男性化体征。这些疾病中最常见的是 21-羟化酶缺陷。

(六)芳香化酶抑制剂的使用

芳香化酶是合成雌激素的关键酶,其作用是将雄激素转化成雌激素。芳香化酶抑制剂可以抑制芳香化酶的活性,阻断雌激素的合成,从而降低体内的雌激素水平。目前临床上有作者认为,可用芳香化酶抑制剂(如来曲唑)治疗非 GnRH 依赖性性早熟,如 McCune-Albright 综合征等。

(杜晓丽)

第二节 高催乳素血症

高催乳素血症是指各种原因导致的外周血清催乳素(prolactin,PRL)水平持续高于正常值的状态(正常女性 PRL 水平通常低于 78 nmol/L)。

高催乳素血症的原因包括生理性、病理性或药物性等,常见的临床表现有月经紊乱或闭经、溢乳、不孕等。高催乳素血症在一般人群中的患病率为 0.4%,在生殖功能失调患者中可达 9%~17%。

一、PRL 生理基础

(一)分子特性

PRL 是一种主要由垂体前叶 PRL 合成细胞分泌的多肽激素,由 198 个氨基酸构成的大小为 23 kD 单链多肽,通过 3 个分子内二硫键连接 6 个半胱氨酸残基。由于蛋白质翻译后修饰作用(磷酸化、糖基化等),体内的 PRL 以多种形式存在,以 PRL 单体(23 kD)为主(80%),生物活性及免疫活性最高,二聚体(大分子 PRL,>100 kD)与多聚体(大大分子 PRL,>100 kD)各占 8%~10% 及 1%~5%,生物活性减低,免疫活性不变。因此,血 PRL 水平与临床表现可不一致。

PRL 与其受体结合发挥效应,PRL 受体(prolactin receptor,PRL-R)是一种属于造血细胞因子受体超家族的跨膜蛋白,结构与生长激素(growth hormone,GH)受体、白介素(interleukin,IL)受体等类似。

(二)调节因素

生理情况下,垂体 PRL 分泌受下丘脑 PRL 抑制因子(prolactin inhibiting factor,PIF)和 PRL 释放因子(prolactin releasing factor,PRF)双向调节,以 PIF 占优势。下丘脑弓状核和室旁核释放的多巴胺作用于 PRL 合成细胞表面的多巴胺 D_2 受体,抑制 PRL 的合成分泌;而促甲状腺素释放激素(TRH)、雌二醇、催产素、抗利尿激素、血管活性肠肽(vasoactive intestinal peptide,VIP)等神经肽可促进 PRL 分泌。

(三)生理功能

PRL 的主要生理功能是促进乳腺组织生长发育,启动并维持产后泌乳。妊娠期女性雌激素水平升高,促进 PRL 合成细胞增殖,从而使 PRL 分泌增多,PRL 与雌孕激素、人胎盘催乳素、胰岛素等共同作用,刺激乳腺生长发育,为产后哺乳做准备。同时,高雌激素水平抑制了 PRL 的促乳腺泌乳作用;分娩后雌激素水平下降,这种抑制作用随之解除,哺乳时婴儿吮吸乳头通过神经体液调节,短期内刺激 PRL 大量分泌。

PRL 能直接或间接影响卵巢功能。PRL 能直接降低卵巢促黄体生成素(luteinizing hormone,LH)与促卵泡生成素(follicle stimulating hormone,FSH)受体的敏感性;还可抑制下丘脑促性腺激素释放激素(gonadotropin releasing hormone,GnRH)脉冲式分泌,抑制垂体 LH、FSH 分泌,从而导致排卵障碍。

PRL 的生理功能广泛而复杂,还对心血管系统、中枢神经系统、免疫功能、渗透压等有不同程度的调节作用。

(四)生理变化

1. 月经周期中的变化

月经周期中期血 PRL 可有升高,黄体期较卵泡期略有上升。

2. 妊娠期的变化

孕 8 周血中 PRL 值仍为 62.4 nmol/L,随着孕周的增加,雌激素水平升高刺激垂体 PRL 细胞增殖和肥大,导致垂体增大及 PRL 分泌增多。在妊娠末期血清 PRL 水平可上升 10 倍,超过 624 nmol/L。自然临产时血 PRL 水平下降,于分娩前 2 小时左右最低。

3. 产后泌乳过程中的变化

分娩后 2 小时血 PRL 升至高峰,并维持在较高水平,不哺乳的女性产后 2 周垂体恢复正常大小,血清 PRL 水平下降,产后 3~4 周降至正常;哺乳者由于乳头经常接受吸吮刺激,触发垂体 PRL 释放,产后 4~6 周哺乳妇女基础血清 PRL 水平持续升高。产后 6~12 个月恢复正常,延长哺乳时间则高 PRL 状态相应延长,出现生理性闭经。

4. 昼夜变化

PRL 的分泌有昼夜节律,入睡后 60~90 分钟血 PRL 开始上升,早晨睡醒前 PRL 可达到一天 24 小时峰值,醒后迅速下降,上午 9—11 时进入低谷,睡眠时间改变时 PRL 分泌节律也随之改变。

5. 饮食结构

进餐 30 分钟内 PRL 分泌增加 50%~100%,尤其是进食高蛋白、高脂肪饮食。

6.应激导致PRL的变化

PRL的分泌还与精神状态有关,应激状态如激动或紧张、寒冷、麻醉、低血糖、性生活及运动时PRL明显增加,通常持续时间不到1小时。乳房及胸壁刺激通过神经反射使PRL分泌增加。

二、病因

(一)下丘脑疾病

下丘脑分泌的PIF对PRL分泌有抑制作用,PIF主要是多巴胺。颅咽管瘤压迫第三脑室底部,影响PIF输送,导致PRL过度分泌。其他肿瘤如胶质细胞瘤、脑膜炎症、颅外伤引起垂体柄被切断、脑部放疗治疗破坏、下丘脑功能失调性假孕等影响PIF的分泌和传递都可引起PRL的增高,另外,下丘脑功能失调如假孕也可引起PRL升高。

(二)垂体疾病

垂体疾病是高PRL血症最常见的原因。高催乳素血症中20%～30%有垂体瘤,其中垂体泌乳细胞肿瘤最多见,其他有生长激素(GH)瘤、促肾上腺皮质激素(ACTH)瘤及无功能细胞瘤。按肿瘤直径大小分为垂体微腺瘤(肿瘤直径<1 cm)和大腺瘤(肿瘤直径≥1 cm)。空蝶鞍综合征、肢端肥大症、垂体腺细胞增生都可致PRL水平的异常增高。

(三)胸部疾病

如胸壁的外伤、手术、烧伤、带状疱疹等也可能通过反射引起PRL升高。

(四)其他内分泌、全身疾病

原发性和/或继发性甲状腺功能减退症,如假性甲状旁腺功能减退、桥本甲状腺炎等,甲状腺释放激素(TRH)水平升高因此PRL细胞增生,垂体增大,约40%的患者PRL水平增高。多囊卵巢综合征,异位PRL分泌增加如未分化支气管肺癌、胚胎癌、子宫内膜异位症及肾癌可能有PRL升高。肾功能不全、肝硬化影响到全身内分泌稳定时也会出现PRL升高。乳腺手术、乳房假体手术后、长期乳头刺激、妇产科手术(如人工流产、引产、子宫切除术、输卵管结扎术、卵巢切除术)等也可出现PRL异常增高。

(五)药物影响

通过拮抗下丘脑多巴胺或增强PRL刺激引起高PRL血症的药物有多种。①多巴胺受体拮抗剂如吩噻嗪类镇静药:氯丙嗪、奋乃静。②儿茶酚胺耗竭剂抗高血压药:利血平、甲基多巴。③甾体激素类:口服避孕药、雌激素。④鸦片类药物:吗啡。⑤抗胃酸药:H_2-R拮抗剂——西咪替丁、多潘立酮。以上药物均可抑制多巴胺转换,促进PRL释放。药物引起的高催乳素血症多数血清PRL水平在100 μg/L以下,但也有报道长期服用一些药物使血清PRL水平升高达500 μg/L,而引起大量泌乳、闭经。

(六)特发性高催乳素血症

特发性高催乳激素血症指血PRL水平轻度增高并伴有症状,多为187.2～312.0 nmol/L,但未发现任何原因,可能为下丘脑-垂体功能紊乱,PRL分泌细胞弥漫性增生所致,有报道,本症随访6年20%自然痊愈,10%～15%发展为微腺瘤,发展为大腺瘤罕见。部分患者可能是大分子或大大分子催乳素血症,这种PRL有免疫活性而无生物活性。临床上当无病因可循时,包括MRI或CT等各种检查后未能明确PRL异常增高原因的患者可诊断为特发性高催乳素血症,但应注意对其长期随访,对部分伴月经紊乱而PRL高于312 nmol/L者,需警惕潜隐性垂体微腺瘤的可能。

三、临床表现

(一)闭经或月经紊乱

高催乳素血症患者90%有月经紊乱,以继发性闭经多见,也可为月经量少、稀发或无排卵月经;原发性闭经、月经频发、月经量多及不规则出血较少见。高水平的PRL可影响下丘脑-垂体-卵巢轴的功能,导致黄体期缩短或无排卵性月经失调、月经稀发甚至闭经,闭经与溢乳症状合称为闭经-溢乳综合征。

(二)溢乳

患者在非妊娠和非哺乳期出现溢乳或挤出乳汁,或断奶数月仍有乳汁分泌,轻者挤压乳房才有乳液溢出,重者自觉内衣有乳渍。分泌的乳汁通常是乳白、微黄色或透明液体,非血性。仅出现溢乳的占27.9%,同时出现闭经及溢乳者占75.4%。这些患者血清PRL水平一般都显著升高。部分患者PRL水平较高但无溢乳表现,可能与其分子结构有关。

(三)肿瘤压迫症状

1.神经压迫症状

微腺瘤一般无明显症状;大腺瘤可压迫蝶鞍隔出现头痛、头胀等;当腺瘤向前侵犯或压迫视交叉或影响脑脊液回流时,也可出现头痛、呕吐和眼花,甚至视野缺损和动眼神经麻痹。肿瘤压迫下丘脑可以表现为肥胖、嗜睡、食欲异常等。

2.其他垂体激素分泌减低

如GH分泌减低引起儿童期生长迟缓、闭经、青春期延迟。

(四)不孕或流产

卵巢功能异常、排卵障碍或黄体发育不良可导致不孕或流产。

(五)性功能改变

部分患者因卵巢功能障碍,表现低雌激素状态,阴道壁变薄或萎缩,分泌物减少,性欲减低。

四、辅助检查

(一)血清学检查

血清PRL水平持续异常升高,大于78 nmol/L,需排除由于应激引起的PRL升高。测定血PRL时,采血有严格的要求:早晨空腹或进食纯碳水化合物早餐,于上午9-11时到达,先清醒静坐半小时,然后取血,力求"一针见血",尽量减少应激。FSH及LH水平正常或偏低。为鉴别高催乳素血症病因,需测定甲状腺功能、其他垂体激素及肝、肾功能等,行盆腔B超及骨密度等检查。

(二)影像学检查

当血清PRL水平高于312 nmol/L时,应注意是否存在垂体腺瘤,CT和MRI可明确下丘脑、垂体及蝶鞍情况,是有效的诊断方法。其中MRI对软组织的显影较CT清晰,因此对诊断空蝶鞍症最为有效,也可使视神经、海绵窦及颈动脉清楚显影。

(三)眼底、视野检查

垂体肿瘤增大可侵犯和/或压迫视交叉,引起视盘水肿;也可因肿瘤损伤视交叉不同部位而有不同类型视野缺损,因而眼底、视野检查有助于确定垂体腺瘤的部位和大小。

五、诊断

根据血清学检查 PRL 持续异常升高，同时出现溢乳、闭经及月经紊乱、不孕、头痛、眼花、视觉障碍及性功能改变等临床表现，可诊断为高催乳素血症。诊断时若血 PRL<312 nmol/L 时，应排除某些生理状态如妊娠、哺乳、夜间睡眠、长期刺激乳头、性交、过饱或饥饿、运动和精神应激等，药理性因素及甲状腺、肝肾病变引起的高催乳素血症。当 PRL 测定结果在正常上限 3 倍以下时至少检测 2 次，以确定有无高催乳素血症。若 PRL 持续高于 312 nmol/L，有临床症状者应行鞍区 MRI 平扫加增强检查明确有无占位性病变。

六、治疗

应该遵循对因治疗原则。控制高催乳素血症、恢复女性正常月经和排卵功能、减少乳汁分泌及改善其他症状（如头痛和视功能障碍等）。

（一）随访

对特发性高催乳素血症、PRL 轻微升高、月经规律、卵巢功能未受影响、无溢乳且未影响正常生活时，可不必治疗，应定期复查，观察临床表现和 PRL 的变化。

（二）药物治疗

垂体 PRL 大腺瘤及伴有闭经、泌乳、不孕、头痛、骨质疏松等表现的微腺瘤都需要治疗。

1.药物治疗的种类

药物治疗首选多巴胺激动剂治疗，常用有溴隐亭、α 二氢麦角隐亭、卡麦角林等。

（1）甲磺酸溴隐亭片：为麦角类衍生物，多巴胺 D_1、D_2 受体激动剂，与多巴胺受体结合，抑制垂体腺瘤增殖，从而抑制 PRL 的合成分泌，是治疗高催乳素血症最常用的药物。临床报道溴隐亭治疗可使 60%～80% 的患者血 PRL 降至正常，异常泌乳消失或减少，80%～90% 的患者恢复排卵，70% 的患者生育。大腺瘤患者视野改变，瘤体缩小 50% 以上。溴隐亭不良反应主要有恶心、呕吐、眩晕、疲劳和体位性低血压等，为了减少药物不良反应，溴隐亭治疗从小剂量开始渐次增加，初始剂量为每天 1.25 mg，餐中服用，每 3～7 天增加 1.25 mg/d，直至常用剂量每天 5～7.5 mg，分 2～3 次服用。剂量的调整依据是血催乳素水平。达到疗效后可分次减量到维持量，若 PRL 大腺瘤在多巴胺激动剂治疗后血 PRL 正常而垂体大腺瘤不缩小，应重新审视诊断是否为非 PRL 腺瘤或混合性垂体腺瘤、是否需改用其他治疗（如手术治疗）。溴隐亭治疗是可逆性的，只是使垂体 PRL 腺瘤可逆性缩小，长期治疗后肿瘤出现纤维化，但停止治疗后垂体 PRL 腺瘤会恢复生长，导致高催乳素血症再现，因此需长期用药维持治疗。10%～18% 的患者对溴隐亭不敏感或不耐受，可更换其他药物或手术治疗。

新型溴隐亭长效注射剂克服了因口服造成的胃肠道功能紊乱，用法是 50～100 mg，每 28 天一次，是治疗 PRL 大腺瘤安全有效的方法，可长期控制肿瘤的生长并使瘤体缩小，不良反应较少，用药方便。

（2）甲磺酸 α-二氢麦角隐亭：是高选择性多巴胺 D_2 受体激动剂及 α 受体阻滞剂。有报道，5 mg α-二氢麦角隐亭与 2.5 mg 溴隐亭的药效动力学曲线相同，血 PRL 水平均于服药后 5 小时达低谷，至少可维持 12 小时。初始治疗患者从 5 mg（1/4 片）每天 2 次开始，餐中服用，2 周后加量，并根据患者血 PRL 水平变化，逐步调整至最佳剂量维持，一般为 20～40 mg/d。疗效与溴隐亭相仿，心血管不良反应少于溴隐亭，无直立性低血压出现，长期耐受性高。

(3)卡麦角林:是具有高度选择性的多巴胺 D_2 受体激动剂,卡麦角林,是溴隐亭的换代药物,抑制 PRL 的作用更强大而不良反应相对减少,且作用时间更长。对溴隐亭抵抗(每天 15 mg 溴隐亭效果不满意)或不耐受溴隐亭治疗的 PRL 腺瘤患者改用这些新型多巴胺激动剂仍有 50% 以上有效。卡麦角林每周只需服用 1~2 次,常用剂量 0.5~2.0 mg(1~4 片),患者顺应性较溴隐亭更好。作用时间的延长是由于从垂体组织中的清除缓慢,与垂体多巴胺受体的亲和力高,广泛的肝肠循环,口服后 3 小时就可检测到 PRL 降低,然后逐渐下降,在 48~120 小时效应达到平台期;坚持每周给药,PRL 水平持续下降,不良反应少。

(4)维生素 B_6:作为辅酶在下丘脑中多巴向多巴胺转化时可加强脱羟及氨基转移,与多巴胺受体激动剂起协同作用。临床用量可达 60~100 mg,每天 2~3 次。

2.药物治疗时的随诊

(1)治疗 1 个月起定期测定血 PRL 及雌二醇水平,根据生化指标和卵泡发育情况调整药物剂量。

(2)每 1~2 年重复鞍区 MRI 检查,大腺瘤患者每 3 个月复查。其他接受多巴胺受体激动剂治疗的患者,如血 PRL 水平不降反升、出现新症状(视野缺损、头痛等)也应行 MRI 检查。大腺瘤患者在多巴胺受体激动剂治疗后血 PRL 水平正常而瘤体不缩小,应重新核对诊断。

(3)有视野缺损者、可能压迫到视交叉的大腺瘤患者在初始治疗时可每周复查 2 次视野,疗效满意者常在 2 周内显效。如无改善或不满意应在治疗后 1~3 周复查 MRI,决定是否需手术治疗减压。

(4)其他垂体激素、骨密度测定等。

3.药物减量及维持

在初始治疗时,血 PRL 水平正常、月经恢复后原剂量可维持不变 3~6 个月。微腺瘤患者即可开始减量;大腺瘤患者此时复查 MRI,确认 PRL 肿瘤已明显缩小(通常肿瘤越大,缩小越明显),PRL 正常后也可开始减量。

减量应缓慢分次(2 个月左右一次)进行,通常每次 1.25 mg,用保持血 PRL 水平正常的最小剂量为维持量。每年至少 2 次血 PRL 随诊,以确认其正常。在维持治疗期间,一旦再次出现月经紊乱或 PRL 不能被控制,应查找原因,如药物的影响、怀孕等,必要时复查 MRI,决定是否调整用药剂量。对小剂量溴隐亭维持治疗 PRL 水平保持正常、肿瘤基本消失的病例 5 年后可试行停药,若停药后血 PRL 水平又升高者,仍需长期用药,只有少数病例在长期治疗后达到临床治愈。

(三)手术治疗

若溴隐亭等药物治疗效果欠佳者,有观点认为,由于多巴胺激动剂能使肿瘤纤维化形成粘连,可能增加手术的困难和风险,一般建议用药 3 个月后实施手术治疗。经蝶窦手术是最为常用的方法,开颅手术少用。

1.手术适应证

(1)药物治疗无效或效果欠佳者。

(2)药物治疗反应较大不能耐受者。

(3)巨大垂体腺瘤伴视交叉压迫有明显视力视野障碍急需减压者;药物治疗一段时间后无明显改善者。

(4)血 PRL 水平正常但瘤体无改变,疑为无功能瘤。

(5)侵袭性垂体腺瘤伴有脑脊液鼻漏者。

(6)拒绝长期服用药物治疗者。

(7)复发的垂体腺瘤也可以手术治疗。

全身器官功能差不能耐受手术者为相对禁忌证。手术后,需要进行全面的垂体功能评估,存在垂体功能低下的患者需要给予相应的内分泌激素替代治疗。

2.手术治疗后随访问题

手术后3个月应行影像学检查,结合内分泌学变化,了解肿瘤切除程度。视情况每半年或一年再复查一次。手术成功的关键取决于手术者的经验和肿瘤的大小,微腺瘤的手术效果较大腺瘤好,60%～90%的微腺瘤患者术后PRL水平可达到正常,而大腺瘤患者达到正常的比例则较低。手术后仍有肿瘤残余的患者,手术后PRL水平正常的患者中,长期观察有20%的患者会出现复发,需要进一步采用药物或放射治疗。

(四)放射治疗

放射治疗主要适用于大的侵袭性肿瘤、术后残留或复发的肿瘤;药物治疗无效或不能坚持和耐受药物治疗不良反应的患者;有手术禁忌或拒绝手术的患者及部分不愿长期服药的患者。放射治疗疗效评价应包括肿瘤局部控制及异常增高的PRL下降的情况。传统放射治疗后2～10年,有12%～100%的患者出现垂体功能低下;1%～2%的患者可能出现视力障碍或放射性颞叶坏死。部分可能会影响瘤体周围的组织而影响垂体的其他功能,甚至诱发其他肿瘤,损伤周围神经等,因此,传统放疗可加溴隐亭联合治疗,约1/3的患者血PRL水平正常,但显效时间可长达20年以上。即使近年来采用的立体定向放射外科治疗,2年内也仅有25%～29%的患者PRL恢复正常,其余患者可能需要更长时间随访或需加用药物治疗。

(五)其他治疗

由于甲状腺功能减退、肾衰竭、手术、外伤、药物等因素引起的高催乳素血症,则对因进行治疗。

(杜晓丽)

第三节 经前期综合征

经前期综合征(premenstrual syndromes,PMS)又称经前紧张症或经前紧张综合征(premenstrual tension syndrome,PMTS),是育龄妇女常见的问题。PMS是指月经来潮前7～14天(即在月经周期的黄体期),周期性出现的躯体症状(如乳房胀痛、头痛、小腹胀痛、水肿等)和心理症状(如烦躁、紧张、焦虑、嗜睡、失眠等)的总称。PMS症状多样,除上述典型症状外,自杀倾向、行为退化、嗜酒、工作状态差,甚至无法工作等也常出现于PMS。由于PMS临床表现复杂且个体差异巨大,因此,诊断的关键是症状出现的时间及严重程度。伴有严重情绪不稳定者称为经前焦虑障碍(premenstrual dysphoric disorder,PMDD)。

PMS的临床特点必须考虑:①在大多数月经周期的黄体期,再发性或循环性出现症状;②症状于经至不久缓解,在卵泡期持续不会超过一周;③招致情绪或躯体苦恼或日常功能受累或受损;④症状的再发,循环性和定时性,症状的严重性和无症状期均可通过前瞻性逐日评定得到证实。

PMS的患病率各地报道不一,这与评定方法(回顾性或前瞻性)、调查者的专业、调查样本人群、症状严重水平不一,以及一些尚未确定的因素有关。在妇女生殖阶段可发生,初潮后未婚少女的患病率低,产后倾向出现PMS。虽然50%~80%的生育期妇女普遍存在轻度以上的经前症状,30%~40%有PMS症状的妇女需要治疗,3%~8%的妇女受到符合DSM-IV标准的PMDD的困扰。然而,大多数有经前症状的女性没有得到诊断或治疗。

一、病因与发病机制

近年研究表明,PMS病因涉及诸多因素的联合,如社会-心理因素、内分泌因素及神经递质的调节等。但PMS的准确机制仍不明,一些研究结果尚有矛盾之处,进一步的深入研究是必要的。

(一)社会-心理因素

情绪不稳定及神经质、特质焦虑者容易体验到严重的PMS症状。应激或负性生活事件可加重经前症状,而休息或放松可减轻,均说明社会-心理因素在PMS的发生或延续上发挥作用。

(二)内分泌因素

1.孕激素

这一疾病仅出现于育龄女性,青春期前、妊娠期、绝经后期均不会出现,且仅发生于排卵周期的黄体期。给予外源性孕激素可诱发此病,在激素替代疗法(hormone replace therapy,HRT)中使用孕激素建立周期引发的抑郁情绪和生理症状同PMS相似;曾患有严重PMS的女性,行子宫加双附件切除术后给予HRT,单独使用雌激素不会诱发PMS,而在联合使用雌孕激素时PMS复发。相反,卵巢内分泌激素周期消失,如双卵巢切除或给予促性腺激素释放激素激动剂(gonadotropin releasing hormone antagonist,GnRHa)均可抑制原有的PMS症状。因此,卵巢激素尤其是孕激素可能与PMS的病理机制有关,孕激素可增加女性对甾体类激素的敏感性,使中枢神经系统受激素波动的影响增加。

2.雌激素

(1)雌激素降低学说:正常情况下雌激素有抗抑郁效果,经前雌激素水平下降可能与PMS,特别是经前心境恶劣的发生有关。

(2)雌激素过多学说:雌激素水平绝对或相对高,或者对雌激素的特异敏感性可招致PMS。具有经前焦虑的妇女,雌激素/黄体酮较高。雌孕激素比例异常可能与PMS发生有关。

3.雄激素

妇女雄激素来自卵巢和肾上腺。在排卵前后,血中睾酮水平随雌激素水平的增高而上升,且由于大部分来自肾上腺,故围月经期并不下降,睾酮/雌激素及睾酮/孕激素处于高值。睾酮作用于脑可增强两性的性驱力和攻击行为,而雌激素和孕酮可对抗之。经前期雌激素和孕酮水平下降,脑中睾酮失去对抗物,这至少与一些人PMS的发生有关,特别是心境改变和其他精神病理表现。

(三)神经递质

研究表明,在PMS女性中血清性激素的浓度表现为正常,这表明除性激素外还可能有其他因素作用。PMS患者常伴有中枢神经系统某些神经递质及其受体活性的改变,这种改变可能与中枢对激素的敏感性有关。一些神经递质可受卵巢甾体激素调节,如5-羟色胺(5-hydroxytryptamine,

5-HT)、乙酰胆碱、去甲肾上腺素、多巴胺等。

1.乙酰胆碱(Acetylcholine,Ach)

Ach单独作用或与其他机制联合作用与PMS的发生有关。在人类Ach是抑郁和应激的主要调节物,引起脉搏加快和血压上升,负性情绪,肾上腺交感胺释放和止痛效应。

2.5-HT与γ-氨基丁酸

某些神经递质在经前期综合征中发挥关键作用。PMDD患者与患PMS但无情绪障碍者及正常对照组相比,5-HT在卵泡期增高,黄体期下降,波动明显增大。5-HT能系统对情绪、睡眠、性欲、食欲和认知具有调节功能,在抑郁的发生发展中起到重要作用。雌激素可增加5-HT受体的数量及突触后膜对5-HT的敏感性,并增加5-HT的合成及其代谢产物5-羟吲哚乙酸的水平。有临床研究显示,选择性5-HT再摄取抑制剂(selective serotonin reuptake inhibitors,SSRIs)可增加血液中5-HT的浓度,对治疗PMS/PMDD有较好的疗效。

另外,有研究认为在抑郁、PMS、PMDD的患者中γ-氨基丁酸(γ-aminobutyric acid,GABA)活性下降,认为PMDD患者可能存在GABA受体功能的异常。

3.类鸦片物质与单胺氧化酶

目前认为在性腺类固醇激素影响下,过多暴露于内源性鸦片肽并继之脱离接触可能参与PMS的发生。持单胺氧化酶(monoamine oxidase,MAO)学说则认为PMS的发生与血小板MAO活性改变有关,而这一改变是受孕酮影响的。正常情况下,雌激素对MAO活性有抑制效应,而孕酮对组织中MAO活性有促进作用。MAO活性增强被认为是经前抑郁和雌激素/孕激素不平衡发生的中介。MAO活性增加可以减少有效的去甲肾上腺素,导致中枢神经元活动降低和减慢。MAO学说可解释经前抑郁和嗜睡,但无法说明其他众多的症状。

4.其他

前列腺素可影响钠潴留,以及精神、行为、体温调节及许多PMS症状,前列腺素合成抑制剂能改善PMS躯体症状。一般认为,此类非甾体抗炎药可降低引起PMS症状的中介物质的组织浓度起到治疗作用。维生素B_6是合成多巴胺与五羟色胺的辅酶,维生素B_6缺乏与PMS可能有关,一些研究发现,维生素B_6治疗似乎比安慰剂效果好,但结果并非一致。

二、临床表现

近年研究提出,大约20类症状是常见的,包括躯体、心理和行为3个方面。其中恒定出现的是头痛、疼痛、肿胀、嗜睡、易激惹和抑郁、行为笨拙、渴望食物。但表现有较大的个体差异,取决于躯体健康状态,人格特征和环境影响。国际经前期紊乱协会将上述的经前期症状分为以下两类:核心PMD,其特点为通常伴有自发性排卵的月经周期;可变PMD,与核心PMD相比较为复杂。变异PMD在经前期加重,是在无排卵周期中出现的症状,在排卵周期和孕激素作用周期中类似症状中不会发生。

(一)躯体症状

1.水潴留

经前水潴留一般多见于踝、小腿、手指、腹部和乳房,可导致乳房胀痛、体重增加、面部虚肿和水肿,腹部不适或胀满或疼痛,排尿量减少。这些症状往往在清晨起床时明显。

2.疼痛

头痛较为常见,背痛、关节痛、肌肉痛、乳房痛发生率也较高。

3.自主神经功能障碍

常见恶心、呕吐、眩晕、潮热、出汗等。可出现低血糖,许多妇女渴望摄入甜食。

(二)心理症状

主要为负性情绪或心境恶劣。

1.抑郁

心境低落、消极悲观、空虚孤独,甚至有自杀意念。

2.焦虑、激动

烦躁不安,似感到处于应激之下。

3.运动共济和认知功能改变

可出现行动笨拙、运动共济不良、记忆力差、自感思路混乱。

(三)行为改变

可表现为社会退缩,回避社交活动;社会功能减低,判断力下降,工作时失误;性功能减退或亢进等改变。

三、诊断与鉴别诊断

(一)诊断标准

PMS具有三项属性(经前期出现;在此以前无同类表现;经至消失),诊断一般不难。美国国立精神卫生研究院的工作定义:一种周期性的障碍,其严重程度是以影响一个妇女生活的一些方面(如为负性心境,经前一周心境障碍的平均严重程度较之经后一周加重30%),而症状的出现与月经有一致的和可以预期的关系。这一定义规定了PMS的症状出现与月经有关,对症状的严重程度制定出定量化标准。

(二)诊断方法

严重问题的每天评定记录表(daily record of severity of problems,DRSP)可让PMS诊断更明确。这个图表是用来记录情绪和身体与月经周期相关的症状。要求患者在没有任何前瞻性治疗下,至少连续2个月描述他们的症状。医师通过了解症状发生的时间、每个月经周期症状的变化,月经后1~2天症状消失来进行判断。

(三)鉴别诊断

1.月经周期性精神病

PMS可能是在内分泌改变和心理-社会因素作用下起病的,而月经周期性精神病则有着更为深刻的原因和发病机制。PMS的临床表现是以心境不良和众多躯体不适组成,不致发展为重性精神病形式,可与月经周期性精神病区别。

2.抑郁症

PMS妇女有较高的抑郁症发生风险及抑郁症患者较之非情感性障碍患者有较高的PMS发生率。根据PMS和抑郁症的诊断标准,可作出鉴别。

3.其他精神疾病经前恶化

根据PMS的诊断标准与其他精神疾病经前恶化进行区别。

四、治疗

PMS的治疗应针对躯体、心理症状、内在病理机制和改变正常排卵性月经周期等方面。此外,心理治疗和家庭治疗亦受到较多的重视。轻症 PMS 病例采取环境调整、适当膳食、身体锻炼、改善生活方式、应激处理和社会支持等措施即可,重症患者则需实施以下治疗。

(一)非药物治疗

1.调整生活方式

主要包括合理的饮食与营养、适当的身体锻炼、戒烟、限制盐和咖啡的摄入。可改变饮食习惯,增加钙、镁、维生素 B_6、维生素 E 的摄入等,但尚没有确切、一致的研究表明以上维生素和微量元素治疗的有效性。体育锻炼可改善血液循环,但其对 PMS 的预防作用尚不明确,多数临床专家认为每天锻炼 20~30 分钟有助于加强药物治疗和心理治疗。

2.心理治疗

心理因素在 PMS 发生中所起的作用是不容忽视的。精神刺激可诱发和加重 PMS。要求患者日常保持乐观情绪、生活有规律、参加运动锻炼、增强体质,行为疗法曾用以治疗 PMS,放松技术有助于改善疼痛症状。生活在经前综合征妇女身边的人,如父母、丈夫、子女等,要多关心患者,对她们在经前出现的心境烦躁、易激惹等给以容忍和同情。工作周围的人也应体谅她们经前发生的情绪症状,在各方面予以照顾,避免在此期间从事驾驶或其他具有危险性的作业。

3.膳食补充

膳食补充剂已被证明是对 PMS 症状有积极作用。与安慰剂组相比,每天服用 1 200 mg 碳酸钙的 PMDD 妇女,可减少 48% 与情感和身体相关的 PMS 症状。另一项研究表明,每天服用 80 mg 的维生素 B_6 与安慰剂组相比,可减少情绪相关的 PMS 症状,但对躯体相关症状无效。大剂量(>300 mg)维生素 B_6 可能与外周神经病变相关;然而,中等剂量的维生素 B_6 可在不良反应最小的情况下,缓解 PMS 症状。

(二)药物治疗

1.精神药物

(1)抗抑郁药:5-羟色胺再摄取抑制剂(SSRIs)对 PMS 有明显疗效,达 60%~70% 且耐受性较好,目前认为是一线药物。如氟西汀 20 mg 每天1 次,经前口服至月经第 3 天。减轻情感症状优于躯体症状。

舍曲林剂量为每天 50~150 mg。三环类抗抑郁药氯米帕明是一种三环类抑制 5-羟色胺和去甲肾上腺素再摄取的药物,每天 25~75 mg 的剂量对控制 PMS 有效,黄体期服药即可。SSRIs 与三环类抗抑郁药物相比,无抗胆碱能、低血压及镇静等不良反应,并具有无依赖性和无特殊的心血管及其他严重毒性作用的优点。SSRIs 除抗抑郁外也有改善焦虑的效应,目前应用明显多于三环类。

(2)抗焦虑药:苯二氮䓬类用于治疗 PMS 已有很长时间,如阿普唑仑为抗焦虑药,也有抗抑郁性质,用于 PMS 获得成功,起始剂量为 0.25 mg,每天 2~3 次,逐渐递增,每天剂量可达 2.4 mg 或 4 mg,在黄体期用药,经至即停药,停药后一般不出现戒断症状。

2.抑制排卵周期

(1)口服避孕药:作用于 H-P-O 轴可导致不排卵,常用以治疗周期性精神病和各种躯体症状。口服避孕药对 PMS 的效果不是绝对的,因为一些亚型用本剂后症状不仅未见好转反而恶化。就一般病例而论复方短效单相口服避孕药均有效。国内多选用复方炔诺酮或复方甲地孕酮。

(2)达那唑:一种人工合 17α-炔孕酮的衍生物,对下丘脑-垂体促性腺激素有抑制作用。

100~400 mg/d对消极情绪、疼痛及行为改变有效,200 mg/d能有效减轻乳房疼痛。但其雄激素活性及致肝功能损害作用,限制了其在PMS治疗中的临床应用。

(3)促性腺激素释放激素激动剂:在垂体水平通过降调节抑制垂体促性腺激素分泌,造成低促性腺激素水平及低雌激素水平,达到药物切除卵巢的疗效。有随机双盲安慰剂对照研究证明,促性腺激素释放激素激动剂治疗PMS有效。单独应用促性腺激素释放激素激动剂应注意低雌激素血症及骨量丢失,故治疗第3个月应采用反加疗法克服其不良反应。

(4)手术切除卵巢或放射破坏卵巢功能:虽然此方法对重症PMS治疗有效,但卵巢功能破坏导致绝经综合征及骨质疏松性骨折、心血管疾病等风险增加,应在其他治疗均无效时酌情考虑。对中、青年女性患者不宜采用。

3.其他

(1)利尿剂:PMS的主要症状与组织和器官水肿有关。醛固酮受体阻滞剂螺内酯不仅有利尿作用,对血管紧张素功能亦有抑制作用。剂量为25 mg,每天2~3次,可减轻水潴留,并对精神症状亦有效。

(2)抗前列腺素制剂:经前子宫内膜释放前列腺素,改变平滑肌张力、免疫功能及神经递质代谢。抗前列腺素如甲芬那酸250 mg,每天3次,于经前12天起服用。餐中服可减少胃刺激。如果疼痛是PMS的标志,抗前列腺素有效。除对痛经、乳胀、头痛、痉挛痛、腰骶痛有效,对紧张易怒症状也有报告有效。

(3)多巴胺拮抗剂:高催乳素血症与PMS关系已有研究报道。溴隐亭为多巴胺拮抗剂,可降低PRL水平并改善经前乳房胀痛。剂量为2.5 mg,每天2次,餐中服药可减轻不良反应。

五、临床特殊情况的思考和建议

月经前周期性发生躯体精神及行为症状影响妇女日常生活和工作,称为经前期综合征,伴有严重情绪不稳定者称为经前焦虑障碍。病因涉及心理、激素、大脑神经系统之间的相互作用,但确切作用机制尚未明了。轻症PMS病例通过调整环境、改善生活方式、提供社会支持等予以治疗。重症患者尤其伴有明显负性情绪或心境恶劣如焦虑、抑郁甚至有自杀意念等,应及时与精神科联系,协作治疗,包括采用抗抑郁、抗焦虑药物的治疗。

(杜晓丽)

第四节 围绝经期综合征

围绝经期综合征是指妇女在自然绝经前或因其他原因丧失卵巢功能,而出现一系列性激素减少所致的症状,包括自主神经功能失调的表现。

一、病因及病理生理

更年期的变化包括两个方面:一方面是卵巢功能衰退,此时期卵巢逐渐趋于排卵停止,雌激素分泌减少,体内雌激素水平低落;另一方面是机体老化,两者常交织在一起。神经血管功能不稳定的综合征主要与性激素水平下降有关,但发生机制尚未完全阐明。

二、诊断

(一)临床表现

临床表现主要根据患者的自觉症状,而无其他器质性疾病。

(1)血管舒缩综合征:潮热、面部发红、出汗,瞬息即过,反复发作。

(2)精神神经症状:情绪不稳定、易激动,自己不能控制,忧郁失眠,精力不集中等。

(3)生殖道变化:外阴与阴道萎缩,阴道干燥疼痛,外阴瘙痒。子宫萎缩、盆底肌松弛导致子宫脱垂及阴道膨出。

(4)尿频急或尿失禁;皮肤干燥、弹性消失;乳房萎缩、下垂。

(5)心血管系统:胆固醇、甘油三酯和致动脉粥样化脂蛋白增高,抗动脉粥样硬化脂蛋白降低,可能与冠心病的发生有关。

(6)全身骨骼发生骨质疏松。

(二)鉴别诊断

必须排除心血管、神经精神和泌尿生殖器各处的病变;潮热、出汗、精神症状、高血压等需与甲状腺功能亢进症和嗜铬细胞瘤相鉴别。

(三)辅助检查

(1)血激素测定:FSH 及 LH 增高、雌二醇下降。

(2)X 线检查:脊椎、股骨及掌骨可发现骨质疏松。

三、治疗

(一)一般治疗

加强卫生宣教,消除不必要的顾虑,保证劳逸结合与充分的睡眠。轻症者不必服药治疗,必要时可选用适量镇静药,如地西泮 2.5~5.0 mg/d 或氯氮䓬 10~20 mg/d 睡前服,谷维素 20 mg,每天 3 次。

(二)性激素治疗

绝经前主要用孕激素或雌孕激素联合调节月经异常;绝经后用替代治疗。

1. 雌激素

对于子宫已切除的妇女,可单纯用妊马雌酮 0.625 mg 或 17β-雌二醇 1 mg,连续治疗 3 个月。对于存在子宫的妇女,可用尼尔雌醇片每次 5 mg,每月 1 次,症状改善后维持量 1~2 mg,每月 2 次,对稳定神经血管舒缩活动有明显的疗效,而对子宫内膜的影响少。

2. 雌激素、孕激素序贯疗法

雌激素用法同上,后半期加用 7~10 天炔诺酮,每天 2.5~5.0 mg 或黄体酮 6~10 mg,每天 1 次或甲羟孕酮 4~8 mg,每天 1 次,可减少子宫内膜癌的发生率。但周期性子宫出血的发生率高。

3. 雌激素、雄激素联合疗法

妊马雌酮 0.625 mg 或 17β-雌二醇 1 mg,每天 1 次,加甲睾酮 5~10 mg,每天 1 次,连用 20 天,对有抑郁型精神状态患者较好,且能减少对子宫内膜的增殖作用,但有男性化作用,而且常用雄激素有成瘾可能。

4. 雌激素替代治疗应注意的几点

(1)HRT 应该是维持围绝经期和绝经后妇女健康的全部策略(包括关于饮食、运动、戒烟和限酒)中的一部分。在没有明确应用适应证时,比如雌激素不足导致的明显症状和身体反应,不建议使用 HRT。

(2)绝经后 HRT 不是一个给予标准女性的单一的疗法,HRT 必须根据临床症状、预防疾病的需要、个人及家族病史、相关实验室检查、女性的偏好和期望做到个体化治疗。

(3)没有理由强制性限制 HRT 使用时限。她们也可以有几年时间中断 HRT,但绝经症状可能会持续许多年,她们应该给予最低有效的治疗剂量。是否继续 HRT 治疗取决于具有充分知情权的医患双方的审慎决定,并视患者特殊的目的或对后续的风险与收益的客观评估而定。只要女性能够获得症状的改善,并且了解自身情况及治疗可能带来的风险,就可以选择 HRT。

(4)使用 HRT 的女性应该至少 1 年进行 1 次临床随访,包括体格检查,更新病史和家族史,相关实验室和影像学检查,与患者进行生活方式和预防及减轻慢性病策略的讨论。

(5)总体来说,在有子宫的所有妇女中,全身系统雌激素治疗中应该加入孕激素,以防止子宫内膜增生或是内膜癌。无子宫者,无须加用孕激素。用于缓解泌尿生殖道萎缩的低剂量阴道雌激素治疗,可被全身吸收,但雌激素还达不到刺激内膜的水平,无须同时给予孕激素。

(6)乳腺癌与绝经后 HRT 的相关性程度还存在很大争议。但与 HRT 有关的可能增加的乳腺癌风险是很小的(每年小于 0.1%),并小于由生活方式因素如肥胖、酗酒所带来的风险。

(7)禁忌证,如血栓栓塞性疾病、镰状细胞贫血、严重肝病、脑血管疾病、严重高血压等。

(杜晓丽)

第五节 功能失调性子宫出血

功能失调性子宫出血(简称功血)是因下丘脑-垂体-卵巢轴内分泌功能调节失衡所导致的大量的子宫出血,而没有器质性原因。功血可发生在青春期至绝经期之间的任何年龄,表现为周期的缩短、经期的延长和/或月经量的增多,是妇产科的常见病和多发病之一。临床上一般分为无排卵型和有排卵型两大类,85%的患者为无排卵型,其中绝大部分发生在绝经前期。

功血出血所涉及的机制各不相同,但每个机制均与类固醇激素的刺激相关。临床治疗的关键是要识别或确定发生机制。各式各样的内外生殖道病理都可以表现成无排卵型出血。仔细询问月经病史和体格检查,通常可提供区别于其他异常出血的原因的大部分信息。当强烈怀疑有器质性改变或经验治疗失败时,需额外评估。

一、病理生理机制

(一)正常月经出血的生理

月经期的阴道流血是子宫内膜在卵巢周期的调控下发生规律性剥脱的结果。它的正常周期的范围应是 25~35 天,平均 28~30 天。月经期的时间范围应是 2~7 天,平均 3~5 天。月经量平均是每周期 80 mL 左右。子宫内膜在卵巢周期的卵泡期中受雌激素的影响,发生增生期改变;排卵后,黄体形成分泌大量的孕激素和雌激素,子宫内膜发生分泌期改变。如果排出的卵母细胞没有发生受精,黄体的寿命为 10~12 天,当黄体自然萎缩造成雌孕激素的水平骤然下降到一定的水平,子宫内膜的血管破裂出血,形成黏膜下血肿和出血,内膜组织崩解,月经来潮。

1. 月经的出血机制

经典的关于月经期出血的机制认为,一个月经周期的子宫内膜变化,是由于雌孕激素的减退诱导子宫内膜基底层中的螺旋小动脉血管痉挛,引起内膜缺氧的凝固性坏死,导致月经的开始。而持续更强烈的血管收缩导致子宫内膜萎缩坏死脱落,月经血止。在下一个周期中产生的雌激素作用下子宫内膜上皮再生。

但是较近期的调查结果不支持经典的月经缺氧学说。在月经前,经过灌注研究未能证明子宫内膜血流减少,人类在处于月经前期子宫内膜并未测到经典的缺氧诱导因子。组织学证明,月经早期的子宫内膜是呈灶性坏死、炎症和凝血改变,而不是血管收缩和缺氧引起的弥漫性透明变性或凝固性坏死。过去十年中,月经发生机制的理论已经有所改变。可能不能完全用"血管事件"来解释,推测是延伸到子宫内膜基底层螺旋动脉系统上的子宫内膜功能层的毛细血管丛的酶的自身消化引发月经。月经止血的经典机制没有发生变化,包括了凝血机制、局部的血管收缩和上皮细胞再形成。血管事件在月经止血中发挥重要的作用。

2. 月经出血机制相关的酶活性

由雌孕激素的撤退引起的子宫内膜酶降解机制,包括细胞内溶酶体酶的释放数量,炎性细胞的浸润蛋白酶和基质金属蛋白酶。在分泌早期,酸性磷酸酶和其他溶解酶只限于细胞内溶酶体内,孕激素抑制溶酶体膜的稳定,抑制酶的释放。由于雌激素和孕激素水平在经前下降,溶酶体膜破坏,酶释放到上皮细胞和间质细胞的胞质中,最终进入细胞间隙。完好的子宫内膜表层和桥粒可以阻碍这些蛋白酶对自身的消化降解,桥粒的溶解也就破坏了这个防御功能,造成内膜细胞连接的崩解导致血管内皮细胞中血小板沉积,前列腺素释放,血管栓塞,红细胞渗出和组织坏死。

3. 月经出血时内膜的炎性反应

孕激素撤退也会刺激子宫内膜的炎性反应。在月经前期,子宫内膜白细胞总数显著增加,较血浆增加高达40%,子宫内膜中炎性细胞浸润(包括中性粒细胞、嗜酸性粒细胞、巨噬细胞和单核细胞),趋化因子合成的白细胞介素-8(IL-8)等细胞因子增加。月经时,白细胞产生一系列细胞分子活化,包括细胞因子、趋化因子及一系列的酶,有助于降解细胞外基质,直接或间接地激活其他蛋白酶。

基质金属蛋白酶是蛋白水解酶家族的一种,可降解细胞外基质和基膜。基质金属蛋白酶包括了可降解细胞间质和基膜的胶原酶,进一步消化胶原的胶原酶,可连接纤维蛋白、层粘连蛋白和糖蛋白的纤维连接蛋白。每个家族成员都需要酶作用底物和以酶原形式存在,能被纤维蛋白酶、白细胞蛋白酶或其他金属蛋白酶激活。在月经前期子宫内膜酶原被广泛激活并显著增加。总之,孕激素抑制子宫内膜金属蛋白酶的表达,孕激素的撤退促进了细胞外基质的金属蛋白的酶的分泌,局部子宫内膜上皮细胞,基质和血管内皮细胞和局部组织的基质金属蛋白酶抑制了酶的活化。在正常月经后因为增加的雌激素水平,金属蛋白酶的表达也是被抑制的。

4. 月经的内膜毛细血管出血机制

由于子宫内膜内逐渐增加的酶的降解,最终扰乱了内膜下毛细血管和静脉血管系统,导致间质出血;内膜的表面破溃,血液流入子宫内膜腔。最终内膜的改变延伸到功能层,基底动脉破裂导致增厚、水肿和松懈的内膜间质出血。子宫内膜脱落开始并逐步延伸至宫底。

月经血包括子宫内膜碎片、大量的炎症细胞、血红细胞和蛋白水解酶。由于纤维蛋白溶解酶对纤维蛋白的溶解作用,使月经血呈不凝固,并促进蜕变组织排出。纤维蛋白酶原(纤维蛋白溶酶原激活剂)常出现在分泌晚期和月经期内膜中,激活了蛋白激酶导致出血。在一定程度上,月经出血量是由纤维蛋白溶解和凝固之间的平衡所决定的。子宫内膜间质细胞组织因子和纤溶酶原激活物抑制物(PAI)-1 促进凝血纤维溶解之间的平衡。月经早期,血管内血小板及血栓形成自限性地减少出血量。血小板减少症及血友病的妇女月经量多,可以推断在月经止血中血小板和凝血因子的重要作用。然而,最终的月经出血停止依赖于血管收缩反应,有可能是子宫内膜基底层螺旋动脉,或子宫肌层的动脉的收缩。内皮素是强有力的长效血管收缩剂,月经期子宫内膜含有高浓度的内皮素和前列腺素,两者共同作用导致螺旋动脉收缩。

5.受内分泌和免疫系统各种因子的调节

(1)前列腺素(prostaglandins,PGs):PGs 在全身分布广泛。子宫内膜不仅是 PGs 的合成场所,也是作用部位。主要的种类是 $PGF_{2\alpha}$ 和 $PGE_{2\alpha}$。PGs 在月经周期各个阶段都有分泌,但在月经期含量最高。PGs 对血管平滑肌有强收缩作用,在雌孕激素的调控下,使月经期子宫内膜血管发生痉挛、出血。

(2)血管内皮素(endothelin,ET):内皮素-1 是一种强血管收缩剂,在子宫内膜中合成和释放。它能够促使 $PGF_{2\alpha}$ 的合成,对月经后内膜修复起重要的作用。

(3)雌激素受体和孕激素受体:雌激素受体有 ERα 和 ERβ 两个亚型,在内膜中以 ERα 为主。孕激素受体亦有 PRα 和 PRβ 两个亚型,位于子宫内膜的受体以 PRα 为主。雌孕激素通过其受体分别作用在子宫内膜上,使子宫内膜产生周期性改变。雌激素促使子宫内膜腺体和腺上皮增生,而孕激素则促使子宫内膜间质水肿,使间质中的酸性黏多糖结构崩解,便于内膜的剥脱。

(4)溶酶体酶:在月经周期中的子宫内膜,受雌孕激素调节,合成许多溶酶体,包含很多种水解酶。当雌孕激素水平下降或撤退时,溶酶体膜释放大量水解酶和胶质酶,使子宫内膜崩解,刺激 PGs 的大量合成,使螺旋小动脉痉挛性收缩,继而破裂出血。

(5)基质金属蛋白酶(matrix metalloproteinase,MMPs):MMPs 包括胶原酶、明胶酶、间质溶解素等,月经期子宫内膜中分泌增多,这些酶对细胞外基质有强的降解作用,可能参与月经内膜的溶解和破坏的机制。

6.正常月经出血的自限性模式

(1)在雌孕激素同时撤退时,子宫内膜脱落产生月经。由于月经周期中的雌孕激素均匀作用于整个子宫内膜,导致内膜功能层脱落和基底上皮层血管收缩、血液凝固、上皮重建等机制有效地限制出血的量和时间。

(2)随着雌孕激素序贯刺激子宫内膜,使上皮细胞增殖、间质细胞和微血管的结构稳定,避免了内膜的突破性出血。

7.子宫内膜对类固醇激素的生理和药理反应

正常月经出血是由一个排卵周期结束后雌孕激素同时撤退引起的。同样的出血机制也出现在黄体酮撤退时或激素剂量不足时,包括绝经后雌孕激素替代治疗后和规律口服避孕药后的阴道出血。在这种情况下,出血一般是可预测的,量和时间都是可控的。

(1)雌激素撤退性出血:卵巢去势,即双侧卵巢切除术后的妇女或绝经后妇女接受单一的雌激素替代治疗时或停药时可发生出血,或某些患者排卵前雌激素短暂下降时可引起月经间期出血。

(2)雌激素突破性出血:发生在各种原因的长期持续性无排卵的妇女。雌激素突破性出血的量和持续时间取决于子宫内膜雌激素作用的剂量和持续时间。相对较低的长时间的雌激素刺激通常出血量少或点滴出血,但持续时间较长。而持续的高水平雌激素刺激常在时间不等的闭经后,发生急剧的大量出血。

(3)孕激素撤退性出血:发生在外源性孕激素治疗停止后。孕激素撤退性出血通常只发生在已经有一定外源性或内源性雌激素的子宫内膜中。出血量和持续时间差别很大,一般与既往雌激素刺激子宫内膜的时间和量有关。雌激素水平作用或闭经时间很短时,出血程度轻,量很少,甚至可能不会发生出血。雌激素高水平持续作用或闭经很长时间时,出血可能量大,持续时间长,但仍然是自限性的。在接受外源性雌激素和孕激素治疗的妇女,即使雌激素持续应用,孕激素撤退仍然可以发生出血;当雌激素水平提高10倍时,孕激素撤退性出血可能会延长。

(4)孕激素突破性出血:发生在孕激素和雌激素的比值较高时,特别是单独使用孕激素避孕药或其他长效孕激素(孕激素植入物、甲羟孕酮)时,除非有足够的雌激素水平与孕激素对抗才能止血。非常类似于雌激素水平低时的突破性出血。使用结合雌孕激素口服避孕药的妇女有时也会有突破性出血。尽管所有的口服避孕药含有标准药理学上雌激素和孕激素的剂量,但孕激素始终是主导成分。

(二)功血的出血机制

1.无排卵型功血

因排卵障碍,下丘脑-垂体-卵巢轴的功能紊乱,卵巢自然周期丧失,子宫内膜没有周期性的雌孕激素的作用,而为单一的雌激素刺激,不规则地发生雌激素突破性出血。因为雌激素对内膜的增生作用,间质缺少孕激素所诱导的溶解酶生成和基质的降解,子宫内膜常常剥脱不完全,修复不同步,使阴道出血淋漓不尽。内膜组织反复剥脱,组织破损使纤维溶解酶活化,子宫内膜纤溶亢进,局部凝血功能缺陷,出血不止;但如果雌激素水平较高,对内膜的作用较强,子宫内膜持续增厚而不发生突破性出血,临床上出现闭经。一旦发生突破性出血,血量将会很大,甚至出现失血性贫血和休克。最严重的无排卵型出血往往发生在雌激素水平持续刺激,而无孕激素作用的妇女。临床上多见的是多囊卵巢综合征、肥胖女性、青春期和绝经期妇女。青少年可出现贫血,老年妇女则担心的是患癌症的风险。

无排卵性妇女的卵巢类固醇激素对子宫内膜刺激的模式是混乱和不可预测的。根据定义,无排卵女性总是处于卵巢周期的卵泡期和子宫内膜增生期。子宫内膜唯一接受的卵巢激素是雌激素,子宫内膜受雌激素持续刺激,异常增生但高度脆弱。持续性增生和局灶增殖的子宫内膜近基质层表面的细胞小血管多灶破裂,基质细胞内毛细血管的血小板和/或纤维蛋白血栓形成脱落。因此,功血的发生不仅与异常增生的上皮和基质细胞组成的子宫内膜密切相关,还与内膜表面的微循环有关。

在持续增生和增殖的子宫内膜中毛细血管非正常增加、扩张,超微结构的研究揭示了这种非正常的结构使得组织变脆弱。微血管异常也可能是导致不正常出血的直接原因。从组织学和分子生物学研究表明,增生的异常血管结构脆弱、易破裂,引起溶酶体蛋白水解酶的释放,周围上皮细胞、基质细胞、迁徙白细胞和巨噬细胞聚集,导致了无排卵型出血。一旦启动,这个过程进一步加剧了局部前列腺素的释放尤其是前列腺素 E_2(PGE_2),其他分子抑制毛细血管血栓和降低毛细血管静脉丛的形成。因为局部浅表组织破损,子宫内膜基底层和肌层血管不发生收缩。正常月经的止血机制是子宫上皮细胞修复重建和内膜增生。然而,在异常月经出血中多个局灶上皮细胞修复、脱落出血和局灶性脱落。

2.有排卵型功血

有排卵型功血的子宫内膜虽然有周期性的雌孕激素刺激,但其规律和调节机制的缺陷,使子宫内膜不能正常剥脱。

(1)黄体萎缩不全是由于溶黄体因子功能不良或缺陷,使黄体萎缩的时间过长,孕激素持续分泌,子宫内膜呈不规则剥脱,出现阴道持续流血不止。

(2)黄体功能不足也是一种常见的内分泌紊乱,卵泡缺乏足够的FSH的刺激,卵泡颗粒细胞增生不良,不能分泌足够的雌激素,并且卵泡不能成熟,因而无法具备正常的颗粒黄体细胞来提供孕酮的分泌。还可以因为下丘脑-垂体分泌促性腺激素LH的频率和幅度的异常,使得卵泡黄体细胞不能产生足够的孕酮,子宫内膜的分泌相对滞后和缩短,月经周期变短和频繁,出血量增多。

二、诊断

一般视月经周期短于21天,月经期长于7天或经量多于每个周期80 mL,为异常子宫出血,经临床检查排除器质性的病变,如子宫肌瘤、凝血机制障碍等,方能作出功血的诊断。如果出血量较多,可能伴随失血性贫血的临床症状和体征。

(一)病史

月经史是区别无排卵性子宫出血和其他异常出血最简单而重要的方法。详细记录月经周期时间(天数、规律性)、月经量(多、少或变化)、持续时间(正常或延长、一致的或变化的)、月经异常的发病特点(初潮前、突然的、渐进的)、发生时间(性交后、产后、体重增加或减少)、伴随症状(经前期不适、痛经、性交困难、溢乳、多毛)、全身性疾病(肾、肝、造血系统、甲状腺)和药物(激素、抗凝血剂)等均可以快速帮助评估出血原因,是否需要治疗。

(二)体检

体格检查应发现贫血的全身表现,应排除明显的阴道或宫颈病变,确定子宫的大小(正常或增大)、轮廓(光滑、对称或不规则)、质地(硬或软)和触痛。

(三)辅助检查

对大多无排卵性子宫出血的妇女,根据月经史便可以制订治疗方案,不需要额外的实验室或影像学检查。

1.妊娠试验

可以迅速排除任何与妊娠相关或妊娠并发症导致的异常子宫出血。

2.血常规

对于经期延长或经量增多的妇女,血常规可排除贫血和血小板减少症。

3.内分泌激素

(1)在黄体期血清孕酮测定可鉴别有无排卵,当数值≥9.36 nmol/L均提示有排卵可能。但出血频繁时很难确定检查孕激素的适当时机。

(2)血清促甲状腺激素(TSH)水平可迅速排除甲状腺疾病。

4.凝血机制检测

对那些有可疑的个人史或家庭史的青少年,出现不明原因月经过多,凝血筛选试验可排除出血性疾病。对于血友病患者凝血因子的检测是最好的筛查指标,同时须咨询血液病学家。

5.子宫内膜活组织检查

可以排除子宫内膜增生过长或癌症。年龄40岁以上是子宫内膜疾病的危险因素,所以须进行子宫内膜活检。在绝经前妇女的子宫内膜组织学异常的比例相对较高(14%),而月经规则者则较低（<1%）。目前，广泛应用的宫腔吸引管较传统的方法可减少患者痛苦。除了可以发现任何子宫内膜疾病，活检有助于对子宫异常出血进一步诊断或直接止血。在异常出血，近期没有服用外源性孕激素的妇女，"分泌期子宫内膜"给排卵提供可靠的证据，就须进一步检查其他器质性病变。

6.子宫影像学检查

可以帮助区分无排卵性和器质性病变所致子宫出血，最常见的是子宫肌瘤、子宫内膜息肉。标准的经阴道超声检查可以检测子宫平滑肌瘤大小、位置，可以解释因肌瘤所致的异常出血或月经量过多。还可发现宫腔损坏，或薄或厚的子宫内膜。子宫内膜很薄（<5 mm）时，内膜活检可能根本取不到组织。在围绝经期和绝经后妇女子宫异常出血时，如果子宫内膜厚度<4 mm，则认为没有必要进行子宫内膜活检，因为此时子宫内膜发生增生或癌症的风险很小。同样适用于绝经前期异常出血的妇女。但是否活检取决于临床证据和危险因素，而不是超声检测子宫内膜的厚度，一旦子宫内膜厚度增厚（>12 mm），就增加了疾病的危险。抽样研究表明，即使在临床病理诊断疾病风险低时也需行内膜活检；特别是当临床病史提示有长期雌激素作用史时，即使子宫内膜厚度正常，都应进行活检；当子宫内膜厚度>12 mm，即使临床没有发现病变时都应该行活检。

宫腔声学造影经阴道超声下，导管灌注无菌生理盐水充盈宫腔显示宫腔轮廓，显现子宫内小占位，敏感性和特异性均高于经阴道超声和宫腔镜检查。宫腔镜检查同时能诊断和治疗宫腔内病变。磁共振成像（MRI）方法可以诊断子宫内膜病变的性质，是否向基层浸入。

7.宫腔镜检查

在治疗疾病中较其他方法入侵最小，现代宫腔镜手术直径仅有 2 mm 或 3 mm，对可疑诊断进行直观的诊断和精细手术操作。目前在各级医院已经相当的普及。

三、分类诊断标准

（一）无排卵型功血

1.诊断的依据

各项排卵功能的检查结果为无排卵发生：①基础体温（basic body temperature，BBT）测定为单相。②闭经时、不规则出血时、经期 6 小时内或经前诊断性刮宫提示子宫内膜组织学检查无分泌期改变。③B超动态监测卵巢无优势卵泡可见。④激素测定提示孕激素分泌始终处于基础低值水平。⑤宫颈黏液始终呈单一雌激素刺激征象。

2.病理诊断分类

（1）子宫内膜增生过长。①简单型增生过长：即囊腺型增生过长。腺体增生有轻至中度的结构异常。子宫内膜局部或全部增厚，或呈息肉样增生。镜下为腺体数目增多，腺腔囊性扩大，犹如瑞士干酪样外观。腺上皮细胞高柱状，可形成假复层排列，无分泌表现。②复杂型增生过长：即腺瘤型增生过长。腺体增生拥挤且结构复杂。子宫内膜腺体高度增生，形成子腺体或突向腺腔，腺体数目明显增多，出现背靠背现象。腺上皮细胞呈复层或假复层排列，细胞核大、深染，有核分裂，但无不典型病变。③非典型增生过长：即癌前病变，10%～15%可转化为子宫内膜癌。腺上皮出现异型改变，增生层次增多，排列紊乱，细胞核大，深染有异型性。

（2）增生期子宫内膜：与正常月经周期的增生期子宫内膜完全一样，但不发生分泌期改变。

（3）萎缩型子宫内膜：子宫内膜萎缩，腺体少而小，腺管狭而直，腺上皮为单层立方形或低柱状细胞。

3.常见的临床分类

(1)青春期功血:是指初潮后1~2年,一般≤18岁,由于下丘脑-垂体-卵巢轴发育不完善,雌激素对下丘脑和垂体的反馈机制不健全,不能形成血LH的峰值诱发排卵,使子宫内膜缺乏孕激素作用而长期处于雌激素的刺激之下,继而出现子宫内膜不能同步脱落引发的子宫多量的不规则出血。

(2)围绝经期功血:该类患者由于卵巢功能衰退,雌激素分泌显著减少,不能诱导垂体的LH峰值发生排卵,出现周期、经期和经量不规则的子宫出血。

(3)育龄期的无排卵型功血:该组患者常常由下丘脑-垂体-卵巢轴及肾上腺或甲状腺等内分泌系统功能紊乱造成。例如,多囊卵巢综合征造成的慢性无排卵现象,在临床上除了闭经、月经稀发外,也常常表现为功血。

(二)有排卵型功血

1.诊断依据

卵巢功能检测表明有排卵发生而出现的子宫异常出血:①基础体温(BBT)测定为双相。②经期前诊断性刮宫提示子宫内膜组织学检查呈分泌期改变。③B超动态监测卵巢可见优势卵泡生长。④黄体中期孕酮测定≥3.2 nmol/L。⑤宫颈黏液呈周期性改变。

2.常见的临床分类

(1)黄体功能不足:因不良的卵泡发育和排卵及垂体FSH、LH分泌,导致的黄体期孕激素分泌不足造成的子宫异常出血。表现:①经期缩短和经期延长。②基础体温高温相持续短于12天。③黄体期子宫内膜病理提示分泌相有2天以上的延迟,或分泌反应不良。④黄体中期的孕酮值持续 5~15 nmol/L。

(2)子宫内膜不规则脱落:发育良好的黄体萎缩时间过长,雌、孕激素下降缓慢,使子宫内膜不能同步剥脱,出现异常子宫出血。表现:①经期延长,子宫出血淋漓不净。②基础体温高温下降缓慢,伴有子宫不规则出血。③月经期第5天子宫内膜病理提示仍可见到分泌期子宫内膜,并呈残留的分泌期子宫内膜和新增生的子宫内膜混合现象。

(三)子宫异常出血的其他类型鉴别

并非所有的不规则或月经过多或经期延长都是因为不排卵。妊娠并发症可通过一个简单的怀孕测试排除。任何可疑的子宫内膜癌和生殖道肿瘤都需要做宫颈和子宫内膜活检。

1.慢性子宫内膜炎

慢性子宫内膜炎很少单独引起出血,但往往可能是一个间接的或促使异常出血的原因。炎症细胞释放蛋白水解酶,破坏上皮的毛细血管丛和表面上皮细胞,组织变脆弱。蛋白酶阻止内膜修复和血管的再生。此外,白细胞和巨噬细胞释放血小板活化因子和前列腺素使血管扩张,出血增加。

慢性炎症相关的异物反应,可以肯定是导致月经增多的原因,这与带铜宫内节育器(IUD)导致异常子宫出血的机制相同。组织学研究提示,慢性子宫内膜炎也与黏膜下肌瘤或肌壁间肌瘤、子宫内膜息肉引起的异常出血有关。

2.子宫肌瘤

子宫异常出血最常见的临床原因是子宫肌瘤,特别是导致排卵女性持续大量出血的主要病因,大多数患子宫肌瘤的妇女有正常月经。子宫肌瘤发病率高,首先需鉴别异常出血的原因是否为排卵异常或有其他原因。因此,肌瘤在不能排除其他明显因素导致异常出血,特别是当肌瘤不凸出在宫体外或脱出在子宫腔内的时候。经阴道超声通常提供关于肌瘤大小、数量和位置。

宫腔声学造影更清楚地显示肌瘤与子宫腔的关系,因此可帮助诊断无症状的肌瘤。肌瘤导致子宫异常出血的机制不是很清楚,可能主要取决于肌瘤的位置。组织学研究表明,黏膜下肌瘤和大而深的壁间肌瘤导致子宫内膜拉长和受压。受压迫的上皮细胞可能会导致慢性炎症,甚至溃烂、出血。在压迫或损坏的子宫内膜,血小板等其他止血机制也可能受到损害,进一步导致经期延长和大量出血。远离子宫内膜的多发的大肌瘤使患者宫腔表面积严重扩大,导致月经过多。

对有些妇女,内科治疗可以降低由子宫肌瘤导致的异常出血。黏膜下肌瘤的妇女使用口服避孕药可减少月经量和持续时间。非甾体抗炎药和促性腺激素释放激素激动剂对控制出血也有益处。

对造成异常出血的子宫肌瘤的手术治疗必须考虑到个性化,肌瘤大小、数量及位置、相对风险、手术利益和不同手术方案,以及年龄和生育要求。一般来说,对于单个黏膜下小肌瘤,不论年龄和生育要求宫腔镜下肌瘤切除术是合适的选择。对于多个黏膜下大肌瘤,宫腔镜下黏膜下肌瘤手术需要更多的技术和更大的风险,这些更适于有生育要求的妇女。位置较深的黏膜下子宫肌瘤根据手术技巧和生育要求选择宫腔镜下子宫肌瘤切除术、腹式子宫肌瘤切除术或子宫切除术。对于经验丰富的医师,腹腔镜子宫肌瘤切除术为未生育妇女提供了更多选择。对于多个子宫大肌瘤,没有生育要求的妇女首选的治疗是子宫切除术。

3.子宫内膜息肉

子宫内膜息肉是因慢性炎症和表面侵蚀等造成血管脆性增加的异常出血,较大的有蒂息肉在其顶部毛细血管缺血坏死,阻止血栓形成。阴道超声或子宫声学造影可发现息肉,宫腔镜手术是一种简单高效治疗方法。

4.子宫内膜异位症

子宫内膜异位症是非子宫肌瘤而因月经过多行子宫切除最常见的病因。超声见到子宫肌层出现特异性回声可帮助诊断。磁共振成像也可用于鉴别子宫腺肌病和子宫肌瘤,主要表现局部厚度增加>12 mm或与肌层厚度比<40%,为最有价值的诊断标准,但是性能价格比是否合适还是需要考虑。带孕酮宫内避孕器是一种有效的治疗方法。在80%的患者子宫腺肌病和子宫肌瘤是同时发生的,增生的肌层多在子宫内膜异位灶附近,发生的机制可能类似于肌瘤。

5.出血性疾病

许多研究已提示月经过多与遗传的凝血功能障碍有关。当出现不能解释的月经过多时需要查凝血功能。血管性血友病是最常见的女性遗传性出血的疾病。血管性血友病在血液循环中缺少凝血因子Ⅷ,以致在血管损伤部位的血小板黏附蛋白和血栓形成减少。这种疾病有几个亚型,出血倾向在个人和家庭之间有很大的差异。

四、治疗原则

(一)无排卵型功血

1.支持治疗

对长期出血造成贫血的患者,要适当补充铁剂和其他造血营养成分;对急性大出血的患者,要及时扩容,补充血液成分,防止休克发生;对已经发生休克的患者,在争分夺秒止血的同时,应积极抗休克治疗,防止重要器官的衰竭;对长期出血的患者,要适当给予预防感染的治疗。去氨升压素是一种精氨酸升压素合成类似物,可用于治疗子宫异常出血的凝血功能障碍,特别是血管性血友病患者。该药物可静脉注射和可作为高度集中的鼻腔喷雾剂(1.5 mg/mL)使用。鼻腔喷雾制剂一般建议血友病的预防性治疗。

2.止血

(1)刮宫:适用于绝经前和育龄期出血的患者,可以同时进行子宫内膜的病理诊断;如果青春期功血在充分的药物治疗无效和生命体征受到威胁时,也可在麻醉下进行刮宫;雌激素低下的患者在刮宫后可能出现淋漓不净的子宫出血,须补充雌激素。

(2)甾体激素:常用的有雌激素、孕激素、雄激素等。

1)雌激素:适用于内源性雌激素不足的患者,过去常用于青春期功血,现已较少用。①苯甲酸雌二醇 2 mg,每 6 小时 1 次,肌内注射,共 3~4 天血止;之后每 3 天减量 1/3,直至维持量 2 mg,每天 1 次,总时间 22~28 天。②结合雌激素 1.25~2.50 mg,每 6 小时 1 次,血止后每 3 天减量 1/3,直至维持量每天 1.25 mg,共 22~28 天。③雌二醇 1~2 mg,每 6 小时 1 次,血止后每 3 天减量 1/3,直至维持量每天 1 mg,共 22~28 天。

2)孕激素:适用于有一定内源性雌激素水平的无排卵型功血患者。炔诺酮 2.5 mg,每 6 小时 1 次,3~4 天血止后;以后每 3 天减量 1/3,直至维持量 2.5 mg,每天 2 次,总时间 22~28 天。近年来,在国际上因为性能价格比优越被广泛使用。由于孕酮可使子宫内膜转化,可使月经量减少 75%。与非甾体抗炎药或抗纤溶药物相比,宫内节育器更有效。手术可以更显著地减少出血量,但闭经发生率高,这两种治疗方案在临床的满意度最高。

3)雌孕激素联合止血:是最常用和推荐的方法。具体如下:①在孕激素止血的基础上,加用结合雌激素 0.625~1.250 mg,每天 1 次,共 22~28 天。②在雌激素止血的基础上,于治疗第 2 天起每天加用甲羟孕酮 10 mg 左右,共 22~28 天。③短效避孕药 2~4 片,每天 1 次,共 22~28 天。无论有无器质性病变,口服避孕药明显减少月经量。在不明原因的月经过多者,预计将减少约 40% 的出血量。

4)雄激素:适用于绝经前功血。甲睾酮 25 mg,每天 3 次。每月总量不超过 300 mg。

5)其他药物:①非甾体抗炎药,抗前列腺素制剂氟芬那酸 200 mg,每天 3 次;在月经周期的人类子宫内膜中 PGE_2 和 $PGF_{2\alpha}$ 逐渐增加,月经期含量最高。非甾体抗炎药可以抑制 PG 的形成,减少月经失血量甾体抗感染药也可改变血栓素 A_2(血管收缩剂和血小板聚集促进剂)和前列环素(血管扩张剂和血小板聚集抑制剂)的水平。一般情况下,类固醇抗感染药减少了约 20% 的失血量。非甾体抗炎药可被视为无排卵性和功能性子宫大量出血的一线治疗方案。不良反应很少,通常开始出血时使用并持续 3 天。在正常月经中,甾体抗感染药可改善痛经症状。②一般止血药:如纤溶药物氨甲苯酸、卡巴克洛等。③促性腺激素释放激素激动剂(GnRH-α):可以短期止血,经常作为异常出血术前辅助治疗。月经过多伴严重贫血者术前使用 GnRH-α 暂时控制出血,可使血红蛋白恢复正常,减少手术输血的可能性。GnRH-α 治疗也往往减少子宫肌瘤和子宫的体积。在因为大肌瘤的子宫切除术前使用可以缩小子宫便于经阴道手术,并减少手术难度。GnRH-α 可以减少在器官移植后免疫抑制剂物降低性激素造成的毒性作用。然而,由于价格昂贵和低雌激素不良反应,使其不能作为长期治疗方案。

3.调整周期

止血治疗后调整周期的治疗是提高治愈效果的关键。止血周期撤药性出血后即开始周期治疗,共连续 4~6 个周期。对无生育要求的患者,可以长期周期性用药。

(1)对子宫内膜增生过长的患者,可给甲羟孕酮 10 mg,每天 1 次,共 22~28 天。

(2)对高雄激素血症,长期无排卵的患者,可给半量或全量短效避孕药周期用药。

(3)对雌激素水平较低的患者,可给雌孕激素序贯治疗调整周期,结合雌激素 0.625 mg,或雌二醇 2 mg 于周期第 5 天起,每天 1 次,共 22~28 天,于用药第 12~15 天起,加用甲羟孕酮 8~10 mg,每天 1 次共 10 天,两药同时停药。

4.诱导排卵

对要求生育的患者,在调整周期后,进行诱导排卵治疗。

(1)氯米芬:50~100 mg,于周期第 3~5 天起,每天 1 次共 5 天;B 超监测卵泡生长。

(2)促性腺激素(HMG 或 FSH):于周期第 3 天起,每天 0.5~2.0 支(每支 75 U),直至卵泡生长成熟;也可和氯米芬合用,于周期第 5~10 天,氯米芬 50 mg,每天 1 次,于周期第 2~3 天开始,每天或隔天 1 次肌内注射 HMG 或 FSH 75 U,直至卵泡成熟。

(3)人绒毛膜促性腺激素(HCG):于卵泡生长成熟后,肌内注射 HCG 5 000 U,模拟内源性 LH 峰值促进卵母细胞的成熟分裂,发生排卵。

(4)促性腺激素释放激素(LHRH):对下丘脑性功能失调的患者,可给 LHRH 泵式脉冲样静脉注射 25~50 μg,以每 90~120 分钟注射 1 次的频率,促使垂体分泌 FSH 和 LH 刺激卵巢排卵。

5.手术治疗

对药物治疗无效,并且已经没有生育要求的患者,可以行手术治疗。

(1)子宫内膜去除术:现有的子宫内膜去除术包括热球法、微波法、电切法、热疗法、滚球法等。可以有效地破坏子宫内膜的基底层结构,起到止血的目的。这些操作大多在宫腔镜下进行,需要有经验的医师进行很细致的手术,防止子宫穿孔。热球法较为方便安全,但是内膜有可能残留,造成出血淋漓不净,也有个别手术后怀孕的病例。

(2)子宫血管选择性栓塞术:在大出血的急诊情况下,或黏膜下和肌壁间肌瘤,或子宫肌腺病患者,可以在 X 线下进行放射介入的选择性子宫血管栓塞术。能够紧急止血,并减少日后的出血量。有报道术后的患者似乎仍然可能妊娠。

(3)子宫切除术:对合并子宫器质性病变、不能或不愿行子宫内膜去除术的患者,可行子宫次全或全切术。

(4)子宫内膜消融术:是另一种日益流行的治疗月经过多的方法,尤其是药物治疗失败、效果不佳或耐受性的。有多种子宫内膜射频消融的方法,宫腔镜下 Nd:YAG(钕:yttrIUm-铝-garnet)激光气液化治疗现已超过几十年的历史;虽然许多患者消融治疗后还需要后续治疗,使治疗费用升高,但获得的满意率高。近期有一些新的不需要宫腔镜的子宫内膜消融技术,与传统的宫腔镜相比,在技术上更容易掌握,需要更短的时间。新设备和新技术仍在发展和完善中。

接受子宫内膜消融术后,80%的患者减少了出血量,闭经占 25%,痛经减少了 70%,75%对手术满意,80%的不需要在 5 年之内行后续治疗。有证据显示,子宫内膜消融术后可能发生子宫内膜癌,往往能在宫腔残余部分的孤立的子宫内膜发展成腺癌,因为没有出血不易被发现。因此,应充分强调术前评估的重要性,其中包括子宫内膜活检,消融的规范和患者的选择。不建议对子宫内膜癌高风险的患者使用子宫内膜消融术。

(二)有排卵型功血

针对患者的不同病因,采用个体化的治疗方案。

1.黄体功能不足

主要是促排卵治疗以促进黄体功能,通常采用氯米芬方案刺激卵泡生长,并辅以黄体酮 20 mg或口服孕激素,或每3天1次肌内注射 HCG 2 000 U,为每3天1次肌内注射的黄体支持治疗。

2.子宫内膜不规则脱落

于排卵后开始,黄体酮 20 mg 每天肌内注射,或甲羟孕酮 10 mg 每天1次口服,共 10～14 天,促使黄体及时萎缩。

3.排卵期出血

雌孕激素序贯疗法可以改善症状,一般需要连续治疗 4～6 个月。

4.月经过多

在不需要生育的情况下可以使用口服短效避孕药,或进行子宫内膜去除术,减少月经量。

(三)疗效评估

治愈标准:①恢复自发的有排卵的规则月经者。②月经周期长于21天,经量少于80 mL,经期短于7天者。

(四)治疗原则

考虑到异常月经出血是最常见的就诊原因,所有医师都必须在治疗前有能力给出充分的合乎逻辑的评估和处理问题的方法。

(1)某一个月经周期突然的异常出血,最常见的原因是偶然的妊娠及其并发症。

(2)无排卵型子宫出血通常是不规则的,不可预测的,月经量不定,时间长短和性质不定,最常见于青少年和老年妇女、肥胖妇女、有多囊卵巢综合征的妇女。

(3)规则的、逐渐加重的或长时间的出血往往是子宫结构异常的原因,而不是因为无排卵。

(4)从月经初潮开始就出现、创伤或手术时失血过多,月经过多未见其他原因,往往警惕出血性疾病的可能性。一般常发生在自月经初潮以来月经过多的青少年和不明原因重度或长期月经过多的妇女,检查凝血试验即可明确诊断。

(5)当临床病史和检查显示无排卵型出血时,可行经验性治疗,不需要额外的实验室或影像学检查。但怀孕测试和全血细胞计数是合理的和必需的。

(6)当不确定是否为无排卵型出血时,测定血清孕酮的水平帮助诊断。TSH 检查可以排除无排卵患者的甲状腺疾病。

(7)无论年龄如何,长期暴露于雌激素的患者在治疗前需行子宫内膜活检,除非子宫内膜很薄(<5 mm)时。子宫内膜异常增厚(>12 mm),无论如何都应该行子宫内膜活检。

(8)当病史(出血周期、持续时间,新发的月经间期出血)、实验室检查(血清孕酮大于9.36 nmol/L),或子宫内膜活检(分泌期)均显示有排卵时,经验性治疗失败,须行子宫声学造影与超声显像检查,以发现子宫异常大小或轮廓。

(9)宫腔声学造影及子宫内膜活检组合是一个高灵敏度的、预测子宫内膜癌和子宫结构异常的指标。

(10)孕激素治疗对于异常出血的无排卵妇女是合适的,但没有避孕目的,此时雌孕激素避孕药是更好的选择。

(11)对长期大量无排卵型出血的患者,通常最佳的治疗是口服避孕药,必要时增加起始剂量(1次1片,2次/天,持续5～7天),然后逐渐变成标准避孕药的剂量。治疗失败时须进一步的评估。

(12)当子宫内膜脱落不全或萎缩不全时雌激素是最好的治疗药物。临床上雌激素治疗对象包括组织活检数量极少、长期接受孕激素治疗和子宫内膜较薄的妇女。治疗失败时须进一步的评估。

(13)当须立即止血的或来不及使用止血药物的患者需要行诊刮术时,宫腔镜检查下诊刮更有助于协助诊断。

(14)长期无排卵妇女,因为无孕激素作用会导致子宫内膜增生,往往没有细胞学异型性改变。除了少数例外,可使用周期孕激素疗法或雌孕激素避孕药。

(15)有细胞学异型性的子宫内膜增生是一种癌前病变,除了有生育要求的妇女,最佳治疗方案是手术。非典型子宫内膜增生需要高剂量孕激素治疗,须定期行子宫内膜活检和长期的密切随访。

(16)子宫肌瘤是常见病,如没有排除其他明显原因的阴道异常出血,特别当肌瘤不凸进子宫腔。宫腔声学造影明确界定肌瘤的位置,帮助区分无害的肌瘤。

(17)非甾体抗炎药、雌激素、孕激素避孕药,以及宫内节育器,可有效地治疗子宫腺肌病、宫腔扩张与多个肌壁间肌瘤和其他不明原因的月经过多。

(18)宫腔镜下子宫内膜消融,在异常子宫出血患者中替代治疗时,尤其是药物治疗被拒绝、失败或效果不佳,不能耐受药物时采用。

功血,特别是长期的无排卵型功血,不仅有出血、不孕的近期问题,长期单一的内源性雌激素的刺激会带来子宫内膜癌、冠心病、糖尿病、高脂血症等一系列远期并发症,造成致命的健康损害。适当合理的药物治疗可以改善和治愈部分患者的功血,但对有些患者的治疗周期可能会较长。一般坚持周期性的治疗可以较好地改善出血,保护子宫内膜,甚至妊娠,但药物治疗也有一定的不良反应;对顽固不愈的患者,或合并有其他疾病的患者,可以选择手术治疗。

功能失调性子宫出血是妇科一种常见的疾病,是一种内分泌系统的功能紊乱。它的临床类型和发病原因非常复杂,在诊断和治疗功血的问题时,一定要非常清楚地理解月经生理和雌孕激素的治疗原理和机制,治疗一定要针对病因,并且采用个体化的方案,才能得到较为有效和合理的治疗。

(杜晓丽)

第四章 女性生殖系统炎症

第一节 外阴炎

外阴与阴道、尿道、肛门相毗邻,经常受到阴道分泌物、经血、尿液和粪便的刺激,若不注意局部清洁,常诱发外阴皮肤与黏膜的炎症。

一、非特异性外阴炎

凡由一般化脓性细菌引起的外阴炎称为非特异性外阴炎,大多为混合性细菌感染,常见病原菌有金黄色葡萄球菌、乙型溶血性链球菌、大肠埃希菌、变形杆菌、厌氧菌等。临床上可分为单纯性外阴炎、毛囊炎、外阴脓疱病、外阴疖病、蜂窝织炎及汗腺炎等。

(一)单纯性外阴炎

1.病因

当宫颈或阴道发炎时,阴道分泌物流出刺激外阴可引起外阴炎;穿着透气性差的化纤内裤,外阴皮肤经常湿润或尿瘘、粪瘘患者外阴长期被尿液、大便浸渍均可继发感染而导致外阴炎。

2.临床表现

炎症多发生于小阴唇内、外侧或大阴唇甚至整个外阴部,急性期表现为外阴发红、肿胀、灼热、疼痛,亦可发生外阴糜烂、表皮溃疡或成片湿疹样变。有时并发腹股沟淋巴结肿大、压痛。慢性患者由于长期刺激可出现皮肤增厚、粗糙、皲裂,有时呈苔藓化或色素减退。

3.治疗

(1)去除病因:积极治疗宫颈炎、阴道炎;改穿棉质内裤;有尿瘘或粪瘘者行修补术;糖尿病尿液刺激引起的外阴炎,则应治疗糖尿病。

(2)局部用药:1:5 000高锰酸钾温热水坐浴,每天2次,清洁外阴后涂1%硫酸新霉素软膏或金霉素软膏。

(3)物理疗法:红外线、微波或超短波局部治疗,均有一定的疗效。

(二)外阴毛囊炎

1.病因

外阴毛囊炎为细菌侵犯毛囊及其所属皮脂腺引起的急性化脓性感染。病原体多为金黄色葡萄球菌,其次为白色葡萄球菌。全身抵抗力下降,外阴局部不洁或肥胖使表皮摩擦受损均可诱发此病。屡发者应检查有无糖尿病。

2.临床表现

最初出现一个红、肿、痛的小结节,逐渐增大,呈锥状隆起,数天后结节中央组织坏死变软,出现黄色小脓栓,再过数天脓栓脱落,排出脓液,炎症逐渐消退,但常反复发作。

3.治疗

(1)保持外阴清洁,勤换内裤,勤洗外阴,避免进食辛辣食物或饮酒。

(2)出疹较广泛时,可口服头孢菌素类或大环内酯类抗生素。已有脓疱者,可用消毒针刺破,并局部涂上1%新霉素软膏或2%莫匹罗星软膏。

(三)外阴疖病

1.病因

由金黄色葡萄球菌或白色葡萄球菌引起。屡发者应检查有无糖尿病。

2.临床表现

开始时毛囊口周围皮肤轻度充血肿痛,逐渐形成高于周围皮肤的紫红色硬结,皮肤表面紧张,有压痛,硬结边缘不清楚,常伴腹股沟淋巴结肿大;以后疖肿中央变软,表面皮肤变薄,并有波动感,继而中央顶端出现黄白色点,不久溃破,脓液排出后,疼痛减轻,红肿消失,逐渐愈合。

3.治疗

保持外阴清洁,早期用1∶5 000高锰酸钾温热水坐浴后涂敷抗生素软膏,以促使炎症消散或局限化,亦可用红外线照射以促使疖肿软化。有明显炎症或发热者应口服抗生素,有人主张用青霉素20万～40万U溶于0.5%普鲁卡因10～20 mL做封闭治疗,封闭时应在疖肿边缘外2～3 cm处注射。当疖肿变软,有波动感时,应切开引流。切口要适当大,以便脓液及坏死组织能顺利排出。但切忌挤压,以免炎症扩散。

(四)外阴急性蜂窝织炎

1.病因

外阴急性蜂窝织炎为外阴皮下、筋膜下、肌间隙或深部蜂窝组织的一种急性弥漫性炎症。致病菌以溶血性链球菌为主,其次为金黄色葡萄球菌及厌氧菌。炎症由皮肤或软组织损伤引起。

2.临床表现

特点是病变不易局限化,迅速扩散,与正常组织无明显界限。表浅的急性蜂窝织炎局部明显红肿、剧痛,并向四周扩大,病变中央常因缺血而坏死。深部的蜂窝织炎,局部红肿不明显,只有局部水肿和深部压痛,疼痛较轻,但病情较严重,有高热、寒战、头痛、全身乏力、白细胞计数升高,压迫局部偶有捻发音。蜂窝组织和筋膜有坏死,以后可有进行性皮肤坏死,脓液恶臭。

3.治疗

早期采用头孢菌素类或青霉素类抗生素口服或静脉滴注。局部可采用热敷或中药外敷,若不能控制,应多处切开引流(切忌过早引流),去除坏死组织,伤口用3%过氧化氢溶液冲洗和湿敷。

(五)外阴汗腺炎

1.病因

青春期外阴部汗腺分泌旺盛,分泌物黏稠,加上继发性葡萄球菌或链球菌感染,致使腺管堵塞导致外阴汗腺炎。

2.临床表现

外阴部有多个瘙痒的皮下小结节,若不及时治疗则会形成脓疱,最后穿破。

3.治疗

保持外阴清洁,宣传外阴清洁的重要性,避免穿尼龙内裤。早期治疗可用1∶5 000高锰酸钾液温热坐浴,每天2～3次。外阴清洁后保持干爽。严重时口服或肌内注射抗生素,形成脓疱时切开排脓。

二、婴幼儿外阴炎

(一)病因

由于婴幼儿卵巢功能尚未成熟,外阴发育较差,自我防御机制不健全,因而外阴易受到各种病原体感染导致婴幼儿外阴炎。常见病原体为大肠埃希菌、葡萄球菌、链球菌、淋病奈瑟菌、假丝酵母菌、滴虫或蛲虫等。传播方式为母亲或保育员的手、衣物、毛巾、浴盆等间接传播;也可由于自身大便污染或外阴不洁等。

(二)临床表现

局部皮肤红肿、疼痛或瘙痒致使婴幼儿烦躁不安及哭闹。检查发现外阴、阴蒂部红肿,尿道口或阴道口充血、水肿或破溃,严重时可致小阴唇粘连,因阴唇粘连覆盖尿道口,尿液由粘连部上方或下方裂隙排出,婴幼儿排尿时因尿液刺激致使疼痛加重而哭闹。

(三)治疗

(1)注意卫生,不穿开裆裤,减少外阴受污染机会。婴幼儿大小便后尤其大便后应清洗外阴,避免用刺激性强的肥皂。保持外阴清洁、干燥。

(2)急性炎症时,用1∶5 000高锰酸钾液坐浴,每天2～3次。坐浴后擦干外阴,可选用下列药物涂敷:①40%紫草油纱布;②炉甘石洗剂;③15%氧化锌粉;④瘙痒明显者可用10%氢化可的松软膏。

(3)阴唇粘连时,粘连处可用两大拇指将两侧阴唇向外、向下轻轻按压使粘连分离。分离后创面用40%紫草油涂敷,以免再度粘连,也可涂擦0.1%雌激素软膏。

(4)口服或静脉滴注抗生素。

三、老年性外阴炎

(一)病因

绝经后,雌激素水平明显降低,外阴脂肪减少,大小阴唇变平,皮肤变薄,弹性消失,阴毛稀疏,腺体减少,容易出现老年性外阴炎。

(二)临床表现

外阴因干枯发痒而搔抓,抓破后易导致感染,轻度摩擦均会引起外阴皮肤损伤。若外阴萎缩范围达肛门周围,导致肛门括约肌张力降低而发生轻度大便失禁,亦可因粪便污染而致炎症。

(三)治疗

保持外阴清洁。外阴瘙痒时可用氢化可的松软膏外涂以缓解瘙痒,而且软膏的润滑作用可使皮肤不会因干燥而发生磨损。症状严重者,如无禁忌证可给予雌激素治疗,口服倍美力0.625 mg,每晚1次,亦可用倍美力阴道软膏局部涂擦。

四、慢性肥厚性外阴炎

(一)病因

慢性肥厚性外阴炎又称外阴象皮肿。病原体为丝虫。其微丝蚴寄生于外阴淋巴系统中,引起淋巴管炎性阻塞,导致皮肤增厚。

(二)临床表现

外阴部皮肤(阴蒂、大小阴唇)呈局限性或弥漫性增厚,表面粗糙,有时凹凸不平呈结节状、乳头状或疣状。因外阴皮肤肥厚肿大,导致患者坐立不安、大小便困难、性生活受影响。病变局部瘙痒,抓破后容易引起继发性感染,出现溃疡、渗液、疼痛等。患者可有丝虫感染史或乳糜尿。

(三)治疗

乙胺嗪,4~6 mg/kg,每天3次,7天为1个疗程,也有人主张用短程疗法,即每天1.5 g分2次口服,连服2天。局部病灶要注意干燥清洁,预防继发性感染,病灶增大及肥厚严重者,可考虑手术切除。

五、前庭大腺炎

(一)病因

前庭大腺为一对管泡状结构的腺体,位于两侧大阴唇下1/3深部,腺管开口于处女膜与小阴唇之间。因解剖部位的特点,在性交、流产、分娩等情况污染外阴时,病原体易侵入引起前庭大腺炎。炎症一般发生于生育年龄妇女。病原体多为金黄色葡萄球菌、大肠埃希菌、厌氧菌(类杆菌)或淋病奈瑟菌等混合感染。

(二)临床表现

前庭大腺炎可分为3种类型:前庭大腺导管炎、前庭大腺脓肿和前庭大腺囊肿。

1.前庭大腺导管炎

初期感染阶段多为导管炎,局部红肿、疼痛及性交痛,检查可见患侧前庭大腺开口处呈白色小点,有明显压痛。

2.前庭大腺脓肿

导管开口处闭塞,脓性分泌物不能排出,积聚于导管及腺体中,并逐渐扩大形成前庭大腺脓肿。脓肿直径达3~6 cm,多为单侧,局部有红肿热痛,皮肤变薄,触痛明显,有波动感,脓肿继续增大,壁薄,可自行破溃,症状随之减轻,若破口小,脓液引流不畅,症状可反复发作。全身症状可有发热、白细胞计数增高,患侧腹股沟淋巴结肿大。

3.前庭大腺囊肿

前庭大腺导管因非特异性炎症阻塞,使腺体内分泌物积聚,形成囊性扩张所致,但腺体无炎症。小者长期存在而无自觉症状,大者囊肿阻塞阴道口,导致患者行动不便,有肿胀感。检查可见大阴唇下方有囊性块物,椭圆形,肿物大小不等,囊肿内含清澈透明液体,感染时可呈脓性。

(三)治疗

1.前庭大腺导管炎

多卧床休息;口服青霉素类、头孢菌素类、喹诺酮类抗生素;局部可用1∶5 000高锰酸钾液坐浴。

2.前庭大腺脓肿

待脓肿成熟有波动感时行切开引流术。消毒外阴后,在脓肿表面皮肤最薄处(大阴唇内侧)

做一半弧形切口,切口不宜过小,便于脓液充分引流排出,术后应置纱条于脓腔内引流,防止切口过早闭合。切开引流术后症状可迅速消除,但愈合后有可能反复发作,故可在炎症消除后,行前庭大腺摘除术。

3.前庭大腺囊肿

有感染时,按前庭大腺脓肿处理。无继发感染,则可行囊肿造口术。于大阴唇内侧皮肤与黏膜交界处行半弧形切口,剪去菱形状黏膜及囊壁一小块,然后将黏膜与囊壁间断缝合。由于前庭大腺开口未闭塞,故腺体仍有正常分泌功能。亦可采用CO_2激光造口术,复发率较低。

六、外阴前庭炎

外阴前庭炎为一慢性持续性临床综合征,其特点为外阴前庭部发红,性交时阴道口有剧痛不适,或触摸、压迫前庭时局部疼痛。

(一)病因

尚不清楚。可能与感染尤其是人乳头瘤病毒(HPV)感染、尿中尿酸盐刺激及心理因素有关。

(二)临床表现

好发于性生活活跃的妇女。主要症状为性交时阴道口剧痛或长期阴道口处烧灼感,可伴有尿痛、尿频,严重者导致性交畏惧感。检查见前庭部充血、肿胀,压痛明显。

(三)治疗

由于病因不明,治疗效果不理想。对症状较轻者,可采用药物治疗;对病变严重或药物治疗无效者,可采用手术治疗。

1.药物治疗

1∶5 000高锰酸钾温水坐浴,性交前液状石蜡润滑前庭部,1%氢化可的松或0.025%氟轻松软膏局部外涂,亦可同时应用2%～5%利多卡因溶液外涂。近年报道,前庭局部黏膜下注射α-干扰素有一定疗效,有效率为50%。

2.手术治疗

切除前庭部疼痛处黏膜层,然后潜行游离部分阴道黏膜予以覆盖。前庭大腺开口处被切除后仍能自行重建。

七、外阴接触性皮炎

(一)病因

外阴皮肤直接接触某些刺激性物质或变应原而发生的炎症,如接触消毒剂、卫生巾、肥皂、阴茎套、紧身内裤等。

(二)临床表现

外阴接触刺激物或变应原后,局部有灼热感、疼痛、瘙痒,检查见皮肤潮红、皮疹、水肿、水疱,甚至坏死、溃疡。

(三)治疗

去除病因,避免用刺激性物质。可口服赛庚啶、阿司咪唑或糖皮质激素,局部用3%硼酸溶液冲洗后,涂抹炉甘石洗剂。若有继发感染时,可给予1%新霉素软膏涂抹。

(朱秀艳)

第二节 阴 道 炎

女性阴道及其特定的菌群共同形成了一个巧妙的平衡生态体系,当此平衡被破坏时,即可导致阴道炎。改变阴道生态平衡的药物和其他因素有抗生素、激素、避孕药、阴道冲洗、阴道用药、性交、性传播疾病、紧张和多性伴侣等。

阴道内主要需氧菌有革兰阳性乳酸杆菌、类白喉杆菌、革兰阳性表皮葡萄球菌、链球菌、肠球菌和革兰阴性大肠埃希菌及阴道杆菌。主要厌氧菌有革兰阳性消化球菌属及消化链球菌属、革兰阴性类杆菌属、梭状芽孢杆菌。除细菌外尚有衣原体、支原体、病毒、原虫、真菌等。

阴道炎主要病因:①外阴阴道假丝酵母菌病;②滴虫性阴道炎;③细菌性阴道病;④老年性阴道炎;⑤阿米巴性阴道炎;⑥婴幼儿阴道炎;⑦过敏性阴道炎。

一、外阴阴道假丝酵母菌病

外阴阴道假丝酵母菌病是由假丝酵母菌引起的一种常见外阴阴道炎,约75%妇女一生中至少患过1次外阴阴道假丝酵母菌病。

(一)病因

假丝酵母菌呈卵圆形,有芽生孢子及细胞发芽伸长而形成的假菌丝,80%~90%病原体为白色假丝酵母菌,10%~20%为光滑假丝酵母菌、近平滑假丝酵母菌、热带假丝酵母菌等。假丝酵母菌为阴道内常驻菌种,也可由肠道传染来,其繁殖、致病、发病取决于宿主抵抗力及阴道内环境的变化。当阴道内糖原增多,酸度增高时,最适宜假丝酵母菌繁殖而引起炎症。妊娠、避孕药、抗生素、激素和免疫抑制剂的使用均有利于假丝酵母菌繁殖,阴道和子宫颈有病理改变时,假丝酵母菌发病率亦增高,肥胖及甲状旁腺、甲状腺和肾上腺功能减退等均影响假丝酵母菌的繁殖和生长且与发病有关,亦与大量雌激素应用、糖尿病、穿紧身化纤内裤、性交过频、性传播、偏嗜甜食有关。

(二)临床表现

主要表现为外阴阴道瘙痒,严重时抓破外阴皮肤,可有外阴烧灼感、阴道痛、性交疼痛及排尿灼热感,排尿或性交可使症状加剧,阴道分泌物增多,典型的白带为白色豆渣样,稠厚,无臭味。

检查时可见阴道黏膜被白色膜状豆渣样分泌物覆盖,擦除后见黏膜充血、水肿或为表浅糜烂面,外阴因搔抓或分泌物刺激可出现抓痕、表皮剥脱、肿胀和红斑。

(三)诊断

典型病例不难诊断,若在分泌物中找到假丝酵母菌的芽孢及菌丝即可确诊。检查时可用悬滴法(加1滴生理盐水或10%氢氧化钾)在显微镜下找芽孢和假菌丝。若有症状而多次检查阴性时,可改用培养法。顽固病例应检查尿糖,必要时查血糖,并详细询问有无服用大量糖皮质激素和长期应用抗生素的病史,以寻找发病的可能诱因。

(四)治疗

1.去除诱因

及时了解存在的诱因并及时消除,如停服广谱抗生素、雌激素等。合并糖尿病时要同时予以治疗,宜选用棉质内裤,患者的毛巾、内裤等衣物要隔离洗涤,用开水烫,以免传播。假丝酵母菌培养阳性但无症状者无须治疗,因为10%～20%妇女阴道内有假丝酵母菌寄生。

2.改变阴道酸碱度

假丝酵母菌在pH 5.5～6.5环境下最适宜生长繁殖,因此,可改变阴道酸碱度造成不利于其生长的环境。方法是用碱性溶液如2%～4%碳酸氢钠溶液冲洗阴道或坐浴,每天2次,10天为1个疗程。

3.药物治疗

(1)制霉菌素栓(米可定泡腾阴道片):每枚10万U,每晚置阴道内1枚,10～14天为1个疗程;怀疑为肠道假丝酵母菌传播致病者,应口服制霉菌素片剂,每次50万～100万U,每天3次,7～10天为1个疗程,以消灭自身的感染源。

(2)咪唑类药物:布康唑、咪康唑、克霉唑、酮康唑、益康唑、伊曲康唑、特康唑、氟康唑等,已成为治疗外阴阴道假丝酵母菌病的推荐疗法。①布康唑:阴道霜,5 g/d,睡时阴道内用,共3天。②咪康唑:阴道栓剂,每晚1粒,每粒200 mg,共7天或每粒400 mg,共3天。2%咪康唑乳膏,5 g/d,睡时阴道内用,共7天。③克霉唑:又称三苯甲咪唑,克霉唑阴道片100 mg,每晚1次,7天为1个疗程,或200 mg,每晚1次,3天为1个疗程;亦有用1%克霉唑阴道乳膏5 g每晚涂于阴道黏膜上,7～14天为1个疗程。油膏亦可涂在外阴及尿道口周围,以减轻瘙痒症状及小便疼痛。克霉唑500 mg单剂阴道给药,疗效与上述治疗方案相近。④酮康唑:是一种新型口服吸收的抗真菌药物,200 mg,每天1次或2次口服,5天为1个疗程,疗效与克霉唑或咪康唑阴道给药相近。对于复发性外阴阴道假丝酵母菌病患者,现主张用酮康唑口服治疗。⑤益康唑:为咪唑类药物,抗菌谱较广、对深部或浅部真菌均有效,制剂有50 mg或150 mg的阴道栓剂,1%的阴道霜剂,3天为1个疗程。⑥伊曲康唑:每片200 mg,口服每天2次,每次1片即可,也可200 mg口服,每天1次,共3天。⑦特康唑:0.4%霜剂,5 g/d,阴道内给药,共7天;0.8%霜剂,5 g/d,阴道内给药,共3天;阴道栓剂80 mg/d,共3天。⑧氟康唑:唯一获得FDA许可的治疗假丝酵母菌感染的口服药物,每片150 mg,仅服用1片即可。

(3)顽固病例的治疗:外阴阴道假丝酵母菌病患者经过治疗,临床症状及体征消失,真菌学检查阴性后,又出现症状,真菌学检查阳性,并且一年内发作4次或4次以上者,称为复发性外阴阴道假丝酵母菌病,复发原因可能与性交传播或直肠假丝酵母菌感染有关。①查尿糖、血糖,除外糖尿病。②月经期间不能中断治疗,治疗期间不能性交。③最佳方案尚未确定,推荐一开始给予积极治疗10～14天,随即维持治疗6个月。如酮康唑每次100 mg,每天1次,维持6个月;或者治疗1个疗程结束后6个月内,每次经前用阴道栓剂,共3天。④应用广谱抗生素治疗其他感染性疾病期间,应同时用抗真菌软膏涂抹阴道,以防复发。⑤口服氟康唑、伊曲康唑、制霉菌素治疗直肠假丝酵母菌感染。⑥当与滴虫性阴道炎并存时,应注意同时治疗。

(4)妊娠期感染的治疗:为避免新生儿感染,应进行局部治疗。目前,认为制霉菌素或咪康唑妊娠期局部用药对胎儿无害,可用2%碳酸氢钠溶液冲洗外阴后,阴道置上述栓剂,孕中期阴道给药时不宜塞入过深。

二、滴虫性阴道炎

(一)病因

滴虫性阴道炎由阴道毛滴虫引起。阴道毛滴虫为厌氧可活动的原虫,梨形,全长15～

20 μm,虫体前端有4根鞭毛,在pH 5.5～6.0时生长繁殖迅速。月经前后阴道pH发生变化时,隐藏在腺体及阴道皱襞中的滴虫常得以繁殖,引起炎症发作。滴虫能消除或吞噬阴道细胞内的糖原,阻碍乳酸的生成。本病可因性交引起,也与使用不洁浴具或穿着污染衣裤、接触污染便盆、被褥等有关。

(二)临床表现

20%～50%患者无症状,称为带虫者。滴虫单独存在时可不导致炎症反应。但由于滴虫消耗阴道细胞内糖原,改变阴道酸碱度,破坏其防御机制,故常在月经前后、妊娠期或产后等阴道pH改变时,继发细菌感染,引起炎症发作。

临床症状表现为阴道分泌物异常增多,常为稀薄泡沫状,有臭味,当混合细菌感染时分泌物呈脓性。10%患者诉外阴、阴道口瘙痒,有时伴性交痛、尿频、尿痛、血尿。

检查可见阴道黏膜呈散在红色点状皮损或草莓状宫颈,后穹隆有较多的泡沫状分泌物。单纯带虫者阴道黏膜可无异常发现。

(三)诊断

采用悬滴法在阴道分泌物中找到滴虫即可确诊。阴道分泌物涂片可见大量白细胞而未能从镜下检出滴虫者,可采用培养法。采集分泌物前24～48小时应避免性交、阴道冲洗或局部用药,且不宜行双合诊检查,窥阴器不涂抹润滑剂。近来开始运用荧光标记单克隆抗体检测、酶联免疫吸附法和多克隆抗体乳胶凝集法诊断,敏感度为76%～95%。

(四)治疗

1.甲硝唑

传统治疗方案:200 mg口服,每天3次,7天为1个疗程,或400 mg口服,每天2次,5天为1个疗程。亦可2 g单次口服。单剂量治疗的好处是总药量少,患者接受,但因剂量大,可出现不良反应,因此,选用单剂量疗法一定要慎重。用药期间或用药后24小时内不能饮用含酒精的饮料,配偶亦需同时采用甲硝唑口服治疗。

2.替代方案

(1)替硝唑500 mg,每天2次,连服7天。

(2)甲苯达唑100 mg,每天2次,连服3天。

(3)硝呋拉太200 mg,每天3次,连服7天。

3.阴道局部用药

阴道局部用药症状缓解相对较快,但不易彻底杀灭滴虫,停药后易复发。先采用0.5%醋酸清洗阴道后,将甲硝唑200 mg置入阴道内,每晚1次,7天为1个疗程,或用甲硝唑泡腾片200 mg,滴维净(每片含乙酰胂胺250 mg、硼酸30 mg),卡巴肿200 mg,曲古霉素栓10万U,每晚1枚置阴道内,7天为1个疗程。

4.治疗中的注意事项

月经干净后阴道pH偏碱性,利于滴虫生长,因而可能在月经干净后复发,故应在下次月经净后再治疗1个疗程,以巩固疗效。

三、细菌性阴道病

(一)病因

细菌性阴道病为阴道内正常菌群失调所致的一种混合感染。以往曾称非特异性阴道炎、嗜血杆菌性阴道炎、棒状杆菌性阴道炎、加德纳菌性阴道炎、厌氧性阴道病,1984年被正式命名为细菌性阴道病。此病非单一致病菌引起,而是多种致病菌大量繁殖导致阴道生态系统失调的一种阴道病理状态,因局部无明显炎症反应,分泌物中白细胞少,故而称作阴道病。

细菌性阴道病为生育妇女最常见的阴道感染性疾病。有统计在性传播疾病门诊的发生率为15%～64%,年龄在15～44岁,妊娠妇女发病率16%～29%。正常阴道内以产生过氧化氢的乳杆菌占优势,细菌性阴道病时,乳杆菌减少而其他细菌大量繁殖,主要有加德纳菌、动弯杆菌、普雷沃菌、类杆菌等厌氧菌及人型支原体,其数量可增加100～1 000倍。阴道生态环境和pH的改变,是加德纳菌等厌氧菌大量繁殖的致病诱因,其发病与妇科手术、既往妊娠数、性伴侣数目有关。口服避孕药有支持乳杆菌占优势的阴道环境的作用,对细菌性阴道病起到一定防护作用。

(二)临床表现

20%～50%患者无症状,有症状者表现为阴道分泌物增多,呈灰白色或灰黄色,稀薄,腥臭味,尤其是性交后更为明显,因碱性黏液可使阴道pH升高,促进加德纳菌等厌氧菌的生长,引起胺类释放所致。少数患者可有外阴瘙痒及灼热感。细菌性阴道病可引起宫颈上皮非典型增生、子宫内膜炎、输卵管炎、盆腔炎、异位妊娠与不孕。孕期细菌性阴道病感染可引起早产、胎膜早破、绒毛膜羊膜炎、产褥感染、新生儿感染。

检查见阴道口有分泌物流出,可闻到鱼腥味,分泌物稀薄并黏着于阴道壁,易擦掉,阴道黏膜无充血等炎症改变。

(三)诊断

根据临床特征和阴道分泌物镜检多能明确诊断。临床上如按滴虫性阴道炎、外阴阴道假丝酵母菌病治疗无效时,应考虑细菌性阴道病。细菌性阴道病诊断的4项标准,有其中的3项即可诊断:①阴道分泌物增多,均匀稀薄。②阴道pH>4.5。③胺试验阳性,取阴道分泌物少许置玻片上,加入10%氢氧化钾溶液1～2滴,立即可闻及一种鱼腥味即为阳性。这是由于厌氧菌产生的胺遇碱释放氨所致,但非细菌性阴道病患者性生活后由于碱性精液的影响,胺试验也可为阳性。④线索细胞阳性,取少许阴道分泌物置玻片上,加1滴生理盐水于高倍镜下观察,视野中见到20%以上的线索细胞即为阳性。线索细胞是阴道壁脱落的表层细胞,于细胞边缘吸附大量颗粒状物质,即各种厌氧菌尤其是加德纳菌,以致细胞边缘不清,呈锯齿状。

(四)治疗

治疗目的是缓解阴道症状和体征。治疗原则:①无症状者无须治疗;②性伴侣不必治疗;③妊娠期细菌性阴道病应积极治疗;④经阴道手术如子宫内膜活检、宫腔镜、节育环放置、子宫输卵管碘油造影检查、刮宫术等应在术前积极治疗。

1.全身治疗

(1)首选药物为甲硝唑,有助于细菌性阴道病患者重建正常阴道内环境。美国疾病控制中心的推荐方案是甲硝唑500 mg口服,每天2次,或400 mg口服,每天3次,共7天,治愈率达82%～97%。备用方案是甲硝唑2 g单次顿服,治愈率47%～85%。

(2)克林霉素对厌氧菌及加德纳菌均有效。用法:300 mg口服,1天2次,共7天,治愈率97%,尤其适用于妊娠期细菌性阴道病患者及甲硝唑治疗失败或不能耐受者。不良反应有腹泻、皮疹、阴道刺激症状,均不严重,无须停药。

2.局部治疗

(1)甲硝唑500 mg置于阴道内,每晚1次,7～10天为1个疗程,或0.75%甲硝唑软膏(5 g)

阴道涂布,每天2次,5~7天为1个疗程。

(2)2%克林霉素软膏5 g阴道涂布,每天1次,7天为1个疗程,治愈率80%~85%,适于妊娠期细菌性阴道病治疗。

(3)乳酸(pH 3.5)5 mL置入阴道内,每天1次,7天为1个疗程。

(4)3%过氧化氢冲洗阴道,每天1次,7天为1个疗程。

(5)对于混合感染,如合并滴虫性阴道炎、外阴阴道假丝酵母菌病患者,可采用聚甲酚磺醛阴道栓1枚,每天1次,或保菌清阴道栓(含硫酸新霉素、多黏菌素B、制霉菌素、乙酰胂胺)1枚,每天1次,6天为1个疗程。

3.妊娠期细菌性阴道病的治疗

推荐方法为甲硝唑200 mg,每天3次,共7天。替代疗法为甲硝唑2 g顿服或克林霉素300 mg,每天2次,共7天。妊娠期不宜阴道内给药,有可能增加早产的危险。

四、老年性阴道炎

(一)病因

绝经后妇女由于卵巢功能衰竭,雌激素水平下降,阴道黏膜变薄,皱襞消失,细胞内缺乏糖原,阴道内pH多呈碱性,杀灭病原菌能力降低;加之血供不足,当受到刺激或被损伤时,毛细血管容易破裂,出现阴道不规则点状出血,如细菌侵入繁殖,可引起老年性阴道炎。

(二)临床表现

阴道分泌物增多,水样、脓性或脓血性。可有下腹坠胀不适及阴道灼热感。由于分泌物刺激,患者感外阴及阴道瘙痒。

检查见阴道呈老年性改变,皱襞消失,上皮菲薄,阴道黏膜充血,有点状出血,严重时形成表浅溃疡。若溃疡面相互粘连,阴道检查分离时可引起出血,粘连严重者可导致阴道闭锁,闭锁段上端分泌物不能排出可形成阴道或宫腔积脓。长期炎性刺激后可因阴道黏膜下结缔组织纤维化,致使阴道狭窄。

(三)诊断

根据临床表现不难诊断,但必须除外滴虫性阴道炎或外阴阴道假丝酵母菌病。此外,发现血性白带时还须警惕子宫恶性肿瘤的存在,必要时应行分段诊断性刮宫或局部活检予以确诊。

(四)治疗

治疗原则为增强阴道抵抗力和抑制细菌生长。

1.保持外阴清洁和干燥

分泌物多时可用1%乳酸或0.5%醋酸或1:5 000高锰酸钾坐浴或冲洗阴道。

2.雌激素制剂全身给药

尼尔雌醇,每半月2~4 mg口服;结合雌激素,每天0.625 mg口服;戊酸雌二醇,每天1~2 mg口服;克龄蒙(每片含戊酸雌二醇2 mg,醋酸环丙孕酮1 mg),每天1片;诺更宁(每片含雌二醇2 mg,醋酸炔诺酮1 mg),每天1片。以上药物可任意选用一种。

3.雌激素制剂局部给药

己烯雌酚0.5 mg,每晚1次,7天为1个疗程;或结合雌激素阴道软膏0.5~2.0 g/d,7天为1个疗程。

4.抗生素软膏或粉剂局部给药

甲硝唑、氧氟沙星、磺胺异噁唑、氯霉素局部涂抹,隔天1次,7次为1个疗程。

五、婴幼儿阴道炎

(一)病因

婴幼儿卵巢尚未发育,阴道细长,黏膜仅由数层立方上皮组成,阴道上皮糖原很少,阴道pH 6.0～7.5,故对细菌的抵抗力弱,阴道内乳杆菌极少,而杂菌较多,这些细菌作用于抵抗力较弱或受损的阴道时,极易产生婴幼儿阴道炎。婴幼儿阴道炎常与外阴炎并存,多见于1～5岁的幼女。80%为大肠埃希菌属感染,葡萄球菌、链球菌、变形杆菌、淋病奈瑟菌、滴虫、假丝酵母菌、蛲虫也可引起感染。年龄较大儿童阴道内异物亦常致继发性感染。

(二)临床表现

主要症状为阴道口处见脓性分泌物,味臭。由于阴道分泌物刺激可导致外阴瘙痒,患者常用手搔抓外阴,甚至哭闹不安。检查可见外阴红肿、破溃、前庭黏膜充血。慢性外阴炎可致小阴唇粘连,慢性阴道炎可致阴道闭锁。

(三)诊断

根据症状、体征,临床诊断并不困难。应取分泌物找滴虫、假丝酵母菌或涂片染色找致病菌,必要时做细菌培养。还应做肛门检查以排除阴道异物及肿瘤。

(四)治疗

(1)保持外阴清洁、干燥,不穿开裆裤。如阴道分泌物较多,可在尿布内垫上消毒棉垫并经常更换棉垫与尿布。

(2)婴幼儿大小便后用1∶5 000高锰酸钾温热水冲洗外阴,年龄较大的小儿可用1∶5 000高锰酸钾温水坐浴,每天3次。外阴擦干后,可用下列药物:15%氧化锌粉、15%滑石粉、炉甘石洗剂、紫草油。瘙痒剧烈时可用制霉菌素软膏或氢化可的松软膏,外阴及阴道口可适量涂抹雌激素霜剂或软膏,也可口服己烯雌酚0.1 mg,每晚1次,连服7天。

(朱秀艳)

第三节 子宫颈炎

子宫颈炎(简称宫颈炎)是妇科常见疾病之一。正常情况下,宫颈具有多种防御功能,包括黏膜免疫、体液免疫及细胞免疫,是阻止病原菌进入上生殖道的重要防线,但宫颈也容易受分娩、性交及宫腔操作的损伤,且宫颈管柱状上皮抗感染能力较差,易发生感染。临床上一般将宫颈炎分为急性和慢性两种类型。

一、急性宫颈炎

(一)病因

急性宫颈炎常发生于不洁性交后,分娩、流产、宫颈手术等亦可导致宫颈损伤而继发感染。此外,接触高浓度刺激性液体、药物,阴道内异物如遗留的纱布、棉球也是引起急性宫颈炎的原因。最常见病原体为淋病奈瑟菌和沙眼衣原体,淋病奈瑟菌感染时45%~60%常合并沙眼衣原体感染,其次为一般化脓菌,如链球菌、葡萄球菌、肠球菌、大肠埃希菌及假丝酵母菌、滴虫、阿米巴原虫等。淋病奈瑟菌及沙眼衣原体主要侵犯宫颈管柱状上皮,如直接向上蔓延可导致上生殖道黏膜感染,亦常侵袭尿道移行上皮、尿道旁腺和前庭大腺。一般化脓菌则侵入宫颈组织较深,并可沿两侧宫颈淋巴管向上蔓延导致盆腔结缔组织炎。

(二)临床表现

主要表现为白带增多,呈脓性或脓血性,常伴有下腹坠痛、腰背痛、性交疼痛和尿路刺激症状,体温可轻微升高。妇科检查见宫颈充血、红肿,颈管黏膜水肿,宫颈黏膜外翻,宫颈触痛,脓性分泌物从宫颈管内流出,若尿道、尿道旁腺、前庭大腺感染,则可见尿道口、阴道口黏膜充血、水肿及多量脓性分泌物。沙眼衣原体性宫颈炎则症状不典型或无症状,有症状者表现为宫颈分泌物增多,点滴状出血或尿路刺激症状,妇科检查宫颈口可见黏液脓性分泌物。

(三)诊断

根据病史、症状及妇科检查,诊断急性宫颈炎并不困难,关键是确定病原体。疑为淋病奈瑟菌感染时,应取宫颈管内分泌物做涂片检查(敏感性50%~70%)或细菌培养(敏感性80%~90%),对培养可疑的菌落,可采用单克隆抗体免疫荧光法检测。检测沙眼衣原体感染时,可取宫颈管分泌物涂片染色找细胞质内包涵体,但敏感性不高,培养法技术要求高,费时长,难以推广,目前推荐的方法是直接免疫荧光法或酶免疫法,敏感性为89%~98%。注意诊断时要考虑是否合并上生殖道感染。

(四)治疗

采用抗生素全身治疗。抗生素选择、给药途径、剂量和疗程则根据病原体和病情严重程度决定。目前,淋菌性宫颈炎推荐的首选药物为头孢曲松钠,备用药物有大观霉素、青霉素、氧氟沙星、左旋氧氟沙星、依诺沙星等,治疗时需同时加服多西环素。沙眼衣原体性宫颈炎推荐的首选药物为阿奇霉素或多西环素,备用药物有米诺环素、氧氟沙星等。一般化脓菌感染最好根据药敏试验进行治疗。急性宫颈炎的治疗应力求彻底,以免形成慢性宫颈炎。

二、慢性宫颈炎

(一)病因

慢性宫颈炎常由于急性宫颈炎未予治疗或治疗不彻底转变而来。急性宫颈炎容易转为慢性的原因主要是宫颈黏膜皱褶较多,腺体呈葡萄状,病原体侵入腺体深处后极难根除,导致病程反复、迁延不愈。阴道分娩、流产或手术损伤宫颈后继发感染亦可表现为慢性过程,此外,不洁性生活、雌激素水平下降、阴道异物均可引起慢性宫颈炎。病原体一般为葡萄球菌、链球菌、沙眼衣原体、淋病奈瑟菌、厌氧菌等。

(二)病理

1.宫颈糜烂

宫颈外口处的宫颈阴道部外观呈细颗粒状的红色区,称为宫颈糜烂。目前,已废弃宫颈糜烂这一术语,而改称为宫颈柱状上皮异位,并认为其不是病理改变,而是宫颈生理变化。在此沿用宫颈糜烂一词,专指病理炎性糜烂。宫颈糜烂是慢性宫颈炎最常见的一种表现,糜烂面呈局部细小颗粒状红色区域,其边界与正常宫颈上皮的界限清楚,甚至可看到交界线呈现一道凹入的线沟,有的糜烂可见到毛细血管浮现在表面上,表现为局部慢性充血。镜下见黏膜下有白细胞及淋巴细胞浸润,间质有小圆形细胞和浆细胞浸润。

根据糜烂面外观和深浅常分为3种类型:①单纯型糜烂,糜烂面仅为单层柱状上皮覆盖,浅而平坦,外表光滑。②颗粒型糜烂,由于腺体和间质增生,糜烂表面凹凸不平,呈颗粒状。③乳突型糜烂,糜烂表面组织增生更明显,呈乳突状。

根据糜烂区所占宫颈的比例可分为3度。①轻度糜烂:糜烂面积占整个宫颈面积的1/3以内。②中度糜烂:糜烂面积占宫颈的1/3～2/3。③重度糜烂:糜烂面积占宫颈的2/3以上。

宫颈糜烂愈合过程中,柱状上皮下的基底细胞增生,最后分化为鳞状上皮。邻近的鳞状上皮也可向糜烂面的柱状上皮生长,逐渐将腺上皮推移,最后完全由鳞状上皮覆盖而痊愈。糜烂的愈合呈片状分布,新生的鳞状上皮生长于炎性糜烂组织的基础上,故表层细胞极易脱落而变薄,稍受刺激又可恢复糜烂。因此,愈合和炎症的扩展交替发生,不容易彻底治愈。

2.宫颈肥大

由于慢性炎症的长期刺激,宫颈组织充血、水肿,腺体和间质增生,纤维结缔组织增厚,导致宫颈肥大,但表面仍光滑,严重者较正常宫颈增大1倍以上。

3.宫颈息肉

慢性炎症长期刺激,使宫颈管局部黏膜增生并向宫颈外口突出而形成一个或多个息肉,直径在1 cm左右,色红,舌形,质软而脆,血管丰富易出血,蒂长短不一,蒂根附着于宫颈外口或颈管壁内。镜检特点为息肉表面被柱状上皮覆盖,中心为充血、水肿及炎性细胞浸润的结缔组织。息肉的恶变率不到1%,但极易复发。

4.宫颈腺囊肿

宫颈糜烂愈合过程中,宫颈腺管口被新生的鳞状上皮覆盖,腺管口堵塞,导致腺体分泌物排出受阻,液体潴留而形成囊肿。检查时见宫颈表面突出数毫米大小的青白色囊泡,内含无色黏液。

5.宫颈管内膜炎

炎症局限于宫颈管黏膜及黏膜下组织,宫颈口充血,有脓性分泌物,而宫颈阴道部外观光滑。

(三)临床表现

主要症状为白带增多,常刺激外阴引起外阴不适和瘙痒。由于病原体种类、炎症的范围、程度和病程不同,白带的量、颜色、性状、气味也不同,可为乳白色黏液状至黄色脓性,可有血性白带或宫颈接触性出血。若白带增多,似白色干酪样,应考虑可能合并假丝酵母菌感染;若白带呈稀薄泡沫状,有臭味,则应考虑滴虫性阴道炎。严重感染时可有腰骶部疼痛、下腹坠胀,由于慢性宫颈炎可直接向前蔓延或通过淋巴管扩散,当波及膀胱三角区及膀胱周围结缔组织时,可出现尿路刺激症状。较多的黏稠脓性白带有碍精子上行,可导致不孕。妇科检查可见宫颈不同程度的糜烂、肥大,有时可见宫颈息肉、宫颈腺囊肿等,宫颈口多有分泌物,亦可有宫颈触痛和宫颈触血。

(四)诊断

宫颈糜烂诊断并不困难,但必须除外宫颈上皮内瘤样病变、早期宫颈癌、宫颈结核、宫颈尖锐湿疣等,因此应常规进行宫颈细胞学检查。目前已有电脑超薄细胞检测系统,准确率显著提高。必要时须做病理活检以明确诊断,电子阴道镜辅助活检对提高诊断准确率很有帮助。宫颈息肉、宫颈腺囊肿可根据病理活检确诊。

(五)治疗

局部治疗为主,方法有物理治疗、药物治疗及手术治疗。

1.物理治疗

目的在于使糜烂面坏死、脱落,原有柱状上皮为新生鳞状上皮覆盖。

(1)电灼(熨)治疗:采用电灼器或电熨器对整个病变区电灼或电熨,直至组织呈乳白色或微黄色为止。一般近宫口处稍深,越近边缘越浅,深度为2 mm并超出病变区3 mm,深入颈管内0.5~1.0 cm,治愈率50%~90%。术后涂抹磺胺粉或呋喃西林粉,用醋酸冲洗阴道,每天1次,有助于创面愈合。

(2)冷冻治疗:利用液氮快速达到超低温(−196 ℃),使糜烂组织冻结、坏死、变性、脱落,创面修复而达到治疗目的。一般采用接触冷冻法,选择相应的冷冻头,覆盖全部病变区并略超过其范围2~3 mm,根据快速冷冻、缓慢复温的原则,冷冻1分钟、复温3分钟、再冷冻1分钟。进行单次或重复冷冻,治愈率80%左右。

(3)激光治疗:采用CO_2激光器使糜烂部分组织炭化、结痂,痂皮脱落后,创面修复而达到治疗目的。激光头距离糜烂面3~5 cm,照射范围应超出糜烂面2 mm,轻症的烧灼深度为2~3 mm,重症可达4~5 mm,治愈率70%~90%。

(4)微波治疗:微波电极接触局部病变组织时,瞬间产生高热效应(44~61 ℃)而达到组织凝固的目的,并可出现凝固性血栓形成而止血,治愈率90%左右。

(5)波姆光治疗:采用波姆光照射糜烂面,直至变为均匀灰白色为止,照射深度为2~3 mm,治愈率可达80%。

(6)红外线凝结法:红外线照射糜烂面,局部组织凝固、坏死,形成非炎性表浅溃疡,新生鳞状上皮覆盖溃疡面而达到治愈,治愈率90%以上。

(7)高强度聚焦超声治疗:高强度聚焦超声是治疗宫颈糜烂的一种新方法,通过超声波在焦点处产生的热效应、空化效应和机械效应,破坏病变组织。与传统物理治疗方法有所不同的是,利用聚焦超声良好的组织穿透性和定位性,将声波聚焦在宫颈病变深部,对宫颈组织的损伤部位是在表皮下的一定深度,而不是直接破坏表面黏膜层,深部病变组织被破坏后,由深及浅,促进健康组织的再生和表皮的重建。

物理治疗的注意事项:①治疗时间应在月经干净后3~7天进行。②排除宫颈上皮内瘤样病变、早期宫颈癌、宫颈结核和急性感染期后方可进行。③术后阴道分泌物增多,甚至有大量水样排液,有时呈血性,脱痂时可引起活动性出血,如量较多先用过氧化氢清洗伤口,用消毒棉球局部压迫止血,24小时后取出。④物理治疗的次数、持续时间、强度、范围应严格掌握。⑤创面愈合需要一段时间(2~8周),在此期间禁止盆浴和性生活。⑥定期复查,随访有无宫颈管狭窄。

2.药物治疗

药物治疗适用于糜烂面积小和炎症浸润较浅的病例。

(1)硝酸银或重铬酸钾液:为强腐蚀剂,局部涂擦进行治疗,方法简单,但因疗效不佳,现基本已弃用。

(2)聚甲酚磺醛浓缩液或栓剂:目前临床上应用较多,聚甲酚磺醛是一种高酸物质,可使病变组织的蛋白质凝固脱落,对健康组织无损害且可增加阴道酸度,有利于乳酸杆菌生长。用法是将浸有聚甲酚磺醛浓缩液的棉签插入宫颈管,转动数次取出,然后将浸有浓缩液的纱布块轻轻贴于病变组织,纱布块应稍大于糜烂面,浸蘸的药液以不滴下为度,持续1~3分钟,每周2次,一个月经周期为1个疗程;聚甲酚磺醛栓剂为每隔天晚阴道放置一枚,12次为1个疗程。

(3)免疫治疗:采用重组人α-干扰素栓,每晚一枚,6天为1个疗程。近年报道用红色奴卡放线菌细胞壁骨架 N-CWs 菌苗治疗宫颈糜烂,该菌苗具有非特异性免疫增强及消炎作用,能促进鳞状上皮化生,修复宫颈糜烂病变达到治疗效果。

(4)宫颈管内膜炎时,根据细菌培养和药敏试验结果,采用抗生素全身治疗。

3.手术治疗

对于糜烂面积广而深,或用上述方法久治不愈的患者可考虑行宫颈锥形切除术,多采取宫颈环形电切除术。锥形切除范围从病灶外缘 0.3～0.5 cm 开始,深入宫颈管 1～2 cm,锥形切除,术后压迫止血。宫颈息肉可行息肉摘除术或电切术。

(朱秀艳)

第四节　盆腔炎性疾病

一、概述

盆腔炎性疾病是妇女常见疾病,包括子宫内膜炎、附件炎、盆腔腹膜炎、盆腔结缔组织炎、女性生殖器结核等。既往盆腔炎性疾病多因产后、剖宫产后、流产后及妇科手术后细菌进入创面感染而致病,近年来则多由下生殖道的性传播疾病及细菌性阴道病上行感染造成。发病可局限于一个部位、几个部位或整个盆腔脏器。

(一)发病率

盆腔炎性疾病在一些性生活紊乱及性病泛滥的国家中是最常见的疾病。在工业化国家中,生育年龄组妇女每年盆腔炎性疾病的发生率可达 2%,美国每年估计有高达 100 万人患此病,其中需住院治疗者约 20 万人。我国盆腔炎性疾病发病率亦有升高的趋势,但尚无此方面确切的统计数字。

(二)病原体

通过对上生殖道细菌培养的研究,明确证明盆腔炎性疾病的发生为多重微生物感染所致,且许多细菌为存在于下生殖道的正常菌群。常见的致病菌有以下几种。

1.需氧菌

(1)葡萄球菌:属革兰阳性球菌,其中以金黄色葡萄球菌致病力最强,多于产后、剖宫产后、流产后或妇科手术后细菌通过宫颈上行感染至子宫、输卵管黏膜。葡萄球菌对一般常用的抗生素可产生耐药,根据药物敏感试验用药较为理想,耐青霉素的金黄色葡萄球菌对头孢唑林钠、万古霉素、克林霉素及第三代头孢菌素敏感。

(2)链球菌:也属革兰阳性球菌,其中以乙型溶血性链球菌致病力最强,能产生溶血素及多种酶,使感染扩散。本菌对青霉素敏感,患病后只要及时、足量、足疗程治疗基本无死亡。此菌可在成年女性阴道长期寄居,有报道,妊娠后期此类菌在阴道的携带率为 5%～29%。

(3)大肠埃希菌:为肠道的寄生菌,一般不致病,但在机体抵抗力下降,或因外伤等侵入肠道外组织或器官时可引起严重的感染,甚至产生内毒素休克,常与其他致病菌混合感染。本菌对卡那霉素、庆大霉素、头孢唑林钠、羧苄西林敏感,但易产生耐药菌株,可在药敏试验指导下用药。

此外,尚有肠球菌、克雷伯杆菌属、奈瑟淋病双球菌、阴道嗜血杆菌等。

2.厌氧菌

厌氧菌是盆腔感染的主要菌种。厌氧菌主要来源于结肠、直肠、阴道及口腔黏膜,肠腔中厌氧菌与需氧菌的数量比为100∶1,阴道内两者的比例为10∶1。女性生殖道内常见的厌氧菌有以下几种。

(1)消化链球菌:属革兰阳性菌,易滋生于产后子宫内坏死的蜕膜碎片或残留的胎盘中,其内毒素毒力低于大肠埃希菌,但能破坏青霉素的β-内酰胺酶,对青霉素有抗药性,还可产生肝素酶,溶解肝素。促进凝血,导致血栓性静脉炎。

(2)脆弱类杆菌:属革兰阴性菌,为严重盆腔感染中的主要厌氧菌,这种感染易造成盆腔脓肿,恢复期长,伴有恶臭。本菌对甲硝唑、克林霉素、头孢菌素、多西环素敏感,对青霉素易产生耐药。

(3)产气荚膜梭状芽孢杆菌:属革兰阴性菌,多见于创伤组织感染及非法堕胎等的感染,分泌物恶臭,组织内有气体,易产生中毒性休克、弥散性血管内凝血及肾衰。对克林霉素、甲硝唑及第三代头孢菌素敏感。

除上述3种常见的厌氧菌外,二路拟杆菌和二向拟杆菌也是常见的致病菌,对青霉素耐药,对抗厌氧菌抗生素敏感。

3.性传播的病原体

如淋球菌、沙眼衣原体、支原体等,是工业化国家中导致盆腔炎性疾病的主要病原体,占60%~70%。性传播病原体与多种微生物感染导致的盆腔炎性疾病常可混合存在,且在感染过程中可相互作用。淋球菌、衣原体所造成的宫颈炎、子宫内膜炎为阴道内的细菌上行感染创造了条件,也有人认为在细菌性阴道病时,淋球菌及衣原体更易进入上生殖道。

(三)感染途径

盆腔炎性疾病主要由病原体经阴道、宫颈的上行感染引起。其他途径尚以下几种。

1.经淋巴系统蔓延

细菌经外阴、阴道、宫颈裂伤、宫体创伤处的淋巴管侵入内生殖器及盆腔腹膜、盆腔结缔组织等部分,可形成产后感染,流产后感染或手术后感染。

2.直接蔓延

盆腔中其他脏器感染后,直接蔓延至内生殖器。如阑尾炎可直接蔓延到右侧输卵管,发生右侧输卵管炎。盆腔手术损伤后的继发感染亦可引起严重的盆腔炎。

3.经血液循环传播

病原体先侵入人体的其他系统,再经过血液循环达内生殖器,如结核菌感染,由肺或其他器官的结核灶可经血液循环而传至内生殖器,菌血症也可导致盆腔炎症。

(四)盆腔炎性疾病的预防

盆腔炎性疾病可来自产后、剖宫产、流产及妇科手术操作后。因此,必须做好宣传教育,注意孕期的体质,分娩时减少局部的损伤,对损伤部位的操作要轻,注意局部的消毒。月经期生殖器官抵抗力较弱,宫颈口开放,易造成上行感染,故应避免手术。手术前应详细检查患者的体质,有无贫血及其他脏器的感染灶,如有应予以治疗。此外,也存在一些盆腔手术后发生的盆腔炎性疾病,妇科围术期应选用广谱类抗生素,常用的有氨苄西林、头孢羟氨苄、头孢唑林钠、头孢西丁钠、头孢噻肟钠、头孢替坦、头孢曲松钠等。多数学者主张抗生素应在麻醉诱导期,即术前30分钟1次足量静脉输注,20分钟后组织内抗生素浓度可达高峰。必要时加用抗厌氧菌类抗生素如甲硝唑、替硝唑、克林霉素等。如手术操作60～90分钟,在4小时内给第2次药。剖宫产术可在钳夹脐带后给药,可选用抗厌氧菌类药物,如甲硝唑、替硝唑、克林霉素等。给药剂量及次数还需根据病变种类、手术的复杂性及患者情况而定。

可导致盆腔炎性疾病常见的其他手术,有各类须将器械伸入宫腔的操作,如人工流产,放、取环术,子宫输卵管造影等。我国在进行宫腔的计划生育手术前,须常规检查阴道清洁度、滴虫、真菌等,发现有阴道炎症者先给予治疗,有助于预防术后盆腔炎性疾病的发生。

性乱史是导致盆腔炎性疾病的重要因素。应加强对年轻妇女及其性伴侣的性传播疾病教育工作,包括延迟初次性交的时间、限制性伴侣的数量、避免与有性传播疾病者进行性接触、坚持使用屏障式的避孕工具、积极诊治无并发症的下生殖道感染等。

二、子宫内膜炎

子宫内膜炎是妇科常见的疾病,多与子宫体部的炎症并发,有急性子宫内膜炎及慢性子宫内膜炎两种。

(一)急性子宫内膜炎

1.概述

急性子宫内膜炎多发生于产后、剖宫产后、流产后及宫腔内的手术后。一些妇女在月经期、身体抵抗力虚弱时性交,或医务人员在不适当的情况下(如宫腔或其他部位的脏器已有感染)进行刮宫术,宫颈糜烂的电熨术,输卵管通液或造影术等均可导致急性子宫内膜炎。感染的细菌最常见者为链球菌、葡萄球菌、大肠埃希菌、淋球菌、衣原体及支原体、厌氧菌等,细菌可突破子宫颈的防御功能侵入子宫内膜发生急性炎症。

(1)病理表现:子宫内膜炎时子宫内膜充血、肿胀,有炎性渗出物,可混有血,也可为脓性渗出物;重症子宫内膜炎内膜坏死,呈灰绿色,分泌物可有恶臭。镜下见子宫内膜有大量多核白细胞浸润,细胞间隙内充满液体,毛细血管扩张,严重者细胞间隙内可见大量细菌,内膜坏死脱落形成溃疡。如果宫颈开放,引流通畅,宫腔分泌物清除可自愈;但也有炎症向深部侵入导致子宫肌炎、输卵管炎;如宫颈肿胀,引流不畅则形成子宫腔积脓。

(2)临床表现:急性子宫内膜炎患者可见白带增多,下腹痛,白带呈水样、黄白色、脓性,或混有血,如为厌氧菌感染,则分泌物带有恶臭。下腹痛可向双侧大腿放射,疼痛程度根据病情而异。发生在产后、剖宫产后或流产后者则有恶露长时间不净,如炎症未治疗,可扩散至子宫肌层及输卵管、卵巢、盆腔结缔组织,症状可加重,高热可达39～40 ℃,下腹痛加剧,白带增多。体检子宫可增大,有压痛,全身体质衰弱。

2.诊断要点

主要根据病史和临床表现来诊断。

3.治疗方案

(1)全身治疗:本病全身治疗较重要,须卧床休息,给以高蛋白流质或半流质饮食,在避免感冒情况下,开窗通风,体位以头高脚低位为宜,以利于宫腔分泌物引流。

(2)抗生素治疗:在药物敏感试验无结果前给以广谱抗生素,如青霉素;氨基糖苷类抗生素,如庆大霉素、卡那霉素等对需氧菌有效;而甲硝唑对厌氧菌有效。细菌培养药物敏感试验结果得出后,可更换敏感药物。①庆大霉素:80 mg 肌内注射,每8小时1次。②头孢菌素:可用第三代产品,对革兰阳性、阴性菌、球菌及杆菌均有效,急救情况下,可将此药1 g溶于0.9%盐水

100 mL 中同时加入地塞米松 5～10 mg,静脉点滴,每天 1～2 次,经 3 天治疗后体温下降病情好转时,可改服头孢唑林钠 0.25 g 每天 4 次,糖皮质激素也应逐渐减量至急性症状消失。如对青霉素过敏,可换用林可霉素 300～600 mg,静脉滴注,每天 3 次,体温平稳后,可改口服用药,每天 1.5～2.0 g,分 4 次给药,持续 1 周,病情稳定后停药。③诺氟沙星:对变形杆菌、铜绿假单胞菌具有强大的抗菌作用,可抑制细菌 DNA 合成,服药后可广泛分布于全身,对急性子宫内膜炎有良好的治疗作用。每次 0.2 g,每天 3 次,连服 10～14 天,或氧氟沙星 200 mg 静脉滴注,每天 2～3 次,对喹诺酮类药物过敏者最好不用。④有条件者可对急性子宫内膜炎患者进行住院治疗,以解除症状及保持输卵管的功能。可选择抗生素方案:头孢西丁 2 g 静脉注射,每 6 小时 1 次,或头孢替坦 2 g 静脉注射,每 12 小时 1 次,加强力霉素 100 mg 每 12 小时 1 次口服或静脉注射,共 4 天,症状改善后 48 小时,继续使用多西环素 100 mg,每天 2 次,共 10～14 天。此方案对淋球菌及衣原体感染均有效。克林霉素 900 mg 静脉注射,每 8 小时 1 次,庆大霉素 2 mg/kg 静脉或肌内注射,此后约 1.5 mg/kg,每 8 小时 1 次,共 4 天,用药 48 小时后,如症状改善,继续用多西环素 100 mg,每天 2 次口服,共给药 10～14 天,此方案对厌氧菌及兼性革兰阴性菌有效。使用上述方案治疗后,体温下降或症状消失 4 小时后患者可出院,继续服用多西环素 100 mg,每 12 小时 1 次,共 10～14 天,对淋球菌及衣原体感染均有效。

(3)手术治疗:一般急性子宫内膜炎不行手术治疗,以免引起炎症扩散,但如宫腔内有残留物、宫颈引流不畅或老年妇女宫腔积脓时,须在给大量抗生素、病情稳定后,清除宫腔残留物及取出宫内避孕器,或扩张宫颈使宫腔分泌物引流通畅,尽量不做刮宫。

(二)慢性子宫内膜炎

1.概述

慢性子宫内膜炎常因宫腔内分泌物通过子宫口流出体外,症状不甚明显,仅有少部分患者因防御机制受损,或病原体作用时间过长,对急性炎症治疗不彻底而形成。其病因如下。

(1)分娩、产后、剖宫产术后:有少量胎膜或胎盘残留于子宫腔,子宫复旧不全,引起慢性子宫内膜炎。

(2)宫内避孕器:宫内避孕器的刺激常可引起慢性子宫内膜炎。

(3)更年期或绝经期:体内雌激素水平降低,子宫内膜菲薄,易受细菌感染,发生慢性子宫内膜炎。

(4)宫腔内有黏膜下肌瘤、息肉、子宫内膜腺癌:子宫内膜易受细菌感染发生炎症。

(5)子宫内膜下基底层炎症:常可感染子宫内膜功能层而发生炎症。

(6)老年性子宫内膜炎:常可与老年性阴道炎同时发生。

(7)细菌性阴道病:病原体上行感染至子宫内膜所致。

2.病理表现

其内膜间质常见有大量浆细胞及淋巴细胞,内膜充血、肿胀,有时尚可见到肉芽组织及纤维性变。

3.临床表现

慢性子宫内膜炎患者常诉有不规则阴道流血或月经不规则,有时有轻度下腹痛及白带增多。妇科检查子宫可增大,有触痛。少数子宫内膜炎可导致不孕。

4.诊断要点

主要依据患者病史和临床表现来诊断。

5.治疗方案

慢性子宫内膜炎在治疗上应去除原因,如在产后、剖宫产后、人工流产后疑有胎膜、胎盘残留者,如无急性出血,可给抗生素3～5天后做刮宫术;如因宫内避孕器而致病者,可取出宫内避孕器;如有黏膜下息肉、肌瘤或内膜腺癌者,可做相应的处理;如合并有输卵管炎、卵巢炎等则应做相应的处理;同时存在细菌性阴道病者,抗生素中应加用抗厌氧菌药物。

三、附件炎、盆腔腹膜炎

(一)概述

附件炎和盆腔腹膜炎,目前本病仍为多发病,国外以淋球菌及沙眼衣原体感染为最多,占60%～80%,其他为厌氧菌及需氧菌多种微生物的混合感染;国内以后者感染为主,但由性传播疾病引起者亦有增加趋势。主要原因有以下几种。

1.产后、剖宫产后及流产后感染

内在及外来的细菌上行通过剥离面或残留的胎盘、胎膜、子宫切口等至肌层、输卵管、卵巢及盆腔腹膜发生炎症,也可经破损的黏膜、胎盘剥离面通过淋巴、血行播散到盆腔。通过对上生殖道细菌培养的研究,明确证明盆腔炎性疾病是多重微生物感染,包括阴道的需氧菌、厌氧菌、阴道加德纳菌、流感嗜血杆菌等,其中厌氧菌占70%～80%。厌氧菌中以各类杆菌及脆弱类杆菌最常见。

2.月经期性交

月经期宫颈口开放,子宫内膜剥脱面有扩张的血窦及凝血块,均为细菌的上行及滋生提供了良好的环境。如在月经期性交或使用不洁的月经垫,可使细菌侵入发生炎症。

3.妇科手术操作

任何通过宫颈黏液屏障的手术操作导致的盆腔感染,都称医源性盆腔炎性疾病,如放置宫内避孕器、人工流产、输卵管通液、造影等。其他妇科手术如宫颈糜烂电熨术、腹腔镜绝育术、人工流产导致子宫穿孔,盆腔手术误伤肠管等均可导致急性炎症。

4.邻近器官炎症的蔓延

邻近器官的炎症最常见者为急性阑尾炎、憩室炎、腹膜炎等。

5.盆腔炎性疾病

再次急性发作盆腔炎性疾病所造成的盆腔粘连、输卵管积水、扭曲等后遗症,易造成盆腔炎性疾病的再次急性发作,尤其是在患者免疫力低下、有不洁性交史等情况下。

6.全身性疾病

如败血症、菌血症等,细菌也可波及输卵管及卵巢发生急性盆腔炎性疾病。

7.淋球菌及沙眼衣原体

多为上行性急性感染,病原体多来自尿道炎、前庭大腺炎、宫颈炎等。

(二)病理表现

1.附件炎

当多重微生物造成产后、剖宫产后、流产后的急性输卵管炎、卵巢炎、输卵管卵巢脓肿时,病变可通过子宫颈的淋巴播散至子宫颈旁的结缔组织,首先侵及输卵管浆膜层再达肌层,输卵管内膜受侵较轻,或可不受累。病变是以输卵管间质炎为主,由于输卵管管壁增粗,可压迫管腔变窄,轻者管壁充血、肿胀,重者输卵管肿胀明显,且弯曲,并有纤维素性渗出物,引起周围组织粘连。

炎症如经子宫内膜向上蔓延,首先引起输卵管内膜炎,使输卵管内膜肿胀、间质充血、肿胀及大量中性多核白细胞浸润,重者输卵管内膜上皮可有退行性变或成片脱落,引起输卵管管腔粘连闭塞或伞端闭锁,如有渗出物或脓液积聚,可形成输卵管积脓,与卵巢粘连形成炎性包块。卵巢表面有一层白膜包被,很少单独发炎,卵巢多与输卵管伞端粘连,发生卵巢周围炎,进一步形成卵巢脓肿,如脓肿壁与输卵管粘连贯通则形成输卵管卵巢脓肿。脓肿可发生于初次感染之后,但往往是在反复发作之后形成。脓肿多位于子宫后方、阔韧带后叶及肠管间,可向阴道、直肠间贯通,也可破入腹腔,发生急性弥漫性腹膜炎。

2.盆腔腹膜炎

病变腹膜充血、肿胀,伴有含纤维素的渗出液,可形成盆腔脏器粘连,渗出物聚集在粘连的间隙内,形成多个小脓肿,或聚集在子宫直肠窝形成盆腔脓肿,脓肿破入直肠,症状可减轻;如破入腹腔则可引起弥漫性腹膜炎,使病情加重。

(三)临床表现

视病情及病变范围大小,表现的症状不同,轻者可以症状轻微或无症状。重者可有发热及下腹痛,发热前可先有寒战、头痛,体温可高达39~40 ℃,下腹痛多为双侧下腹部剧痛或病变部剧痛,可与发热同时发生。如疼痛发生在月经期则可有月经的变化,如经量增多、月经期延长;在非月经期发作则可有不规则阴道出血、白带增多、性交痛等。由于炎症的刺激,少数患者也可有膀胱及直肠刺激症状,如尿频、尿急、腹胀、腹泻等。体格检查患者呈急性病容,脉速,唇干。妇科检查见阴道充血,宫颈充血有分泌物,呈黄白色或黏液脓性,有时带恶臭,阴道穹隆有触痛,宫颈有举痛,子宫增大,压痛,活动受限,双侧附件有增厚,或触及包块,压痛明显。下腹部剧痛常拒按,或一侧压痛,摆动宫颈时更明显,炎症波及腹膜时呈现腹膜刺激症状。如已发展为盆腔腹膜炎,则整个下腹部有压痛及反跳痛。

(四)诊断要点

重症及典型的盆腔炎性疾病病例根据病史、临床及实验室检查所见,诊断不难,但此部分患者只占盆腔炎性疾病的4%左右。临床上绝大多数盆腔炎性疾病为轻到中度及亚临床感染者。这部分患者可无明确病史,临床症状轻微,或仅表现有下腹部轻微疼痛,白带稍多,给临床诊断带来困难。有研究显示,因感染造成的输卵管性不孕患者中,30%~75%无盆腔炎性疾病病史,急性盆腔炎性疾病有发热者仅占30%,有下腹痛、白带多、宫颈举痛者仅占20%。鉴于此,美国疾病控制与预防中心提出了新的盆腔炎性疾病诊断标准:①至少必须具备下列3项主要标准,下腹痛、宫颈举痛、附件区压痛。②此外,下列标准中具备一项或一项以上时,增加诊断的特异性。体温>38 ℃、异常的宫颈或阴道排液、沙眼衣原体或淋病双球菌的实验室证据、红细胞沉降率加快或C反应蛋白升高。③对一些有选择的病例必须有下列的确定标准。阴道超声或其他影像诊断技术的阳性发现如输卵管增粗、伴或不伴管腔积液、输卵管卵巢脓肿或腹腔游离液体、子宫内膜活检阳性、腹腔镜下有与盆腔炎性疾病一致的阳性所见。

盆腔炎性疾病中有10%~20%伴有肝周围炎或局部腹膜炎,多在腹腔镜检查时发现,被认为是感染性腹腔液体直接或经淋巴引流到膈下区域造成,以沙眼衣原体引起者最多见,偶见有淋球菌及厌氧菌引起者。腹腔镜下见肝周充血,炎性渗出及肝膈面与上腹、横膈形成束状、膜状粘连带。此种肝周炎很少侵犯肝实质,肝功能多正常。

1.阴道分泌物涂片检查

此方法简便、经济、实用。阴道分泌物涂片检查中每个阴道上皮细胞中多于1个以上的多形核白细胞就会出现白带增多,每高倍视野有3个以上白细胞诊断盆腔炎性疾病的敏感性达87%,其敏感性高于红细胞沉降率、C反应蛋白,以及经过内膜活检或腹腔镜证实的有症状的盆腔炎性疾病所呈现出来的外周血的白细胞计数值。

2.子宫内膜活检

可得到子宫内膜炎的组织病理学诊断,被认为是一种比腹腔镜创伤小而又能证实盆腔炎性疾病的方法,因子宫内膜炎常合并有急性输卵管炎。子宫内膜活检与腹腔镜检查在诊断盆腔炎性疾病上有90%的相关性。子宫内膜活检的诊断敏感性达92%,特异性为87%,并可同时取材做细菌培养,但有被阴道细菌污染的机会。

3.超声等影像学检查

在各类影像学检查方法中,B超是最简便、实用和经济的方法,且与腹腔镜检查有很好的相关性。在急性、严重的盆腔炎性疾病时,经阴道超声可见输卵管增粗、管腔积液或盆腔有游离液体。B超还可用于监测临床病情的发展,出现盆腔脓肿时,B超可显示附件区肿块,伴不均匀回声。CT、MRI有时也可显示出较清晰的盆腔器官影像,但由于其价值昂贵而不能普遍用于临床。对于早期、轻度的盆腔炎性疾病,B超敏感性差。

4.腹腔镜检查

腹腔镜检查目前被认为是诊断盆腔炎性疾病的金标准,因可在直视下观察盆腔器官的病变情况,并可同时取材行细菌鉴定及培养而无阴道污染之虑。腹腔镜下诊断盆腔炎性疾病的最低标准为输卵管表面可见充血、输卵管壁肿胀及输卵管表面与伞端有渗出物,也可显示肝包膜渗出、粘连。

5.其他实验室检查

其他实验室检查包括白细胞计数增多、红细胞沉降率增快、C反应蛋白升高、血清CA125升高等,虽对临床诊断有所帮助,但均缺乏敏感性与特异性。

(五)治疗方案

盆腔炎性疾病治疗目的是缓解症状、消除当前感染及降低远期后遗症的危险。

1.全身治疗

重症者应卧床休息,给予高蛋白流食或半流食,体位以头高脚低位为宜,以利于宫腔内及宫颈分泌物排出体外,盆腔内的渗出物聚集在子宫直肠窝内而使炎症局限。补充液体,纠正电解质紊乱及酸碱平衡,高热时给予物理降温,并应适当给予止痛药,避免无保护性交。

2.抗生素治疗

近年来由于新的抗生素不断问世,细菌培养技术的提高及药物敏感试验的配合,使临床上得以合理使用抗生素,对急性炎症可达到微生物学的治愈(治愈率为84%～98%),一般在药物敏感试验做出以前,先使用需氧菌、厌氧菌及淋球菌、沙眼衣原体兼顾的广谱抗生素,待药敏试验做出后再更换,一般是根据病因及发病后已用过何种抗生素作为参考来选择用药。急性附件炎、盆腔腹膜炎常用的抗生素如下。

(1)青霉素或红霉素与氨基糖苷类药物及甲硝唑联合:青霉素G每天240万～1 000万U,静脉滴注,病情好转后改为每天120万～240万U,每4～6小时1次,分次给药或连续静脉滴注。红霉素每天0.90～1.25 g静脉滴注,链霉素0.75 g肌内注射,每天1次。庆大霉素每天16万～32万U,分2～3次静脉滴注或肌内注射,一般疗程<10天。甲硝唑500 mg静脉滴注,每8小时1次,病情好转后改口服400 mg,每8小时1次。

(2)第一代头孢菌素与甲硝唑合用:对第一代头孢菌素敏感的细菌有乙型溶血性链球菌、葡萄球菌、大肠埃希菌等。头孢噻吩每天 2 g,分 4 次肌内注射;头孢唑林钠每次 0.5～1.0 g,每天 2～4 次,静脉滴注;头孢拉定,静脉滴注每天剂量为 100～150 mg/kg,分次给予,口服每天 2～4 g,分 4 次空腹服用。

(3)克林霉素与氨基糖苷类药物联合:克林霉素每次 600 mg,每 6 小时 1 次,静脉滴注,体温降至正常后 24～48 小时改口服,每次 300 mg,每 6 小时 1 次。克林霉素对多数革兰阳性和厌氧菌(如类杆菌、消化链球菌等)及沙眼衣原体有效。与氨基糖苷类药物合用有良好的效果。但此类药物与红霉素有拮抗作用,不可与其联合。

(4)林可霉素:其作用与克林霉素相同,用量每次 300～600 mg,每天 3 次,肌内注射或静脉滴注。

(5)第二代头孢菌素:对革兰阴性菌的作用较为优越,抗酶性能强,抗菌谱广。临床用于革兰阴性菌。如头孢呋辛,每次 0.75～0.50 g,每天 3 次肌内注射或静脉滴注;头孢孟多轻度感染每次 0.5～1.0 g,每天 4 次静脉滴注,较重的感染每天 6 次,每次 1 g;头孢西丁对革兰阳性及阴性需氧菌与厌氧菌包括脆弱类杆菌均有效,每次 1～2 g,每 6～8 小时 1 次静脉注射或静脉滴注,可单独使用。

(6)第三代头孢菌素:对革兰阴性菌的作用较第二代头孢菌素更强,抗菌谱广,耐酶性能强,对第一、第二代头孢菌素耐药的一些革兰阴性菌株常可有效。头孢噻肟对革兰阴性菌有较强的抗菌效能,但对脆弱杆菌较不敏感。一般感染每天 2 g,分 2 次肌内注射或静脉注射,中度或重度感染每天 3～6 g,分 3 次肌内注射或静脉注射。头孢曲松钠 1～2 g,每天 2 次静脉注射。

(7)哌拉西林:对多数需氧菌及厌氧菌均有效,每天 4～12 g,分 3～4 次静脉注射或静脉滴注,严重感染每天可用 16～24 g。

(8)喹诺酮类药物:如诺氟沙星、氧氟沙星、环丙沙星等,其抗菌谱广,对革兰阳性、阴性菌均有抗菌作用,且具有较好的组织渗透性,口服量每天 0.2～0.6 g,分 2～3 次服用。其中氟罗沙星由于其半衰期长,每天 1 次服 0.2～0.4 g 即可。

3.中药治疗

主要为活血化瘀、清热解毒,如用银翘解毒汤、清营汤、安宫牛黄丸、紫雪丹等。

4.手术治疗

(1)经药物治疗 48～72 小时,体温持续不降,肿块增大,出现肠梗阻、脓肿破裂或中毒症状时,应及时行手术处理。年轻妇女要考虑保留卵巢功能,对体质衰弱的患者,手术范围需根据具体情况决定。如为盆腔脓肿,可在 B 超、CT 等影像检查引导下经腹部或阴道切开排脓,也可在腹腔镜下行盆腔脓肿切开引流,同时注入抗生素。

(2)输卵管脓肿、卵巢脓肿,经保守治疗病情好转,肿物局限,也可行手术切除肿物。

(3)脓肿破裂,患者出现腹部剧痛,伴高热、寒战、恶心、呕吐、腹胀、拒按等情况时应立即剖腹探查。

四、盆腔结缔组织炎

(一)急性盆腔结缔组织炎

1.概述

盆腔结缔组织是腹膜外的组织,位于盆腔腹膜的后方,子宫两侧及膀胱前间隙处,这些部位的结缔组织间并无明显的界限。急性盆腔结缔组织炎是指盆腔结缔组织初发的炎症,不是继发于输卵管、卵巢的炎症,是初发于子宫旁的结缔组织,然后再扩展至其他部位。

本病多由于分娩或剖宫产时宫颈或阴道上端的撕裂,困难的宫颈扩张术时宫颈裂伤,经阴道的子宫全切除术时阴道残端周围的血肿及人工流产术中误伤子宫及宫颈侧壁等情况时细菌侵入发生感染。

本病的常见病原体多为链球菌、葡萄球菌、大肠埃希菌、厌氧菌、淋球菌、衣原体、支原体等。

2.病理表现

发生急性盆腔结缔组织炎后,局部组织出现肿胀、充血,并有多量白细胞及浆细胞浸润。炎症初起时多位于生殖器官受到损伤的部位,如自子宫颈部的损伤浸润至子宫颈一侧盆腔结缔组织,逐渐可蔓延至盆腔对侧的结缔组织及盆腔的前半部分。病变部分易化脓,形成大小不等的脓肿,如未能及时控制,炎症可通过淋巴向输卵管、卵巢、髂窝处扩散,由于盆腔结缔组织与盆腔内血管接近,可引起盆腔血栓性静脉炎。如阔韧带内已形成脓肿未及时切开引流,脓肿可向阴道、膀胱、直肠破溃,高位的脓肿也可向腹腔破溃引起弥漫性腹膜炎,脓毒血症使病情急剧恶化,但引流通畅后,炎症可逐渐消失。如排脓不畅,也可发生长期不愈的窦道。

3.临床表现

炎症初期患者可有高热,下腹痛,体温可达 39～40 ℃,下腹痛多与急性输卵管卵巢炎相似。如病史中在发病前曾有全子宫切除术、剖宫产术时有单侧壁或双侧壁损伤,诊断更易。如已形成脓肿,除发热、下腹痛外,常见有直肠、膀胱压迫症状如便意频数、排便痛、恶心、呕吐、尿频、尿痛等症状。

妇科检查在发病初期,子宫一侧或双侧有明显的压痛与边界不明显的增厚感,增厚可达盆壁,子宫略大,活动差,压痛,一侧阴道或双侧阴道穹隆可触及包块,包块上界常与子宫底平行,触痛明显。如已形成脓肿则因脓液向下流入子宫后方,阴道后穹隆常可触及较软的包块,且触痛明显。

4.诊断要点

根据病史、临床症状及妇科检查所见诊断不难,但须做好鉴别诊断。

(1)输卵管妊娠破裂:有停经史、下腹痛突然发生,面色苍白,急性病容,腹部有腹膜刺激症状,阴道出血少量、尿 HCG(+)、后穹隆穿刺为血液。

(2)卵巢囊肿蒂扭转:有突发的一侧性下腹痛,有或无瘤史,有单侧腹膜刺激症状,触痛明显,妇科检查子宫一侧触及肿物及触痛,无停经史。

(3)急性阑尾炎:疼痛缓慢发生,麦氏点有触痛,妇科检查无阳性所见。

5.治疗方案

(1)抗生素治疗:可用广谱抗生素,如青霉素、头孢菌素、氨基糖苷类抗生素、林可霉素、克林霉素、多西环素及甲硝唑等。待细菌药物敏感试验出结果后,改用敏感的抗生素。

(2)手术治疗:急性盆腔结缔组织炎,轻症者一般不作手术治疗,以免炎症扩散或出血,但有些情况须手术处理。①宫腔内残留组织伴阴道出血:首先应积极抗感染,如无效或出血较多时,在用药物控制感染的同时,用卵圆钳清除宫腔内容物,而避免做刮宫术。②子宫穿孔:如无肠管损伤及内出血,可不必剖腹修补。③宫腔积脓:应扩张宫口使脓液引流通畅。④已形成脓肿者:根据脓肿的部位采取切开排脓手术,如为接近腹股沟韧带的脓肿,应等待脓肿扩大后再做切开;如脓肿位于阴道一侧则应自阴道做切开,尽量靠近中线,以免损伤输尿管或子宫动脉。

(二)慢性盆腔结缔组织炎

1.概述

慢性盆腔结缔组织炎多由于急性盆腔结缔组织炎治疗不彻底,或患者体质较差,炎症迁延而成慢性。由于宫颈的淋巴管直接与盆腔结缔组织相通,故也可因慢性宫颈炎发展至盆腔结缔组织炎。

2.病理表现

本病的病理变化多为盆腔结缔组织因充血、肿胀,转为纤维组织和增厚、变硬的瘢痕组织,与盆壁相连,子宫被固定不能活动,或活动受限,子宫常偏于患侧的盆腔结缔组织。

3.临床表现

轻度慢性盆腔结缔组织炎,一般多无症状,偶尔于身体劳累时有腰痛,下腹坠痛,重度者可有较严重的下腹坠痛、腰酸痛及性交痛。妇科检查,子宫多呈后倾后屈位,三合诊时触及宫骶韧带增粗呈索条状,有触痛,双侧宫旁组织肥厚,有触痛,如为一侧性者可触及子宫变位,屈向于患侧,如已形成冰冻骨盆,则子宫的活动完全受到限制。

4.诊断要点

根据有急性盆腔结缔组织炎史、临床症状与妇科检查,诊断不难,但需与子宫内膜异位症、结核性盆腔炎、卵巢癌及陈旧性异位妊娠等鉴别。

(1)子宫内膜异位症:多有痛经史,且进行性加重。妇科检查可能触及子宫骶韧带处有触痛结节,或子宫两侧有包块,B超及腹腔镜检查有助于诊断。

(2)结核性盆腔炎:多有其他脏器结核史,腹痛常为持续性,腹胀,偶有腹部包块,有时有闭经史,可同时伴子宫内膜结核,X线检查下腹部可见钙化灶,包块位置较慢性盆腔结缔组织炎高。

(3)卵巢癌:包块多为实质性,较硬,表面不规则,常有腹水,患者一般情况差,晚期患者有下腹痛,诊断时有困难,B超、腹腔镜检查、肿瘤标志物及病理活组织检查有助于诊断。

(4)陈旧性异位妊娠:多有闭经史及阴道出血,下腹痛偏于患侧,妇科检查子宫旁有境界不清的包块,触痛,B超及腹腔镜检查有助于诊断。

5.治疗方案

须积极治疗慢性宫颈炎及急性盆腔结缔组织炎。慢性宫颈炎的治疗包括物理治疗如超短波、激光、微波、中波、直流电离子导入、紫外线等。对慢性盆腔结缔组织炎可用物理治疗,以减轻疼痛。对急性盆腔结缔组织炎需积极彻底治疗,不使病原体潜伏于体内。应用抗生素治疗可取得一定的疗效,与物理治疗合用效果较好。慢性盆腔结缔组织炎经治疗后症状可减轻,但易复发,如月经期后、性交后及过度体力劳动后。

五、女性生殖器结核

(一)概述

由人型结核杆菌侵入机体后在女性生殖器引起的炎症性疾病称为女性生殖器结核,常继发于肺、肠、肠系膜淋巴结、腹膜等器官的结核,也有少数患者继发于骨、关节结核,多数患者在发现生殖器结核时原发病灶已愈。结核杆菌首先侵犯输卵管,然后下行传播至子宫内膜和卵巢,很少侵犯子宫颈,阴道及外阴结核更属罕见。由于本病病程缓慢,症状不典型,易被忽视。

(二)传播途径

生殖器结核是全身结核的一种表现,一般认为是继发性感染,主要来源于肺或腹膜结核。传播途径可有以下几种。

1. 血行传播

血行传播最为多见。结核杆菌一般首先感染肺部,短时间即进入血液循环,传播至体内其他器官,包括生殖器官。有研究发现,肺部原发感染发生在月经初期时结核菌通过血行播散可被单核-吞噬细胞系统清除,但在输卵管内可形成隐性传播灶,处于静止状态可达1~10年,直至机体免疫功能低下时细菌重新激活发生感染。青春期时生殖器官发育,血供较为丰富,结核菌易借血行传播。

2. 淋巴传播

淋巴传播较少见。多为逆行传播,如肠结核通过淋巴管逆行传播至生殖器官。

3. 直接蔓延

结核性腹膜炎和肠系膜淋巴结核可直接蔓延到输卵管。腹膜结核与输卵管结核常并存,平均占生殖器结核的50%,两处结核病灶可通过直接接触相互传染。

4. 原发性感染

原发性感染极为少见。一般多为男性附睾结核的结核菌通过性交传染给女性。

(三)病理表现

女性生殖器结核绝大多数首先感染输卵管,其次为子宫内膜、卵巢、宫颈、阴道及外阴。

1. 输卵管结核

输卵管结核占90%~100%。多为双侧性。典型病变输卵管黏膜皱襞可有广泛的肉芽肿反应及干酪样坏死,镜下可见结核结节。由于感染途径不同,结核性输卵管炎初期大致有3种类型。

(1)结核性输卵管周围炎:输卵管浆膜面充血、肿胀,见散在黄白色粟米状小结节,可与周围器官广泛粘连,常为盆腔腹膜炎或弥漫性腹膜炎的一部分。可能出现少量腹水。

(2)结核性输卵管间质炎:由血行播散而来。输卵管黏膜下层或肌层最先出现散在小结节,后波及黏膜和浆膜。

(3)结核性输卵管内膜炎:多由血行播散所致,继发于结核性腹膜炎者较少见,结核杆菌可由输卵管伞端侵入。输卵管黏膜首先受累,发生溃疡和干酪样坏死,病变以输卵管远端为主,伞端黏膜肿胀,黏膜皱襞相互粘连,伞端可外翻呈烟斗状但并不一定闭锁。

输卵管结核随病情发展可有两种类型。①增生粘连型:较多见,此型病程进展缓慢,临床表现多不明显。输卵管增粗僵直,伞端肿大开放呈烟斗状,但管腔可发生狭窄或阻塞。切面可在黏膜及肌壁找到干酪样结节,慢性病例可见钙化灶。当病变扩展到浆膜层或整个输卵管被破坏后,可有干酪样物质渗出,随后肉芽组织侵入,使输卵管与邻近器官如卵巢、肠管、肠系膜、膀胱和直肠等广泛紧密粘连,形成难以分离的实性肿块,如有积液则形成包裹性积液。②渗出型:此型病程急性或亚急性。渗出液呈草黄色,澄清,为浆液性,偶可见血性液体,量多少不等。输卵管管壁有干酪样坏死,黏膜有粘连,管腔内有干酪样物质潴留而形成输卵管积脓。与周围器官可无粘连而活动,易误诊为卵巢囊肿。较大的输卵管积脓可波及卵巢而形成结核型输卵管卵巢脓肿。

2. 子宫内膜结核

子宫内膜结核占50%~60%。多由输卵管结核扩散而来。由于子宫内膜有周期性脱落而使内膜结核病灶随之排出,病变多局限于子宫内膜,早期呈散在粟粒样结节,极少数严重病变侵入肌层。宫体大小正常或略小,外观无异常。刮取的子宫内膜镜下可见结核结节,严重者出现干酪样坏死。典型的结核结节中央为1~2个巨细胞,细胞呈马蹄状排列,周围有类上皮细胞环绕,外侧有大量淋巴细胞和浆细胞浸润。子宫内膜结核结节的特点是结核结节周围的腺体对卵巢激素反应不敏感,表现为持续性增生或分泌不足。严重的内膜结核可出现干酪样坏死而呈表浅的溃疡,致使内膜大部分或全部被破坏,以后还可形成瘢痕,内膜的功能全部丧失而发生闭经。子宫内膜为干酪样组织或形成溃疡时可形成宫腔积脓;全部为干酪样肉芽肿样组织时可出现恶臭的浆液性白带,须排除子宫内膜癌。

3.卵巢结核

卵巢结核占20%~30%。病变多由输卵管结核蔓延而来,多为双侧性,卵巢表面可见结核结节或干酪样坏死或肉芽肿。卵巢虽与输卵管相邻较近,但因有白膜包裹而较少受累,常仅有卵巢周围炎。若由血行传播引起的感染可在卵巢深层间质中形成结节,或发生干酪样坏死性脓肿。

4.子宫颈结核

子宫颈结核占5%~15%。常由子宫内膜结核向下蔓延形成,或经血行淋巴播散而来。肉眼观病变呈乳头状增生或溃疡型而不易与宫颈癌鉴别,确诊须经病理组织学检查。宫颈结核一般有四种类型:溃疡型、乳头型、间质型和子宫颈黏膜型。

5.外阴、阴道结核

外阴、阴道结核占1%。多自子宫和子宫颈向下蔓延而来或血行传播。病灶表现为外阴和阴道局部单个或数个表浅溃疡,久治不愈可形成窦道。

(四)临床表现

1.病史

病史对本病的诊断极为重要。须详细询问家族结核史、本人结核接触史及本人生殖器以外的脏器结核史,生殖器结核患者中约有1/5的患者有结核家族史。

2.症状

患者的临床症状多为非特异性的。不少患者无不适主诉,而有的则症状严重。

(1)月经失调:为女性生殖器结核较常见的症状,与病情有关。早期患者因子宫内膜充血或形成溃疡而表现为月经量过多、经期延长或不规则阴道出血,易被误诊为功能失调性子宫出血。多数患者就诊时发病已久,此时子宫内膜已遭受不同程度的破坏,表现为月经量过少,甚至闭经。

(2)下腹坠痛:盆腔炎症和粘连、结核性输卵管卵巢脓肿等均可引起不同程度的下腹坠痛,经期尤甚。

(3)不孕:输卵管结核患者输卵管管腔可狭窄、阻塞,黏膜纤毛丧失或粘连,输卵管间质发生炎症者输卵管蠕动异常,输卵管失去正常功能而导致不孕。子宫内膜结核是引起不孕的另一主要原因。在原发性不孕患者中,生殖器结核常为主要原因之一。

(4)白带增多:多见于合并子宫颈结核者,尤其当合并子宫颈炎时,分泌物可呈脓性或脓血性,组织脆,有接触性出血,易误诊为癌性溃疡。

(5)全身症状:可有疲劳、消瘦、低热、盗汗、食欲下降或体重减轻等结核的一般症状。无自觉症状的患者临床亦不少见。有的患者可仅有低热,尤其在月经期比较明显,每次经期低热是生殖器结核的典型临床表现之一。生殖器结核常继发于肺、脑膜、肠和泌尿系统等脏器的结核,因而可有原发脏器结核的症状,如咯血、胸痛、血尿等。

3.体征

因病变部位、程度和范围不同而有较大差异。部分病例妇科检查子宫因粘连而活动受限,双侧输卵管增粗、变硬,如索条状。严重病例妇科检查可扪及盆腔包块,质硬,不规则,与周围组织广泛粘连,活动差,无明显触痛。包裹性积液患者可扪及囊性肿物,颇似卵巢囊肿。生殖器结核与腹膜结核并存患者腹部可有压痛,腹部触诊腹壁揉面感,腹水征阳性。个别患者于子宫旁或子宫直肠窝处扪及小结节,易误诊为盆腔子宫内膜异位症或卵巢恶性肿瘤。生殖器结核患者常有子宫发育不良,子宫颈结核患者窥阴器检查时可见宫颈局部乳头状增生或小溃疡形成。

(五)诊断要点

症状、体征典型的患者诊断多无困难,多数因无明显症状和体征极易造成漏诊或误诊。有些患者仅因不孕行诊断性刮宫,经病理组织学检查才证实为子宫内膜结核。如有以下情况应首先考虑生殖器结核可能:①有家族性结核史,既往有结核接触史,或本人曾患肺结核、胸膜炎和肠结核者。②不孕伴月经过少或闭经,有下腹痛等症状,或盆腔有包块者。③未婚妇女,无性接触史,主诉低热、盗汗、下腹痛和月经失调,肛门指诊盆腔附件区增厚有包块者。④慢性盆腔炎久治不愈者。

由于本病患者常无典型临床表现,需依靠辅助诊断方法确诊。常用的辅助诊断方法有以下几种。

1. 病理组织学检查

盆腔内见粟粒样结节或干酪样物质者一般必须做诊断性刮宫。对不孕及可疑患者也应取子宫内膜做病理组织学检查。诊刮应在月经来潮后 12 小时之内进行,因此时病变表现较为明显。刮宫时应注意刮取两侧子宫角内膜,因子宫内膜结核多来自输卵管,使病灶多出现在宫腔两侧角。刮出的组织应全部送病理检查,最好将标本做系统连续切片,以免漏诊。如在切片中找到典型的结核结节即可确诊。子宫内膜有炎性肉芽肿者应高度怀疑内膜结核。无结核性病变但有巨细胞体系存在也不能否认结核的存在。可疑患者需每隔 2～3 个月复查,如 3 次内膜检查均阴性者可认为无子宫内膜结核存在。因诊刮术有引起结核扩散的危险性,术前、术后应使用抗结核药物预防性治疗。其他如宫颈、阴道、外阴等病灶也需经病理组织学检查才能明确诊断。

2. 结核杆菌培养、动物接种

取经血、刮取的子宫内膜、宫颈分泌物、宫腔分泌物、盆腔包块穿刺液或盆腔包裹性积液等做培养,到 2 个月时检查有无阳性结果。或将这些物质接种于豚鼠腹壁皮下,6～8 周后解剖检查,如在接种部位周围的淋巴结中找到结核杆菌即可确诊。如果结果为阳性,可进一步做药敏试验以指导临床治疗。经血培养(取月经第 1 天的经血 6～8 mL)可避免刮宫术引起的结核扩散,但阳性率较子宫内膜细菌学检查为低。一般主张同时进行组织学检查、细菌培养和动物接种,可提高阳性确诊率。本法有一定技术条件要求,而且需时较长,尚难推广使用。

3. X 线检查

(1)胸部 X 线片:必要时还可做胃肠系统和泌尿系统 X 线检查,以便发现其原发病灶。但许多患者在发现生殖器结核时其原发病灶往往已经愈合,而且不留痕迹,故 X 线片阴性并不能排除盆腔结核。

(2)腹部 X 线片:如显示孤立的钙化灶,提示曾有盆腔淋巴结结核。

(3)子宫输卵管碘油造影:子宫输卵管碘油造影对生殖器结核的诊断有一定的价值。其显影特征:①子宫腔形态各不相同,可有不同程度的狭窄或变形,无刮宫或流产病史者边缘亦可呈锯齿状。②输卵管管腔有多发性狭窄,呈典型的串珠状或细小僵直状。③造影剂进入子宫壁间质、宫旁淋巴管或血管时应考虑有子宫内膜结核。④输卵管壶腹部与峡部间有梗阻,并伴有碘油进入物卵管间质中的灌注缺损。⑤相当于输卵管、卵巢和盆腔淋巴结部位有多数散在粟粒状透亮斑点阴影,似钙化灶。子宫输卵管碘油造影有可能将结核菌或干酪样物质带入盆腹腔,甚至造成疾病扩散而危及生命,因此应严格掌握适应证。输卵管有积脓或其他疾病时不宜行造影术。造影前后应给予抗结核药物,以防病情加重。造影适宜时间在经净后 2~3 天。

4.腹腔镜检查

腹腔镜检查在诊断妇女早期盆腔结核上较其他方法更有价值。对于宫内膜组织病理学和细菌学检查阴性的患者可行腹腔镜检查。镜下观察子宫和输卵管的浆膜面有无粟粒状结节,输卵管周围有无膜状粘连,以及输卵管卵巢有无肿块等,同时可取可疑病变组织做活检,并取后穹隆液体做结核菌培养等。

5.聚合酶链反应检测

经血或组织中结核杆菌特异的荧光聚合酶链反应定量测定可对疾病作出迅速诊断,但判断结果时要考虑病程。

6.血清 CA125 值测定

晚期腹腔结核患者血清 CA125 水平明显升高。伴或不伴腹水的腹部肿块患者血清 CA125 值异常升高也应考虑结核的可能,腹腔镜检查结合组织活检可明确诊断,以避免不必要的剖腹手术。血清 CA125 值的检测还可用于监测抗结核治疗的疗效。

7.宫腔镜检查

宫腔镜检查可直接发现子宫内膜结核病灶,并可在直视下取活组织做病理检查。但有可能使结核扩散,且因结核破坏所致的宫腔严重粘连变形可妨碍观察效果,难以与外伤性宫腔粘连鉴别,故不宜作为首选。如必须借助宫腔镜诊断,镜检前应排除有无活动性结核,并应进行抗结核治疗。宫腔镜下可见子宫内膜因炎症反应而充血发红,病灶呈黄白色或灰黄色。轻度病变子宫内膜高低不平,表面可附着粟粒样白色小结节;重度病变子宫内膜为结核破坏,致宫腔粘连,形态不规则,腔内可充满杂乱、质脆的息肉状突起,瘢痕组织质硬,甚至形成石样钙化灶,难以扩张和分离。

8.其他检查

如结核菌素试验、血常规、红细胞沉降率和血中结核抗体检测等,但这些检查对病变部位无特异性,仅可作为诊断的参考。

(六)治疗方案

1.一般治疗

增强机体抵抗力及免疫力对治疗有一定的帮助。活动性结核患者,应卧床休息,至少休息 3 个月。当病情得到控制后,可从事部分较轻工作,但需注意劳逸结合,加强营养,适当参加体育活动,增强体质。

2.抗结核药物治疗

(1)常用的抗结核药物:理想的抗结核药物具有杀菌、灭菌或较强的抑菌作用,毒性低,不良反应小,不易产生耐药菌株,价格低廉,使用方便,药源充足;经口服或注射后药物能在血液中达到有效浓度,并能渗入吞噬细胞、腹膜腔或脑脊液内,疗效迅速而持久。

目前常用的抗结核药物分为 4 类:①对细胞内外菌体效力相仿者,如利福平、异烟肼、乙硫异烟胺和环丝氨酸等。②细胞外作用占优势者,如链霉素、卡那霉素、卷曲霉素和紫霉素等。③细胞内作用占优势者,如吡嗪酰胺。④抑菌药物,如对氨基水杨酸钠、乙胺丁醇和氨硫脲等。

链霉素、异烟肼和对氨基水杨酸钠称为第一线药物;其他各药称为第二线药物。临床上一般首先选用第一线药物,在第一线药物产生耐药菌株或因毒性反应患者不能耐受时则可换用 1~

2种第二线药物。

常用的抗结核药物：①异烟肼具有杀菌力强、可以口服、不良反应小、价格低廉等优点。结核杆菌对本药的敏感性很易消失，故多与其他抗结核药物联合使用。其作用机制主要是抑制结核菌脱氧核糖核酸(DNA)的合成，并阻碍细菌细胞壁的合成。口服后吸收快，渗入组织杀灭细胞内外代谢活跃或静止的结核菌，局部病灶药物浓度亦相当高。剂量：成人口服1次0.1～0.3 g，1天0.2～0.6 g；静脉用药1次0.3～0.6 g，加5%葡萄糖注射液或等渗氯化钠注射液20～40 mL缓慢静脉注射，或加入250～500 mL液体中静脉滴注；局部(子宫腔内、子宫直肠窝或炎性包块内)用药1次50～200 mg；也可1天1次0.3 g顿服或1周2次，1次0.6～0.8 g口服，以提高疗效并减少不良反应。本药常规剂量很少发生不良反应，大剂量或长期使用时可见周围神经炎、中枢神经系统中毒(兴奋或抑制)、肝脏损害(血清丙氨酸氨基转移酶升高)等。异烟肼急性中毒时可用大剂量维生素 B_6 对抗。用药期间注意定期检查肝功能。肝功能不良、有精神病和癫痫史者慎用。本品可加强香豆素类抗凝药、某些抗癫痫药、降压药、抗胆碱药、三环抗抑郁药等的作用，合用时需注意。抗酸药尤其是氢氧化铝可抑制本品吸收，不宜同时服用。②利福平是广谱抗生素。其杀灭结核菌的机制在于抑制菌体的RNA聚合酶，阻碍mRNA合成。对细胞内、外代谢旺盛及偶尔繁殖的结核菌均有作用，常与异烟肼联合应用。剂量：成人每天1次，空腹口服0.45～0.60 g。本药不良反应轻微，除消化道不适、流感综合征外，偶有短暂性肝功能损害。与INH、PAS联合使用可加强肝毒性。用药期间检查肝功能，肝功能不良者慎用。长期服用本品可降低口服避孕药的作用而导致避孕失败。服药后尿、唾液、汗液等排泄物可呈橘红色。③链霉素为广谱氨基糖苷类抗生素，对结核菌有杀菌作用。其作用机制在于干扰结核菌的酶活性，阻碍蛋白合成。对细胞内的结核菌作用较小。剂量：成人每天0.75～1.00 g，1次或分2次肌内注射，50岁以上或肾功能减退者用0.50～0.75 g。间歇疗法每周2次，每次肌内注射1 g。本药毒副作用较大，主要为第Ⅷ对脑神经损害，表现为眩晕、耳鸣、耳聋等，严重者应及时停药；对肾脏有轻度损害，可引起蛋白尿和管型尿，一般停药后可恢复，肾功能严重减损者不宜使用；其他变态反应有皮疹、剥脱性皮炎和药物热等，变应性休克较少见。单独用药易产生耐药性。④吡嗪酰胺能杀灭吞噬细胞内酸性环境中的结核菌。剂量：35 mg/(kg·d)，分3～4次日服。不良反应偶见高尿酸血症、关节痛、胃肠不适和肝损害等。⑤乙胺丁醇对结核菌有抑菌作用，与其他抗结核药物联用时可延缓细菌对其他药物产生耐药性。剂量：1次0.25 g，1天0.50～0.75 g，也可开始25 mg/(kg·d)，分2～3次口服，8周后减量为15 mg/(kg·d)，分2次给予；长期联合用药方案中，可1周2次，每次50 mg/kg。不良反应甚少为其优点，偶有胃肠不适。剂量过大或长期服用时可引起球后神经炎、视力减退、视野缩小和中心盲点等，一旦停药多能缓慢恢复。与RFP合用有加强视力损害的可能。糖尿病患者须在血糖控制基础上方可使用，已发生糖尿病性眼底病变者慎用本品。⑥对氨基水杨酸钠为抑菌药物。其作用机制可能在结核菌叶酸的合成过程中与对氨苯甲酸竞争，影响结核菌的代谢。与链霉素、异烟肼或其他抗结核药联用可延缓对其他药物发生耐药性。剂量：成人每天8～12 g，每次2～3 g口服；静脉用药每天4～12 g(从小剂量开始)，以等渗氯化钠或5%葡萄糖液溶解后避光静脉滴注，5小时内滴完，1个月后仍改为口服。不良反应有食欲减退、恶心、呕吐和腹泻等，饭后服用或与碳酸氢钠同服可减轻症状。忌与水杨酸类同服，以免胃肠道反应加重和导致胃溃疡。肝肾功能减退者慎用。能干扰RFP的吸收，两者同用时给药时间最好间隔6～8小时。

(2)用药方案：了解抗结核药物的作用机制并结合药物的不良反应是选择联合用药方案的重

要依据。

长程标准方案:采用 SM、INH 和 PAS 三联治疗,疗程 1.5～2.0 年。治愈标准为病变吸收,处于稳定而不再复发。但因疗程长,部分患者由于症状消失而不再坚持正规用药导致治疗不彻底,常是诱发耐药变异菌株的原因。治疗方案为开始 2 个月每天用 SM、INH 和 PAS,以后 10 个月用 INH 和 PAS;或 2 个月用 SM、INH 和 PAS,3 个月每周用 SM 2 次,每天用 INH 和 PAS,7 个月用 INH 和 PAS。

短程方案:与长程标准方案对照,减少用药时间和药量同样可达到治愈效果。近年来倾向于短程方案,以达到疗效高、毒性低和价格低廉的目的。短程治疗要求:①必须含两种或两种以上杀菌剂。②INH 和 RFP 为基础,并贯穿疗程始末。③不加抑菌剂,但 EMB 例外,有 EMB 时疗程应为 9 个月。治疗方案有前 2 个月每天口服 SM、INH、RFP 和 PZA,然后每天用 INH、RFP 和 EMB 4 个月;每天用 SM、INH、RFP 和 PZA 2 个月,然后 6 个月每周 3 次口服 INH、RFP 和 EMB;每天给予 SM、INH 和 RFP 2 个月,然后每周 2 次给予 SM、INH 和 RFP 2 个月,再每周2次给予 SM、INH 5 个月,每天给予 SM、INH、RFP 和 PZA 治疗 2 个月,以后 4～6 个月用氨硫脲(T)和 INH。

(3)抗结核药物用药原则:①早期用药。早期结核病灶中结核杆菌代谢旺盛,局部血供丰富,药物易杀灭细菌。②联合用药。除预防性用药外,最好联合用药,其目的是取得各种药物的协同作用,并降低耐药性。③不宜同时给予作用机制相同的药物。④选择对细胞内和细胞外均起作用的药物,如 INH、RFP、EMB。⑤使用不受结核菌所处环境影响的药物,如 SM 在碱性环境中起作用,在酸性环境中不起作用;PZA 则在酸性环境中起作用。⑥须考虑抗结核药物对同一脏器的不良影响,如 RFP、INH、乙硫异烟胺等对肝功能均有影响,联合使用时应注意检测血清谷丙转氨酶。⑦规则用药。中断用药是治疗失败的主要原因,可使细菌不能被彻底消灭,反复发作,出现耐药。⑧适量用药。剂量过大会增加不良反应;剂量过小则达不到治疗效果。⑨全程用药。疗程的长短与复发率密切相关,坚持合理全程用药,可降低复发率。⑩宜选用杀菌力强、安全性高的药物,如 INH、RFP 的杀菌作用不受各种条件影响,疗效高;SM、PZA 的杀菌作用受结核菌所在环境影响,疗效较差。

3.免疫治疗

结核病病程中可引起 T 细胞介导的免疫应答,也有 I 型超敏反应。结核患者处于免疫紊乱状态,细胞免疫功能低下,而体液免疫功能增强,出现免疫功能严重失调,对抗结核药物的治疗反应迟钝,往往单纯抗结核药物治疗疗效不佳。辅助免疫调节剂可及时调整机体的细胞免疫功能,提高治愈率,减少复发率。常用的结核免疫调节剂有以下几种。

(1)卡提素(PNS):PNS 是卡介苗的菌体热酚乙醇提取物,含 BCG 多糖核酸等 10 种免疫活性成分,具有提高细胞免疫功能及巨噬核酸功能,使 T 细胞功能恢复,提高 H_2O_2 的释放及自杀伤细胞的杀菌功能。常用 PNS 1 mg 肌内注射,每周 2 次。与 INH、SM、RFP 并用作为短程化疗治疗初活动性肺结核。

(2)母牛分枝杆菌菌苗:其作用机制一是提高巨噬细胞产生 NO 和 H_2O_2 的水平杀灭结核菌,二是抑制变态反应。每 3～4 周深部肌内注射 1 次,0.1～0.5 mg,共用 6 次,并联合抗结核药物治疗初始和难治性肺结核,可缩短初治肺结核的疗程,提高难治性结核病的治疗效果。

(3)左旋咪唑:主要通过激活免疫活性细胞,促进淋巴细胞转化产生更多的活性物质,增强单核-吞噬细胞系统的吞噬能力,故对结核患者治疗有利,但对正常机体影响并不显著。LMS 作为免疫调节剂治疗某些难治性疾病已被临床日益重视。LMS 一般联合抗结核药物辅助治疗初始肺结核。用法:150 mg/d,每周连服3天,同时每天抗结核治疗,疗程3个月。

(4)γ-干扰素:可使巨噬细胞活化产生NO,从而抑制或杀灭分枝杆菌。常规抗结核药物无效的结核患者在加用γ-IFN后可以缓解临床症状。25~50 μg/m²,皮下注射,每周2次或3次。作为辅助药物治疗难治性播散性分枝杆菌感染的用量为50~100 μg/m²,每周至少3次。不良反应有发热、寒战、疲劳、头痛,但反应温和而少见。

4.耐药性结核病的治疗

耐药发生的结果必然是近期治疗失败或远期复发。一般结核杆菌对SM、卡那霉素、紫霉素有单相交叉耐药性,即SM耐药的结核杆菌对卡那霉素和紫霉素敏感,对卡那霉素耐药者对SM也耐药,但对紫霉素敏感,对紫霉素耐药者则对SM、卡那霉素均耐药。临床上应按SM、卡那霉素、紫霉素的顺序给药。

初治患者原始耐药不常见,一般低于2%,主要是对INH和/或SM耐药,而对RFP、PZA或EMB耐药者很少见。用药前最好做培养和药敏,以便根据结果调整治疗方案,要保证至少2种药敏感。如果患者为原发耐药,必须延长治疗时间,才能达到治疗目的。怀疑对INH和/或SM有原发耐药时,强化阶段应选择INH、RFP、PZA和EMB,巩固阶段则用RFP和EMB治疗。继发耐药是最大也是最难处理的耐药形式,一般是由于药物联合不当、药物剂量不足、用药不规则、中断治疗或过早停药等原因引起。疑有继发耐药时,选用化疗方案前一定要做培养和药敏。如果对INH、RFP、PZA和EMB等多药耐药,强化阶段应选用4~5种对细菌敏感的药物,巩固阶段至少用3种药物,总疗程24个月。为防止出现进一步耐药,必须执行短程化疗法。

5.手术治疗

(1)手术适应证:①输卵管卵巢脓肿经药物治疗后症状减退,但肿块未消失,患者自觉症状反复发作。②药物治疗无效,形成结核性脓肿者。③已形成较大的包裹性积液。④子宫内膜广泛破坏,抗结核药物治疗无效。⑤结核性腹膜炎合并腹水者,手术治疗联合药物治疗有利于腹膜结核的痊愈。

(2)手术方法:手术范围应根据年龄和病灶范围决定。由于患者多为生育年龄妇女,必须手术治疗时也应考虑保留患者的卵巢功能。如患者要求保留月经来潮,可根据子宫内膜结核病灶已愈的情况予以保留子宫。对于输卵管和卵巢已形成较大的包块并无法分离者可行子宫附件切除术。盆腔结核导致的粘连多,极为广泛和致密,以致手术分离困难,若勉强进行可造成不必要的损伤,手术者应及时停止手术,术后抗结核治疗3~6个月,必要时进行二次手术。

(3)手术前后和手术时用药:一般患者在术前已用过1个疗程的化疗。手术如行子宫双侧附件切除者,除有其他脏器结核尚需继续正规药物治疗外,一般术后只需再予以药物治疗一个月左右即可。如果术前诊断未明确,术中发现结核病变,清除病灶引流通畅,术中可予4~5 g SM腹腔灌注,术后正规抗结核治疗。

(七)预防生殖器结核

原发病灶以肺最常见,预防措施与肺结核相同。加强防痨的宣传教育,增加营养,增强体质。加强儿童保健,防痨组织规定:体重在2 200 g以上的新生儿出生24小时后即可接种卡介苗;体重不足2 200 g或出生后未接种卡介苗者,3个月内可补种;出生3个月后的婴儿先做结核菌素试验,阴性者可给予接种。青春期少女结核菌素试验阴性者应行卡介苗接种。

生殖器结核患者的阴道分泌物和月经血内可有结核菌存在,应加强隔离,避免传染给接触者。

(朱秀艳)

第五章 子宫内膜异位症与子宫腺肌病

第一节 子宫内膜异位症

具有生长功能的子宫内膜组织(腺体和间质)出现在宫腔被覆黏膜以外的部位时称为子宫内膜异位症(EMT),简称内异症。

EMT以痛经、慢性盆腔痛、不孕为主要表现,是育龄妇女的常见病,该病的发病率近年有明显增高趋势,发病率占育龄妇女的10%～15%,占痛经妇女的40%～60%。在不孕患者中,30%～40%合并EMT,在EMT患者中不孕症的发病率为25%～67%。

该病一般仅见于生育年龄妇女,以25～45岁妇女多见。绝经后或切除双侧卵巢后异位内膜组织可逐渐萎缩吸收,妊娠或使用性激素抑制卵巢功能可暂时阻止此病的发展,故EMT是激素依赖性疾病。

EMT虽为良性病变,但具有类似恶性肿瘤远处转移、浸润和种植的生长能力。异位内膜可侵犯全身任何部位,最常见的种植部位是盆腔脏器和腹膜,以侵犯卵巢和宫底韧带最常见,其次为子宫、子宫直肠陷凹、腹膜脏层、直肠阴道隔等部位,故有盆腔EMT之称。

一、发病机制

本病的发病机制尚未完全阐明,关于异位子宫内膜的来源,目前有多种学说。

(一)种植学说

妇女在经期时子宫内膜碎片可随经血倒流,经输卵管进入盆腔,种植于卵巢和盆腔其他部位,并在该处继续生长和蔓延,形成盆腔EMT。但已证实90%以上的妇女可发生经血逆流,却只有10%～15%的妇女罹患EMT。剖宫产手术后所形成的腹壁瘢痕EMT,占腹壁瘢痕EMT的90%左右,是种植学说的典型例证。

(二)淋巴及静脉播散

子宫内膜可通过淋巴或静脉播散,远离盆腔部位的器官如肺、手或大腿的皮肤和肌肉发生的EMT可能就是通过淋巴或静脉播散的结果。

(三)体腔上皮化生学说

卵巢表面上皮、盆腔腹膜都是由胚胎期具有高度化生潜能的体腔上皮分化而来,在反复经血逆流、炎症、机械性刺激、异位妊娠或长期持续的卵巢甾体激素刺激下，易发生化生而成为异位症的子宫内膜。

(四)免疫学说

免疫异常对异位内膜细胞的种植、黏附、增生具有直接和间接的作用，表现为免疫监视、免疫杀伤功能减弱，黏附分子作用增强，协同促进异位内膜的移植。以巨噬细胞为主的多种免疫细胞可释放多种细胞因子，促进异位内膜的种植、存活和增殖。EMT 患者的细胞免疫和体液免疫功能均有明显变化，患者外周血和腹水中的自然杀伤细胞（NK）的细胞毒活性明显降低。病变越严重者，NK 细胞活性降低亦越明显。雌激素水平越高，NK 细胞活性则越低。血清及腹水中，免疫球蛋白 IgG、IgA 及补体 C3、C4 水平均增高，还出现抗子宫内膜抗体和抗卵巢抗体等多种自身抗体。因此，个体的自身免疫能力对异位内膜细胞的抑制作用，在本病的发生中起关键作用。

(五)在位内膜决定论

中国学者提出的"在位内膜决定论"揭示了在位子宫内膜在 EMT 发病中的重要作用，在位内膜的组织病理学、生物化学、分子生物学及遗传学等特质，与 EMT 的发生发展密切相关，其"黏附-侵袭-血管形成"过程，所谓的"三 A 程序"可以解释 EMT 的病理过程，又可以表达临床所见的不同病变。

二、病理

EMT 最常见的发生部位为靠近卵巢的盆腔腹膜及盆腔器官的表面。根据其发生部位不同，可分为腹膜 EMT、卵巢 EMT、子宫腺肌病等。

(一)腹膜 EMT

腹膜和脏器浆膜面的病灶呈多种形态。无色素沉着型为早期细微的病变，具有多种表现形式，呈斑点状或小泡状突起，单个或数个呈簇，有红色火焰样病灶，白色透明病变，黄褐色斑及圆形腹膜缺损。色素沉着型为典型的病灶，呈黑色或紫蓝色结节，肉眼容易辨认。病灶反复出血及纤维化后，与周围组织或器官发生粘连，子宫直肠陷凹常因粘连而变浅，甚至完全消失，使子宫后屈固定。

(二)卵巢子宫内膜异位症

卵巢 EMT 最多见，约 80% 的内异症位于卵巢。多数为一侧卵巢，部分波及双侧卵巢。初始病灶表浅，于卵巢表面可见红色或棕褐色斑点或小囊泡，随着病变发展，囊泡内因反复出血积血增多，而形成单个或多个囊肿，称为卵巢子宫内膜异位囊肿。因囊肿内含暗褐色黏糊状陈旧血，状似巧克力液体，故又称为卵巢巧克力囊肿，直径大多在 10 cm 以内。卵巢与周围器官或组织紧密粘连是卵巢子宫内膜异位囊肿的临床特征之一，并可借此与其他出血性卵巢囊肿相鉴别。

(三)子宫骶韧带、直肠子宫陷凹和子宫后壁下段的子宫内膜异位症

这些部位处于盆腔后部较低或最低处，与经血中的内膜碎屑接触机会最多，故为 EMT 的好发部位。在病变早期，子宫骶韧带、直肠子宫陷凹或子宫后壁下段有散在紫褐色出血点或颗粒状散在结节。由于病变伴有平滑肌和纤维组织增生，形成坚硬的结节。病变向阴道黏膜发展时，在阴道后穹隆形成多个息肉样赘生物或结节样疤痕。随着病变发展，子宫后壁与直肠前壁粘连，直肠子宫陷凹变浅，甚至完全消失。

(四)输卵管子宫内膜异位症

内异症直接累及黏膜较少，偶在其管壁浆膜层见到紫褐色斑点或小结节。输卵管常与周围病变组织粘连。

(五)子宫腺肌病

子宫腺肌病分为弥漫型与局限型两种类型。弥漫型的子宫呈均匀增大,质较硬,一般不超过妊娠3个月大小。剖面见肌层肥厚,增厚的肌壁间可见小的腔隙,直径多在5 mm以内。腔隙内常有暗红色陈旧积血。局限型的子宫内膜在肌层内呈灶性浸润生长,形成结节,但无包膜,故不能将结节从肌壁中剥出。结节内也可见陈旧出血的小腔隙,结节向宫腔突出颇似子宫肌瘤。偶见子宫内膜在肌瘤内生长,称之为子宫腺肌瘤。

(六)恶变

EMT是一种良性疾病,但少数可发生恶变,恶变率为0.7%~1.0%,其恶变后的病理类型包括透明细胞癌、子宫内膜样癌、腺棘癌、浆液性乳头状癌、腺癌等。EMT恶变78%发生在卵巢,22%发生在卵巢外。卵巢外最常见的恶变部位是直肠阴道隔、阴道、结肠、盆腹膜、大网膜、脐部等。

三、临床表现

(一)症状

1.痛经

痛经是常见而突出的症状,多为继发性,占EMT的60%~70%。多于月经前1~2天开始,经期第1~2天症状加重,月经净后疼痛逐渐缓解。疼痛多位于下腹深部及直肠区域,以盆腔中部为多,多随局部病变加重而逐渐加剧,但疼痛的程度与病灶的大小不成正比。

2.性交痛

性交痛多见于直肠子宫陷凹有异位病灶或因病变导致子宫后倾固定的患者。当性交时由于受阴茎的撞动,可引起性交疼痛,以月经来潮前性交痛最明显。

3.不孕

EMT不孕率为25%~67%。EMT可使盆腔内组织和器官广泛粘连,输卵管变硬僵直,影响输卵管的蠕动,从而影响卵母细胞的捡拾和受精卵的输送;严重的卵巢周围粘连,可妨碍卵细胞的排出。

4.月经异常

部分患者可因黄体功能不全或无排卵而出现月经期前后阴道少量出血、经期延长或月经紊乱。内在性EMT患者往往有经量增多、经期延长或经前点滴出血。

5.慢性盆腔痛

71%~87%的EMT患者有慢性盆腔痛,慢性盆腔痛患者中有83%活检确诊为EMT;常表现为性交痛、大便痛、腰骶部酸胀及盆腔器官功能异常等。

6.其他部位EMT症状

肠道EMT可出现腹痛、腹泻或便秘。泌尿道EMT可出现尿路刺激症状等。肺部EMT可出现经前咯血、呼吸困难和/或胸痛。

(二)体征

典型的盆腔EMT在盆腔检查时,可发现子宫后倾固定,直肠子宫陷凹、子宫骶韧带或子宫颈后壁等部位扪及1~2个或更多触痛性结节,如绿豆或黄豆大小,肛诊更明显。有卵巢EMT时,在子宫的一侧或双侧附件处扪到与子宫相连的囊性偏实不活动包块(巧克力囊肿),往往有轻压痛。若病变累及直肠阴道隔,病灶向后穹隆穿破时,可在阴道后穹隆处扪及甚至可看到隆起的紫蓝色出血点或结节,可随月经期出血。内在性 EMT 患者往往子宫胀大,但很少超过 3 个月妊娠,多为一致性胀大,也可能感到某部位比较突出犹如子宫肌瘤。如直肠有较多病变时,可触及一硬块,甚至误诊为直肠癌。

四、诊断

(一)病史

凡育龄妇女有继发性痛经进行性加重和不孕史、性交痛、月经紊乱等病史者,应仔细询问痛经出现的时间、程度、发展及持续时间等。

(二)体格检查

(1)妇科检查(三合诊)扪及子宫后位固定、盆腔内有触痛性结节或子宫旁有不活动的囊性包块,阴道后穹隆有紫蓝色结节等。

(2)其他部位的病灶如脐、腹壁瘢痕、会阴侧切瘢痕等处,可触及肿大的结节,经期明显。

临床上单纯根据典型症状和准确的妇检可以初步诊断 50% 左右的 EMT,但大约有 25% 的病例无任何临床症状,尚需借助下列辅助检查,特别是腹腔镜检查和活组织检查才能最后确诊。

(三)影像学检查

1.超声检查

超声检查可应用于各型内异症,通常用于Ⅲ～Ⅳ期的患者,是鉴别卵巢子宫内膜异位囊肿、直肠阴道隔 EMT 和子宫腺肌病的重要手段。巧克力囊肿一般直径为 5～6 cm,直径＞10 cm 较少,其典型的声像图特征如下。

(1)均匀点状型:囊壁较厚,囊壁为结节状或粗糙回声,囊内布满均匀细小颗粒状的反光点。

(2)混合型:囊内大部分为无回声区,可见片状强回声或小光团,但均不伴声影。

(3)囊肿型:囊内呈无回声的液性暗区,多孤立分布,但与卵巢单纯性囊肿难以区分。

(4)多囊型:包块多不规则,其间可见隔反射,分成多个大小不等的囊腔,各囊腔内回声不一致。

(5)实体型:内呈均质性低回声或弱回声。

2.磁共振(MRI)

磁共振(MRI)对卵巢型、深部浸润型、特殊部位内异症的诊断和评估有意义,但在诊断中的价值有限。

(四)CA125 值测定

血清 CA125 浓度变化与病灶的大小和病变的严重程度呈正相关,CA125≥35 U/mL 为诊断 EMT 的标准,临床上可以辅助诊断并可监测疾病的转归和评估疗效,由于 CA125 在不同的疾病间可发生交叉反应,使其特异性降低而不能单独作为诊断和鉴别诊断的指标。CA125 在监测内异症方面较诊断内异症更有价值。

在Ⅰ～Ⅱ期患者中,血清 CA125 水平正常或略升高,与正常妇女有交叉,提示 CA125 阴性者亦不能排除内异症。而在Ⅲ～Ⅳ期有卵巢子宫内膜异位囊肿、病灶侵犯较深、盆腔广泛粘连者,CA125 值多升高,但一般不超过 200 U/mL,腹腔液 CA125 的浓度可直接反映 EMT 病情,其浓度较血清高出 100 多倍,临床意义比血清 CA125 大;CA125 结合 EMAb、B 超、CT 或 MRI 可提高诊断准确率。

(五)抗子宫内膜抗体(EMAb)

EMT是一种自身免疫性疾病,因为在许多患者体内可以测出抗子宫内膜的自身抗体。EMAb是EMT的标志抗体,其产生与异位子宫内膜的刺激及机体免疫内环境失衡有关。EMT患者血液中EMAb水平升高,经GnRHa治疗后,EMAb水平明显降低。测定抗子宫内膜抗体对内异症的诊断与疗效观察有一定的帮助。

(六)腹腔镜检查

腹腔镜检查是诊断EMT的金标准,特别是对盆腔检查和B超检查均无阳性发现的不孕或腹痛患者更是重要手段。在腹腔镜下对可疑病变进行活检,可以确诊和正确分期,对不孕的患者还可同时检查其他不孕的病因和进行必要的处理,如盆腔粘连分解术、输卵管通液及输卵管造口术等。

五、子宫内膜异位症的分期

(一)美国生殖学会子宫内膜异位症手术分期

目前,世界上公认并应用的子宫内膜异位症分期法是RAFS分期,即按病变部位、大小、深浅、单侧或双侧、粘连程度及范围,计算分值,定出相应期别。

(二)子宫内膜异位症的临床分期

Ⅰ期:不孕症未能找到不孕原因而有痛经者,或为继发痛经严重者。妇科检查后穹隆粗糙不平滑感,或骶韧带有触痛。B超检查无卵巢肿大。

Ⅱ期:后穹隆可触及小于1 cm的结节,骶韧带增厚,有明显触痛。两侧或一侧可触及小于5 cm肿块或经B超确诊卵巢增大者,附件与子宫后壁粘连,子宫后倾尚活动。

Ⅲ期:后穹隆可触及大于1 cm结节,骶韧带增厚或阴道直肠可触及结节,触痛明显,两侧或一侧附件可触及大于5 cm肿块或经B超确诊附件肿物者。肿块与子宫后壁粘连较严重,子宫后倾活动受限。

Ⅳ期:后穹隆被块状硬结封闭,两侧或一侧附件可触及直径大于5 cm肿块与子宫后壁粘连,子宫后倾活动受限,直肠或输尿管受累。

对Ⅰ期、Ⅱ期患者选用药物治疗,如无效时再考虑手术治疗。对Ⅲ期、Ⅳ期患者首选手术治疗,对Ⅳ期患者行保守手术治疗预后较差。对此类不孕患者建议在术前药物治疗2~3个月后再行手术,以期手术容易施行,并可较彻底清除病灶。

六、EMT与不孕

在不孕患者中,30%~40%合并EMT,在EMT患者中不孕症的发病率为25%~67%。EMT合并不孕的患者治疗后3年累计妊娠率低于无EMT者;患内异症的妇女因男方无精子行人工授精,成功率明显低于无内异症的妇女。EMT对生育的影响主要有以下因素。

(一)盆腔解剖结构改变

盆腔内EMT所产生的炎性反应及其所诱发的多种细胞因子和免疫反应,均可损伤腹膜表面,造成血管通透性增加,导致水肿、纤维素和血清血液渗出,经过一段时间后,发生盆腔内组织、器官粘连。其粘连的特点是范围大而致密,容易使盆腔内器官的解剖功能异常;一般EMT很少侵犯输卵管的肌层和黏膜层,故输卵管多为通畅。但盆腔内广泛粘连可导致输卵管变硬僵直,影响输卵管的蠕动,或卵巢与输卵管伞部隔离,从而影响卵母细胞的拣拾和受精卵的输送,严重者可导致输卵管阻塞。如卵巢周围的严重粘连或卵巢子宫内膜异位囊肿破坏正常卵巢组织,可妨碍卵细胞的排出。

(二)腹水对生殖过程的干扰

内异症患者腹水中的巨噬细胞数量增多且活力增强,不仅吞噬精子,还可释放白细胞介素-1(IL-1)、白细胞介素-2(IL-2)、肿瘤坏死因子(INF)等多种细胞因子,影响精子的功能和卵细胞的质量,不利于受精过程及胚胎着床。腹水中的巨噬细胞降低颗粒细胞分泌孕酮的功能,干扰卵巢局部的激素调节作用,使 LH 分泌异常、PRL 水平升高、前列腺素(PG)含量增加,影响排卵的正常进行,可能导致黄体期缺陷(LPD)、黄素化未破裂卵泡综合征(LUFS)、不排卵等。临床发现 EMT 患者 IVF-ET 的受精率降低。盆腔液中升高的 PG 可以干扰输卵管的运卵功能,并刺激子宫收缩,干扰着床和使自然流产率升高达 50%。

七、EMT 治疗

国际子宫内膜异位症学术会议(WEC)曾总结提出对于 EMT,腹腔镜、卵巢抑制、三期疗法、妊娠、助孕是最好的治疗。中国学者又明确提出,内异症的规范化治疗应达到 4 个目的:减灭和去除病灶、缓解和消除疼痛、改善和促进生育、减少和避免复发。

治疗时主要考虑的因素:①年龄;②生育要求;③症状的严重性;④既往治疗史;⑤病变范围;⑥患者的意愿。

(一)有生育要求的内异症治疗方案

对有生育要求的内异症患者,应首先行子宫输卵管造影(HSG),输卵管通畅者,可先采用抑制子宫内膜异位病灶有效的药物,如避孕药、内美通或 GnRHa 等药物 3~6 个周期,然后给予促排卵治疗,对排卵正常但不能受孕者应行腹腔镜检查以明确有无盆腔粘连或引起不孕的其他盆腔因素。若 HSG 提示病变累及输卵管影响输卵管通畅性或功能,则应行腹腔镜检查确诊病因,在检查的同时完成盆腔粘连分离、异位病灶去除及输卵管矫正手术。EMT 患者手术后半年为受孕的黄金时期,术后 1 年以上获得妊娠的机会大大下降。

有学者认为对 EMT Ⅰ~Ⅱ期不孕患者,首选手术治疗,在无广泛病变或经手术重建盆腔解剖结构后,此时期盆腔内环境最有利于受精,子宫内膜的容受性也最高,应积极促排卵尽早妊娠或促排卵后行人工授精(IUI)3 个周期,仍未成功则行 IVF。对Ⅲ~Ⅳ期内异症不孕患者手术后短期观察或促排卵治疗,如未妊娠,直接 IVF 或注射长效 GnRHa 2~3 支后行 IVF-ET。对病灶残留,内异症生育指数评分低者,术后可用 GnRHa 治疗 3 周期后行 IVF。

(二)无生育要求的治疗方案

对于无生育要求的内异症患者,治疗并控制病灶,以最简便、最小的代价来提高生活质量。治疗方法可分为手术治疗、药物治疗、介入治疗、中药治疗等。手术是第一选择,腹腔镜手术为首选。手术可以明确诊断,确定病变程度、类型、活动状态,进行切除、减灭病变,分离粘连,减轻症状,减少或预防复发。

子宫腺肌病症状较严重者,一般须行次全子宫切除或全子宫切除术。年轻且要求生育者,如病灶局限,可考虑单纯切除病灶,缓解症状,提高妊娠率,但子宫腺肌病的病灶边界不清又无包膜,故不宜将其全部切除。因此复发率较高。疼痛较轻者,可以药物治疗。

(三)手术治疗

手术的目的是切除病灶、恢复解剖。手术又分为保守性手术、半保守性手术及根治性手术。

1.保守性手术

保留患者的生育功能,手术尽量切除肉眼可见的病灶、剔除囊肿及分离粘连。适合年龄较轻、病情较轻又有生育要求者。

2.根治性手术

切除全子宫及双附件及所有肉眼可见的病灶。适合年龄50岁以上、无生育要求、症状重或者内异症复发经保守手术或药物治疗无效者。

3.半保守性手术

切除子宫,但保留卵巢。主要适合无生育要求、症状重或者复发经保守手术或药物治疗无效,但年龄较小希望保留卵巢内分泌功能者。

手术后的复发率取决于病情的严重程度及手术的彻底性。彻底切除或剥除病灶后2年复发率大约为21.5%,5年复发率为40%~50%。手术后使用GnRHa类药物可用于治疗切除不完全的内异症患者的疼痛,尤其是重度内异症者术后盆腔痛。对于术后想受孕的患者可以不使用该类药物,因为这并不能提高受孕率,而且还会因治疗耽搁怀孕。术后使用促排卵药物,争取术后早日怀孕。如果术后需要使用GnRHa类药物,注射第3支后28天复查CA125及CA19-9,CA125降至15 U/mL以下,CA19-9降至20 U/mL以下,待月经复潮后可行夫精人工授精(IUI)或IVF-ET。

(四)药物治疗

药物治疗的目的是改善妊娠环境,获得妊娠和止痛。常用药物有以下几种。

1.假孕疗法

长期持续口服高剂量的雌、孕激素,抑制垂体Gn及卵巢性激素的分泌,造成无周期性的低雌激素状态,使患者产生一种高雄激素性的闭经,其所发生的变化与正常妊娠相似,故称为假孕疗法。各种口服避孕药和孕激素均可用来诱发假孕。

(1)口服避孕药:低剂量高效孕激素和炔雌醇的复合片,抑制排卵,下调细胞增殖,加强在位子宫内膜细胞凋亡,可有效安全地治疗EMT患者的痛经。长期连续或循环地使用是可靠的手术后用药,可避免或减少复发。通过阴道环给予雌、孕激素的方式治疗EMT相关疼痛效果及依从性良好。近年国外研究认为,避孕药疗效不差于GnRHa,且经济、便捷、不良反应小,可作为术后的一类用药。

用法:每天1片,连续服9~12个月或12个月以上。服药期间如发生阴道突破性出血,每天增加1片直至闭经。

(2)孕激素类:①地诺孕素是一种睾酮衍生物,仅结合于孕激素受体以避免雌激素、雄激素或糖皮质激素活性带来的不良反应。在改善EMT相关疼痛方面,地诺孕素与GnRHa疗效相当,每天口服2 mg,连续使用52周,对骨密度影响轻微;其安全耐受性很好,对血脂、凝血、糖代谢影响很小;给药方便,疗效优异,不良反应轻微,作为保守手术后的用药值得推荐。②炔诺酮5.0~7.5 mg/d(每片0.625 mg),或甲羟孕酮(MPA)20~30 mg/d(每片2 mg),连服6个月;如用药期间出现阴道突破性出血,可每天加服补佳乐1 mg,或己烯雌酚0.25~0.50 mg。

由于炔诺酮、甲羟孕酮类孕激素疗效短暂,妊娠率低,复发率高,现临床上已较少应用。

2.假绝经疗法

使用药物阻断下丘脑GnRHa和垂体Gn的合成和释放,直接抑制卵巢激素的合成,以及有可能与靶器官性激素受体相结合,导致FSH和LH值低下,从而使子宫内膜萎缩,导致短暂闭经。不像绝经期后FSH和LH升高,故名假绝经疗法。常用药物有达那唑、内美通等。

(1)达那唑:是一种人工合成的17α-乙炔睾酮衍生物,抑制FSH和LH峰,产生闭经;并直接与子宫内膜的雄激素和孕激素的受体结合,导致异位内膜腺体和间质萎缩、吸收而痊愈。

用法:月经第1天开始口服,每天600～800 mg,分2次口服,连服6个月。或使用递减剂量,300 mg/d逐渐减至100 mg/d的维持剂量,作为GnRHa治疗后的维持治疗1年,能有效缓解盆腔疼痛。

达那唑宫内节育器能有效缓解EMT有关的疼痛症状,且无口服时的不良反应。达那唑阴道环给药系统有效治疗深部浸润型EMT的盆腔疼痛,不良反应非常少见,可以作为术后长期维持治疗。

(2)孕三烯酮(内美通):是19-去甲睾酮衍生物,有雄激素和抗雌孕激素作用,作用机制类似达那唑,疗效优于达那唑,不良反应较达那唑轻。其耐受性、安全性及疗效不如GnRHa。

用法:月经第1天开始口服,每周2次,每次2.5 mg,连服6个月。

3.其他药物

(1)三苯氧胺(他莫昔芬,TAM):是一种非甾体类的雌激素拮抗剂,可与雌激素竞争雌激素受体,降低雌激素的净效应,并可刺激孕激素的合成,而起到抑制雌激素作用,能使异位的子宫内膜萎缩,造成闭经,并能缓解因内异症引起的疼痛等症状。但TAM治疗中又可出现雌激素样作用,长期应用可引起子宫内膜的增生,诱发卵巢内膜囊肿增大。

用法:每天20～30 mg,分2～3次口服,连服3～6个月。

(2)米非司酮:能与孕酮受体及糖皮质激素受体结合,下调异位和在位内膜的孕激素受体含量并抑制排卵,造成闭经,促进EMT病灶萎缩,疼痛缓解。

用法:月经第1天开始口服,每天10～50 mg,连服6个月。

(3)有前景的药物:芳香化酶抑制剂类,如来曲唑;GnRH拮抗剂(GnRHa)类药物西曲瑞克;基质金属蛋白酶抑制剂及抗血管生成治疗药物等。

4.免疫调节治疗

EMT是激素依赖性疾病,性激素抑制治疗已广泛应用于临床并取得了一定的短期疗效,包括达那唑、GnRHa和口服避孕药等。但是高复发率及长期使用产生的严重药物不良反应影响了后续治疗。研究表明,EMT的形成和发展有免疫系统的参与,包括免疫监视的缺失、子宫内膜细胞对凋亡和吞噬作用的抵抗及对子宫内膜细胞有细胞毒性作用的NK细胞活性的降低。因此,免疫调节为EMT治疗开辟了新的途径。目前,以下几种药物在EMT治疗研究中获得了初步疗效。

(1)己酮可可碱:己酮可可碱是一种磷酸二酯酶抑制剂,它既可以影响炎症调节因子的产生,也可以调节免疫活性细胞对炎症刺激的反应,近年来被认为可能对EMT有效而成为EMT免疫调节治疗的研究重点。己酮可可碱可以通过提高细胞内的环磷腺苷水平来减少炎症细胞因子的产生或降低其活性,如肿瘤坏死因子α(TNF-α)。此外,还具有抑制T淋巴细胞和B淋巴细胞活化,降低NK细胞活性,阻断白细胞对内皮细胞的黏附等作用。研究发现,己酮可可碱可以调节EMT患者腹膜环境的免疫系统功能,减缓子宫内膜移植物的生长,逆转过度活化的巨噬细胞,有效改善EMT相关的不孕。己酮可可碱不抑制排卵,对孕妇是安全的,适用于治疗与EMT相关的不孕症。

手术后使用己酮可可碱治疗轻度EMT,800 mg/d,12个月的妊娠率从18.5%提高到31%,

可以明显减轻盆腔疼痛。但也有研究认为并不能明显改善轻度到重度 EMT 患者的妊娠率,不能降低术后复发率。

(2)抗 TNF-α 治疗药物:TNF-α 是一种促炎症反应因子,是活化的巨噬细胞的主要产物,与 EMT 的形成和发展有关。EMT 患者腹腔液中 TNF-α 水平增高,并且其水平与 EMT 的严重程度相关。抗 TNF-α 治疗除了阻断 TNF-α 对靶细胞的作用外,还包括抑制 TNF-α 的产生。该类药物有己酮可可碱、英夫利昔单抗、依那西普、重组人 TNF 结合蛋白 I 等。

(3)干扰素-α2b:干扰素-α 能刺激 NK 细胞毒活性,并可促使 CD8 细胞表达。无论在体外试验或动物模型中,干扰素-α2b 对于 EMT 的疗效均得以证实。

(4)白细胞介素 12(IL-12):IL-12 的主要作用是调节免疫反应的可适应性。IL-12 可以作用于 T 淋巴细胞和 NK 细胞,从而诱导其他细胞因子的产生。其中产生的干扰素-γ 可以进一步增强 NK 细胞对子宫内膜细胞的细胞毒性作用,以及促进辅助性 T 淋巴细胞反应的产生。小鼠腹腔内注射 IL-12 明显减小异位子宫内膜病灶的表面积和总重量。但目前缺乏临床试验证实其疗效。

(5)中药:中医认为扶正固本类中药多有免疫促进作用,有促肾上腺皮质功能及增强网状内皮系统的吞噬作用,增加 T 淋巴细胞的比值。活血化瘀类中药对体液免疫与细胞免疫均有一定的抑制作用,不仅能减少已生成的抗体,而且还抑制抗体形成,对已沉积的抗原抗体复合物有促进吸收和消除的作用,还有抗炎、降低毛细血管通透性等作用。由丹参、莪术、三七、赤芍等组方的丹莪妇康煎具有增强细胞免疫和降低体液免疫的双向调节作用,疗效与达那唑相似。由柴胡、丹参、赤芍、莪术、五灵脂组方的丹赤坎使 33% 的 EMT 患者局部体征基本消失,NK 细胞活性升高。但是中药的具体免疫调节作用尚缺乏实验室证据的支持,且报道的临床疗效可重复性不强。

5.左炔诺孕酮宫内缓释系统(LNG-IUS,商品名曼月乐)

LNG-IUS 直接减少病灶中的 E_2 受体,使 E_2 的作用减弱导致异位的内膜萎缩,子宫动脉阻力增加,减少子宫血流量,减少子宫内膜中前列腺素的产生,明显减少月经量,改善 EMT 患者的盆腔疼痛,缓解痛经症状。与 GnRHa 相比,LNG-IUS 缓解 EMT 患者痛经疗效相当,减少术后痛经复发。不增加心血管疾病风险,且降低血脂,不引起低雌激素症状,没有减少骨密度的严重不良反应,可长期应用。不规则阴道流血发生率高于 GnRHa。如果 EMT 患者需要长期治疗,可优先选择 LNG-IUS,在提供避孕的同时,是治疗子宫内膜异位症、子宫腺肌病和慢性盆腔痛的有效、安全、便捷的治疗手段之一,尤其适用于合并有子宫腺肌病的 EMT 患者长期维持治疗。

曼月乐含 52 mg 左炔诺孕酮,每天释放 20 μg,可有效使用 5 年。放置曼月乐一般选择在月经的 7 天以内;如果更换新的曼月乐可以在月经周期的任何时间。早孕流产后可以立即放置,产后放置应推迟到分娩后 6 周。

6.促性腺激素释放激素激动剂(GnRHa)

GnRHa 是目前最受推崇、最有效的子宫内膜异位症治疗药物。连续使用 GnRHa 可下调垂体功能,造成药物暂时性去势及体内 Gn 水平下降、低雌激素状态;由于卵巢功能受抑制,产生相应低雌激素环境,使内异症病灶消退。目前常用的有长效制剂,如进口的曲普瑞林、戈舍瑞林、布舍瑞林等;国产的长效制剂有亮丙瑞林(丽珠制药),短效制剂如丙氨瑞林(安徽丰原)。

(1)用法:长效制剂于月经第 1 天开始注射,每 28 天注射 1/2~1 支,注射 3~6 支,最多不超过 6 支。

(2)不良反应:主要为雌激素水平降低所引起的类似围绝经期综合征的表现,如潮热、多汗、血管舒缩不稳定、乳房缩小、阴道干燥等反应,占90%左右,一般不影响继续用药。严重雌激素减少,$E_2<734$ pmol/L,可增加骨中钙的吸收,而发生骨质疏松。

(3)反向添加疗法(Add-back):指联合应用GnRHa及雌、孕激素,使体内雌激素水平达到所谓"窗口剂量",既不影响内异症的治疗,又可最大限度地减轻低雌激素的影响。其目的是减少血管收缩症状及长期使用GnRHa对于骨密度的损害。可以用雌、孕激素的联合或序贯方法。

用药方法:应用GnRHa 3个月后,联合应用以下药物。①GnRHa+补佳乐(1～2 mg)/d+甲羟孕酮(2～4 mg)/d;②GnRHa+补佳乐(1～2 mg)/d+炔诺酮5 mg/d;③GnRHa+利维爱2.5 mg/d。

雌二醇阈值窗口概念:血清E_2在110～146 pmol/L为阈值窗口,在窗口期内可不刺激EMT病灶生长,亦能满足骨代谢和血管神经系统对雌激素的需求,故可适当添加激素维持雌激素阈值水平,减少不良反应。适当的反加不影响GnRHa疗效,且有效减少不良反应,延长用药时间。

(4)GnRHa反减治疗:以往采用GnRHa先足量再减量方法,近年有更合理的长间歇疗法,延长GnRH-a用药间隔时间至6周1次,共用4次,亦能达到和维持有效低雌激素水平,是经济有效且减少不良反应的给药策略,但其远期复发率有待进一步研究。

(五)药物与手术联合治疗

手术治疗可恢复正常解剖关系,去除病灶并同时分离粘连,但严重的粘连使病灶不能彻底清除,显微镜下和深层的病灶无法看到,术后的并发症有时难以避免。手术后的粘连是影响手术效果、导致不孕的主要原因。药物治疗虽有较好的疗效,但停药后短期内病变可能复发,致密的粘连妨碍药物到达病灶内而影响疗效。根据病情程度在手术前后药物治疗。术前应用GnRHa,在低雌激素作用下,腹腔内充血减轻,毛细血管充血和扩张均不明显,使粘连易于分离,卵巢异位瘤易于剥离,有利于手术的摘除,还可预防术后粘连形成。术后用1～2个月的药物,可以抑制手术漏掉的病灶,预防手术后的复发。

八、EMT的复发与处理

内异症复发指手术和规范药物治疗,病灶缩小或消失及症状缓解后,再次出现临床症状且恢复至治疗前水平或加重,或再次出现子宫内膜异位病灶。内异症总体的复发率高达50%以上,作为一种慢性活动疾病,无论给予什么治疗,患者总处于复发的危险之中,特别是年轻的、保守性手术者。实际上,难以区分疾病的再现或复发,还是再发展或持续存在,更难界定治疗后多长时间再出现复发。无论何种治疗很难将异位灶清除干净,尤其是药物治疗。复发的生物学基础是异位内膜细胞可以存活并有激素的维持。这种异位灶可以很"顽强",在经过全期妊娠已经萎缩的异位种植可能在产后1个月复发。亦有报道在经过卵巢抑制后3个星期,仅在激素替代3天即可再现病灶。复发的主要表现是疼痛以及结节或包块的出现,80%于盆腔检查即可得知,超声扫描、血清CA125检查可助诊,最准确的复发诊断是腹腔镜检查。一般以药物治疗的复发率为高,1年的复发率是51.6%。保守性手术的每年复发率是13.6%,5年复发率是40%～50%。

EMT复发的治疗基本遵循初治原则,但应个体化。如药物治疗后痛经复发,应手术治疗。手术后内异症复发可先用药物治疗,仍无效者应考虑手术治疗。如年龄较大、无生育要求且症状严重者,可行根治性手术。对于有生育要求者,未合并卵巢子宫内膜异位囊肿者,给予 GnRHa 3 个月后进行 IVF-ET。卵巢子宫内膜异位囊肿复发可进行手术或超声引导下穿刺,术后给予 GnRHa 3 个月后进行 IVF-ET。

(杜晓丽)

第二节 子宫腺肌病

子宫腺肌病是指子宫内膜向肌层良性浸润并在其中弥散性生长,其特征是在子宫肌层中出现异位的内膜和腺体,伴有周围肌层细胞的代偿性肥大和增生。本病有 20%~50%的病例合并子宫内膜异位症,约 30%合并子宫肌瘤。

目前,子宫腺肌病的发病有逐渐增加的趋势,其治疗的方法日趋多样化,治疗方法的选择应在考虑患者年龄、生育要求、临床症状的严重程度、病变部位与范围、患者的意愿等的基础上确定。

一、临床特征

(一)病史特点

(1)详细询问相关的临床症状,如经量增多和进行性痛经。

(2)家族中有无相同病史。

(3)医源性因素所致子宫内膜创伤,如多次分娩、习惯性流产、人工流产、宫腔操作史。

(二)症状

子宫腺肌病的症状不典型,表现多种多样,没有特异性。约 35%的子宫腺肌病无临床症状,临床症状与病变的范围有关。

(1)月经过多:占 40%~50%,一般出血与病灶的深度呈正相关,偶尔也有小病变月经过多者。

(2)痛经:逐渐加剧的进行性痛经,痛经常在月经来潮的前一周就开始,至月经结束。15%~30%的患者有痛经,疼痛的程度与病灶的多少有关,约 80%痛经者为子宫肌层深部病变。

(3)其他症状:部分患者可有未明原因的月经中期阴道流血及性欲减退,子宫腺肌病不伴有其他不孕疾病时,一般对生育无影响,伴有子宫肌瘤时可出现肌瘤的各种症状。

(三)体征

妇科检查可发现子宫呈均匀性增大或有局限性结节隆起,质地变硬,一般不超过孕 12 周子宫的大小。近月经期检查,子宫有触痛。月经期,由于病灶充血、水肿及出血,子宫可增大,质地变软,压痛较平时更为明显;月经期后再次妇科检查发现子宫有缩小,这种周期性出现的体征改变为诊断本病的重要依据之一。合并盆腔子宫内膜异位症时,子宫增大、后倾、固定、骶骨韧带增粗,或子宫直肠陷凹处有痛性结节等。

二、辅助检查

(一)实验室检查

(1)血常规:明确有无贫血。

(2)CA125：子宫腺肌病患者血 CA125 水平明显升高，阳性率达 80%，CA125 在监测疗效上有一定价值。

(二)影像学检查

(1)B超：为子宫腺肌病的常规诊断手段。图像特点：①子宫呈均匀性增大或后壁增厚，轮廓尚清晰；②子宫内膜线可无改变，或稍弯曲；③子宫切面肌壁回声不均匀，有时可见大小不等的无回声区。

(2)MRI：为目前诊断子宫腺肌病最可靠的无创伤性诊断方法，可以区别子宫肌瘤和子宫腺肌病，并可诊断两者同时并存，对决定处理方法有较大帮助，在发达国家中广泛应用。图像表现：①子宫增大，外缘尚光滑；②T_2WI 显示子宫的正常解剖形态扭曲或消失；③子宫后壁明显增厚，结合带厚度>8 mm；④T_2WI 显示子宫壁内可见一类似结合带的低信号肿物，与稍高信号的子宫肌层边界不清，类似于结合带的局灶性或广泛性增宽，其中可见局灶性的大小不等斑点状高信号区，即为异位的陈旧性出血灶或未出血的内膜岛。

(三)其他

(1)宫腔镜检查子宫腔增大，有时可见异常腺体开口，并可除外子宫内膜病变。

(2)腹腔镜检查见子宫均匀增大，前后径增大更明显，子宫较硬，外观灰白或暗紫色，有时浆膜面见突出的紫蓝色结节。

(3)肌层针刺活检：诊断的准确性依赖于取材部位的选择、取材次数及病灶的深度和广度，特异性较高，但敏感性较低，而且操作困难，在临床上少用。

三、诊断

子宫腺肌病的诊断一般并不难，最主要的困难在于与子宫肌瘤等疾病的鉴别诊断。子宫腺肌病与子宫肌瘤均是常见的妇科疾病，两种病变均发生在子宫，发病年龄相仿，多见于30~50岁的育龄妇女，临床上容易互相混淆。一般来说子宫腺肌病突出症状是继发性逐渐加重的痛经，子宫肌瘤的突出症状却为月经过多及不规则出血，子宫腺肌病时子宫也有增大，但很少超过妊娠3个月子宫大小。

四、治疗

(一)治疗原则

由于子宫腺肌病的难治性，目前尚不能使每位患者均获得满意的疗效，应根据患者的年龄、生育要求和症状，实施个体化的多种手段的联合治疗策略。

(二)药物治疗

药物治疗子宫腺肌病近期疗效明显，但只是暂时性的，停药后症状体征常很快复发，对年轻有生育要求者，近绝经期者或不接受手术治疗者可试用达那唑、孕三烯酮或促性腺激素释放激素类似物(GnRHa)等治疗。

1.达那唑

达那唑适用于轻度及中度子宫腺肌病痛经患者。

用法：月经第1天开始口服200 mg，2~3 次/天，持续用药6个月。若痛经不缓解或未闭经，可加至4次/天。疗程结束后约90%症状消失。停药后4~6周恢复月经及排卵。

不良反应：恶心、头痛、潮热、乳房缩小、体重增加、性欲减退、多毛、痤疮、声音改变、皮脂增加、肌痛性痉挛等。但发生率低,且症状多不严重。

2.孕三烯酮

19-去甲睾酮的衍生物,有抗雌激素和抗孕激素的作用,不良反应发生率同达那唑,但程度略轻。

用法:每周用药2次,每次2.5 mg,于月经第1天开始服用,6个月为1个疗程。因为用药量小,用药次数少,其应用近年来增多。孕三烯酮治疗轻症子宫腺肌病具有很好的效果,可达治愈目的,从而可防止其发展为重症子宫腺肌病,减少手术及术后并发症,提高患者生活质量。

3.促性腺激素释放激素激动剂(GnRHa)

其为人工合成的十肽类化合物,能促进垂体细胞分泌黄体生成激素(LH)和促卵泡生成素(FSH),长期应用对垂体产生降调作用,可使LH和FSH分泌急剧减少。有研究表明,子宫腺肌病导致不孕与化学和免疫等因素有关,而GnRHa有调节免疫活性的作用,且使子宫大小形态恢复正常,从而改善了妊娠率。但GnRHa作用是可逆性的,故对子宫腺肌病合并不孕的治疗在停药后短期内不能自行受孕者,应选择辅助生殖技术。

4.其他药物

(1)孕激素受体拮抗剂:米非司酮为人工合成19-去甲基睾酮衍生物,具有抗孕激素及抗皮质激素的活性。用法:米非司酮10 mg口服,1次/天,连续3个月,治疗后患者停经,痛经消失,子宫体积明显缩小,不良反应少见。年轻患者停药后复发率高于围绝经期患者,复发者进行长期治疗仍有效。

(2)左旋18-甲基炔诺酮:Norplant为左旋18-甲基炔诺酮皮下埋植剂,可治疗围绝经期子宫腺肌病,治疗后虽子宫体积无明显缩小,但痛经缓解率达100%。缓释左旋18-甲基炔诺酮宫内节育器(LNG-IUS,曼月乐),国内外报道,用LNG-IUS治疗子宫腺肌病痛经及月经过多有一定效果。

(3)短效口服避孕药:临床研究显示,长期服用短效避孕药可使子宫内膜和异位内膜萎缩,缓解痛经,减少经量,降低子宫内膜异位症的复发率。但是复方口服避孕药存在不良反应,服用后患者可出现点滴出血或突破性出血、乳房触痛、头痛、体重改变、恶心和呕吐等胃肠道反应,以及情绪改变等不良反应,长期应用有血栓性疾病和心血管疾病风险。因此,复方口服避孕药的使用应综合各方面情况进行个体化用药,以使患者获得最大益处。目前,国内外还没有关于该疗法用于子宫腺肌病治疗效果大样本的评价。

(4)孕激素:孕激素作用基于子宫内膜局部高剂量的孕酮,可引起蜕膜样变,上皮萎缩及产生直接的血管改变,使月经减少,甚至闭经。目前国外研究显示,地屈孕酮是分子结构最接近天然孕酮的一种孕激素,并具有更高的口服生物利用度。地屈孕酮是一种口服孕激素,可使子宫内膜进入完全的分泌相,从而可防止由雌激素引起的子宫内膜增生和癌变风险。地屈孕酮可用于内源性孕激素不足的各种疾病,它不产热,且对脂代谢无影响。极少数患者可出现突破性出血,一般增加剂量即可防止。地屈孕酮也可能发生其他发生在孕激素治疗中的不良反应,如轻微出血、乳房疼痛,肝功能损害极为少见。目前,国内外尚无使用地屈孕酮治疗子宫腺肌病的大型随机对照试验。

(三)手术治疗

药物治疗无效或长期剧烈痛经时,应行手术治疗。手术治疗包括根治手术(子宫切除术)和保守手术。

1.子宫切除术

子宫切除术是主要的治疗方法,也是唯一循证医学证实有效的方法,可以根治痛经和/或月经过多,适用于年龄较大、无生育要求者。近年来,阴式子宫切除术应用日趋增多,单纯子宫腺肌病子宫体积多小于12孕周子宫大小,行阴式子宫切除多无困难。若合并有内异症,有卵巢子宫内膜异位囊肿或估计有明显粘连,可行腹腔镜子宫切除术。虽然有研究表明,有稍多于10%的子宫腺肌病病变可累及宫颈,但也有研究表明子宫腺肌病主要见于子宫体部,罕见于宫颈部位,只要保证切除全部子宫下段,仍可考虑行子宫次全切除术。

2.保守性手术

子宫腺肌病病灶挖除术、子宫内膜去除术和子宫动脉栓塞术都属于保留生育功能的方法。腹腔镜下子宫动脉阻断术和病灶消融术(使用电、射频和超声等能减少子宫腺肌病量),近年来的报道逐渐增多,但这些手术的效果均有待于循证医学研究证实。

(1)子宫腺肌病病灶挖除术:适用于年轻、要求保留生育功能的患者。子宫腺肌瘤一般能挖除干净,可以明显地改善症状、增加妊娠机会。对局限型子宫腺肌病可以切除大部分病灶,缓解症状。虽然弥散型子宫腺肌病做病灶大部切除术后妊娠率较低,仍有一定的治疗价值。术前使用 GnRHa 治疗3个月,可以缩小病灶利于手术。做病灶挖除术的同时还可做子宫神经去除术或子宫动脉阻断术,以提高疗效。

(2)子宫内膜去除术:近年来,有报道在宫腔镜下行子宫内膜去除术治疗子宫腺肌病,术后患者月经量明显减少,甚至闭经,痛经好转或消失,对伴有月经过多的轻度子宫腺肌病可试用。子宫内膜切除术虽可有效控制月经过多及痛经症状,但对深部病灶治疗效果较差。远期并发症常见的为宫腔粘连、宫腔积血、不孕、流产、早产等。

(3)子宫动脉栓塞术(UAE):近期效果明显,月经量减少约50%,痛经缓解率达90%以上,子宫及病灶体积缩小显著,彩色超声显示子宫肌层及病灶内血流信号明显减少,该疗法对要求保留子宫和生育功能的患者具有重大意义。但 UAE 治疗某些并发症尚未解决,远期疗效尚待观察,对日后生育功能的影响还不清楚,临床应用仍未普及,还有待于进一步积累经验。

(4)子宫病灶电凝术:通过子宫病灶电凝可引起子宫肌层内病灶坏死,以达到治疗的目的。但病灶电凝术中很难判断电凝是否完全,因此不如手术切除准确,子宫肌壁电凝术后病灶被瘢痕组织所代替,子宫壁的瘢痕宽大,弹性及强度降低,故术后子宫破裂风险增加。

(5)盆腔去神经支配治疗:近年来,国外学者采用开腹或腹腔镜下骶前神经切除术及子宫神经切除术治疗原发及继发性痛经,取得了较好效果。

(6)腹腔镜下子宫动脉阻断术:子宫动脉结扎治疗子宫腺肌病的灵感来源于子宫动脉栓塞治疗子宫腺肌病的成功经验,但该术式目前应用的病例不多。由于疼痛不能得到完全缓解,多数患者对手术效果并不满意。

五、预后与随访

(一)随访内容

通常包括患者主诉、疼痛评价、妇科检查、超声检查、血清 CA125 检测,如果是药物治疗者,需要检查与药物治疗相关的内容,如肝功能、骨密度等。

(二)预后

除非实施了子宫切除术,子宫腺肌病容易复发。因残留的内膜腺体而发生恶变的较少见,与子宫腺肌病类似的疾病子宫内膜异位症,其恶变率国内报道为1.5%,国外报道为0.7%~1.0%,相比之下,子宫腺肌病发生恶变更为少见。

(杜晓丽)

第六章 女性生殖系统肿瘤

第一节 子宫颈癌前病变与早期浸润癌

一、我国子宫颈癌的流行及防治状况

对大多数发展中国家和地区而言,子宫颈癌仍是威胁女性健康和生命的主要疾病之一,其中重要的原因是缺乏对子宫颈癌癌前病变和早期癌的筛查制度,或因财力不足难以使广大适龄妇女享有规范的筛查服务,且筛查质量欠佳。我国由于人口基数大,估计每年子宫颈癌新发病例数在13万以上,每年至少有3万妇女死于子宫颈癌,发病形势不容乐观。据2004—2005年全国第3次死因回顾抽样调查结果,与20世纪90年代调查相比,30~44岁年龄组子宫颈癌病死率不但没有降低反而升高;而上海、深圳等地的流行病学资料亦显示,子宫颈癌的发病率有上升趋势,其中35岁以下组上升趋势明显,反映了子宫颈癌对我国女性的危害有年轻化的趋势。

子宫颈癌的发生发展是一个缓慢渐进的过程,其间有明确的癌前病变期,在此期间如能给予有效的干预,治愈率可达100%。即使是早期浸润癌(ⅡA期),其淋巴结转移及治疗后复发的风险也很低,5年存活率在95%以上。而ⅠB2~Ⅱ期5年存活率则降至60%~70%,Ⅲ期者不足40%,如出现远处转移,即Ⅳ期患者的5年生存率则在10%以下。在缺乏完善筛查体系的地区,有1/5以上的患者在诊断时已达Ⅲ期,给患者、家庭及社会都将带来极大的痛苦和沉重的经济负担。因此,应当重视对子宫颈癌前病变及早期癌的认识,规范诊治流程,早期发现、早期诊断及早期干预癌前病变及早期癌可以有效降低子宫颈癌的发病率和死亡率。

二、子宫颈病变和早期浸润癌的定义

子宫颈病变狭义上主要是指子宫颈的癌前期病变,包括经组织学确诊的子宫颈上皮内瘤变(cervical intraepithelial neoplasia,CIN)和子宫颈腺上皮内瘤变(cervical glandular intraepithelial neoplasia,CGIN),是浸润性子宫颈癌的前驱病变。

组织学上,CIN的诊断标准较为统一,根据不典型细胞累及上皮的程度分为三级,CIN1相当于轻度非典型增生,CIN2相当于中度非典型增生,CIN3相当于重度非典型增生和原位癌。随着现代医学对于CIN流行病学及生物学研究的深入,有学者提出了两级分类命名系统:低级

别鳞状上皮内病变(low-grade squamous intraepithelial lesion, LSIL),包括由 HPV 引起的疣状病变及 CIN1;高级别鳞状上皮内病变(high-grade squamous intraepithelial lesion, HSIL),包括 CIN2、CIN3。其中,LSIL 多与低危型 HPV 感染有关,多数可自行消退,或需较长的时间方发展为高级别的病变。HSIL 则多与高危型 HPV 感染相关,病变多持续存在,有进展为浸润癌的潜能。DNA 倍体分析发现 LSIL 的 DNA 倍体多为二倍体或多倍体,而无或很少有非整倍体;HSIL 则以非整倍体为主。因此,应用两级分类系统一方面有助于提高诊断的准确性及一致性,另一方面更能反映 CIN 病变的生物学转归,指导临床根据患癌风险的不同给予相应的处理。

对于子宫颈腺上皮癌前病变的认识和命名尚存在争议,有学者根据腺体的异常、腺上皮细胞核的大小、染色程度、有丝分裂象及黏蛋白的数量,将子宫颈腺上皮内瘤样病变分为 3 级,即 CGIN1、CGIN2、CGIN3。亦有参照鳞状上皮的两级分类原则,分为低度子宫颈腺上皮内瘤变和高度子宫颈腺上皮内瘤变。原位癌对应于 CGIN3 或高度子宫颈腺上皮内瘤变,是浸润性腺癌的癌前病变,临床上较原位鳞癌少见,可能与病变位置多位于子宫颈管内难以被细胞学或阴道镜检查发现有关。多数的子宫颈原位癌是在因良性病变切除的子宫或因 CIN 子宫颈活检及锥切标本中检查所得,50% 以上的子宫颈原位癌与 CIN 并存。近年来,子宫颈腺癌的发病率有上升趋势,临床上应重视对原位癌的识别与管理。

子宫颈微小浸润癌(为 FIGO ⅠA 期)又称早期浸润癌,是指只能在显微镜下诊断而临床难以发现的浸润癌。FIGO 关于微小浸润癌的定义:ⅠA1 和 ⅠA2 期的诊断应基于取出组织的显微镜检查,最好是子宫颈锥切或全子宫切除的组织标本,切除的组织必须包含全部病变,不论原发病灶是鳞状上皮还是腺上皮,浸润深度不超过上皮基膜下 5 mm,水平扩散≤7 mm。静脉和淋巴管等脉管区域受累不能改变分期,但必须特别注明,因为会影响治疗决策。超出上述范围的病变即归为 ⅠB 期。

三、HPV 与子宫颈病变

(一)子宫颈癌的病因学研究

子宫颈癌的病因研究历经 100 多年,早在 19 世纪人们就发现子宫颈癌在修女中极少发生,研究认为子宫颈癌的发生与婚产因素和性行为紊乱等行为危险因素有关。20 世纪 60~70 年代,人们将焦点转向某些微生物感染因素,如单纯疱疹病毒Ⅱ型和人类巨细胞病毒,但随后的流行病学调查及分子学研究并不支持单纯疱疹病毒Ⅱ型或巨细胞病毒在子宫颈癌发生过程中起主导作用。1974 年德国杰出的病毒学家 Zur Hausen 首次提出人乳头瘤病毒(human papilloma virus, HPV)与子宫颈肿瘤有密切相关。至 1983 年,Durst 和 Zur Hausen 发现了 HPV16。同年,Cuzick、Campion 及 Singer 一起对 100 名子宫颈涂片结果为低度病变的妇女进行了 HPV 检测,结果发现 HPV16 感染比 HPV6 具有更强的促使子宫颈病变进展的潜能。随后,George Terry 等建立了聚合酶链反应方法,使 HPV 检测的临床意义逐渐被重视。目前,众多国内外学者及研究机构就 HPV 感染与子宫颈癌的关系进行了大量的研究,人们对 HPV 感染与子宫颈病变之间关系的认识日渐统一。2004 年,IARC 发布了一致性声明:HPV 感染是子宫颈上皮内瘤变及子宫颈癌发生的必要因素,可以认为,没有 HPV 持续性感染的妇女几乎没有患子宫颈癌的危险。流行病学资料结合实验室的证据都强有力地证实了这一观点。

HPV 是一群微小的、无包膜的双链 DNA 病毒,目前发现的基因型别已经超过 200 种。根据其致瘤能力的高低,可以分为高危型、潜在高危型和低危型 3 类。高危型 HPV 通过其癌蛋白 E7 降解抑癌基因 *PRB* 的产物,使细胞跨越细胞周期 G1/S 检查点,进入增殖周期;通过其 E6 癌蛋白降解抑癌基因 *p53* 的产物,使细胞抵抗凋亡,异常生长;E6 癌蛋白还能激活人端粒酶催化亚单位 hTERT,导致细胞永生化;此外,高危型 HPV 的癌蛋白还能引起细胞有丝分裂异常,造成染色体不稳定,促使受感染的细胞发生恶性转化。

(二)HPV 感染的自然史

肛门、生殖器的 HPV 感染与年龄及性行为习惯相关。性活跃的年轻妇女感染率最高,感染的高峰年龄为 15～25 岁。文献报道生育年龄(包括子宫颈细胞学检查无异常发现)的正常妇女,其子宫颈 HPV 感染率在 5%～50%。国外对女大学生的研究发现,约 1/3 有性行为的女大学生的正常子宫颈 HPV DNA 阳性。据报道在世界范围内,半数以上的性活跃的成年人在他们的一生中至少被一种生殖道 HPV 感染过。HPV 感染的高危因素主要为性行为紊乱,如过早开始性生活、多个性伴侣、与高危人群的性接触等。女性性工作者及 HIV 患者中 HPV 感染率较高。男性的包皮环切术及正确使用避孕套在一定程度上可减少妇女感染 HPV。

虽然年轻女性的 HPV 感染及其引起的子宫颈低度病变的频率很高,并可反复感染或同时感染多种型别的 HPV,但绝大多数都会在短期内自动消失。>30 岁的妇女子宫颈 HPV 新发感染率明显下降,为 5%～10%。但相对于年轻女性,大年龄段的妇女更容易发生 HPV 的持续感染,这可能与免疫功能随着年龄的增长而下降,从而降低了人体对病毒的新发和既往感染的清除能力有关。亦有研究报道,妇女 HPV 感染的第二个高峰年龄段在女性的围绝经期(45～50 岁),其原因多数学者认为是妇女或其配偶与新的性伴侣接触而发生的感染,也可能与病毒的潜伏感染再度激活有关。

大多数 HPV 感染是一过性的,免疫功能正常的妇女,90% 的 HPV DNA 可在 2 年后转阴,这是 HPV 感染最常见的结局。即使在 CIN 的患者中,如果随诊足够长的时间,HPV 感染也有较高的自然转归率。因此,HPV 感染不能机械地等同于肿瘤进展。非致瘤性(低危型)HPV 感染的自然消退率较高,平均感染时间是 7～8 个月,致瘤性(高危型)HPV 的平均感染时间则长达 10～13 个月。HPV 感染后,主要诱发机体的细胞免疫将病毒清除,一旦机体免疫力消除了某一型 HPV,一般不易再感染同一型别的 HPV,但并不意味着对其他型别的 HPV 也产生了交叉免疫。

不到 10% 的 HPV 感染会持续存在,但只有少部分高危型 HPV 持续感染可能引发子宫颈病变或子宫颈癌。而且研究显示,同一高危型 HPV 的持续感染,患 CIN2、CIN3 的风险比高达 813,较不同高危型别的 HPV 反复感染者明显升高,后者患 CIN2、CIN3 的风险比为 192。另一项研究也观察到,连续 3 次同型别的高危型 HPV 持续感染对于持续鳞状上皮内病变的风险远远大于持续的高危型 HPV 感染但型别不同的情况。相邻两次均检测到高危型 HPV 而型别不同时,持续鳞状上皮内病变的发生概率甚至低于相同型别的低危型 HPV 持续感染。

(三)子宫颈病变中的 HPV 检出率及型别分布

HPV DNA 的检出率随子宫颈病变的进展而上升。在子宫颈上皮内瘤变(CIN1～3)中,HPV 阳性率为 35%～100%,在子宫颈浸润癌中可达 93%～100%。在型别分布上,世界各国的研究报道在子宫颈癌中均以 HPV16 和 18 型为主要类型。最新的 Meta 分析显示,在全球 14 595 例子宫颈癌中,HPV16 和 18 型仍为最主要类型,存在于约 70% 的子宫颈癌中。其次,较常见的还有 HPV 45(4.6%)、31(3.8%)、33(3.7%)、52(2.9%)、58(2.8%)、35(1.5%)型。在 HSIL 中感染率最高的仍是 HPV16。亚洲子宫颈癌前十位 HPV 型别分别是 HPV16、18、58、

33、52、45、31、35、59 和 51 型。

国内也有学者进行了以人群为基础的 HPV 流行病学研究。一项关于中国妇女子宫颈人乳头瘤病毒型别分布的 Meta 分析结果显示,在子宫颈癌、高度上皮内病变、低度上皮内病变和正常子宫颈中,总 HPV 调整感染率分别为 82.7%、88.5%、69.3%、13.1%;所有子宫颈状态中,HPV16 型为最常见的 HPV 型别,在子宫颈癌中,占第 2、3 位的依次为 HPV18 和 58 型;HPV16 和 18 型在子宫颈癌、HSIL、LSIL 和正常子宫颈中的感染率分别为 69.6%、59.1%、32.3%、4.4%,该结果与世界范围内 HPV16 和 18 型在子宫颈癌中 70% 的感染率非常接近。

(四)HPV 型别与致癌风险

HPV16、18 型是子宫颈癌及癌前病变中最常见的 HPV 型别。多项研究表明,相对于其他型别的高危型 HPV,HPV16 感染更容易持续存在,平均感染时间为 16~18 个月,并且进展为 CIN3 及浸润癌的风险明显高于其他高危型 HPV。子宫颈细胞学正常的妇女,如果 HPV18 阳性,其进展为 CIN3、特别是腺癌和相关癌前病变的风险也较高。1 项入组了 20 810 名妇女、随访长达 10 年的前瞻性研究发现,研究开始时 HPV16 阳性的妇女 10 年内进展为 CIN3 和浸润癌的比率为 17.2%,HPV18 阳性者为 13.6%,而其他高危型 HPV 阳性者进展为 CIN3 和浸润癌的比率仅为 3.0%。细胞学检查阴性而 HPV16 或 18 阳性的妇女进展为 CIN3 以上病变的风险比细胞学检查为 LSIL 的患者还高。Molano 等对 227 例细胞学正常而 HPV 阳性的妇女进行了为期 5 年的随访,发现 HPV16 较低危型感染的清除率明显降低,HPV31、33、35、52 及 58 型的清除率居中,其他高危亚型与低危型相比未显示出清除率降低,单一感染与多型别感染的清除率相当。Insinga 等对 HPV16、18、6、11 型感染及相关子宫颈病变的自然史进行了回顾性分析,结果显示,随访 2 年或 3 年时,HPV16 型和 18 型别相关的 CIN2 和 CIN3 发生的累积风险为 11.5%、27.2%;HPV16 和 18 型别相关的 CIN1、CIN2、CIN3 在 12 个月内的阴转概率分别为 32.9%、21%、11%。由于 HPV 具体亚型致病力的不同,HPV 分型检测在子宫颈癌筛查及子宫颈病变治疗后随访中的作用日益凸显。

除了上述年龄、性行为习惯、HPV 型别与 HPV 持续感染相关外,可能还有其他内源性或外源性因素协同参与作用,影响了 HPV 的清除,并促进了子宫颈病变的进展。这些协同因素包括:①环境或外在因素,如吸烟、长期口服避孕药、多产、其他性传播疾病的协同感染等。②病毒因素,如高病毒载量、多种型别 HPV 联合感染、病毒基因整合入宿主染色体。③宿主因素,如遗传易感性、HIV 感染、免疫抑制治疗等。HPV 感染的自然史尚有很多方面还不甚明确,HPV 自我清除、持续感染、潜伏感染的状态如何准确界定及其转归或进展的规律,有待更深入的研究。另外,除高危型 HPV 持续感染这一重要的致病因素外,子宫颈癌的发生、发展是多因素、多步骤作用的结果,上述内源性及外源性危险因素在 HPV 致病过程中是如何发挥作用的,同样需要更多临床及实验室的研究来证实。

(五)HPV 预防性疫苗

目前,Merck 公司和 GlaxoSmith-Kline 公司已分别利用酵母和昆虫细胞表达体系开发出以病毒样颗粒为基础的 HPV 基因工程疫苗。前者是四价疫苗使用的是铝佐剂,后者是二价疫苗使用的是 ASO_4(一种包含铝和脱酰单磷酰脂)佐剂。两种疫苗都含有针对 HPV16 和 18 的型别,这两个基因型导致全球大约 70% 的子宫颈癌病例。包括美国在内的多项全球多中心随机对照研究评估了这两种疫苗对 9~45 岁妇女的安全性和有效性,结果显示,对于注射前从未感染过疫苗涵盖的 HPV 基因型的妇女,两种 HPV 预防性疫苗在预防 HPV 持续感染和相关子宫颈病变方面都显示出非常好的效果,同时具有良好的耐受性。常见的不良事件为注射部位的疼痛、红肿、瘙痒及发热、眩晕等全身反应。在注射三剂疫苗后的1个月,血清抗HPV抗体阳转率可达96.4%~99.9%;在接种后5年内,抗体滴度仍维持较高的水平,与自然感染相比有显著差异。目前,大规模HPV疫苗试验及6~8年的随访结果是,HPV疫苗几乎可以100%的预防由相关基因型导致的子宫颈癌前病变、阴道和外阴癌前病变及生殖器疣。尽管研究开展的时间长度不足以使病变发展为子宫颈癌,但世界卫生组织的专家组已认同对这些子宫颈癌前病变的预防最终能避免癌症的发生。

2006年,美国食品药品监督管理局批准了Gardasil四价疫苗上市。2007年,澳大利亚也批准了Cervarix二价疫苗的上市。目前这两种疫苗已在全球100多个国家和地区上市,主要用于青春期前和青少年女性的预防接种。

四、子宫颈筛查与"三阶梯"诊疗程序的规范应用

HPV预防性疫苗研制成功,使子宫颈癌的一级预防成为可能。然而,在现阶段我国广大妇女还难以从HPV预防性疫苗中获益。因此,子宫颈癌前病变及早期癌的筛查及正确处理,即子宫颈癌的二级预防,仍是目前子宫颈癌预防工作的主要策略。"三阶梯"诊断步骤,即子宫颈筛查-阴道镜检-组织病理学检查,是广泛使用的诊断规范流程。子宫颈筛查结果异常,意味着从正常人群中筛出可能发生癌前病变或子宫颈癌的高危人群,但临床医师不能仅凭筛查结果就为患者制定治疗方案。须进一步经阴道镜检查评估和检出子宫颈病变是否存在,并在其指引下取子宫颈活检确诊。组织病理学结果(点活检或锥切活检)是确诊的金标准,也是临床治疗的依据。应当注意的是,当三阶梯诊断结果不一致时,需重新核对原始资料,包括重新检查原始细胞学涂片与病理切片是否符合诊断标准,重新评估阴道镜检查是否遗漏病变。及时修正诊断及密切随访是准确评估子宫颈病变的可靠途径。

(一)筛查方法

子宫颈癌前病变及早期癌通常无明显症状,临床上常规的妇科检查也难以发现病变,因此需要特定的检查或检测技术才能早期发现、及时诊断。目前常用的筛查方法主要有子宫颈细胞学检查、高危型HPV检测及肉眼观察法等。传统的巴氏涂片检查在过去的半个多世纪中,为全球的子宫颈癌发病率和死亡率的下降作出了突出贡献,新发展的液基细胞学方法减少了不满意涂片的数量,在一定程度上改善了传统巴氏涂片的敏感性。而子宫颈细胞学诊断标准近年来也在不断进展,1988年美国国立癌症研究所提出TBS系统,在涂片质量评价、描述细胞形态和诊断建议3个方面作了较大的改良,方便了临床医师与细胞病理学家的交流,也有利于对细胞学结果异常的妇女进行规范的管理,目前已在世界范围内广泛应用。另外,众多分子标记物的研究是目前辅助细胞学或组织病理学进一步筛选高危病变的热点领域。研究结果显示,P16INK4A及Ki-67的免疫化学染色有助于辨别不同级别的CIN,减少假阴性和假阳性活检,从而有效的早期发现和诊断HSIL及子宫颈癌,是预测子宫颈癌前病变及早期癌较有前景的筛查和诊断指标。

HPV检测技术是筛查方法的又一次突破。与细胞学相比,HPV检测提高了识别子宫颈高度病变的灵敏度,且结果客观,可重复性好,阴性预测值可达99%。欧美等发达国家的子宫颈癌筛查指南推荐,对30岁以上妇女可联合应用HPV检测及细胞学检查。而对HPV检测单独用于子宫颈癌初筛的评价正在多个国家进行前瞻性的随机对照研究。杂交捕获二代法是目前应用最广泛的临床HPV诊断方法,但因为价格昂贵,在发展中国家难以推广应用于子宫颈癌筛查。

快速 HPV 检查方法的问世,有望成为发展中国家子宫颈癌筛查的有效手段。该技术识别子宫颈病变的敏感性和特异性接近杂交捕获二代法,但只需 2.5 小时就能得出结果,试验设施简单,可以在没有水电的情况下操作,费用也只有杂交捕获二代法的 1/10。

肉眼观察技术即醋白试验及碘试验是一种相对简单,较少依赖操作设施的方法,易于掌握与培训,无须特殊的仪器设备,价格低廉,可在欠发达地区作为初筛手段推广,使更多的贫困地区的妇女及时得到子宫颈癌的早诊早治。这种筛查方法已在非洲、印度、中国西部地区等发展中国家和地区进行了评价,醋白试验对子宫颈癌前病变和浸润癌的敏感性为 77%(56%～94%),特异性为 86%(74%～94%)。但要认识到,该技术无法对子宫颈管内的病变进行评价,对绝经后的妇女很少有效,且因无资料保存,难以复查及质控。

(二)筛查策略

在发达国家,对适龄妇女进行有组织、系统性的筛查,随着筛查覆盖率的扩大及筛查质量的改善,子宫颈癌的发病率和死亡率得到了有效的控制。相比之下,在无法开展系统性筛查的发展中国家和地区,子宫颈癌的发病率仍居高不下。目前,我国子宫颈癌的防控工作也处于缺少有组织、以人口为基础的系统性筛查阶段,筛查覆盖率低,子宫颈癌及癌前病变的早期发现、早期诊断主要依靠妇女的机会性筛查。可喜的是,我国子宫颈癌的防治工作正逐渐受到政府和大众的重视,从 2005 年原卫生部和癌症基金会建立子宫颈癌早诊早治示范基地,到 2006 年中央财政地方转移支付癌症早诊早治项目,再到 2009 年农村妇女的两癌检查,越来越多的机构和医务工作者参与到子宫颈癌的预防工作中,为我国子宫颈癌的预防提供了前所未有的契机。另一方面,研究显示,机会性筛查是目前发展中国家提高子宫颈癌筛查效率及覆盖率的一种切实可行的方法,可节约医疗资源,患者顺应性好,早期病变检出率可达 86%。因此,现阶段我国子宫颈筛查工作应当重视增强医护人员的子宫颈癌筛查意识,因地制宜选取筛查方法,将有组织筛查与机会性筛查相结合,努力提高我国子宫颈癌筛查及早诊早治的覆盖率,同时加强筛查质量的控制,规范诊治流程。

根据疾病的负担、卫生资源、经济发展水平的不同,各国的筛查方案亦有差异。在《中国癌症筛查及早诊早治指南(试行)》中,我国子宫颈癌防治协作组的专家结合我国国情,针对不同资源条件和人群风险度等因素,提出了 3 种筛查方案可供选择。①最佳方案:医师取材 HPV 检测和液基细胞学组合,适宜于经济发达地区或经济条件较好的妇女。②一般方案:医师取材 HPV 检测和传统巴氏涂片组合,适宜于中等发达地区的筛查。③基本方案:仅用肉眼观察法(醋白试验或碘试验):适用于贫穷落后、卫生资源缺乏的地区。经济发达地区,筛查起始年龄可考虑为25～30 岁;经济欠发达地区,起始年龄为 35～40 岁。

2012 年初,美国癌症协会、美国临床病理协会及美国阴道镜和子宫颈病理协会共同推出了修订版的子宫颈癌筛查指南,值得我们借鉴。该指南综合评估了近 10 年来对子宫颈癌和 HPV 感染相关性研究的证据,针对不同年龄段 HPV 感染流行病学特点和子宫颈癌发病风险的不同,并充分权衡了筛查可能带来的益处及潜在危害,对既往指南进行了更新。指南的主要内容包括下列以年龄分组的筛查建议。

(1)无论有无性行为,<21 岁的女性都不应该进行常规筛查。因为在青春期及年轻女性中 HPV 感染和 LSIL 相对多见,大多数可自行逆转,而子宫颈癌的发病率很低。常规筛查对该年龄段女性子宫颈癌的检出和预防效果甚微,相反会导致不必要的创伤及过度治疗。专家指出,HPV 预防性疫苗的接种是该年龄段女性安全、有效的子宫颈癌预防策略。

(2)21~29岁的女性推荐每3年接受1次细胞学筛查,由于30岁以下的女性HPV感染率较高,故HPV检测不应常规用于该组人群。

(3)30~65岁的女性推荐每5年接受1次细胞学+HPV检测的联合筛查,每3年1次的细胞学筛查是可替代的方案。若联合筛查结果显示HPV阳性而细胞学检查正常,可有两种选择:①12个月后复查细胞学及HPV检测;②立即进行HPV16或HPV16和18分型检测。当HPV持续阳性或分型检测阳性时,应立即转诊阴道镜。若联合筛查结果显示HPV阴性而细胞学检查为不能确定意义的非典型鳞状细胞(ASC-US)时,常规筛查即可。

(4)>65岁的女性如既往20年内无CIN2以上病史,且既往10年内连续3次细胞学筛查结果阴性或连续2次联合筛查结果阴性(最近1次的阴性结果在过去5年内进行),可退出常规筛查。

(5)因良性疾病行全子宫切除的女性,如无CIN2以上病史,无须常规筛查。

(6)曾接种HPV预防性疫苗的女性,筛查程序与未接种人群相同。

五、子宫颈病变和早期浸润癌的治疗策略

(一)子宫颈癌前病变的处理

美国20世纪90年代中期的调查结果显示,每年约有100万的妇女诊断为CIN1,约50万诊断为CIN2、CIN3。近年来,估计CIN1的年发病率为1.2/1 000,CIN2、CIN3为1.5/1 000。对子宫颈癌前病变进行恰当的干预与随访,是子宫颈癌防治体系中关键的组成部分。不规范的诊治程序不仅会造成漏诊、漏治,增加了子宫颈癌发病的风险,而且还可能造成过度治疗,导致不必要的并发症和医疗资源的浪费。鉴于目前我国子宫颈病变诊治方面存在的诸多问题,中国子宫颈病变和阴道镜协作组参考美国阴道镜和子宫颈病理协会、欧洲及亚太地区生殖道感染和肿瘤研究组织的研究结果及诊治规范,并结合我国国情,制定了《中国子宫颈病变诊断和与治疗指南》,正在推行,以期规范临床操作。

治疗子宫颈癌前病变的方法主要有两大类:一是破坏子宫颈表面组织的物理治疗方法,包括冷冻治疗、激光消融、电灼和冷凝等;二是切除子宫颈组织的切除方法,包括冷刀锥切、LEEP、激光锥切和电针锥切等。切除的方法不但可以去除病变,而且可以提供组织标本用于病理检查。尽管比较不同治疗方法的随机试验数量有限,以上列出的物理和切除治疗在消除子宫颈癌前病变和减少子宫颈癌发病风险方面的有效性是相同的。过去认为,冷刀锥切会增加妇女将来早产、低出生体重儿和剖宫产的风险。但近来,一些大型的回顾性研究报道,进行LEEP或激光锥切的女性也会增加将来早产、低出生体重儿及胎膜早破的发生。尽管大多数物理治疗的研究没有显示出对妊娠结果相关的不利影响,但对于妊娠结果较小的影响很难测量,因此物理治疗也可能存在对未来妊娠的潜在不利影响。对于子宫颈癌前病变,目前还没有可接受的非外科治疗方法。治疗方法的选择应根据病变的分级、之前的细胞学结果、转化区类型、患者的年龄、生育需求、随诊条件和医疗资源而定,个体化及人性化是治疗的目标。

1.CIN1的处理方案

(1)细胞学报道为ASC-US、ASC-H或LSIL的CIN1:推荐随诊观察,可12个月时检测HPV,或6个月、12个月时重复子宫颈细胞学检查。如HPV阳性或重复细胞学超过ASC-US,推荐阴道镜检查。如HPV阴性或连续两次的细胞学检查正常,可返回常规的子宫颈筛查。对于持续性CIN1(持续时间>2年),可以继续观察,也可给予治疗。如果给予治疗,应参考阴道镜

检查是否满意来选择治疗措施。对于阴道镜检查满意者,物理治疗或子宫颈锥切均可。对于阴道镜检查不满意、子宫颈活检提示CIN、或因子宫颈病变接受过治疗的患者,推荐子宫颈锥切。

(2)细胞学报道为HSIL或非典型腺细胞的CIN1:对于阴道镜检查满意且子宫颈活检阴性者,有三种可接受的处理方案。①每6个月进行1次细胞学和阴道镜检查,随访1年。如果第6个月或第12个月随诊时仍为HSIL或非典型腺细胞,推荐子宫颈诊断性锥切;如果连续两次的细胞学检查正常,可回归到常规筛查。②诊断性锥切。③复核细胞学、组织学和阴道镜检查的结果,如果复核的结果有更改,应根据更改后的结果按相应的指南进行处理。对于阴道镜检查不满意者,除特殊人群外,推荐子宫颈诊断性锥切。

(3)特殊人群的CIN1:①对于青春期女性(<21岁)的CIN1,推荐每年进行1次子宫颈细胞学随访。如果第12个月时细胞学超过HSIL或第24个月时细胞学超过ASC-US,则需要行阴道镜检查。②妊娠期妇女的CIN1可暂不处理。

2.CIN2、CIN3的处理方案

(1)普通人群的CIN2、CIN3:对于组织学诊断的CIN2、CIN3,推荐给予治疗,而不仅仅是随诊观察(特殊人群除外)。如果阴道镜检查满意,完全除外浸润癌者物理治疗和子宫颈锥切均可。如果阴道镜检查不满意,不能完全除外浸润癌者不可行物理治疗,应行子宫颈锥切。全子宫切除不可作为CIN2、CIN3患者的首选治疗方法。对于CIN2、CIN3治疗后的随诊,可以6~12个月间检测1次HPV,也可每6个月进行1次细胞学或者细胞学联合阴道镜检查。如果随诊发现HPV阳性,或者细胞学超过ASC-US,推荐阴道镜检查加子宫颈管采样。对于HPV阴性,或者连续两次的细胞学检查正常的患者,进入常规筛查,持续至少20年。对于子宫颈锥切组织切缘阳性或术后立即进行的子宫颈活检发现有CIN2、CIN3的患者,可于术后4~6个月时行细胞学检查同时进行子宫颈活检,重复诊断性子宫颈切除也是可接受的程序。如果重复诊断性子宫颈切除不可行,子宫切除是可接受的。对于复发或持续的CIN2、CIN3,可再次锥切,如果无法再次锥切,可行全子宫切除。仅根据HPV检测阳性,进行重复治疗或行子宫切除是不可接受的。

(2)特殊人群的CIN2、CIN3:①对于青春期女性的CIN2、CIN3且未加特殊说明时,如果阴道镜检查满意,可以治疗,也可进行为期两年的密切观察,每6个月进行1次细胞学和阴道镜检查。如果随诊期间疾病进展(细胞学发现HSIL或阴道镜提示高级别病变),则需要重复活检。组织学明确诊断为CIN2时,首选随诊观察,但也可给予治疗。对于明确诊断为CIN3或阴道镜不满意时,应给予治疗。如果患者连续两次的细胞学和阴道镜检查正常,则可回归到常规的子宫颈细胞学筛查。如果在随诊中发现CIN3或CIN2、CIN3持续时间>24个月,则推荐给予治疗。②对于阴道镜活检组织学诊断为CIN2、CIN3的妊娠期妇女,除外浸润性病变,可采用≤12周为间隔的细胞学和阴道镜检查。如果随诊中病变进展或细胞学提示浸润癌时,推荐重复活检。除非确诊为浸润癌,否则治疗是不可接受的。应在产后6周重新对子宫颈进行细胞学和阴道镜检查。

3.子宫颈原位癌的处理

对于完成生育,且经诊断性锥切的组织学确诊为原位癌的女性,可选择全子宫切除。如需保留生育功能,可行冷刀锥切。对锥切后边缘阳性或子宫颈管取样仍有CIN或原位癌的患者,有以下两种方案可选择:再次子宫颈锥切以增加病灶完全切除的可能性;6个月时联合使用细胞学、HPV检测、阴道镜及子宫颈活检重新评估。对未行子宫切除的患者,均应长期随访。

(二)子宫颈早期浸润癌的处理(参考 FIGO 指南)

1.ⅠA1期(间质浸润深度≤3 mm,水平扩散≤7 mm)

推荐行经腹或经阴道全子宫切除术,如同时存在阴道上皮内瘤变,应切除相应的阴道段。有生育要求者,可行子宫颈冷刀锥切。

2.ⅠA2期(间质浸润深度 3~5 mm,水平扩散≤7 mm)

推荐行Ⅱ型子宫切除术+盆腔淋巴结清扫术。有生育要求者,可选择:①大范围的子宫颈锥切,加腹膜外或腹腔镜下淋巴结清扫术;②根治性子宫颈切除术,加盆腔淋巴结清扫术。

(郭兆君)

第二节 子宫颈癌

一、子宫颈癌诊断

(一)诊断

根据患者提供的病史、临床表现,配合辅助检查 HPV 检测、细胞学和阴道镜下活组织病理检查可确诊。确诊为子宫颈癌后,根据具体情况做胸部 X 线片、盆腹腔 MRI 检查、静脉肾盂造影、膀胱镜及直肠镜检查等。

(二)临床诊断步骤

可供参考的标准:①阴道分泌物增多,从浆液、黏液性,中晚期多呈淘米水样或脓血样,具有特殊臭味。②接触性出血或阴道不规则出血,尤其是绝经后阴道点滴或不规则出血。③细胞学检查,包括 HPV 检测、子宫颈细胞刮片或液基细胞学检查,采用 TBS 分类。④阴道镜下的活检,最好是在该诊治医院活检的结果,最好是有 6 个点的活检。⑤子宫颈癌灶大小、宫旁、盆腔及远处转移灶。⑥CT 扫描或 MRI 可显示病变的大小、外侵范围及程度。

(三)病理诊断

1.按组织学来源分类

(1)鳞状上皮癌。

(2)腺癌。

(3)混合癌:此型有两种情况,一型是鳞腺癌,一型是腺棘皮癌。

(4)磨玻璃样细胞癌。

2.按组织分化的程度分为 3 级

(1)Ⅰ级(高分化鳞癌):指癌细胞达到子宫颈表层细胞的最高成熟程度。

(2)Ⅱ级(中分化鳞癌):指癌细胞达到子宫颈上皮中层细胞的成熟程度。

(3)Ⅲ级(低分化鳞癌):指癌细胞处于子宫颈上皮基层细胞的不成熟程度。

(四)相关检查

1.阴道细胞学检查

该检查一般作为子宫颈癌普查筛选的首要方法。

阴道细胞学检查(巴氏涂片,1943 年由 G.N.Papanicolaou 提出)是子宫颈癌早期诊断很有价值的方法。在子宫颈移行带区取材,行染色和镜检。由于癌细胞代谢快,凝聚力差,容易脱屑,取材及检查方法简便,准确率高,初筛普查诊断的正确率达到84%～93%。为了克服细胞学的假阴性,提倡采用重复多次涂片,双份涂片法。在制片及读片中加强质量控制。以专用"小脚板"等工具,刮取子宫颈表面及子宫颈管的细胞并涂片,经细胞学医师诊断,此法简便易行,诊断正确率高。巴氏五级分类法被广泛认可,作为子宫颈细胞学的常规检查方法,沿用至今,是一种分级诊断的报告方式。

随着阴道细胞学的发展,认为巴氏涂片细胞堆积,影响检查的结果,2000年以后,随着液基细胞学的引入,被列为子宫颈癌检查的突破进展,2001年TBS系统分类的描述性细胞病理学诊断的报告方式,TBS分类中有上皮细胞异常时,均应重复刮片检查并行阴道镜下子宫颈活组织检查。

2.碘试验

该方法是将2%碘溶液涂在子宫颈和阴道黏膜上,观察其染色变化的情况,正常子宫颈上皮吸碘后呈棕褐色,未着色区呈芥末黄为病变区,在染不上色的部位采取多点活体组织检查,以提高诊断的准确性,适合于边远地区和条件简陋地区的可疑癌,而又无阴道镜设备时。文献报道,在碘不染区多点活检的癌漏诊率约为4.3%。

3.醋白试验

该方法也是基层医院运用的方法之一,以5%醋酸染色后直接肉眼观察子宫颈的反应情况,如果出现醋白上皮边界清晰、质厚、致密、表面不平为阳性,正常子宫颈涂抹醋酸后无明显白色改变,低度子宫颈上皮内瘤变(CIN1)为淡而浅的白色改变,鳞-柱状上皮交界区或交界外,白色病变消失较快。高度子宫颈上皮内瘤变(CIN2～3)为厚的白色上皮,边界明显,肉眼可见其中一侧在鳞-柱上皮交界上;癌症时白色病变表面不规则,出现厚而脆的肿块。在印度、南美洲和我国山西进行的研究中,醋白试验的结果判定只分为阴性、阳性和癌。以操作者未观察到白色病变判定为阴性。

4.阴道镜检查

阴道镜可放大10～60倍,观察子宫颈上皮及血管的细微形态变化,发现子宫颈局部的组织异常,提示可疑病变的部位,提高活体组织检查的检出率。在子宫颈刮片细胞学检查巴氏Ⅲ级以上、TBS法鳞状上皮内病变者,均应在阴道镜下观察子宫颈表面病变状况,选择可疑癌变的区域行活组织检查,提高诊断准确率。阴道镜下取活检的癌漏诊率为5.5%。

5.子宫颈管内膜刮取术

为明确子宫颈管内有无癌灶,刮取子宫颈管内膜并送病理学检查,可以及早发现细胞学检查发现癌细胞或可疑,但阴道镜检查没有发现病变部位者。碘不染色区域多点活检加子宫颈管内膜刮取活检的漏诊率为3.1%。

6.子宫颈锥切术

当细胞学检查结果与阴道镜下活体组织检查结果,或子宫颈管内膜刮取术病理检查的结果不一致时;要明确原位癌有无早期浸润及病变的范围,患者年轻,有生育要求,可以做子宫颈锥切术,既可作为诊断,也可以作为部分子宫颈上皮内瘤变和原位癌的治疗。子宫颈锥切术的癌漏诊率为1.8%。近来也有人以阴道镜下活体组织检查加子宫颈管刮取代替子宫颈锥切术,作为诊断,病理结果与子宫颈锥切术标本检查结果一致。

7.影像学检查

(1)Ⅰ期非保留生育功能者初始检查考虑X线片,若有异常,则行CT平扫检查;可选择性行

MRI检查以评估局部病灶范围,特别是ⅠB2~ⅠB3期。ⅠB1期及以上建议颈部/胸部/腹部/盆腔/腹股沟区 PET-CT 或胸部/腹部/盆腔 CT 检查或 PET-MRI;全子宫切除术后意外发现子宫颈癌的患者考虑行颈部/胸部/腹部/盆腔/腹股沟区 PET-CT 或胸部/腹部/盆腔 CT 检查以评估转移情况,行盆腔 MRI 评估盆腔残留病灶;保留生育功能者考虑胸部 X 线片,若有异常,可行 CT 平扫检查。首选盆腔 MRI 以评估测量病灶范围以及病灶和子宫颈内口的距离。不适宜 MRI 检查者用经阴道超声检查。ⅠB1~ⅠB2期考虑行颈部/胸部/腹部/盆腔/腹股沟区 PET-CT(首选)或胸部/腹部/盆腔 CT 检查。根据临床症状及可疑转移病灶可选择其他影像学检查进行诊断。

(2)Ⅱ~Ⅳ期初始检查颈部/胸部/腹部/盆腔/腹股沟区 PET-CT 或胸部/腹部/盆腔 CT 检查以评估转移情况;盆腔 MRI 增强检查评估局部病灶范围;根据临床症状及可疑转移病灶选择其他影像学检查进行诊断;全子宫切除术后意外发现子宫颈癌的患者考虑颈部/胸部/腹部/盆腔/腹股沟区 PET-CT 或胸部/腹部/盆腔 CT 检查以评估转移情况,行盆腔 MRI 评估盆腔残留病灶。

(3)Ⅰ期非保留生育功能者随访时的影像学检查选择应根据临床症状及复发/转移情况而决定;ⅠB3期患者或术后有高/中危因素接受辅助放疗及放化疗的患者,在治疗结束3~6个月后可行颈部/胸部/腹部/盆腔/腹股沟区 PET-CT 检查;保留生育功能者术后6个月考虑行盆腔 MRI 平扫+增强检查,之后的2~3年间每年1次;若怀疑复发,根据临床症状及复发/转移选择其他影像学检查。

(4)Ⅱ~Ⅳ期治疗结束后3~6个月内行颈部/胸部/腹部/盆腔/腹股沟区 PET-CT 检查(首选)或胸部/腹部/盆腔 CT+增强检查;治疗结束后3~6个月后选择性行盆腔 MRI+增强检查;根据临床症状及复发/转移选择其他影像学检查。Ⅳ期患者根据症状或下一步处理决策选用相应的检查方法。可疑复发转移者均建议 PET-CT 及选用 MRI。

(五)鉴别诊断

1.子宫颈外翻

子宫颈外翻的黏膜过度增生,肉眼也可见子宫颈表面呈现高低不平,较易出血。但外翻的子宫颈黏膜弹性好,边缘较整齐,子宫颈细胞学检查或活检有助鉴别。

2.子宫颈糜烂

认为是子宫颈柱状上皮外移和裸露的结果,部分患者出现月经间期出血,或在妇科检查和性生活时有接触性出血,阴道分泌物增多。妇科检查时,子宫颈外口周围有草莓状鲜红色小颗粒,棉签拭擦后也可以出血,有时难以与早期子宫颈癌鉴别。通过子宫颈细胞学检查或活体组织检查以帮助诊断。

3.子宫颈息肉

子宫颈息肉可有月经期出血,或接触性出血,或白带带血。但子宫颈息肉一般表面光滑,弹性好,多呈孤立状,病理可明确诊断。

4.子宫颈湿疣

可有阴道不规则出血,接触性出血,检查见子宫颈赘生物,在子宫颈表面堆积,表面多凹凸不平,有时融合成菜花状,可进行活检以鉴别。

5.其他子宫、子宫颈的良性病变

子宫黏膜下肌瘤、子宫颈结核、阿米巴性子宫颈炎等,多可有类似子宫颈癌的临床表现,可借助活检与子宫颈癌鉴别。

6.子宫内膜癌

子宫内膜癌表现为阴道不规则出血,阴道分泌物增多,累及子宫颈,检查时颈管内可见到有癌组织堵塞,确诊须做分段诊断性刮宫送病理检查。

二、子宫颈癌的分期

肿瘤分期的目的是对不同医院、不同方法治疗的结果有一个统一的评定标准,以使统计资料有可比性,从而让相同分期的患者采用相同的、规范的、标准的治疗方法。子宫颈癌目前采用的是临床分期,为什么FIGO对子宫颈癌至今仍然采用临床分期而不采用更为准确的手术病理分期是有一定理由的。

(一)子宫颈癌的FIGO分期的历史

国际妇产科联盟(FIGO)肿瘤分期是妇科恶性肿瘤应用最广泛的分期系统。妇科恶性肿瘤FIGO分期的历史要追溯到20世纪20年代的欧洲,那时候放疗医师希望能够对放疗和手术治疗的子宫颈癌患者的预后进行比较,提出恶性肿瘤分期的设想。于是,日内瓦的国际健康组织癌症委员会下属的放疗分会在1928年开始对子宫颈癌治疗结果的数据进行统计并鼓励各种机构用相同的方式来报道自己的数据。这样做的最初目的是想用一个统一的方法来评价肿瘤的范围以利于对治疗结果进行比较。从那时起,肿瘤委员会开始定期更新和修订各种妇科肿瘤的分期。国际联盟的第一份报道于1929年发布,并只包括几个中心,1934年在健康组织的会议上,开始有子宫颈癌放疗的年度报告的提议,第一份报告发布于1937年,其后几份报告陆续不规律发表。从1937年始,年度报告每3年在FIGO会议上发表1次,1950年把1937年的分类和分期系统进行修订,FIGO的子宫颈癌分期系统开始首次应用。1950年,FIGO的年度报告编委于国际妇科大会期间在纽约举行会议,决定在国际上采用一个统一的分期系统即"子宫颈癌国际分期"。1958年FIGO成为年度报告的正式发布者,随着进展,分期逐渐包括其他的恶性癌症包括宫体癌、卵巢癌、外阴癌、阴道癌、输卵管癌和滋养细胞疾病。

子宫颈癌FIGO临床分期(2018年修订)如下。

Ⅰ期:癌局限于宫颈(不考虑扩散至宫体)。

ⅠA:镜下浸润癌,浸润深度≤5.0 mm。

ⅠA1:间质浸润深度≤3.0 mm。

ⅠA2:间质浸润深度>3.0 mm,≤5.0 mm。

ⅠB:肿瘤局限在子宫颈,镜下最大浸润深度>5.0 mm。

ⅠB1:浸润深度>5 mm,最大径≤2 cm。

ⅠB2:最大径>2 cm,≤4 cm。

ⅠB3:最大径>4 cm。

Ⅱ期:肿瘤超越子宫,但未达阴道下1/3或未达骨盆壁。

ⅡA:侵犯上2/3阴道,无宫旁浸润。

ⅡA1:最大径≤4 cm。

ⅡA2:最大径>4 cm。

ⅡB:有宫旁浸润,未达盆壁。

Ⅲ期:肿瘤累及阴道下1/3和/或扩展到骨盆壁和/或引起肾盂积水或肾无功能和/或累及盆

腔和/或累及主动脉旁淋巴结。

ⅢA：肿瘤累及阴道下1/3，没有扩展到骨盆壁。

ⅢB：肿瘤扩展到骨盆壁和/或引起肾盂积水或肾无功能。

ⅢC：不论肿瘤大小和扩散程度，累及盆腔和/或主动脉旁淋巴结。

ⅢC1：仅累及盆腔淋巴结。

ⅢC2：主动脉旁淋巴结转移。

Ⅳ期：肿瘤侵犯膀胱黏膜或直肠黏膜（活检证实）和/或超出真骨盆（泡状水肿不分为Ⅳ期）。

ⅣA：侵犯盆腔邻近器官。

ⅣB：远处转移。

（二）肿瘤分期的目的和原则

1. 分期的目的

用以评定肿瘤的严重程度，统一认识，可对比治疗结果和肿瘤进展，判断预后和指导制订治疗方案。

2. 分期应考虑的问题

应考虑分期简明与精确性及可重复性，进行分期的风险和花费与受益的比较，实践性和完美结合，可接受性和专业性，不同期别要明显影响生存率。

3. 分期的原则

根据该肿瘤的患病人数的多数适用而决定，并有共同理解的基础，而且能够比较结果和发展过程，并判断预后，能指导治疗。应该是简单、准确而有效，并且经济实用，安全性好，完美可行，虽然特殊但能接受，有助于提高生存率，最后是不能经常改变。

临床分期应根据仔细地临床检查，由有经验的医师于治疗前确定，盆腔检查、三合诊检查具特殊重要性。分期之前必须具备病理确诊。

分期必须指的是原发位置和组织学类型，除非特殊情况下，如滋养细胞疾病很少进行手术治疗。可以不需要组织病理学诊断，不是继发部位。

FIGO的临床和手术分期均取决于肿瘤的位置和扩散的程度。

一旦分期在治疗前（手术中）确定，不能因放疗或化疗效果（肿瘤缩小或增大恶化）而改变。

当无法确定具体分期或对分期有争议时，应将分期定为低一级的分期或较早的期别。可疑直肠、膀胱受累者，要有病理学检查证实。

其他检查，如膀胱镜、直肠镜、静脉肾盂造影、肺及骨的X线检查、血管造影、淋巴造影等，对确定治疗方案有帮助，但对所发现的问题不作为确定分期的依据。

复发病例仍保持原分期诊断，不得再分期。

（三）FIGO妇科肿瘤委员会对子宫颈癌临床分期的规定

（1）子宫颈癌的临床分期一经确定就不能改变，以治疗前的盆腔检查为准。即使手术后发现与术前不一致，也以术前检查为准，不能改变原定分期。

（2）分期根据盆腔检查确定，淋巴受累不影响分期，术后病理结果不能改变原分期，可另做报道。

（3）分期应由两位有经验医师同时检查后确定，必要时在麻醉下做盆腔检查。

（4）子宫颈癌临床分期中几个特殊问题：①ⅠA期诊断的准确性。虽然子宫颈癌是临床分期，但ⅠA期的诊断是在显微镜下作出的，并且需要有经验的妇科肿瘤临床病理医师作出诊断。

②ⅡB期的确诊：盆腔三合诊检查有宫旁增厚、但有弹性、光滑、无结节感多为炎症，如宫旁增厚、无弹性、结节感多为癌浸润，必要时做阴道B超及MRI或盆腔穿刺活检确诊。③输尿管梗阻及无功能肾未发现其他原因者为ⅢB期。

(四)子宫颈癌临床分期与手术病理分期的优缺点比较

子宫颈癌临床分期与手术病理分期的优缺点比较包括手术分期与临床分期的争论；淋巴结受侵犯的状况；相关检查的意义；ⅠA分期实际上是病理分期（由病理学家确定而不是由临床医师确定）。ⅡA亚分期；ⅡB和ⅢB亚分期问题。

1. 临床分期

ⅠA期需要低风险的简单操作来进行病理分期，一般易接受，经济可承受。ⅠB期用三合诊简单的盆腔检查，确定子宫颈大小、阴道和宫旁是否受浸润及其程度。

但子宫颈癌临床分期的不精确性，相比有许多手术分期确定为更高级。如ⅠB期（24%）、Ⅱ期（49%～55%）、Ⅲ期（44%～50%）、Ⅳ期（67%）临床分期最大缺点是不能检查淋巴受累的情况，而淋巴受累和分期的关系密切。

临床分期评估淋巴结播散除了腹股沟和锁骨上淋巴结外，其他淋巴结很难临床检查，而且简单的辅助检查没有用处，但淋巴结转移在子宫颈癌预后中有重要影响，特别是早期子宫颈癌伴淋巴结转移预后较差。

淋巴结在其他妇科肿瘤中的评估，如子宫体癌、卵巢癌和外阴癌都用手术病理分期。

新的影像技术使淋巴结的评估得到提高，如对比各种检查方法的敏感性：CT 25%～67%；MRI 86%；淋巴造影 22%～79%；超声 80%；PET 82%～91%；细针穿刺的细胞学病理确诊还有争议。

2. 手术分期

早期患者、手术治疗可以很好地评估子宫颈肿瘤大小，阴道和宫旁有没有累及，在不能手术的晚期患者评估子宫颈肿瘤大小和宫旁很困难，但可以评估盆腔播散。

子宫颈癌手术分期的优点：对确定淋巴结转移敏感并特异；可切除大的淋巴结；评价疾病真正的严重程度；确定影响预后的因素。但是否提高生存率还不能肯定，而且在不能手术的晚期患者是否应进行手术淋巴评估更没有取得同意。

3. 子宫颈癌手术分期的局限性

只能对有限的患者可受益，提高生存率；与手术有关的并发症率增加并增加放疗的危险性；延误化疗和放疗时间。

虽然目前的临床分期方法所定的不同期别有明显不同，但近80%的子宫颈癌发生在发展中国家，并且大多数是晚期，不适宜采用手术分期。由妇科肿瘤委员会提议，手术分期在大多数子宫颈癌中并不方便、不实用、并不优越，因此不被推荐，所以FIGO决定子宫颈癌继续采用临床分期。

4. 子宫颈癌的检查

不同意对一个患者有临床和病理的双重分期，强调子宫颈癌的必要检查。可行组织细胞学分级；临床触诊和简单的检查；血常规、肝肾功能；静脉肾盂造影或超声波肾脏检查；胸部X线检查。对子宫颈癌患者可选择性进行的检查：膀胱镜；钡剂灌肠透视；乙状结肠镜；淋巴管造影；计算机X线分层扫描（CT）；磁共振成像（MRI）；正电子发射断层扫描（PET）等。

FIGO建议可选择代替以往推荐的检查：在精神较紧张患者盆腔检查中可能会遗漏宫旁浸

润,可在全麻彻底放松情况下做盆腔检查,可得到满意的效果。必要情况下可以做膀胱镜检查、乙状结肠镜检查。考虑在需要时患者可做 MRI,在英国 MRI 是作为常规检查,优点是可以较好地检测软组织病变,便于测量肿瘤的大小,但对于检测有无宫旁组织浸润价值不大,不作为常规检查。

FIGO 建议可以用 MRI 来评估肿瘤的大小,但并不改变临床分期,也可以用来计划治疗和预测预后,但这样做需要大量资源,因此,不可强制性作为必需的评估,而应该习惯用治疗指南中的常规盆腔检查代替不断变化的分期。

5.子宫颈癌ⅠA分期

间质浸润深度≤5.0 mm,宽度≤7.0 mm。间质浸润深度≤5.0 mm 是从上皮的基底层量起,即从表皮或腺体开始测量。脉管浸润即静脉管或淋巴管受侵犯不改变分期。ⅠA1期间质浸润深度≤3.0 mm,宽度≤7.0 mm。ⅠA2期间质浸润深度>3.0 mm 但≤5.0 mm,宽度≤7.0 mm。

微浸润癌ⅠA分期中的问题:怎样划分多病灶浸润,而每个病灶均<5 mm×7 mm。是否应该将所有的微浸润点加起来判定浸润的程度。如果>7 mm 则作为ⅠB期治疗,困难在于选定多少个浸润点,而且是否所有的浸润点在诊断时都被切除,对于怎样相加所测不同的浸润点,也很难达成共识,仍被病理学家们所争论。

脉管浸润有着较差的预后,并且与淋巴结的浸润有关,困难在于判断有主观性,可能通过对血管壁特殊的免疫组化染色会有所帮助,侵及不同的脉管有着不同的意义,怎样确定其意义和怎样完全找到它。

病理学家大部分不支持将所有的微浸润点加起来判定浸润的程度,脉管浸润的判定更有难度。

三、各期子宫颈癌的初始治疗

ⅠA期子宫颈癌需经锥切诊断。首选冷刀锥切,只要能整块切除和获得足够的切缘,也可用 LEEP。有适应证者加子宫颈搔刮术(ECC)。早期鳞癌卵巢转移发生率低,<45岁的绝经前患者可选择保留卵巢。前哨淋巴结显影在肿瘤直径<2 cm 者检出率和准确性最高。

(一)保留生育功能

推荐用于小于 2 cm 的鳞癌,普通腺癌并非绝对禁忌。目前尚无数据支持小细胞神经内分泌肿瘤、胃型腺癌患者保留生育功能。也不推荐伴有高危和中危因素的患者保留生育功能。生育后是否切除子宫由患者和医师共同确定,但强烈建议术后持续性异常巴氏涂片或 HPV 感染的患者在完成生育后切除子宫。建议咨询生殖医学专家。

1.ⅠA1期无淋巴脉管间隙浸润

该期淋巴结转移率<1%,不需要切除淋巴结。建议先锥切。如锥切切缘阴性,术后可随访观察。如切缘阳性,建议再次锥切或行子宫颈切除术。

2.ⅠA1期伴淋巴脉管间隙浸润和ⅠA2期

(1)直接行根治性子宫颈切除术+盆腔淋巴结切除,可考虑行前哨淋巴结显影。

(2)锥切+盆腔淋巴结切除,可考虑行前哨淋巴结显影。锥切切缘阴性者术后随访观察。切缘阳性者,再次锥切或行子宫颈切除术。

3.ⅠB1和选择性ⅠB2期

根治性子宫颈切除术+盆腔淋巴结切除±主动脉旁淋巴结切除,可考虑行前哨淋巴结显影。

保留生育功能原则上推荐选择肿瘤直径≤2 cm者,可选择经阴道或经腹行根治性子宫颈切除术。肿瘤直径2~4 cm者,推荐行经腹根治性子宫颈切除术。

(二)不保留生育功能

1. ⅠA1期无淋巴脉管间隙浸润

先锥切诊断。锥切切缘阴性并有手术禁忌证者,可观察随访。无手术禁忌证者行筋膜外子宫切除术。切缘阳性者最好再次锥切以评估浸润深度排除ⅠA2/ⅠB1期。不再次锥切直接手术者,切缘为子宫颈高度鳞状上皮内病变(HSIL)行筋膜外全子宫切除,切缘为癌者行改良根治性子宫切除术+盆腔淋巴结切除术(淋巴切除证据等级2B),可考虑行SLN显影。

2. ⅠA1期伴淋巴脉管间隙浸润和ⅠA2期

(1)改良根治性子宫切除术+盆腔淋巴结切除术,可考虑行SLN显影。

(2)有手术禁忌证或拒绝手术者,可盆腔外照射+近距离放疗。

3. ⅠB1/ⅠB2和ⅡA1期

(1)根治性子宫切除术+盆腔淋巴结切除(证据等级1)±主动脉旁淋巴结切除(证据等级2B),可考虑行SLN显影。

(2)有手术禁忌证或拒绝手术者,盆腔外照射+阴道近距离放疗±含铂的同期化疗。

4. ⅠB3和ⅡA2期

(1)盆腔外照射+含铂同期化疗+阴道近距离放疗(证据等级1)。

(2)根治性子宫切除术+盆腔淋巴结切除±主动脉旁淋巴结切除(证据等级2B)。

(3)盆腔外照射+含铂同期化疗+近距离放疗+选择性子宫切除术(证据等级3)。

5. 部分ⅠB3/ⅡA2期和ⅡB~ⅣA期

可选择影像学分期或手术分期(手术分期2B类证据)。

(1)影像学分期:淋巴结阴性,行盆腔外照射+含铂同期化疗+阴道近距离放疗(证据等级1);若CT、MRI和/或PET-CT等分为ⅢCr期,盆腔淋巴结阳性/主动脉旁淋巴结阴性,即ⅢC1r者,可选择:①盆腔外照射+阴道近距离放疗+含铂同期化疗(证据等级1)±主动脉旁淋巴结放疗。②腹主动脉旁淋巴结手术分期(术后可行影像学检查确认切除效果),阴性者即ⅢC1p行盆腔外照射+含铂同期化疗+阴道近距离放疗(证据等级1);主动脉旁淋巴结阳性即ⅢC2p期,行延伸野放疗+含铂同期化疗+阴道近距离放疗。影像学检查发现盆腔淋巴结和主动脉旁淋巴结均阳性即ⅢC2r者,行延伸野放疗+含铂同期化疗+阴道近距离放疗。影像学检查发现有远处转移并有临床指征经活检证实转移者,行全身治疗±个体化放疗。远处转移局限于锁骨上淋巴结者,可以选择根治性治疗。如果原发灶已被控制,转移灶在1~5个者可考虑立体定向放疗(2B类)。

(2)手术分期:是指切除腹膜后淋巴结,根据术后病理确定下一步治疗方案。①淋巴结阴性者:行盆腔外照射+含铂同期化疗+阴道近距离放疗(证据等级1)。②淋巴结阳性者:ⅢC1p期即盆腔淋巴结阳性、主动脉旁淋巴结阴性,盆腔外照射+含铂同期化疗+阴道近距离放疗(证据等级1);ⅢC2p期即主动脉旁淋巴结阳性者,需根据临床指征补充进一步的影像学检查以排除更广泛的转移。确定无其他远处转移时,行延伸野外照射+含铂同期化疗+阴道近距离放疗。影像学检查发现有更远处的转移,有临床指征者在可疑处活检,活检阴性者行延伸野外照射+含铂同期化疗+阴道近距离放疗,活检阳性者行全身治疗±个体化放疗。

6. ⅣB期或远处转移

(1)若适合局部治疗,可考虑局部切除±个体化放疗,或局部消融治疗±个体化放疗,或个体化放疗±全身系统治疗,也可考虑辅助性系统性治疗。

(2)不适合局部治疗者,全身系统性治疗或支持治疗。

(三)单纯筋膜外子宫切除术后意外发现的浸润性子宫颈癌

经病理复核确认的ⅠA1期无淋巴脉管间隙浸润者,可随访观察。ⅠA1期伴淋巴脉管间隙浸润或ⅠA2/ⅠB1期或切缘阳性或有肉眼残留病灶者,先完善病史、体格检查、血常规(含血小板)和肝肾功能检测及影像学检查。

(1)切缘及影像学检查均阴性者,可选择盆腔外照射+近距离放疗±含铂同期化疗。对于已切除的子宫病理无Sedlis标准所述的危险因素者也可行宫旁广泛切除加阴道上段切除+盆腔淋巴结切除±主动脉旁淋巴结取样(主动脉旁淋巴结取样为2B类证据)。术后淋巴结阴性且无残余病灶者可以观察。术后淋巴或切缘或宫旁阳性者,补充盆腔外照射(若主动脉旁淋巴结阳性加主动脉旁区放疗)+含铂的同期化疗(1类证据)±个体化近距离放疗(阴道切缘阳性者)。

(2)初次手术切缘为癌,存在肉眼残留病灶、影像学检查阳性或肿瘤特征符合Sedlis标准者,直接行盆腔外照射(若主动脉旁淋巴结阳性加主动脉旁区放疗)+含铂的同期化疗(1类证据)±个体化近距离放疗(阴道切缘阳性者)。

(四)妊娠合并子宫颈癌

妊娠合并妇科恶性肿瘤中,最常见是子宫颈癌。大多数为Ⅰ期患者。选择延迟治疗直至胎儿成熟还是立即接受治疗是患者和医师必须做出的困难选择。推迟治疗直至胎儿成熟的患者应该接受剖宫产,并可在剖宫产的同时行根治性子宫切除术和盆腔淋巴结切除术。根治性子宫切除术已在部分早期子宫颈癌患者中成功实施。对那些选择放疗的患者,传统的放疗±化疗需要做适当调整。

四、子宫颈癌的手术治疗

(一)子宫颈癌手术治疗发展的历史回顾

子宫颈癌广泛子宫切除术已有115年的历史,从Werthiem到Meigs至现代手术治疗,也就是不断改进、发展、完善的过程。

1.开创期

1878年Freund行经腹广泛子宫切除术治疗子宫颈癌,手术死亡率50%。1879年Czerny行经阴道广泛子宫切除术,死亡率70%。1893年Schuchardt改进经阴道广泛子宫切除术,死亡率60%~70%。

1895—1897年Ries、Clark、Rumpf改进经腹广泛子切除术,死亡率50%。以上时期,因为诊断、无菌、消毒和麻醉等学科未发展,所以有如此高的手术死亡率。

2.Werthiem期

1898年11月6天Werthiem在进一步改良Rumpf手术式的基础上,在维也纳医学会演示经腹广泛子宫切除术并首次清扫盆腔淋巴成功,成为经典的子宫颈癌广泛子宫切除术。至今,广泛子宫切除术也称为Werthiem手术以作纪念。但当时手术死亡率为25.2%,手术范围也不够广泛。

1901年7月1天Schauta在进一步改良Schuchardt手术式的基础上,进行了经典的经阴道广泛子宫切除术,后称为Schauta手术。当时手术死亡率为19%,5年治愈率达41%。以后Amreich(1921)、Stoeckel(1928)、Navratil继续改进,但因盆腔淋巴结切除不便,疗效较经腹手术差,开展缓慢。1940—1950年对盆腔淋巴清扫与广泛子宫切除如何配合,谁先谁后及两者间隔时间观点不一。1949年Navratil首次行腹膜外淋巴结清扫,然后经阴道广泛切除子宫。张其本改良腹膜后淋巴清扫后经阴道子宫广泛切除报道290例,Ⅰ期5年存活率93.3%,Ⅱ期92.5%。

Wertheim手术经过改良后,由其学生Werner以及Latzko、Schiffmanm等提出了重要的改变,即扩大了手术范围。于1911年报道500例子宫广泛切除术及选择性盆腔淋巴结清扫术,手术死亡率为10%。

3.发展期

1911年Bonny改进经腹广泛子宫切除术,死亡率降低到11%~20%。1921年Okabayashi提出更为广泛的子宫切除术。但在20世纪早期,子宫广泛切除术的死亡率仍高。1898年居里夫人发现了镭,1907年Kleim用镭治疗子宫颈癌。由于放疗后死亡率低、存活率高,各种方式的镭疗,得到广泛应用,包括Paris、Stockholm、Manchester三种腔内放疗的应用等方式加上盆腔外照射,其5年治愈率达40%;在第一次世界大战后,随着输血技术的发展,抗生素的出现等有力地推动了子宫颈癌手术治疗的进一步发展。1930年Meigs改良了Wertheim手术,增加了更广的盆腔淋巴结清扫术,治愈率增加了30%。Parsons、Ufelder、Green、Brunschwig、Barber、Morton、Pratt、Symmonds、Rutledge、Marlex、Nelson、Averette、Shingleton等各自进行了改进,减少了泌尿系统及其他并发症,并保持了广泛的切除宫旁组织以及完全的盆腔淋巴结清扫术,提高了生存率。1941年冈林改进经腹广泛子宫切除术,死亡率>10%。1944年Meigs进一步改进经腹广泛子宫切除术,将Wertheim手术与Taussig经腹盆淋巴系统切除结合为Wertheim-Meigs式手术,手术死亡率为0。

4.近代期

1950年Brunschwig提出盆腔廓清手术,1951年Meigs报道改良Werthiem手术500例的经验,使经腹广泛子宫切除术更广泛,更安全,5年成活率Ⅰ期81.8%,Ⅱ期61.8%。1950—1970年Ogino、Okabayashi、Sakamoto等对手术步骤的先后顺序与根治手术的彻底性进行修改,采取保护输尿管措施等称为东京大学术式。

5.我国大陆开展子宫颈癌手术治疗的历史

子宫颈癌广泛切除手术于20世纪40年代末引进我国,20世纪50年代初,北京康映蕖、天津柯应夔、上海林元英、安徽张其本、山东苏应宽、江森、江西杨学志、重庆司徒亮、广东林剑鹏、成都乐以成等进一步改良国外式术,率先在国内各地开展子宫颈癌广泛切除手术,手术方式以Werthem手术为基础,以后又吸取冈林、Meigs等手术方式的优点而进行改良。形成我国早期的子宫广泛切除术及盆腔淋巴结清扫术式,尤其是柯应夔、林元英1962年所著《子宫颈癌子宫广泛切除术图谱》一书对培训当时青年医师学习掌握子宫颈癌广泛子宫切除术起到重要作用。并推动了全国子宫颈癌手术治疗的开展。1957—1960年北京、天津、上海、安徽、山东、江西、成都、广州、武汉等全国各地先后开展了大规模的子宫颈癌普查普治工作,进一步促进了子宫颈癌手术治疗的开展,各大医院相继开展经腹广泛子宫切除术。

(二)子宫颈癌的手术原则

1.锥切和单纯子宫切除术(即筋膜外子宫切除术)

ⅠA1期淋巴脉管间隙无浸润保留生育功能者可行锥切,切除部分子宫颈及子宫颈管组织。锥切切缘至少有3 mm的阴性距离,切缘阴性是指无浸润性病变或高度鳞状上皮内病变。推荐冷刀锥切,切除深度至少为10 mm,已生育者可增加到18~20 mm。如能达到足够的切缘,也可以采用环形电切术(LEEP)。应尽量整块切除,保持标本的完整性。切除组织的形状和深度需与病灶大小、形状和病变部位相适应。位于子宫颈管的可疑浸润性腺癌与原位腺癌,锥切应设计成一个窄长锥形,延伸至子宫颈内口以避免遗漏子宫颈管病变。推荐在锥顶上方的子宫颈管取样以评估残留病灶。不保留生育功能者,经锥切确诊的ⅠA1期淋巴脉管间隙无浸润者可行单纯子宫切除术。ⅠA1期伴有淋巴脉管间隙浸润者,保留生育功能者可行锥切加前哨淋巴结显影。不保留生育功能者按ⅠA2处理,行改良根治性子宫切除术加双侧盆腔淋巴结切除术(或前哨淋巴结显影)。

2.根治性子宫切除术加双侧盆腔淋巴结切除术(或前哨淋巴结显影)

此术是ⅠA2～ⅠB2及部分ⅠB3～ⅡA1期的首选治疗方法。相比筋膜外子宫切除术切除了更多宫旁组织,包括部分主韧带、宫骶韧带、阴道上段和盆腔淋巴结,必要时切除腹主动脉旁淋巴结。根治性子宫切除术的标准术式是开腹入路(1类)。前瞻性随机试验表明,微创根治性子宫切除术与开腹根治性子宫切除术相比,无病生存率(DFS)和总体生存率(OS)较低。此外,最近的2项研究还表明,对于ⅠA2～ⅠB1期子宫颈癌,微创根治性子宫切除术与开腹手术相比OS更低。QM分型描述了三维(3D)切除程度和神经保留情况。

3.腹主动脉淋巴结切除

通常限于肠系膜下动脉(IMA)水平。可根据临床和影像学结果调整手术范围。主动脉旁淋巴结受累与原发肿瘤>2 cm、转移到髂总淋巴结密切相关。GOG85、GOG120和GOG165的结果数据分析显示,对腹主动脉旁淋巴结阳性的患者来说,手术分期比影像学分期的预后更好。有研究提示,在主动脉旁淋巴结受累患者中,将放射野延伸至主动脉旁区域有益,尤其是对于小的淋巴结转移患者。比较手术分期和影像分期评估主动脉旁淋巴结受累的临床研究正在进行。专家组建议对≥ⅠB1期患者进行主动脉旁淋巴结切除。

4.根治性子宫颈切除术

此术适用于ⅠA2～ⅠB1保留生育功能者。经阴道广泛子宫颈切除加腹腔镜下淋巴结切除(或前哨淋巴结显影)适用于经仔细筛选的ⅠA2期或ⅠB1期需要保留生育功能的患者。宫旁和阴道上段的切除范围同B型根治性子宫切除术,但保留子宫体。已报道有300多例妊娠,中孕期流产率为10%,72%的患者可维持到孕37周或以上。经腹根治性子宫颈切除术与经阴道途径相比能切除更多的宫旁组织,适用于部分ⅠB1～ⅠB2期患者,手术范围类似C型根治性子宫切除术。

5.ⅡB期及以上的晚期病例

通常不采用手术治疗。大多数美国的晚期患者采用放化疗。在有些国家,部分ⅡB期病例可能首选根治性子宫切除术或新辅助化疗后进行根治性子宫切除术。

6.放疗后盆腔中心性复发或病灶持续存在者

采用盆腔器官廓清术仍有治愈的可能。术前须明确是否存在远处转移。如复发局限于盆腔,可进行手术探查。未侵犯盆壁及淋巴结者可切除盆腔器官。根据肿瘤的位置采用前后或全盆腔器官廓清术。若有足够的手术切缘,可保留盆底肌肉和肛门括约肌。盆腔器官廓清术的不同类型及切除范围无更新。盆腔器官廓清术很少用于初治,仅用于不宜盆腔放疗或因既往患有其他疾病,已接受过盆腔放疗或局部晚期子宫颈癌不适合盆腔放疗的患者。

7.前哨淋巴结(SLN)显影

该技术已经被应用于经选择的Ⅰ期子宫颈癌患者手术程序中。前瞻性研究结果支持在早期子宫颈癌患者中检测SLN的可行性,并建议在大部分早期病例中可以安全地避免系统的盆腔淋巴结切除。尽管 SLN 可用于病灶直径达 4 cm 的患者,但肿瘤直径<2 cm 时的检测率和显影效果最好。操作时可直接在子宫颈的 3 和 9 点或 3、6、9、12 点位置注射染料或放射性胶体^{99m}Tc。通过注射吲哚菁绿(ICG)者用荧光摄像头显影;注射^{99m}Tc 者使用 γ 探测器探测;注射染料者直接肉眼观察,从而在术中识别前哨淋巴结。前哨淋巴结通常位于髂外血管内侧、侧脐韧带外侧或闭孔窝上部。前哨淋巴结通常由病理学家进行超分期,从而可以更高程度地检测可能会改变术后处理的微转移。关键技术是严格按以下检测流程:切除所有显影的淋巴结(这些淋巴结如 HE 染色无转移,病理专家需采用更高级的检测技术)→切除任何可疑淋巴结(不论有无显影)→一侧没有显影淋巴结时,切除该侧淋巴结→肿瘤和宫旁组织整块切除。这些结果可为术后的辅助治疗提供依据。Meta 分析结果显示,SLN 检测率为 89%~92%,灵敏度为 89%~90%。Ⅲ期临床试验表明,采用 ICG 能识别出比蓝色染料更多的 SLN(总体和双侧)。

(三)子宫颈癌手术治疗的优点

(1)准确的病理检查以指导随后治疗。

(2)切除原发癌灶和大的转移淋巴改善预后。

(3)淋巴血管间隙浸润影响预后而不是肿瘤大小。

(4)手术后病理明确病变很重要。

(5)治疗时间短,而避免晚期放疗并发症,也避免放、化疗后是否还有残存肿瘤的困难。

(6)可保留卵巢和避免阴道狭窄,可保留内分泌和性功能。

(7)盆腔慢性炎症仍可施行手术。

(8)盆腔包块或解剖不正常致使放疗难于施行或患者对放疗依从性差者最好选择手术治疗。

(9)首选化疗后广泛手术已成为中、青年子宫颈癌患者治疗方案的发展趋势,选择以手术治疗为主。肥胖患者根据医师经验和手术器械决定。

(10)也可用于放疗后小的中心复发或小的中心未控病灶,可作为补救措施而不用廓清术,卵巢已不需保留,淋巴则由医师探查决定是否清扫,但并发症尿瘘、肠梗阻比未放疗者明显升高。

(11)细胞分化、血管淋巴管间隙扩散到宫腔都不影响手术选择。

(12)肿瘤灶大小可影响选择,但不是独立影响因素和决定因素,大肿瘤(4 cm^3)淋巴(+)较多,最好化疗后手术而不宜直接手术,但巨大的外生性肿瘤阴道完整仍可手术,而内生性侵及阴道则类似ⅡB 期,应放、化疗。

(四)子宫颈癌手术后的辅助治疗

初治子宫颈癌手术指征推荐限于ⅡA2 期以下,接受初治手术者术后辅助治疗取决于手术发现及病理分期。"高危因素"包括淋巴结阳性、切缘阳性和宫旁浸润。具备任何一个"高危因素"均推荐进一步影像学检查以了解其他部位转移情况,然后补充盆腔外照射+含铂同期化疗(证据等级 1)±近距离放疗。补充盆腔外照射±含铂同期化疗(同期化疗证据等级 2B)。最近的研究提示,腺癌淋巴结转移的预测因素可能与鳞癌不同。子宫颈间质侵犯的模式和是否存在 LVSI 比原发肿瘤大小更能预测淋巴结转移的风险。因此,提出了腺癌采用新的间质侵袭模式替代 FIGO 分期系统,但有待临床进一步验证。

主动脉旁淋巴结阳性者先行影像学检查以了解其他部位的转移。如无远处转移者行延伸野外照射+含铂同期化疗±阴道近距离放疗。影像学发现远处转移者,对有指征的疑似部位进行活检,活检阴性者行延伸野外照射+含铂同期化疗±阴道近距离放疗,活检阳性者进行系统治疗加个体化外照射。

(五)关于子宫颈癌盆腔淋巴结清扫术

1. 盆腔淋巴结清扫手术范围

双侧髂总淋巴结,髂外、髂内淋巴结,深腹股沟淋巴结,闭孔深、浅组淋巴结。如髂总淋巴结可疑,冷冻阳性,再探查腹主动脉旁淋巴结;如腹主动脉旁淋巴结阳性则停止淋巴结清扫手术,阴性则行腹主动脉旁淋巴结清扫手术,从肠系膜下动脉平面开始向下;如髂总淋巴结阴性,则行盆腔淋巴结清扫手术即可。盆腔淋巴结清扫术有以下两种手术方法。

(1)切开腹壁进入腹腔:剪开盆腔腹膜暴露腹膜后区域,然后采用逆行切除方法,即从子宫颈外围开始打开骨盆漏斗韧带,从上向下依次暴露髂总、髂内、髂外血管和输尿管等,并剥离其周围脂肪及淋巴组织,自外周向内整块切除以上各组淋巴结。

(2)腹膜外盆腔淋巴结清扫术由上向下:同样切开腹壁,暴露腹膜,但不切开腹膜,而是将腹直肌筋膜与腹膜分开,然后将腹膜用手掌轻轻向中央推开,在膀胱侧方间隙显露出腹膜外盆腔,找到该侧圆韧带腹膜外部分,钳夹、切断、贯穿缝扎,暴露髂血管,用手指将腹膜向内侧分离。于是与经腹腔内盆腔淋巴结清扫手术同样操作,以清除各组淋巴结。腹膜外盆腔淋巴结清扫手术的优点是手术时未切开腹膜,干扰腹腔内脏器较少、时间较短,手术后恢复快,其缺点是手术野的暴露不如腹膜内行手术方便。

2. 对淋巴清扫的不同观点

很多年来,对子宫颈癌手术时是否需要作盆腔淋巴结清扫术存在争议。不赞成做盆腔淋巴结清扫术的理由:①赞成做阴道子宫广泛切除术者认为不需做盆腔淋巴结清扫术,治愈率与经腹子宫广泛切除术及盆腔淋巴结清扫术者相同。②认为盆腔淋巴结清扫术也是不完全的手术,要切除所有盆腔淋巴结在技术上是不可能的。③在盆腔淋巴结癌转移病例中,也有很多病例腹主脉旁淋巴结已有癌转移,而高位腹主动脉旁淋巴结是不可能完全清除的。④80%~90%的患者不需清扫盆腔淋巴结。

赞成子宫颈癌手术时需要清扫淋巴结的理由:①盆腔淋巴结清扫术有助于进行足够的围绕子宫颈癌的中心性解剖。②盆腔淋巴结清扫术有助于估计预后,并且可以确定患者术后是否需要加用放疗。③手术时如发现盆腔淋巴结有转移,就应进一步做腹主动脉旁淋巴结清扫。但不需做常规腹主动脉旁淋巴结清扫。有15%~20%的病例盆腔淋巴结为阳性,术后选择性加放、化疗,其效果较不做盆腔淋巴结清扫而仅于术后加用放、化疗为好。报道子宫颈癌患者做子宫广泛切除术及盆腔淋巴结清扫术,明显降低了治疗后的死亡率和复发率。盆腔淋巴结有转移和/或腹主动脉旁淋巴结(+)者,做淋巴结清扫术后再加放、化疗,其5年生存率明显提高。Meigs的报道手术后的患者、盆腔淋巴有侵犯的患者。5年存活率为42%;Kastner、Mitra等的报道,盆腔淋巴没有侵犯的患者,5年存活率高达90%以上。

淋巴结的不同检查方法的比较:CT 为 5%~67%;MRI 为 86%;淋巴造影为 22%~79%;B 超为 80%;PET-CT 为 82%~91%。

因此,子宫颈癌盆腔淋巴清扫不是一个完美理想的方法,但在目前没有更好的方法之前仍需要做淋巴结清扫术。

Hockel 认为,一个有经验的妇科肿瘤医师,可以进行彻底的淋巴清扫,即动、静脉前后左右的脂肪、淋巴和结缔组织完全彻底地清除掉,即可到达彻底的淋巴清扫,如果这样,即使清除的淋巴结病检阳性,也可不再做补充放、化疗。

(六)关于前哨淋巴结问题

前哨淋巴结的概念最早于1977年被提出,当时Cabanas在阴茎背侧进行淋巴造影时发现一种"特殊"的淋巴结,该淋巴结最先接受肿瘤部位的淋巴引流,为发生肿瘤转移的"第一站"淋巴结。Cabanas将此种淋巴结命名为"前哨"淋巴结,并提出术中如能以可靠方法识别前哨淋巴结,便可以通过前哨淋巴结活检较少手术带来的损伤。1992年Morton等将此概念引入黑色素瘤的处理中。

近年来,子宫颈癌前哨淋巴结活检于各国先后开展,前哨淋巴结的主要识别方法可归纳为以下3种。①生物活性染料示踪法:以亚甲蓝、专利蓝等生物活性染料为标记物。②放射性核素示踪法:以放射性核素^{99}Tc为标记物。③生物活性染料-放射性核素联合示踪法。Dargent等尝试运用腹腔镜对35例早期子宫颈癌患者进行前哨淋巴结活检,采用子宫颈局部注射新型染料——专利蓝V使前哨淋巴结染色,再行腹腔镜检查并取前哨淋巴结活检。结果显示,前哨淋巴结识别率为100%。Kamprath等采用核素的方法进行腹腔镜下的前哨淋巴结识别,子宫颈部位注射硫化锝胶体后,术者在特制的腹腔镜γ探头探测下,精确地识别前哨淋巴结,识别率达93%。此后的几项研究结果提示,腹腔镜下亦可同时运用染料-核素联合示踪法进行前哨淋巴结识别,识别率为92%~100%。

在国内外多项研究中,前哨淋巴结主要分布在髂内、外及闭孔区,而很少分布在宫旁淋巴结。分析原因,Levenback认为宫旁淋巴结体积较小,且解剖位置靠近子宫颈,应用染料方法进行识别时,宫旁淋巴结与子宫颈同时染色,无法区分;应用核素方法进行识别时,宫旁淋巴结受子宫颈药物注射部位高放射性的干扰往往无法识别。根据Benedetti-Panici等统计大部分子宫颈癌淋巴结转移发生在髂血管周围及闭孔区,而宫旁淋巴结转移仅占29%,与目前研究得出的前哨淋巴结分布情况相符,宫旁前哨淋巴结识别的实际意义有待进一步探讨。另外一些学者报道,部分前哨淋巴结分布于髂总部位以及腹主动脉旁,但所占比例甚少。子宫颈淋巴引流可否不经盆腔而直接进入髂总、腹主动脉旁淋巴结,目前尚存在争议。

Oboyle等发现在肿瘤≤4cm时有73%能找到前哨淋巴结,而在肿瘤>4cm时仅20%能找到前哨淋巴结,可见前哨淋巴结活检适于早期患者,Lantzsch和Malur的研究也证实了这一点。可能的原因是其淋巴结转移灶大妨碍了淋巴引流。在体内识别前哨淋巴结的研究中,假阴性结果占一定比率。假阴性结果可导致对病情错误的估计和不正确的治疗。有些学者认为造成假阴性的原因是由于常规病理检查遗漏了前哨淋巴结内微小转移灶,采用超薄序列切片结合免疫组化可提高准确性。另有研究发现,癌栓阻塞淋巴管,示踪剂无法进入前哨淋巴结,却流向其他淋巴结,可导致假阴性结果。对于有明显淋巴结转移者,是否适合前哨淋巴结活检有待进一步探讨。

因此,为提高前哨淋巴结检出率,要注意早期病例的选择,术前发现有转移的淋巴结最好直接行淋巴结清扫术,并可联合运用多种示踪剂。由于淋巴回流速度存在个体差异,还可适当延长注射示踪剂到手术的间隔时间。因此建议在子宫颈癌手术时,首先做前哨淋巴结检测后,再确定是否清扫淋巴或清扫范围,术中发现前哨淋巴阴性,则不需做淋巴清扫手术,前哨淋巴阳性而髂总淋巴结阴性则进行盆腔淋巴清扫手术,是当前国际上一些专家意见。但前哨淋巴结测定的临床操作复杂,且不够准确,测定能确定的前哨淋巴结仅76%。因此,目前尚未广泛应用。

五、子宫颈癌的放疗

(一)治疗原则的选择

子宫颈癌的主要治疗是放疗、手术及综合治疗。各种治疗方法,虽然有各自的适应范围,但根据肿瘤情况、一般状态、设备条件和技术力量的不同,适应范围亦略有差异。治疗方案的选择应根据下列两方面来全面考虑:①肿瘤的情况如临床分期、肿瘤范围、病理类型。早期患者以手术治疗为主。中晚期则以同步放、化疗为主,对不宜手术的早期患者亦可采用放疗。化疗则适用于晚期及复发患者的综合治疗或姑息治疗。②患者的年龄、全身状况、重要器官功能以及对拟采用的治疗方法的承受能力。总之对每一位患者均应根据其具体情况及治疗设备采用个体化的治疗原则。

(二)放疗原则

1. 一般原则

CT为基础的治疗计划依据,适形挡块是盆腔外照射放疗的标准。MRI是判断晚期肿瘤患者软组织和宫旁浸润最好的方法。对于不能手术的晚期患者,PET则有助于确定淋巴结转移范围和术后是否有异常淋巴结。放疗范围包括已知及可疑肿瘤侵犯的部位。外照射放疗(EBRT)是作用于有或无腹主动脉旁区域侵犯的盆腔区域。阴道近距离放疗是所有不适合手术的原发子宫颈癌患者根治性放疗中的关键部分,通过腔内±组织间插植的方式实施。对于大多数接受盆腔外照射放疗的患者,放疗期间予同期含铂方案化疗,8周内完成治疗者效果最佳。

2. 一般治疗信息

靶体积:适形放疗中已定义了关于大体肿瘤体积(GTV)、临床靶体积(CTV)、计划靶体积(PTV)、危及器官(OARs)、内部器官运动,以及剂量-体积直方图(DVH)等用于适形放疗、特别是调强放疗(IMRT)中。特别注意细节和可重复性(包括考虑靶区和正常组织定义、患者和内部器官运动、软组织变形及严格的剂量学和物理质量保证),这些对于正确地实施IMRT和相关的高度适形技术是必要的。

常规的图像引导(如CBCT),应该用于每天判断内部软组织运动。盆腔外照射的范围应该包括大体肿瘤(如果有)、宫旁、宫骶韧带以及距大体肿瘤足够的阴道范围(至少3 cm)、骶前淋巴结及其他危险的淋巴结区域。对于手术及放射影像上淋巴结阴性的患者,照射范围应该包括髂内外、闭孔和骶前淋巴结区域及盆腔。

对于认为更高危淋巴结转移的患者(大肿瘤,可疑或确定为低位真骨盆区域淋巴结),放射治疗需升高到包括髂总淋巴结区域。对于确定为髂总和/或腹主动脉旁区域淋巴结转移的患者,建议盆腔扩大野和腹主动脉旁淋巴结区域照射,直到肾血管水平,或者根据累及的淋巴结范围向头侧扩展。对于侵犯阴道下1/3的患者,放疗区域需要包括双侧腹股沟淋巴结区域。盆腔外照射运用多个适形照射野或者调强容积技术实施,如IMRT/VMAT/Tomotherapy。IMRT有助于减少术后照射区域和必要时照射腹主动脉旁淋巴结区域时减少肠道等OARs的剂量。这些技术在需要更高剂量治疗阳性淋巴结时也有价值。但是适形外照射技术(如IMRT或者SBRT)不能常规作为有完整子宫患者中心病变的阴道近距离放疗的替代治疗。在完成初始全盆腔照射后,对于有宫旁侵犯/盆壁侵犯的选择性的病例可宫旁照射增加5~10 Gy。IMRT可同时给予大的阳性淋巴结更高的剂量,而对微浸润给予更低的剂量,称同时补量(SIB)。运用IMRT结合SIB可在更短时间内给予大的阳性淋巴结更高剂量,同时避开正常组织。依据靶区及OARs的体积,一个SIB靶区可以加量至每次2.1~2.2 Gy。淋巴结靶区剂量可通过外照射加量至54~63 Gy,但需要特别注意阴道近距离放疗对靶区的贡献,以及慎重考虑邻近OARs剂量。立体定向放射治疗(SBRT)是一种可以对盆腔外照射以1~5次实施非常高剂量照射的方式,可用于独立的转移灶及再照射区域内局限性的病变。

3.放疗剂量

覆盖微小淋巴结病变的剂量需要外照射剂量为 40~45 Gy(每天按传统分割 1.8~2.0 Gy，可能 IMRT 方式时 SIB)，可给予未切除的局限性大淋巴结病变予高度适形的推量 10~20 Gy，但需考虑阴道近距离放疗对这部分的剂量贡献。对于大多数接受盆腔外照射的患者，在放疗期间需给予同期含铂方案化疗。

4.初治病例的根治性放疗

有完整子宫的患者原发肿瘤及有转移风险的区域淋巴结通常给予根治性盆腔外照射至 45 Gy(40~50 Gy)。外照射的体积要根据手术分期或者影像学分期淋巴结的状况来决定。接着用阴道近距离推量原发子宫颈肿瘤，用图像引导(首选)推量 30~40 Gy 或者至 A 点[低剂量率(LDR)相当的剂量]，使小肿瘤的 A 点总剂量达到 80 Gy 或者大肿瘤的 A 点≥85 Gy(根据指南中建议)。对于非常小的肿瘤(医学上可手术ⅠA1 或ⅠA2)，等效剂量(EQD2)D90 的剂量可考虑为 75~80 Gy。大体上不可切除的淋巴结可通过高度适形的(或者减少体积的)外照射予推量 10~15 Gy。对于图像引导的盆腔外照射时使用更高剂量必须注意避开 OARs 或者严格限制其剂量。

5.子宫切除术后的辅助放疗

子宫切除术后病理学检查发现高危或中危因素时需补充术后辅助放疗。放射野至少需包括阴道断端上 3~4 cm、宫旁组织和直接的淋巴结引流区(如髂内、外淋巴结区、闭孔和骶前)。如确定有淋巴结转移时，放射野的上界还需要相应延伸。通常建议常规分割的 45~50 Gy，对于未切除的大淋巴结应该用高度适形的外照射推量 10~20 Gy(并且减少剂量的)EBRT。使用更高剂量，特别是盆腔外照射时，高剂量区域必须注意避开 OARs 或者严格限制其剂量。

6.术中放疗(intraoperative radiation therapy，IORT)

IORT 是指在开腹手术时，对有肿瘤残留风险的瘤床或无法切除的孤立残留病灶进行单次大剂量放疗。尤其适合放疗后复发的病例。IORT 时，可将高危区域内的正常组织移开。并根据风险区域的大小选择不同的施用器来限制照射的面积和深度，避免周围正常组织接受不必要的照射。

7.阴道近距离放疗及剂量

阴道近距离放疗是所有原发子宫颈癌根治放疗的关键部分。通常采用宫腔内和阴道施源器。根据患者及肿瘤解剖，有完整子宫患者阴道近距离放疗的阴道部分使用卵圆形、环状或者圆柱状施源器(结合宫腔内施源器)。对于更加晚期患者或者没有足够肿瘤退缩，组织间插植可以提高靶区剂量并且可能最大限度减小正常组织剂量。阴道近距离放疗后立即 MRI 检查有助于勾画残留肿瘤。如果联合 EBRT，阴道近距离放疗通常安排在外照射放疗后，因足够的原发肿瘤退缩可以更好地放置阴道近距离施源器。对于仔细选择、非常早期的患者(如ⅠA2)，单纯阴道近距离放疗(不结合盆腔外照射放疗)也可作为一种选择。少数阴道近距离放疗无法进行的患者可使用组织间插植。组织间插植必须个体化实施，并且是由有治疗经验的机构及专家实施，如无经验尽早转诊找专家治疗非常关键。在选择性的术后患者(特别是那些阴道切缘阳性或者切缘靠近病灶的患者)，阴道圆柱状施源器可以作为盆腔外照射的补量，通常以阴道表面及黏膜下 0.5 cm 为参考点。通常的分割方案有黏膜下 5 mm 处 5.5 Gy×2 次或者阴道黏膜表面 6 Gy×3 次。SBRT 不能常规作为阴道近距离放疗的替代治疗。

(三) 综合治疗

由于放疗技术及化疗药物的迅速发展，手术治疗走向个别化或缩小手术范围配合以放疗和/或化疗，并已取得良好的效果。

术前辅助近距离腔内放疗，达到减少肿瘤负荷，创造手术条件，但远期生存率未见提高。对于具有高危因素的早期子宫颈癌患者术后辅助放、化疗仍被大多数人所采用。

1999年先后报道了由 GOG、SWOG、RTOG 进行的5组以顺铂为基础的同步放、化疗大样本前瞻性随机对照临床研究结果，尽管各研究组内临床期别、放射剂量、放射方法及含顺铂的化疗方案不尽相同，但结果都证明同步放、化疗能明显改善生存率，使死亡危险下降30%～50%，因而奠定了同步放、化疗在子宫颈癌综合治疗中的地位，被美国国立癌症研究所推荐为子宫颈癌治疗的新标准。

同期放化疗一般采用顺铂单药，不能耐受顺铂者可采用卡铂。

(1) 一线联合化疗：顺铂是公认的转移性子宫颈癌最有效的药物。以顺铂为基础的联合方案如顺铂＋紫杉醇＋贝伐单抗（证据等级1）、顺铂＋紫杉醇（证据等级1）、顺铂＋拓扑替康（证据等级2A）已广泛用于临床研究。联合方案反应率、无进展生存期均优于顺铂单药。美国食品药品监督管理局（FDA）已经批准顺铂/拓扑替康用于晚期子宫颈癌。顺铂＋紫杉醇联合或卡铂＋紫杉醇联合方案因毒性较低更易于管理。GOG204对4种顺铂双药方案（顺铂＋紫杉醇，顺铂＋拓扑替康，顺铂＋吉西他滨，顺铂＋长春瑞滨）进行了比较。顺铂＋紫杉醇优于其他方案。而且血小板减少症和贫血发生率更低。GOG240研究了含贝伐单抗的联合化疗方案（顺铂＋紫杉醇＋贝伐单抗或拓扑替康＋紫杉醇＋贝伐单抗）。接受贝伐单抗的患者总生存期有改善。虽然贝伐单抗导致了更高的毒性（如高血压、血栓栓塞事件和胃肠道瘘），但未导致具有统计学意义的生存质量降低。含贝伐单抗在内的联合用药是治疗持续性、复发性或转移性子宫颈癌的首选方案。

JCOG0505 Ⅲ期临床研究结果显示，卡铂＋紫杉醇（证据等级2A）较顺铂＋紫杉醇用于转移或复发性子宫颈癌的总生存期相当而且具有更好的耐受性，便于毒性反应的管理。但在之前未接受过铂类药物的患者中，TP方案（紫杉醇＋顺铂）的总生存期高于TC方案（紫杉醇＋卡铂）。因此，NCCN专家组推荐卡铂＋紫杉醇可作为先前接受过顺铂治疗患者的首选。专家组将顺铂/吉西他滨从一线化疗去除。非铂化疗尚处于研究中，通常用于铂不耐受患者。

(2) 单药化疗：顺铂是最有效的化疗单药，被推荐作为一线单药治疗复发或转移性子宫颈癌患者。对于无法接受手术或者放射治疗的复发患者，顺铂、卡铂或紫杉醇都是合理的一线单药方案。

(3) 二线联合治疗：首选帕姆单抗，用于 PD-L1 阳性或 MSI-H/dMMR 肿瘤；其他推荐药物有贝伐单抗、白蛋白紫杉醇、多西他赛、5-FU、吉西他滨、异环磷酰胺、伊立替康、丝裂霉素、拓扑替康、培美曲塞和长春瑞滨。某些情况下可用药物帕姆单抗，用于 TMB-H 肿瘤；拉罗曲替尼、恩曲替尼用于 *NTRK* 基因阳性肿瘤（2B）。靶向治疗和生物制剂在特定病例中具有明确作用，使用这类药物仍然需要更多的临床研究数据支持

放、化疗同步进行必将增加治疗并发症的风险，如出现Ⅰ～Ⅱ度并发症，给予积极的对症处理；如出现Ⅲ度以上并发症，首先考虑化疗减量（一般减25%），必要时停止化疗，甚至放、化疗均停止治疗，同时给予积极的对症处理。

(四) 治疗中及治疗后处理

放疗的不良反应主要表现在造血系统、消化系统和泌尿系统。造血系统的反应主要表现为

白细胞计数减少、血小板计数减少等,消化系统反应多表现为食欲缺乏、恶心、呕吐、腹泻等,泌尿系统反应多表现为尿频、尿急、尿痛等。对这些患者应积极对症处理,一般都能够使患者在最大限度地保持在良好状态下,按计划完成放疗。治疗过程中应定期做化验检查及查体,一般情况下每周查白细胞1次。疗程中、治疗结束及随诊时均应做全面查体、血、尿常规和胸部透视检查,其他检查根据需要进行。发现并发症应及时处理,以免影响疗效。自治疗开始起即应坚持阴道冲洗,每天或隔天1次,直至治疗结束后半年以上,无特殊情况可改为每周冲洗1~2次,坚持2年以上为好,以减少感染、促进上皮愈合、避免阴道粘连。按计划完成治疗后,如检查局部肿瘤消失、子宫颈原形恢复、质地均匀、硬度正常、宫旁组织硬结消失、质地变软、弹性好转,则可认为治疗结果满意,可以结束治疗。治疗后恢复期,亦应保证营养和休息。治疗后2~3周行第1次随诊检查,6~8周行第二次随诊检查,并决定是否需要补充治疗。以后根据检查情况3~6个月随诊1次。治疗后2年以上者,6个月至1年随诊1次。如有可疑情况,可提前随诊。

(五)放疗结果

1.生存率

综合国内外报道的材料,各期子宫颈癌放疗的五年生存率(表6-1)。

表6-1 各期子宫颈癌放疗的五年生存率(%)

	期别	Ⅰ	Ⅱ	Ⅲ	Ⅳ	合计
综合国外资料	例数	35 480	45 844	36 286	6 195	123 805
	五年生存率(%)	79.2	58.1	32.5	8.2	54.1
综合国内资料	例数	616	5 005	3 767	82	9 470
	五年生存率(%)	86.2	66.6	48.7	19.5	60.1
中国医学科学院肿瘤医院	例数	320	2 028	5 509	199	8 056
	五年生存率(%)	93.4	82.7	63.6	26.6	68.7

2.放疗并发症

(1)早期并发症:包括治疗中及治疗后不久发生的并发症。①感染:感染对放疗效果有明显的影响,应积极处理。②骨髓抑制:同期化疗将加重骨髓抑制,最常见是白细胞计数下降,应给予注射重组人粒细胞集落刺激因子,必要时调整放疗计划。③胃肠反应:多发生在体外照射时,轻者对症处理,重者调整放疗计划。④直肠反应:是腔内照射较常见的早期并发症。直肠反应的主要表现为里急后重、大便疼痛,甚至有黏液便等;有直肠反应者,应减少对直肠的刺激、避免便秘、保证供应充足的营养和水分、预防感染。直肠反应在治疗期间很少出现,如出现则应暂缓放疗,积极处理,待症状好转后再恢复照射,必要时修改照射计划。⑤机械损伤:主要发生在腔内照射的操作过程中,最多见的是子宫穿孔及阴道撕裂。在宫腔操作时发现患者突然下腹痛或探宫腔已超过正常深度而无宫底感时,应考虑为子宫穿孔。这时应立即停止操作、严密观察、预防感染、严禁反复试探宫腔。如有内出血,应及时手术处理。行阴道腔内照射时,阴道狭窄或阴道弹性不佳者,由于阴道容器过大、操作粗暴,均可造成阴道裂伤。操作过程中如发现有突然出血或剧痛,应检查有无阴道损伤,如有裂伤应即刻终止治疗,充分冲洗阴道、局部用抗生素、避免感染、促进愈合;如裂伤较深或有活动性出血,应及时缝合。

(2)晚期并发症:①皮肤及皮下组织的改变。②生殖器官的改变:体外照射和腔内照射对生殖器官都有影响。放疗后可引起照射范围内组织纤维化表现为阴道壁弹性消失、阴道变窄;子宫颈及宫体萎缩变小；子宫颈管引流不畅引起宫腔积液，合并感染可造成宫腔积脓；卵巢功能消失而出现绝经期症状；纤维化严重者，可引起循环障碍或压迫神经导致下肢水肿或疼痛。③消化道的改变：受影响最多的肠道是小肠（主要是回肠）、乙状结肠及直肠。可引起肠粘连、狭窄、梗阻、溃疡，甚至瘘，临床表现为腹痛、腹泻、里急后重感、肛门下坠疼痛、黏液便甚至血便等。常表现为直肠镜检可见肠黏膜水肿、充血、溃疡甚至成瘘，尤以直肠为多见。放射性直肠炎80%在完成放疗后6个月至2年间出现，大部分在3年内可望恢复。肠道的放射损伤很难治疗，主要是对症处理，重要的是预防。④泌尿系统的改变：最多见的是放射性膀胱炎，但发生率低于放射性直肠炎。出现时间在放疗后1～6年出现，大部分在4年内恢复。主要表现为尿频、尿急、血尿甚至排尿困难。膀胱镜检查可见膀胱黏膜充血、水肿、弹性减弱或消失、毛细血管扩张甚至出现溃疡。处理只能对症、预防感染、止血、大量补充液体等，出血严重者需在膀胱镜下电灼止血。需手术止血者罕见。放疗对宫旁组织及输尿管的影响均可导致输尿管不同程度的梗阻，进而出现不同程度的肾盂积水及输尿管积水。肾盂积水患者主诉常为腰痛，检查为患侧肾区叩痛，通过B超、放射性核素肾图或肾盂造影即可确诊。⑤对骨骼的影响：盆腔体外照射可以影响骨盆及股骨上段。⑥放射致癌：子宫颈癌放疗后发生恶性肿瘤的发生率为0.52%，发生部位最多的是子宫体，其次为直肠、膀胱、卵巢软组织及骨骼等。放射癌的诊断原则是有放疗史；在原放射区域内发生的恶性肿瘤，并能排除原肿瘤的复发、转移；组织学证实与原发癌不同；有相当长的潜伏期。

3.影响预后的因素

除临床分期对疗效有明显的影响以外，还有一些因素也不同程度地影响子宫颈癌放疗的预后。

(1)贫血：子宫颈癌的长期慢性失血或急性大出血，均可导致贫血。血红蛋白的高低与放疗疗效直接有关。中国医学科学院肿瘤医院对子宫颈癌Ⅱ、Ⅲ期患者分析显示，放疗前血红蛋白在80 g/L以下者比120 g/L以上者5年生存率低30%左右。

(2)宫腔积脓：子宫颈癌合并宫腔积脓的5年生存率比无宫腔积脓者低10%左右。

(3)盆腔感染：附件炎、宫旁组织炎、盆腔腹膜炎及盆腔脓肿等。Ⅲ、Ⅳ期子宫颈癌合并盆腔感染者比无盆腔感染的放疗5年生存率低18%。

(4)输尿管梗阻：子宫颈癌向宫旁扩展，可压迫输尿管造成输尿管梗阻，继而发生输尿管或肾盂积水。子宫颈癌合并轻度肾盂积水者和肾盂积水治疗后好转者，其预后与无肾盂积水无差异，而重度肾盂积水者、治疗后肾盂积水加重者或治疗后出现肾盂积水者预后不佳，其五年生存率比无肾盂积水者低13%。

(5)组织类别：一般认为腺癌对放射线的敏感性低于鳞状细胞癌。

(6)剂量和疗程：适当的剂量和疗程可以提高"治疗比例"，使放射线给肿瘤以最大的破坏，使正常组织的损伤减少到最低限度，因而放疗的剂量与疗程都可以影响疗效。剂量过小或疗程过长，达不到对肿瘤的最大破坏作用，当然影响疗效。剂量过大或疗程过短，可破坏肿瘤周围的屏障和局部组织的修复能力，也会降低治愈率。

六、子宫颈癌的新辅助化疗

(一)有关新辅助化疗

在子宫颈癌进行手术或放疗前给予的系统化疗，称为新辅助化疗，有关子宫颈癌的新辅助化疗已经研究了多年。在此之前，子宫颈癌被认为是一种对化疗药物治疗不敏感的肿瘤，化学药物是否可以治疗子宫颈癌与否基本是未知状态,当然当晚期子宫颈癌或难治性子宫颈癌治疗时,使用化学药物仅作为一种姑息的治疗手段。

1983年,Friedlander等首次报道了33例可评价的晚期子宫颈癌患者中有22例对顺铂+长春新碱+博来霉素方案有反应,其中6例(18%)达完全缓解,中位缓解时间为24周,由此提出以顺铂为基础的联合化疗对子宫颈癌治疗有效。Friedlander的这一报道打破了子宫颈癌对化疗耐受的传统观念。随后,Friedlander等又于1984年报道了30例局部晚期子宫颈癌患者先予博来霉素方案化疗3个疗程后再行放疗或手术治疗,化疗后肿瘤总体缓解率高达67%。

此后许多关于子宫颈癌新辅助化疗的研究报道陆续出现。研究主要分为两个部分,一方面是围绕子宫颈癌广泛术前行新辅助化疗的研究,主要研究热点是新辅助化疗能否改善患者的生存;另一方面则围绕放疗前行新辅助化疗的研究,目前的研究结果一致认为同步放、化疗的效果优于单独放疗及放疗前行新辅助化疗。

在术前新辅助化疗研究方面,1987-1993年,主要是回顾性的小样本的Ⅱ期临床研究,其中子宫颈癌的期别较混乱,包括ⅠB~Ⅲ期,而且采用的新辅助化疗方案并不一致,虽然不能得出切实可靠的结论,但是仍为新辅助化疗在子宫颈癌中的应用带来了希望。这些研究一致认为以顺铂为主的化疗方案在术前应用于子宫颈癌的治疗是有效的,临床缓解率及病理缓解率均较高,新辅助化疗通过减小肿瘤体积,去除微转移灶等可以显著提高手术的切除率,不影响手术的具体实施,并且不会产生严重的手术并发症,同时化疗不良反应可以被患者接受,提出新辅助化疗有可能改善患者的预后。但是,亦有研究认为即使术前新辅助化疗有上述诸多优点,但是并不能改善患者的长期存活率。

1993年,Sardi等首次对ⅠB期巨块型子宫颈鳞癌患者进行了前瞻性随机对照研究,对照组75人先实施广泛性手术,再行术后辅助性放疗,研究组76人先使用博来霉素方案新辅助化疗(10天1次,共3个疗程),然后行广泛性手术,术后辅助性放疗。结果发现研究组存活率及疾病无进展间期有明显改善;研究组的盆腔复发率为7.6%,而对照组为24.3%,但是由于研究设计中综合了手术、化疗及放疗,使得新辅助化疗的作用有可能被混淆。1997年,Sardi等再次总结,报道了对205例ⅠB期(肿瘤直径>2 cm)子宫颈鳞癌患者行新辅助化疗的前瞻性随机分组研究,患者被随机分为新辅助化疗组及不加化疗的对照组。结果,在ⅠB1期患者中,新辅助化疗并不能提高病灶切除率或总生存率。在ⅠB2期患者中,新辅助化疗后疾病缓解率为83.6%(51/61),随诊9年的生存率为80%,而对照组为61%($P<0.01$)。新辅助化疗组病灶切除率为100%,对照组为85%。再对手术切除标本中病理预后因素的评价中,无化疗者及化疗无效者手术标本中脉管癌栓发生率为60%,而化疗反应者仅10%($P<0.009$);未化疗组宫旁受侵率为34%,化疗无效者为30%,对化疗有反应者仅2%($P<0.0001$);三者淋巴结阳性率分别为41%、40%和6%($P<0.001$)。在ⅠB2期患者中化疗组的局部控制率高于对照组(23% vs.6%),但远处控制率相似。化疗反应者的总生存率为88%,化疗无效者仅23%。采用新辅助化疗的ⅠB1与ⅠB2期患者生存率相似(82% vs.80%),对照组分别为77%和61%。这一研究进一步证实新辅助化疗可以提高ⅠB2期子宫颈癌患者的手术切除率,降低病理高危因素,从而提高患者的生存率,但是仍然不能排除术后辅助放疗对于疗效的整体影响。此后的临床研究一直围绕新辅助化疗能否改善子宫颈癌患者的生存进行,意见并不统一。2000年,Chang等首先报道了关于早期巨块型子宫颈癌新辅助化疗的Ⅲ期随机临床试验,研究中包括124例ⅠB~ⅡA期巨块型子宫颈癌患者,68例新辅助化疗后行广泛性手术治疗,52例直接放疗,结果两组患者的局部复发率及远处复发

率相似,2年生存率分别为81%和84%,5年生存率分别为70%和61%,新辅助化疗并未给患者带来生存优势。2001年,Hwang等报道了1项对80例ⅠB～ⅡB期子宫颈癌行新辅助化疗后行广泛性手术的10年以上随访结果。患者的5年及10年的无病生存分别为82.0%和79.4%,提示新辅助化疗可能通过降低淋巴结转移而对生存有益。2002年,Duenas-Gonzalez等通过总结既往关于子宫颈癌新辅助化疗的Ⅱ期临床研究后发现,对82例ⅠB2～ⅢB子宫颈癌,新辅助化疗后行手术或同步放、化疗与传统的以顺铂为基础的同步放、化疗至少在肿瘤缓解率(97% vs.87%)及总生存率上可以获得相同的治疗效果。同年,Benedetti-Panici等的1项Ⅲ期临床试验发现,441例ⅠB2～Ⅲ期子宫颈鳞癌患者被随机纳入新辅助化疗后行广泛性手术组及放疗组,在新辅助化疗与手术组中,ⅠB2～ⅡB期患者(159例)的生存期及无病生存分别为64.7%和59.7%,在放疗组中(163例)分别为46.4%和46.7%($P<0.05$),两组中,Ⅲ期患者的生存期及无病生存分别为41.6%、41.9%和36.7%、36.4%($P>0.05$),认为采用新辅助化疗后广泛性手术治疗的方法可以明显改善ⅠB2～ⅡB期子宫颈鳞癌患者的预后。而2002年Chen等对58例早期巨块型子宫颈癌的研究发现,是否行术前新辅助化疗以及肿瘤对新辅助化疗的反应均不是生存期及无病生存的独立预后因素,新辅助化疗并不能改善患者的生存期及无病生存,建议临床医师谨慎选择使用新辅助化疗。随之,在2003年Tierney等对21个关于局部晚期子宫颈癌行新辅助化疗的随机临床试验进行了系统分析,结果显示新辅助化疗后手术治疗可以提高患者的5年生存率。2005年Buda等及2006年Candelaria等的研究均提示局部晚期子宫颈癌行新辅助化疗,达到满意的病理缓解(残余病灶间质浸润<3 mm)或病理完全缓解的患者可能会有助于改善生存。2007年,GOG141号前瞻性随机对照研究专门评价了新辅助化疗对ⅠB2期子宫颈癌患者的价值,288例ⅠB2期子宫颈癌患者随机分为新辅助化疗及广泛性子宫切除+盆腔和腹主动脉旁淋巴结清扫术组(145例)及广泛性子宫切除+盆腔和腹主动脉旁淋巴结清扫术组(143例)。新辅助化疗组术前予顺铂+长春新碱(每10天1次,共3个疗程)后行广泛性子宫切除+盆腔和腹主动脉旁淋巴结清扫,对照组则单纯行广泛性子宫切除+盆腔和腹主动脉旁淋巴结清扫,术后病理显示淋巴结阳性或宫旁浸润者补充放疗,该研究由于试验组获益较少等原因提前终止。结果显示:新辅助化疗的反应率52%,临床完全缓解率15%,临床部分缓解37%,病理完全缓解5%。尽管反应率较高,试验组和对照组在手术切除率(78% vs.79%)、术后病理检查情况、术后辅助放疗(45% vs.52%)、疾病无进展生存率和总体生存率方面差异无统计学意义。虽然该项研究并不能对新辅助化疗的价值定论,但是GOG却因此反对把广泛性子宫切除+盆腔和腹主动脉旁淋巴结清扫术前的新辅助化疗用于ⅠB2期子宫颈癌患者的随机对照研究中。但是由于此研究可能存在新辅助化疗方案设计方面的缺陷、病理类型中包括了对化疗不敏感的腺癌及腺鳞癌以及未行手术治疗的原因描述不清等而受到质疑。

(二)目前新辅助化疗的状况

1.新辅助化疗与手术

子宫颈癌术前新辅助化疗的作用已经得到了初步肯定。术前应用新辅助化疗的目的:①在手术之前,肿瘤局部的血管床完好,化疗药物容易进入瘤体,生物利用度高;②可以缩小肿瘤体积,改善肿瘤局部情况,提高手术质量,理论上还可能减少手术中肿瘤播散的机会;③可能有助于消灭亚临床病灶,减少复发或转移的机会;④判断肿瘤对化疗的反应,指导术后治疗。但是,子宫颈癌多被认为是化疗不敏感性肿瘤,不恰当的新辅助化疗可能会导致肿瘤进展,延误手术治疗时机。Finan等认为只有新辅助化疗达到了较好的治疗效果并且随后能够进行手术治疗的患者才可从新辅助化疗中受益；而新辅助化疗无效的患者则可能由于延误了手术时机而导致肿瘤进展。

新辅助化疗的目的在于缩小肿瘤负荷从而使手术治疗成为可能，而子宫颈癌ⅠB1期患者由于本身肿瘤负荷较小，因此很少应用新辅助化疗。而ⅠB2期患者可能因存在无法切除的肿大淋巴结等原因无法进行手术切除，Sardi J等的研究显示新辅助化疗后83.6%的患者达到了完全缓解和部分缓解。新辅助化疗组的全部患者（61/61）进行了手术治疗，而未行新辅助化疗的ⅠB2期患者只有85%可以进行手术治疗（48/56，$P<0.01$）。在Edelmann DZ的1项研究中73%（97/132）的ⅠB～ⅡB期巨块型子宫颈癌成功进行了手术治疗。在Panici PB的研究中75例ⅠB～Ⅲ期子宫颈癌患者进行了3个疗程PBM新辅助化疗。对于化疗后肿瘤<4 cm，且影像学检查提示阴道及宫旁病变可切除的患者进行了Ⅲ～Ⅳ型子宫颈癌广泛手术及盆腔淋巴结清扫术，通过新辅助化疗有62例患者达到了手术治疗的标准（83%）。

近年来，由于一些研究将ⅢB期患者也纳入新辅助化疗后手术治疗的范畴中，而手术后行化疗的患者比例较前略有降低。

目前，关于新辅助化疗后手术时间的选择尚无明确定义，多数研究中手术时机选择在新辅助化疗结束后的1～4周（尤以2～3周为多），此时患者已度过化疗后骨髓抑制较重的时期，可以耐受手术又不至于延误手术治疗时机。

新辅助化疗的应用给局部晚期子宫颈癌的治疗带来了新的局面，Scambia G等通过对103例应用了新辅助化疗的局部晚期子宫颈癌（其中88例新辅助化疗有效，82例进行了手术治疗）及29例早期子宫颈癌患者的手术病理分析后认为，同早期子宫颈癌一样，局部晚期子宫颈癌在新辅助化疗后如果术中低位盆腔淋巴结无转移情况也可以不进行更广泛的高位盆腔淋巴结的清扫手术，在82例进行了手术治疗的局部晚期子宫颈癌患者中仅有1例低位盆腔淋巴结阴性，通过术中探查及冷冻病理发现了高位淋巴结的转移。

新辅助化疗对于手术时间、出血量及手术并发症等没有明显影响。Lopez-Graniel C等对23例ⅠB2～ⅢB期的局部晚期子宫颈癌患者实施了Ⅲ型广泛术，平均手术时间为3.8小时（范围2.3～5.2小时）；术中中位出血量为670 mL（范围150～1 500 mL，1例出血量达1 500 mL的患者是由于行盆腔淋巴结清扫时出现静脉损伤）；中位住院天数为5.2天（范围4～8天）。这些数据与Averette HE等在1993年的报道未行新辅助化疗而首次手术治疗的数据没有统计学差异。

同样，Benedetti-Panici P等在1996年给予42例Ⅲ期的子宫颈癌患者进行新辅助化疗，化疗后37例患者进行了Ⅲ～Ⅳ型广泛性手术，5例患者进行了前盆除脏术，所有患者均进行了盆腔及腹主动脉旁淋巴结清扫术。手术中位时间为390分钟，中位出血量为800 mL；在研究的最后1组患者中，手术中位时间已减少到320分钟，出血量也减少至600 mL。手术的主要并发症有2例严重的术中出血，4例肺栓塞，膀胱及肠道损伤各3例。清扫淋巴结的数目为30～117枚，中位数为56枚；切除阴道及宫旁长度分别为5.5 cm和4.8 cm。这与Solorza LG等在1998年报道的未行新辅助化疗的早期子宫颈癌Ⅲ型广泛术没有统计学差异。因此，有学者认为对于Ⅲ期的子宫颈癌患者选择新辅助化疗后进行Ⅲ～Ⅳ型广泛性手术的治疗模式是合理的。但是，文章数据也显示尽管经过了新辅助化疗，术后病理检查仍有36%的淋巴结转移、38%的宫旁受侵和45%的阴道累及；术后需进行辅助放疗的患者比例仍较高。

Chen H等选择了从1999—2004年的184例ⅠB2～ⅡB期子宫颈癌进行了快速、高剂量的新辅助化疗后1周进行手术治疗，并发症主要有尿潴留（7.7%）、切口感染（4.9%）、淋巴囊肿（3.5%）、尿路感染（2.8%）、肠梗阻（2.8%）、输尿管瘘（1.4%）、尿管狭窄（0.7%）。而新辅助化疗组和直接手术两组间的手术并发症并没有统计学差异(新辅助化疗组22.2%,16/72;直接手术组25.7%,18/70;$P=0.626$)。新辅助化疗不仅减小了肿瘤负荷,提高了手术可行性;而且对于术后病理结果也产生了一定影响。一些研究显示,新辅助化疗后的局部晚期子宫颈癌(ⅠB~ⅡB期)的盆腔淋巴结转移率为22%~25%,此数据低于相同期别未行新辅助化疗患者的盆腔淋巴结转移率。

2.新辅助化疗与放疗

20世纪70年代末期,蒽环类及铂类药物开始应用于实体瘤的治疗取得了良好的效果,后来肿瘤学家们发现铂类为主的化疗方案在某些化疗不敏感的头颈部肿瘤及子宫颈肿瘤中也可以取得较好的治疗效果。因此,铂类为主化疗方案作为子宫颈癌的新辅助化疗逐渐应用开来,其目的在于使肿瘤对化疗产生反应,减少肿瘤负荷,消灭肿瘤微小转移灶。而且化疗药物和放射线作用于肿瘤不同的细胞亚群,化疗后可以使肿瘤细胞同步化,以期达到更好的反射治疗效果。

虽然放疗前进行新辅助化疗在理论上有其合理性,而且大多数研究认为与传统单纯放疗相比新辅助化疗后放疗并没有增加治疗毒性;但同样大多数研究结果也显示接受了新辅助化疗的患者并未能获得生存受益。然而,目前对于放疗前的新辅助化疗的作用仍存有争议。Hwang和Sardi J的研究显示,新辅助化疗患者组在生存上优于未行新辅助化疗患者组;而Tattersall MH则认为新辅助化疗不仅没有带来生存益处,反而给接受新辅助化疗的患者带来不利影响。其认为新辅助化疗的弊端在于可能延误治疗时机,导致放疗抵抗以及化疗后产生放疗交叉耐受。

(三)新辅助化疗常用方案

子宫颈癌的新辅助化疗开始被研究和应用以来,出现了多种不同的化疗方案,包括不同的药物,不同的药物剂量和使用间隔。

常见的化疗方案均为以顺铂为基础的单药和联合化疗。常见的与顺铂联合应用的化疗药物有博来霉素、长春碱类、甲氨蝶呤、异环磷酰胺等。比较常用的联合化疗方案包括顺铂+博来霉素+长春碱类、顺铂+氟尿嘧啶、顺铂+博来霉素+异环磷酰胺等。在不同的临床研究中,化疗方案,包括化疗药物的剂量与给药间隔均不尽相同,比如顺铂的剂量在50~100 mg/m²,给药间隔在10~28天。在现有的子宫颈癌新辅助化疗的回顾性或Ⅱ期临床研究中,参加研究患者的FIGO分期,从ⅠB~ⅣA期,研究样本量有限,多为20~50例。治疗有效率为60%~90%。

近年来,通过对晚期和复发子宫颈癌化疗方案的研究,紫杉醇与顺铂的联合方案逐渐被应用于子宫颈癌的新辅助治疗中。在Park等的研究中,给予43例FIGO分期ⅠB2~ⅡB的患者紫杉醇+顺铂的新辅助化疗,其中紫杉醇60 mg/m²,顺铂60 mg/m²,每10天1个疗程,共3个疗程。化疗后有效率达到90.7%(39/43),其中39.5%的患者获得完全缓解。无3级或4级的血液学不良反应出现。患者之后行手术治疗,11.6%的患者获得病理学诊断的完全缓解。不含铂类的联合化疗方案也被应用于子宫颈癌的新辅助化疗中。Kokawa等的研究显示,应用CPT-11(100 mg/m²,第1天、第8天和第15天)+丝裂霉素(10 mg/m²,第1天)方案后,35名FIGO分期ⅠB2~ⅢB的患者中,86%的患者出现疾病缓解,而50%的患者出现了3级或4级的中性粒细胞减少。2003年1项Meta分析综合了21项对比新辅助化疗后手术或放疗与单纯放疗治疗效果的Ⅲ期临床研究。在这项研究中,有学者进行了两组比较。一组是比较新辅助化疗后放疗与单纯放疗患者复发与生存期的差异。另一组则是比较新辅助化疗后手术与单纯放疗患者预后的差异。在前一组比较中,18项随机对照的临床研究包括了2 074名患者被纳入了分析。新辅助化疗的方案除了1项研究应用了顺铂单药,其余均为以顺铂为基础的2~4种药物的联合化疗。

联合应用的药物种类,剂量和给药间隔在各项临床研究中有很大不同。常见的联合化疗药物包括博来霉素、长春碱类、甲氨蝶呤、异环磷酰胺等。给药的间隔在 10~28 天。在所有临床研究中都被应用的顺铂的剂量和给药间隔也有不同。研究者以顺铂的每周剂量 25 mg/m² 为界线,发现每周剂量≥25 mg/m² 有利于延长 5 年生存率;相反每周剂量<25 mg/m² 与单纯放疗相比降低了 5 年生存率。顺铂的总剂量对生存期无显著影响。同时,化疗周期即给药间隔的长短也对生存率造成影响。化疗周期≤14 天可以改善 5 年生存率,而>14 天则降低 5 年生存率。虽然在这项 Meta 分析中,各个随机对照临床试验中的入组患者的临床特征,应用的化疗方案不尽相同,并对综合分析造成一定的影响,但是综合分析的结果提示顺铂的剂量和给药间隔可能会对预后产生重要影响。

在另一组比较中,5 项随机对照的临床研究包括了 872 名患者被纳入了分析。顺铂仍为主要的化疗药物,总剂量为 100~300 mg/m²,给药间隔为 7~21 天。其中三项研究应用顺铂(50 mg/m²)+长春新碱(1 mg/m²)+博来霉素(25 mg/m²)方案,化疗周期为 10 天。结果显示新辅助化疗后手术组与单纯放疗组相比,患者复发、疾病进展和死亡风险均显著降低,5 年生存率提高 14%。

目前,还没有充分的证据证实某种化疗方案作为子宫颈癌的新辅助化疗方案优于其他方案。Buda 等对比了异环磷酰胺(5 g/m²)+顺铂(75 mg/m²)两药联合与异环磷酰胺(5 g/m²)+顺铂(75 mg/m²)+紫杉醇(175 mg/m²)三药联合作为子宫颈癌新辅助化疗的病理学诊断有效率,以及有效率与预后的关系。两种化疗方案均为每 3 周为 1 个疗程,共 3 个疗程。三药联合方案的病理学诊断有效率明显高于两药联合方案,然而其导致的 3 级或 4 级的血液学毒性反应的发生率却高于两药联合。采用三药联合方案的患者的死亡风险似乎要低于两药联合方案,但两者之间的差异未达到统计学意义。

目前,比较异环磷酰胺+顺铂+紫杉醇与顺铂+紫杉醇两种新辅助化疗方案的临床研究正在进行中。

总之,子宫颈的新辅助化疗是综合治疗宗旨下的产物,由于新辅助化疗的应用,使手术治疗的范围加宽,疗效更优。但是,新辅助化疗的真实地位还需要在以后的临床实践中,通过循证医学的研究去证实。

七、子宫颈小细胞神经内分泌肿瘤(NECC)

(一)病理特征

小细胞 NECC 为形态学诊断。通常与 HPV 相关,以 HPV16 和 18 型多见(18 型多于 16 型)。主要的生长方式呈弥漫型及岛状生长(细胞呈实性巢状,巢周细胞呈栅栏状,伴有间质收缩现象);围血管生长和厚的小梁状生长方式,伴有匍匐状或波浪状的间质血管;不同程度的出现假腺样或菊形团样结构。细胞学特征包括细胞大小一致、胞界不清、胞浆稀少、核染色质呈细颗粒样深染、核分裂象和凋亡易见,核仁不明显,坏死常见。可合并子宫颈腺体病变(癌前病变或癌变),可考虑诊断为腺癌混合性神经内分泌癌。鉴别诊断小细胞和大细胞 NECC 比较困难,无法鉴别时建议诊断为"高级别 NECC"。嗜铬粒蛋白、CD56、突触素和 PGP9.5 可能表达阳性。CD56 和突触素是最敏感的神经内分泌癌标志物,但 CD56 缺乏特异性。嗜铬粒蛋白是特异性最高的标志物,但缺乏敏感性,仅 50%~60% 的小细胞 NECC 呈阳性。神经元特异性烯醇化酶(NSE)和突触素也可作为标志物,阳性率分别为 80% 和 70%。如果肿瘤表现出小细胞 NECC

的经典形态特征,即使免疫组化标志物阴性,也可诊断,但大细胞NECC并非如此。小细胞NECC可能仅局灶阳性表达上述标志物(通常为点状细胞质染色),甚至广谱细胞角蛋白也为阴性。多数原发性高级别NECC为甲状腺转录因子1(TTF1)阳性,部分患者呈现弥漫性强阳性,但TTF1表达与肺转移无相关。大多数高级别NECC的p16染色为弥漫阳性。但是p16阳性不能用来确定肿瘤原发部位。其他部位的神经内分泌癌虽无HPV感染,但仍可能高表达p16。在一些高级别NECC中肽类激素表达阳性,包括肾上腺皮质激素(ACTH)、5-羟色胺、生长抑素、降钙素、胰高血糖素和胃泌素。

(二)影像学检查

1.治疗前检查

胸部/腹部/盆腔CT+脑MRI或颈部/胸部/腹部/盆腔/腹股沟PET-CT+脑部增强MRI。

2.治疗评估

初治如选择同期放化疗,则行胸部/腹部/盆腔CT±脑MRI;初治如选择新辅助化疗,在接受后续治疗前,应考虑重新评估以排除转移性疾病。

3.随访

胸部/腹部/盆腔CT+脑MRI或颈部/胸部/腹部/盆腔/腹股沟PET-CT+脑部MRI。

(三)治疗

1.肿瘤局限在子宫颈

(1)肿瘤直径≤4 cm者,适合手术者首选根治性子宫切除+盆腔淋巴结切除±腹主动脉旁淋巴结取样,术后行化疗(依托泊苷+顺铂或依托泊苷+卡铂)或同期放化疗(盆腔外照射加顺铂+依托泊苷同期化疗,顺铂不能耐受者改为卡铂+依托泊苷);亦可选择同期放化疗+近距离放疗,后续考虑联合其他全身治疗。

(2)肿瘤直径>4 cm者,可选择同期放化疗+近距离放疗,后续考虑联合其他全身治疗。亦可选择新辅助化疗(依托泊苷+顺铂或依托泊苷+卡铂),然后考虑间歇性全子宫切除术,术后辅助性放疗或同期放化疗,后续再考虑联合其他全身治疗。新辅助化疗后也可以不手术,采用同期放化疗+阴道近距离放疗,后续考虑联合其他全身治疗。

2.局部晚期(ⅠB3~ⅣA期)

首选同期放化疗+阴道近距离放疗±辅助性化疗(依托泊苷+顺铂或依托泊苷+卡铂)。亦可选择新辅助化疗,然后同期放化疗+阴道近距离放疗。治疗结束后评估,若缓解,进入随访;若局部病灶持续存在或局部复发,考虑全身治疗/姑息支持治疗/盆腔廓清术。

八、复发性子宫颈癌的治疗

复发性子宫颈癌的治疗包括放疗±化疗或手术。局部复发的病例,如果初治没有接受放疗或者复发部位在原来放射野之外,能切除者可以考虑手术切除后继续个体化外照射±全身化疗±近距离放疗。放疗后中心性复发者可考虑盆腔器官廓清术±术中放疗(IORT,证据等级3)。中心性复发病灶直径≤2 cm的患者,经仔细选择也可以考虑行根治性子宫切除术或近距离放疗。对于非中心性复发者,可选择个体化外照射±全身化疗或手术切除±术中放疗或全身系统治疗。再次复发的患者选择化疗或支持治疗。

九、治疗后管理

子宫颈癌患者的治疗包括手术、化疗、激素治疗、放疗和/或免疫治疗。以上治疗措施可能引起相关并发症从而影响患者身心健康。治疗后管理的重点有以下几个方面。

(1)慢性疾病的管理,如心血管疾病、胃肠功能紊乱、淋巴水肿等。

(2)关注患者心理健康。

(3)详细询问病史、全面体检,并行必要的影像学和/或实验室检查。

(4)询问泌尿生殖系统症状,性功能障碍、围绝经期症状,如外阴阴道干燥、尿失禁等,如发现异常,则建议转诊给适当的专业服务人员(如物理疗法、盆底治疗、性疗法、心理疗法)。

(5)建议在放射后使用阴道扩张器和保湿剂。

(吴晓霞)

第三节 子宫内膜癌

子宫内膜癌是女性生殖道常见的妇科恶性肿瘤之一,由于发病在宫体部,也称子宫体癌。其发病率仅次于子宫颈癌,占女性生殖道恶性肿瘤的20%~30%。占女性全身恶性肿瘤的7%,死亡率为1.6/10万。在我国子宫内膜癌也呈现上升状态。值得注意的是在卫健委公布的《2008年中国卫生统计提要》中,对2004—2005年中国恶性肿瘤死亡抽样回顾调查显示,位于前十位恶性肿瘤死亡率中,子宫恶性肿瘤死亡率为4.32/10万,已超过子宫颈癌位居女性恶性肿瘤死亡率的第七位,子宫颈癌为2.84/10万,位于第九位。

子宫内膜癌好发年龄50~60岁,平均60岁左右,较子宫颈癌晚,多见于围绝经期或绝经后老年妇女,60%以上发生在绝经后妇女,约30%发生在绝经前。子宫内膜癌的年龄分布:绝经后50~59岁妇女最多;60%绝经后,30%绝经前;高发年龄58岁,中间年龄61岁;40岁以下患者仅占2%~5%;25岁以下患者极少。近年来,有年轻化趋势,在发达国家,40岁以下患者由2/10万增长为40/10万~50/10万。

一、发病机制

发病机制尚不完全明了,一般认为与雌激素有关,主要是由于体内高雌激素状态长期刺激子宫内膜,可引起子宫内膜癌的发生。高雌激素状态有来自内源性和来自外源性两种。内源性雌激素引起的子宫内膜癌患者表现:多有闭经、多囊卵巢及不排卵,不孕、少孕和晚绝经,常合并肥胖、高血压、糖尿病。外源性雌激素引起的子宫内膜癌患者有雌激素替代史及与乳癌患者服用他莫昔芬史有关。均为子宫内膜腺癌一般分期较早,肿瘤分化好,预后较好。

Armitage(2003)等对子宫内膜癌发病机制的研究表明,无孕激素拮抗的高雌激素长期作用,可增加患子宫内膜癌的风险。1960—1975年,在美国50~54岁的妇女子宫内膜癌增加了91%。发现应用外源性雌激素者将增加4~8倍患子宫内膜癌的危险,若超过7年,则危险性增加14倍。激素替代所致的子宫内膜癌预后较好,这些患者分期早、侵肌浅、分化好,常合并子宫内膜增生,5年生存率为94%。

子宫内膜癌发生的相关因素如下。

(一)未孕、未产、不孕与子宫内膜癌的关系

与未能被孕激素拮抗的雌激素长期刺激有关。受孕少、未产妇比生育超过5个孩子的妇女患子宫内膜癌高3倍;年轻子宫内膜癌患者中66.45%为未产妇;子宫内膜癌发病时间多在末次妊娠后5~43年(平均23年),提示与原发或继发不孕有关;不孕、无排卵及更年期排卵紊乱者,子宫内膜癌发病率明显高于有正常排卵性月经者。

(二)肥胖

子宫内膜癌肥胖者居多,将近20%患者超过标准体重10%;超标准10%~20%者的宫体癌发病率较体重正常者高3倍,而超出标准体重22.7%则子宫内膜癌高发9倍。肥胖与雌激素代谢有关:雌激素蓄积在多量脂肪内,排泄较慢。绝经后妇女雌激素主要来源为肾上腺分泌的雄烯二酮,在脂肪中的芳香化转换为雌酮,体内雌酮增加可导致子宫内膜癌的发生。脂肪越多转化能力越强,血浆中雌酮越高。

(三)糖尿病

临床发现10%子宫内膜癌患者合并糖尿病;糖尿病患者子宫内膜癌发病率较无糖尿病者高2~3倍。

(四)高血压

50%以上子宫内膜癌患者合并高血压;高血压妇女的子宫内膜癌发病率较正常者高1.7倍。

(五)遗传因素

20%有家族史。近亲家族史三代内患者中,子宫颈癌占15.6%,子宫内膜癌占30%。母亲为子宫内膜癌者占10.7%,故认为子宫内膜癌和遗传因素有关。家族遗传性肿瘤,即遗传性非息肉病性结直肠癌(HNPCC),也称LynchⅡ综合征,与子宫内膜癌的关系密切,受到重视。

(六)癌基因与抑癌基因

分子生物学研究显示,癌基因与抑癌基因等与子宫内膜癌的发生、发展、转移有关,其中抑癌基因主要有 *PTEN* 和 *p53*。PTEN是一种具有激素调节作用的肿瘤抑制蛋白,在子宫内膜样腺癌中,雌激素受体(ER)及孕激素受体(PR)多为阳性,30%~50%的病例出现PTEN基因的突变,极少病例出现p53突变。而在子宫浆液性腺癌中ER、PR多为阴性,p53呈强阳性表达。

二、子宫内膜癌的分型

子宫内膜癌分为雌激素依赖型(Ⅰ型)或相关型,和雌激素非依赖型(Ⅱ型)或非相关型,这两类子宫内膜癌的发病及作用机制尚不明确,其生物学行为及预后不同。Bokhman于1983年首次提出将子宫内膜癌分为两型。他发现60%~70%的患者与高雌激素状态相关,大多发生于子宫内膜过度增生后,且多为绝经晚(>50岁),肥胖,以及合并高血糖、高脂血症等内分泌代谢疾病,并提出将其称为Ⅰ型子宫内膜癌;对其余30%~40%的患者称其为Ⅱ型子宫内膜癌,多发生于绝经后女性,其发病与高雌激素无关,无内分泌代谢紊乱,病灶多继发于萎缩性子宫内膜之上。其后更多的研究发现两种类型子宫内膜癌的病理表现及临床表现不同,Ⅰ型子宫内膜癌组织类型为子宫内膜腺癌,多为浅肌层浸润,细胞呈高、中分化,很少累及脉管;对孕激素治疗反应好,预后好。Ⅱ型子宫内膜癌,多为深肌层浸润,细胞分化差,对孕激素无反应,预后差。

由于Ⅱ型子宫内膜癌主要是浆液性乳头状腺癌,少部分透明细胞癌,易复发和转移,预后差,近年来越来越多地引起了人们的关注。实际早在1947年Novak就报道了具有乳头状结构的子

宫内膜癌,但直到1982年才由Hendrick-son等才将其正式命名为子宫乳头状浆液性腺癌(uterine papillary serous carcinoma,UPSC),并制定了细胞病理学诊断标准。1995年King等报道在73%子宫内膜癌患者中检测到 $p53$ 基因的过度表达,而且 $p53$ 过度表达者的生存率明显低于无 $p53$ 过度表达的患者。Kovalev等也报道UPSC中有78%呈 $p53$ 基因的过度表达,而且其中有53%可检测到 $p53$ 基因的突变,而在高分化子宫内膜腺癌中其表达仅为10%～20%。Sherman等提出子宫内膜癌起源的两种假说。认为在雌激素长期作用下可导致子宫内膜腺癌通过慢性通道发生,而在 $p53$ 作用下则可能为快速通路,导致UPSC的发生。 $p53$ 基因被认为与UPSC的发生和发展有很大的关系。

对两种类型子宫内膜癌诊断比较困难,主要依靠组织病理学的诊断。Ambros等在1995年提出内膜上皮内癌(endometrial intraepithelial carcinoma,EIC)的概念,认为EIC多发生在内膜息肉内,特征为子宫表面上皮和/或腺体被相似于浆液性癌的恶性细胞所替代,间质无侵袭。在细胞学和免疫组织化学上与UPSC具有同样的形态学和免疫组织化学特征,表现为细胞分化差和 $p53$ 强阳性,被认为是UPSC的原位癌。这一概念的提出有利于对UPSC进行早期诊断和早期治疗。

三、病理特点

(一)大体表现

可发生在子宫内膜各部位,不同组织类型的癌肉眼无明显区别,侵及肌层时子宫体积增大,浸润肌层癌组织境界清楚,呈坚实灰白色结节状肿块。子宫内膜癌呈两种方式生长。

1.弥散型

肿瘤累及整个宫腔内膜,可呈息肉菜花状,表面有坏死、溃疡,可有肌层浸润,组织呈灰白色、质脆、豆渣样。

2.局限型

肿瘤局限于宫腔某处,多见于子宫腔底部或盆底部。累及内膜面不大,组织呈息肉样或表面粗糙呈颗粒状,易肌层浸润。

(二)镜下表现

腺体增生、排列紊乱,腺体侵犯间质,出现腺体共壁。分化好的肿瘤可见腺体结构明显;分化差的肿瘤腺体结构减少,细胞呈巢状、管状或索状排列。腺上皮细胞大小不等,排列紊乱,极性消失,核呈异型性,核大、深染。

(三)病理组织类型

在国际妇科病理协会(ISGP)1987年提出子宫内膜癌的分类基础上,现采用国际妇产科联盟(FIGO,2009年)修订的临床病理分期。最常见的是子宫内膜样腺癌,占80%～90%,其中包括子宫内膜腺癌伴有鳞状上皮分化的亚型;浆液性腺癌、透明细胞腺癌、黏液性癌、小细胞癌、未分化癌等。其中浆液性腺癌是常见恶性度高的肿瘤。

关于子宫内膜腺癌伴有鳞状上皮分化的亚型,以往作为鳞状上皮化生,并分为腺棘癌和鳞腺癌,认为鳞腺癌较腺棘癌恶性度更高。但研究发现:子宫内膜样癌的预后主要与肿瘤中腺体成分的分化程度有关,而与是否伴有鳞状上皮分化,以及鳞状分化的好坏关系不大,因此该区分已没有意义。现已不再分为腺棘癌和鳞腺癌,而将两者均包括在子宫内膜腺癌伴有鳞状上皮分化亚型内。

浆液性腺癌、透明细胞癌恶性度高,鳞癌、未分化癌罕见,但恶性度高。

四、转移途径

约75%子宫内膜癌患者为Ⅰ期,余25%为其他各期。特殊组织类型及低分化癌(G3)易出现转移,转移途径为直接蔓延、淋巴转移,晚期可有血行转移。

(一)直接蔓延

病灶沿子宫内膜蔓延。

(1)子宫上部及宫底部癌→宫角部→输卵管、卵巢→盆腹腔。

(2)子宫下部癌→子宫颈、阴道→盆腔。

(3)癌侵犯肌层→子宫浆膜层→输卵管、卵巢→盆腹腔。

(二)淋巴转移

淋巴转移是子宫内膜癌的主要转移途径。

(1)子宫内膜癌癌瘤生长部位与转移途径的关系:①子宫底部癌→阔韧带上部→骨盆漏斗韧带→腹主动脉旁淋巴结。②子宫角部或前壁上部癌灶→圆韧带→腹股沟淋巴结。③子宫下段累及子宫颈癌灶→宫旁→闭孔→髂内、外、髂总淋巴结。④子宫后壁癌灶→宫骶韧带→直肠淋巴结。

(2)子宫内膜癌的淋巴结转移不像子宫颈癌那样有一定的规律性,而与腹腔冲洗液癌细胞检查是否阳性,癌灶在宫腔内的位置及病变范围的大小,肌层浸润的深度,是否侵犯子宫颈,附件有无转移,癌细胞组织病理学分级有关。①临床Ⅰ期,G1、G2,侵及肌层<1/2 或 G3,癌灶仅限于内膜时,盆腹腔淋巴结转移率0~2%。②临床Ⅰ期,G2、G3 或 G1,侵及肌层>1/2 时,盆腔淋巴结转移率20%,腹主动脉旁淋巴结转移率16%。③临床Ⅰ、Ⅱ期盆腔淋巴结转移率9%~35%,腹主动脉旁淋巴结 6%~14%。④在盆腔淋巴结中,最易受累为髂外淋巴结有 61%~78% 转移,其次为髂内、髂总、闭孔和骶前淋巴结。转移中37%淋巴结直径<2 mm,需经镜下检查确诊。

(三)子宫内膜癌的卵巢转移

转移到卵巢可能有两种途径:经输卵管直接蔓延到卵巢;经淋巴转移到卵巢实质。前者腹腔细胞学检查 100% 阳性,可无淋巴转移。后者腹腔细胞学检查 19% 阳性,36% 淋巴转移。但两者复发率相近,分别为 50% 和 52%。

五、临床表现

(1)常与雌激素水平相关疾病伴存,如无排卵型功血、多囊卵巢综合征、功能性卵巢肿瘤。

(2)易发生在不孕、肥胖、高血压、糖尿病、未婚、不孕、少产、绝经延迟的妇女,这些内膜癌的危险因素称为子宫体癌综合征。

(3)有近亲家族肿瘤史,较子宫颈癌高。

(4)症状与体征:75%均为早期患者,极早期可无症状,病程进展后有以下表现。①阴道流血:为最常见症状。未绝经者经量增多、经期延长,或经间期出血。绝经后者阴道持续性出血或间歇性出血,个别也有闭经后出血。②阴道排液:在阴道流血前有此症状。少数主诉白带增多,晚期合并感染可有脓血性白带伴臭味。③疼痛:因宫腔积液、宫腔积脓可引起下腹痛。腹腔转移时可有腹部胀痛。晚期癌浸润周围组织时可引起相应部位疼痛。④全身症状:腹腔转移时可有腹部包块、腹胀、腹水,晚期可引起贫血、消瘦、恶病质及全身衰竭。⑤子宫增大、变软:早期患者无明显体征;病情进展后触及子宫稍大、稍软;晚期子宫固定,并可在盆腔内触及不规则肿块。

六、诊断及鉴别诊断

(一)诊断

1.病史

高育龄妇女出现不规则阴道出血,尤其绝经后阴道出血,结合上述临床特点,应考虑有患子宫内膜癌的可能。

2.辅助检查

(1)细胞学检查:仅从子宫颈口吸取分泌物涂片细胞学检查阳性率不高,用宫腔吸管或宫腔刷吸取分泌物涂片,可提高阳性率。

(2)诊断性刮宫:是诊断子宫内膜癌最常用的方法,确诊率高。先用小刮匙环刮颈管。再用探针探宫腔,然后进宫腔搔刮内膜,操作要小心,以免子宫穿孔。刮出物已足够送病理学检查,即应停止操作。肉眼仔细检查刮出物是否新鲜,如见糟脆组织,应高度可疑癌。子宫颈管及宫腔刮出物应分别送病理学检查。

(3)影像学检查。①B超检查:超声下子宫内膜增厚,失去线形结构,可见不规则回声增强光团,内膜与肌层边界模糊,伴有出血或溃疡,内部回声不均。彩色多普勒显示内膜血流低阻。通过B超检查,可了解病灶大小、是否侵犯子宫颈,及有无侵肌层,有无合并子宫肌瘤。有助于术前诊断更接近手术病理分期。②CT检查可正确诊断肌层浸润的深度以及腹腔脏器及淋巴结转移,腹腔脏器及淋巴结转移。③MRI检查能准确显示病变范围、肌层受侵深度和盆腔淋巴结转移情况。Ⅰ期准确率为88.9%,Ⅱ期为75%,Ⅰ/Ⅱ期为84.6%。④PET:均出现^{18}F-FDG聚集病灶,有利于发现病灶,但对子宫内膜癌术前分期的诊断欠佳。

(4)宫腔镜检查:可在直视下观察病灶大小、生长部位、形态,并取活组织检查。适应证:有异常出血而诊断性刮宫阴性;了解有无子宫颈管受累;疑为早期子宫内膜癌可在直视下活体组织检查。在应用宫腔镜对子宫内膜癌进行检查时,是否会因使用膨宫剂时引起内膜癌向腹腔扩散,一直是争论的焦点。不少学者认为不增加子宫内膜癌的转移。Kudela等进行的一项多中心的临床研究,对术前子宫内膜癌两组病例分别进行宫腔镜检查活检与诊断性刮宫操作,于术中观察两组腹腔冲洗液细胞学变化,结果两组术中腹腔冲洗液癌细胞阳性无统计学差异,结论是宫腔镜诊断不增加子宫内膜癌细胞向腹膜腔播散的风险。对术前曾接受宫腔镜检查的子宫内膜癌病例进行随访,认为宫腔镜对子宫内膜癌的预后未产生负面影响。尽管如此,仍应强调宫腔镜适于早期子宫内膜癌的检查,且在使用宫腔镜检查子宫内膜癌时,应注意膨宫压力,最好在10.7 kPa(80 mmHg)以内。

(5)血清标记物检查:CA125、CA19-9、CEA、CP2等检测有一定参考价值。在95%的特异度下CA125的敏感性较低,Ⅰ期内膜癌只有20.8%,Ⅱ~Ⅳ期敏感性为32.9%,多种肿瘤标记物联合检测可以提高阳性率。近年来发现人附睾分泌蛋白4(Human Epididymis Secretory Protein 4,HE4)可作为肿瘤标记物,在卵巢癌和子宫内膜癌的诊断中优于CA125。在早期和晚期内膜癌中HE4优于其他的肿瘤标志物,比CA125的敏感性高。如果HE4与CA125联合使用优于单独使用CA125,可以提高诊断率。

(二)鉴别诊断

1.功能失调性子宫出血

病史及妇科检查难以鉴别,诊断性刮宫病理学检查可以鉴别。

2.子宫内膜炎合并宫腔积脓

宫腔积脓时患者阴道排出脓液或浆液,出现腹胀,有时发热,检查子宫增大,扩宫可有脓液流出,病理检查无癌细胞。但要警惕与子宫内膜癌并存的可能。

3.子宫黏膜下肌瘤或内膜息肉

诊断性刮宫、B超、宫腔镜检查等可鉴别诊断。

4.子宫颈癌(内生型)

通过妇科检查、巴氏涂片检查、阴道镜下活检、分断刮宫及病理学检查可以鉴别。子宫颈腺癌与子宫内膜癌鉴别较难,前者有时呈桶状子宫颈,宫体相对较小。

5.子宫肉瘤

均表现为阴道出血和子宫增大,分段刮宫有助于诊断。

6.卵巢癌

卵巢内膜样癌与晚期子宫内膜癌不易鉴别。

七、治疗

手术治疗是子宫内膜癌首选治疗方法,根据患者全年龄、有无内科并发症等,以及术前评估的分期,选择适当的手术范围。

根据期别采用以下术式。

(一)手术

手术是首选的治疗方法。通过手术可以了解病变的范围,与预后相关的因素,术后采取的相应治疗。

1.手术范围

(1)Ⅰ期 A、B 及细胞分化好(G1、G2)可行筋膜外子宫切除、双附件切除。盆腔淋巴结及腹主动脉旁淋巴结取样送病理学检查。

对于年轻、子宫内膜样腺癌ⅠA期 G1 或ⅠB期 G1 的患者可行筋膜外全子宫、单侧附件切除术,保留一侧卵巢。但强调术后需定期严密随访。

随着微创技术的提高,对早期子宫内膜癌可应用腹腔镜进行分期手术。

(2)ⅠB期(侵及肌层≥1/2)、Ⅱ期、细胞分化差(G3),或虽为Ⅰ期,但组织类型为子宫内膜浆液性乳头状腺癌,透明细胞癌,因其恶性程度高,早期即可有淋巴转移及盆腹腔转移,即使癌变局限于子宫内膜,30%~50%患者已有子宫外病变。其手术应与卵巢癌相同,应切除子宫、双侧附件、盆腔及腹主动脉旁淋巴切除,还应切除大网膜及阑尾。

(3)Ⅲ期或Ⅳ期(晚期癌、浆液性乳头状腺癌或子宫外转移)应以缩瘤为目的,行肿瘤细胞减灭术,切除子宫、双附件及盆腔和腹主动脉旁淋巴结、大网膜阑尾外,应尽可能切除癌块,使残留癌<2 cm,但需根据个体情况区别对待。

2.术中注意事项

(1)吸取子宫直肠凹陷处腹腔液,或用生理盐水 200 mL 冲洗子宫直肠凹陷、侧腹壁,然后抽取腹腔冲洗液,做细胞学检查找癌细胞。

(2)探查盆腹腔各脏器有无转移,腹膜后淋巴结(盆腔及腹主动脉旁淋巴结)有无增大、质硬。

(3)高位切断结扎卵巢动静脉。

(4)切除子宫后应立即肉眼观察病灶位置、侵犯肌层情况,必要时送快速冷冻病理检查。

(5)子宫内膜癌标本应行雌、孕激素受体检查,有条件还可行 PTEN、p53 等基因蛋白免疫组化检测,进行分子分型。

3.复发癌的手术治疗

如初次治疗为手术治疗,阴道断端复发者可首选手术切除;如初次治疗为放疗、已行次广泛或广泛性全子宫切除术后的中心性复发者,可经严格选择及充分准备后行盆腔脏器廓清术;如为孤立病灶复发灶者可手术,术后行放、化疗及激素治疗。

(二)放疗

1.术前放疗

目的给肿瘤以致死量,减小肿瘤范围或体积,使手术得以顺利进行。适应证:可疑癌瘤侵犯肌层;Ⅱ期子宫颈转移或Ⅲ期阴道受累者;细胞分化不良于术前行腔内放疗,放疗后再手术。晚期癌患者先行体外照射及腔内照射,大剂量照射后一般需间隔8~10周后手术。

2.术后放疗

腹水癌细胞阳性、细胞分化差、侵犯肌层深、有淋巴转移者行术后放疗;组织类型为透明细胞癌、腺鳞癌者需术后放疗。多行体外照射,如有子宫颈或阴道转移则加腔内照射。

3.单纯放疗

单纯放疗主要用于晚期或有严重内科疾病、高龄和无法手术的其他晚期患者。

(三)化疗

由于子宫内膜癌对化疗药物的耐药性,目前主要对晚期、复发者进行化疗,多采用以下方案。

(1)CAP 方案:顺铂(DDP)、多柔比星(ADM)、环磷酰胺(CTX)联合化疗。DDP 50 mg/m^2,ADM 500 mg/m^2,CTX 500 mg/m^2,静脉注射,4 周 1 次。

(2)CA 方案:CTX 500 mg/m^2,ADM 500 mg/m^2,静脉注射,4 周 1 次。

(3)CAF 方案:CTX 500 mg/m^2,ADM 500 mg/m^2,5-FU 500 mg/m^2,静脉注射,4 周 1 次。

(4)紫杉醇、卡铂联合化疗方案。

(四)抗雌激素治疗

1.孕激素治疗

可直接作用于癌细胞,延缓 DNA、RNA 的修复,从而抑制瘤细胞生长。孕激素治疗后使癌细胞发生逆转改变,分化趋向成熟。目前主要对晚期复发子宫内膜癌进行激素治疗。常用孕激素有以下几种:①醋酸甲羟孕酮,剂量 250~500 mg/d,口服。②醋酸甲地孕酮,剂量 80~160 mg/d,口服。③己酸孕酮,为长效孕激素,剂量 250~500 mg,每周 2 次,肌内注射。

2.抗雌激素治疗

他莫昔芬为非甾体类抗雌激素药物,并有微弱雌激素作用,可与 E_2 竞争雌激素受体占据受体面积,起到抗雌激素作用。可使孕激素受体水平升高。用法:口服 20 mg/d,3~6 个月。对受体阴性者,可与孕激素每周交替使用。

八、预后

子宫内膜癌因生长缓慢,转移晚,症状显著,多早期发现,约 75% 为早期患者,预后较好。5 年生存率为 60%~70%。预后与以下因素有关:组织学类型、临床分期、肿瘤分级、肌层浸润深度、盆腔及腹主动脉旁淋巴结有无转移、子宫外转移等。

(吴晓霞)

第四节 子宫肌瘤

一、概念

子宫肌瘤是女性生殖系统最常见的良性肿瘤,多见于30～50岁的妇女。由于很多患者无症状,或肌瘤较小不易发现,因此,临床报告肌瘤的发生率仅为4%～11%,低于实际发生率。子宫肌瘤确切的发病因素尚不清楚,一般认为主要与女性激素刺激有关。近年来研究还发现,子宫肌瘤的发生与孕激素、生长激素也有一定关系。

二、分类

按肌瘤生长的部位可分为子宫体肌瘤和子宫颈肌瘤(图6-1),前者占92%,后者仅占8%。子宫体肌瘤可向不同的方向生长,根据其发展过程中与子宫肌壁的关系分为以下三类。

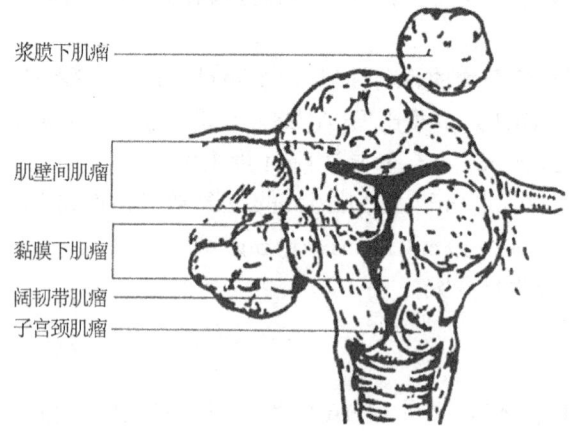

图6-1 各型子宫肌瘤

(一)肌壁间子宫肌瘤

其最常见,占60%～70%。肌瘤位于子宫肌壁内,周围均为肌层包围。

(二)浆膜下子宫肌瘤

这类肌瘤占20%。肌瘤向子宫体表面生长、突起,上面覆盖子宫浆膜层。若肌瘤继续向浆膜面生长,仅有一蒂与子宫肌壁相连,称带蒂的浆膜下肌瘤。宫体肌瘤向宫旁生长突入阔韧带前后叶之间,称为阔韧带肌瘤。

(三)黏膜下肌瘤

临床较少见,约占10%。肌瘤向宫腔方向生长,突出于子宫腔,表面覆盖子宫黏膜,称为黏膜下肌瘤。黏膜下肌瘤易形成蒂,子宫收缩使肌瘤经宫颈逐渐排入阴道。子宫肌瘤大多数为多个,称为多发性子宫肌瘤,也可为单个肌瘤生长。

三、病理

(一)巨检

典型的肌瘤为实质性的球形结节,表面光滑,与周围肌组织有明显界限。肌瘤虽无包膜,但由于其周围的子宫肌层受压形成假包膜。切开假包膜后肌瘤突出于切面。肌瘤剖面呈灰白色旋涡状或编织状。纤维组织成分多者肌瘤质硬,肌细胞多者肌瘤偏软。

(二)镜检

肌瘤由平滑肌与纤维组织交叉排列组成,呈旋涡状。细胞呈梭形,大小均匀,核染色较深。

四、继发变性

肌瘤失去原有典型结构和外观时,称为继发变性,可分为良性和恶性两类。

(一)良性变性

1.玻璃样变

最多见,肌瘤部分组织水肿变软,剖面旋涡结构消失,代之以均匀的透明样物质,色苍白。镜下见病变区肌细胞消失,呈均匀粉红色无结构状,与周围无变性区边界明显。

2.囊性变

常继发于玻璃样变,组织液化,形成多个囊腔,也可融合成一个大囊腔。囊内含清澈无色液体,并可自然凝固成胶冻状。囊壁由透明变性的肌瘤组织构成。

3.红色变性

多发于妊娠期或产褥期,其发生原因尚不清。肌瘤体积迅速增大,发生血管破裂。血红蛋白渗入瘤组织,故剖面呈暗红色,如同半熟烤牛肉,有腥臭味,完全失去原旋涡状结构。

其他良性变性还有脂肪变性、钙化等。

(二)恶性变

恶性变即为肉瘤变,占子宫肌瘤的 0.4%～0.8%。恶变后肌瘤组织脆而软,与周围界限不清,切面旋涡状结构消失,呈灰黄色,似生鱼肉,多见于年龄较大、生长较快与较大的肌瘤。对子宫迅速增大或伴不规则阴道流血者,考虑有恶变可能。

五、临床表现

(一)症状

肌瘤的典型症状为月经过多和继发贫血,但多数患者无症状,仅于盆腔检查时发现。症状与肌瘤的生长部位、生长速度及有无变性有关。

1.阴道流血

阴道流血为肌瘤患者的主要症状。浆膜下肌瘤常无出血,黏膜下肌瘤及肌壁间肌瘤表现为月经量过多,经期延长。黏膜下肌瘤若伴有坏死、溃疡,则表现为不规则阴道流血。

2.腹部包块

偶然情况下扪及包块。包块常位于下腹正中,质地硬,形态可不规则。

3.白带增多

肌瘤使子宫腔面积增大,内膜腺体分泌旺盛,故白带增多。黏膜下肌瘤表面感染、坏死,可产生大量脓血性液体。

4.腹痛、腰酸

一般情况下不引起疼痛,较大肌瘤引起盆腔淤血,出现下腹部坠胀及腰骶部酸痛,经期由于盆腔充血,症状更加明显。浆膜下肌瘤发生蒂扭转时,可出现急性腹痛。肌瘤红色变性时可出现剧烈疼痛,伴恶心、呕吐、发热、白细胞计数升高。

5.压迫症状

压迫膀胱可发生尿频、尿急,压迫尿道可发生排尿困难或尿潴留,压迫直肠可发生便秘等。

6.不孕

不孕占25%~40%,肌瘤改变宫腔形态,妨碍孕卵着床。

7.全身症状

出血多者有头晕、全身乏力、心悸、面色苍白等继发性贫血表现。

(二)体征

1.腹部检查

较大的肌瘤可升至腹腔,腹部检查可扪及肿物,一般居下腹部正中,质硬,表面不规则,与周围组织界限清。

2.盆腔检查

由于肌瘤生长的部位不同,检查结果各异。

(1)浆膜下肌瘤:肌瘤不规则增大,表面呈结节状。带蒂肌瘤有细蒂与子宫体相连,可活动;阔韧带肌瘤位于子宫一侧,与子宫分不开,常把子宫推向对侧。

(2)肌壁间肌瘤:子宫呈均匀性增大,肌瘤较大时,可在子宫表面摸到突起结节或球形肿块,质硬。

(3)黏膜下肌瘤:窥器撑开阴道后,可见带蒂的黏膜下肌瘤脱出于宫颈口外,质实,表面有充血暗红的黏膜包围,可有溃疡及继发感染坏死。宫口较松,手指进宫颈管可触到肿瘤蒂部。如肌瘤尚未脱出宫口外,只能扪及子宫略呈均匀性增大,而不能摸到瘤体。

六、诊断及鉴别诊断

根据经量增多及检查时子宫增大,诊断多无困难。对不能确诊者通过探测宫腔、子宫碘油造影、B超检查、宫腔镜及腹腔镜检查等协助诊断。

子宫肌瘤常易与下列疾病相混淆,需加以鉴别。

(一)妊娠子宫

子宫肌瘤透明变性或囊性变时质地较软,可被误认为妊娠子宫,尤其是40~50岁高龄孕妇。如忽视病史询问,亦可能将妊娠子宫误诊为子宫肌瘤。已婚生育期妇女有停经史、早孕反应史,结合尿HCG测定、B超检查一般不难诊断。

(二)卵巢肿瘤

卵巢肿瘤多为囊性或囊实性,位于下腹一侧,可与子宫分开,亦可为双侧,很少有月经改变。而子宫肌瘤质硬,位于下腹正中,随子宫移动,常有月经改变。必要时可用B超、腹腔镜检查明确诊断。

(三)盆腔炎性包块

盆腔炎性包块与子宫紧密粘连,患者常有生殖道感染史。检查时包块固定有压痛,质地较肌瘤软,B超检查有助于诊断。抗感染治疗后症状、体征好转。

此外,子宫肌瘤应与子宫腺肌病、子宫肥大症、子宫畸形、子宫颈癌等疾病相鉴别。

七、子宫肌瘤治疗原则

子宫肌瘤(以下简称肌瘤)是女性的常见病和多发病。肌瘤的瘤体大小不一,差异甚大,可从最小的镜下肌瘤至超出足月妊娠大小;其症状也是变化多端,又因生育与否,瘤体生长部位不一,故治疗方法也多种,主要分为随访观察、药物治疗和手术治疗。手术治疗包括保守性手术和根治性手术,手术途径和方法需因人而异、个体化处理。

(一)期待观察

期待观察即静观其变,采用定期随诊的方式观察子宫肌瘤的进展。是否能够采取期待治疗,除了根据患者的年龄,肌瘤的大小、数目、生长部位,是否有月经改变和其他并发症等因素外,患者近期是否有生育要求等个人意愿也是重要的决定因素。

以下情况可考虑期待治疗:肌瘤较小(直径<5 cm)、单发或向浆膜下生长;子宫小于10周妊娠子宫大小;无月经量过多、淋漓不尽等改变;无尿频、尿急,无长期便秘等压迫症状;无继发贫血等并发症;不是导致不孕或流产的主要原因;B超未提示肌瘤变性;近绝经期妇女。

对于有近期生育要求的妇女,考虑到多种激素类药物都对子宫和卵巢功能的影响,孕前不宜长期使用。而子宫肌瘤剥出等手术会造成子宫肌壁、子宫内膜和血管损伤,术后子宫局部瘢痕形成,若短期内妊娠有子宫破裂风险,因此术后需要避孕6~12个月。若能排除由于肌瘤的原因导致不孕或流产者,可以带瘤怀孕至分娩。但需要告知患者孕期可能出现肌瘤迅速生长、红色变性等,并有导致流产、胎儿生长受限可能,如果孕期出现腹痛、阴道流血情况及时就诊。

子宫肌瘤是激素依赖性肿瘤,绝经后随着卵巢功能减退后,肌瘤失去了雌激素的支持,部分瘤体会自然萎缩甚至消失,原先增大的子宫也可能恢复正常大小。因此接近绝经的患者,对于无症状、不影响健康的肌瘤可以暂时观察,无需急于手术治疗。

每3~6个月复查1次。随诊内容:了解临床症状变化;妇科检查;必要时辅以B超及其他影像学检查。如果出现月经过多、压迫症状或者肌瘤短期内迅速增大、子宫大于10周妊娠大小、肌瘤变性等情况则应及时结束期待治疗,采用手术或其他方法积极治疗。

(二)药物治疗

1.适应证

药物是治疗子宫肌瘤的重要措施,以下情况可考虑药物治疗。

(1)子宫肌瘤小,子宫呈2.0~2.5个月妊娠大小,症状轻,近绝经年龄。

(2)肌瘤大而要求保留生育功能,避免子宫过大、过多切口者。

(3)肌瘤致月经过多、贫血等可考虑手术,但患者不愿手术、年龄在45~50岁的妇女。

(4)较大肌瘤准备经阴式或腹腔镜、宫腔镜手术切除者。

(5)手术切除子宫前为纠正贫血、避免术中输血及由此产生的并发症。

(6)肌瘤合并不孕者用药物使肌瘤缩小,创造受孕条件。

(7)有内科并发症且不能进行手术者。

2.禁忌证

(1)肌瘤生长较快,不能排除恶变。

(2)肌瘤发生变性,不能除外恶变。

(3)黏膜下肌瘤症状明显,影响受孕。

(4)浆膜下肌瘤发生扭转时。

(5)肌瘤引起明显的压迫症状,或肌瘤发生盆腔嵌顿无法复位者。

(三)手术治疗

手术仍是子宫肌瘤的主要治疗方法。

(1)经腹子宫切除术:适应于患者无生育要求,子宫≥12周妊娠子宫大小;月经过多伴失血性贫血;肌瘤生长较快;有膀胱或直肠压迫症状;保守治疗失败或肌瘤剜除术后再发,且瘤体大或症状严重者。

(2)经阴道子宫切除术:适合于盆腔无粘连、炎症,附件无肿块者;为腹部不愿留瘢痕或个别腹部肥胖者;子宫和肌瘤体积不超过3个月妊娠大小;有子宫脱垂者也可经阴道切除子宫同时做盆底修补术;无前次盆腔手术史,不需探查或切除附件者;肌瘤伴有糖尿病、高血压、冠心病、肥胖等内科并发症不能耐受开腹手术者。

(3)子宫颈肌瘤剔除术:宫颈阴道部肌瘤若过大可造成手术困难宜尽早行手术(经阴道);肌瘤较大产生压迫症状,压迫直肠、输尿管或膀胱;肌瘤生长迅速,怀疑恶变者;年轻患者需保留生育功能可行肌瘤切除,否则行子宫全切术。

(4)阔韧带肌瘤剔除术:适合瘤体较大或产生压迫症状者;阔韧带肌瘤与实性卵巢肿瘤鉴别困难者;肌瘤生长迅速,尤其是疑有恶性变者。

(5)黏膜下肌瘤常导致经量过多,经期延长均需手术治疗。根据肌瘤部位或瘤蒂粗细分别采用钳夹法、套圈法、包膜切开法、电切割、扭转摘除法等,也可在宫腔镜下手术,甚至开腹、阴式或腹腔镜下子宫切除术。

(6)腹腔镜下或腹腔镜辅助下子宫肌瘤手术。①肌瘤剔除术:主要适合有症状的肌瘤,单发或多发的浆膜下肌瘤,瘤体最大直径≤10 cm,带蒂肌瘤最为适宜;单发或多发肌壁间肌瘤,瘤体直径最小≥4 cm,最大≤10 cm;多发性肌瘤≤10个;术前已除外肌瘤恶变可能。腹腔镜辅助下肌瘤剔除术可适当放宽手术指征。②腹腔镜下或腹腔镜辅助下子宫切除术:主要适合肌瘤较大,症状明显,药物治疗无效,不需保留生育功能者。但瘤体太大,盆腔重度粘连,生殖道可疑恶性肿瘤及一般的腹腔镜手术禁忌者均不宜进行。

(7)宫腔镜下手术:有症状的黏膜下肌瘤及突向宫腔的肌壁间肌瘤首先考虑行宫腔镜手术。主要适应证为月经过多、异常子宫出血、黏膜下肌瘤或向宫腔突出的肌壁间肌瘤,直径<5 cm。

(8)聚焦超声外科(超声消融)为完全非侵入性热消融术,适应证可适当放宽。上述需要药物治疗和手术治疗的患者均可考虑选择超声消融治疗。禁忌证同药物治疗。

(9)子宫肌瘤的其他微创手术包括微波、冷冻、双极气化刀,均只适合于较小的黏膜下肌瘤;射频治疗也有其独特的适应范围,并非所有肌瘤的治疗均可采用;子宫动脉栓塞也有其适应范围。

总之,各种治疗各有利弊,有其各自的适应证,每种方法也不能完全取代另一种方法,更不能取代传统的手术治疗,应个体化地选用。有关效果、不良反应和并发症尚有待于进一步的观察,不能过早或绝对定论。

(四)妊娠合并子宫肌瘤的治疗原则

1.早孕合并肌瘤

一般对肌瘤不予处理而予以定期观察,否则易致流产。如肌瘤大,估计继续妊娠易出现并发症,孕妇要求人工流产或属计划外妊娠则可终止妊娠。术后短期内选择行子宫肌瘤超声消融术、肌瘤剔除术或人工流产术同时行肌瘤剔除术。

2.孕中期合并肌瘤

通常认为无论肌瘤大小、单发或多发,宜首选严密监护下行保守治疗。如肌瘤影响胎儿宫内发育或发生红色变性,经保守治疗无效;或瘤蒂扭转、坏死,瘤体嵌顿,出现压迫症状则行肌瘤剔除术,手术应在妊娠5个月之前进行。

3.孕晚期合并肌瘤

通常无症状者可等足月时行剖宫产术,同时行肌瘤剔除术;有症状者先给予保守治疗等到足月后处理。

4.产褥期合并肌瘤

预防产后出血及产褥感染。肌瘤变性者先保守治疗,无效者剖腹探查。未行肌瘤剔除者定期随访。如子宫仍>10孕周,则于产后6个月行手术治疗。

5.妊娠合并肌瘤的分娩方式

肌瘤小不影响产程进展,又无产科因素存在可经阴道分娩。若出现胎位不正、宫颈肌瘤、肌瘤嵌顿、阻碍胎先露下降、影响宫口开大,孕前有肌瘤剔除史并穿透宫腔者,B超提示胎盘位于肌瘤表面,有多次流产、早产史,珍贵儿则可放宽剖宫产指征。如肌瘤大、多发、变性、胎盘位于肌瘤表面,本人不愿保留子宫,可行剖宫产及子宫切除术。肌瘤剔除术后妊娠的分娩方式,由距妊娠、分娩间隔时间,肌瘤深度、部位、术后恢复综合考虑。临床多数选择剖宫产,也可先行试产,有子宫先兆破裂可行剖宫产。

6.剖宫产术中对肌瘤的处理原则

剖宫产同时行肌瘤剔除术适合有充足血源,术中技术娴熟,能处理髂内动脉或子宫动脉结扎术或子宫切除术,术前应行B超检查了解肌瘤与胎盘位置以决定切口位置及手术方式。术中一般先做剖宫产,除黏膜下肌瘤外,先缝合剖宫产切口,然后再行肌瘤剔除术。肌瘤剔除前先在瘤体周围或基底部注射缩宫素。

(五)子宫肌瘤与不孕的治疗原则

(1)年龄<30岁,不孕年限少于2年,浆膜下或肌壁间肌瘤向浆膜突出,不影响宫腔形态,无月经改变,无痛经,生长缓慢者,输卵管至少一侧通畅,卵巢储备功能良好,可随访6~12个月。期间监测排卵,指导性生活,对排卵障碍者可用促排卵药物助孕。

(2)年轻、不孕年限少于2年,尚不急于妊娠,卵巢储备功能良好,但有月经多、痛经,子宫如孕10~12周大小者可先考虑:①药物治疗,使肌瘤缩小改善症状;②超声消融,肌瘤坏死、体积缩小、改善症状、改善子宫受孕条件,术后避孕3~6个月后考虑妊娠;③肌瘤剔除术,术后建议避孕1年;黏膜下肌瘤宫腔无损者避孕4~6个月后考虑妊娠。妊娠后加强管理,警惕孕中、晚期子宫破裂,放宽剖宫产指征。

(六)子宫肌瘤不孕者的辅助生育技术

辅助生育技术(assisted reproductive technology,ART)一般可采用IVF-ET,用于肌瘤小、宫腔未变形者。国内外均有不少报道,浆膜下肌瘤对体外受精无不良影响已得到共识。精子卵浆内注射对浆膜下肌瘤者胚胎种植率和临床妊娠率无危害作用。有关行辅助生育技术前子宫肌瘤不孕者是否先做肌瘤剔除术,尚无统一意见;辅助生育技术前超声消融子宫肌瘤改善子宫受孕条件,也在探索研究中。有学者认为手术后可增加妊娠机会;也有认为增加胚胎移植数,可有较满意的效果。我国应结合国情慎重对待。

(七)子宫肌瘤急腹症治疗原则

红色变性以保守治疗为主。若症状加重,有指征剖腹探查时则可做肌瘤剔除术或子宫切除术。肌瘤扭转应立即手术;肌瘤感染化脓宜积极控制感染和手术治疗;肌瘤压迫需手术解除;恶变者尤其是年龄较大的绝经后妇女,不规则阴道流血宜手术切除;卒中性子宫肌瘤较为罕见,宜手术切除。

(八)子宫肌瘤的激素替代治疗原则

有关绝经妇女子宫肌瘤的激素替代治疗(hormone replacement therapy,HRT),多数主张有绝经期症状者可用激素治疗,治疗期间定期B超复查子宫肌瘤大小、内膜是否变化,注意异常阴道流血,使用时注意药物及剂量,孕激素用量不宜过大。雌激素孕激素个体化,采用小剂量治疗,当发现肌瘤增大、异常出血可停用。口服比经皮用药对肌瘤的生长刺激作用弱。绝经期子宫肌瘤者使用激素治疗不是绝对禁忌证,而是属慎用范围,强调知情同意和定期检查、随访的重要性。

(九)子宫肌瘤者的计划生育问题

根据WHO生殖健康与研究部编写的《避孕方法选用医学标准》中,肌瘤患者宫腔无变形者,复方口服避孕药、复方避孕针、单纯孕激素避孕药、皮下埋植等均可使用,Cu-IUD、曼月乐不能使用,屏障避孕法不宜使用。

(十)弥漫性子宫平滑肌瘤病

弥漫性子宫平滑肌瘤病是良性病理组织学结构,但有恶性肿瘤生物学行为,原则上以子宫切除为宜。因肿瘤弥漫生长,几乎累及子宫肌层全层,也可波及浆膜及内膜,若手术保守治疗易致出血,损伤大,术后粘连、复发,若再次妊娠易发生子宫破裂等。个别年轻、未孕育欲保留子宫及生育功能者宜严密观察,知情同意,告之各种可能情况,此类保守治疗者常分别选用药物促性腺激素释放激素类似物、米非司酮、宫腔镜、栓塞等单一或联合治疗。

子宫肌瘤诊治流程见图6-2。

八、保留子宫的治疗方案

(一)期待疗法

对于子宫肌瘤小,没有症状者,可以定期随访,若肌瘤明显增大或出现症状时可考虑进一步治疗。绝经后肌瘤多可萎缩甚至消失。如患者年轻未生育,应建议其尽早计划并完成生育。

(二)保守治疗

保守治疗指保留患者生殖功能的治疗方法。

1.药物治疗

子宫肌瘤的药物治疗多为用药期间效果明确,但停药后又症状反复,且不同药物有各自不良反应,故非长期治疗方案选择,应严格掌握其各自适应证。

(1)米非司酮(RU486):在中国药品说明书上现今没有该药对子宫肌瘤治疗的适应证,故有医疗纠纷的隐患,在临床治疗上应慎重,要与患者充分沟通理解后方可使用。

RU486治疗肌瘤的适应证:①症状明显,不愿手术的45岁以上子宫肌瘤患者,以促进其绝经进程,抑制肌瘤生长,改善临床症状;②月经量多、贫血严重、因服用铁剂有不良反应而又不愿输血,希望通过药物治疗使血红蛋白正常后再手术者;③有手术高危因素或有手术禁忌证者;④因患者本身的某些原因希望暂时或坚决不手术者。

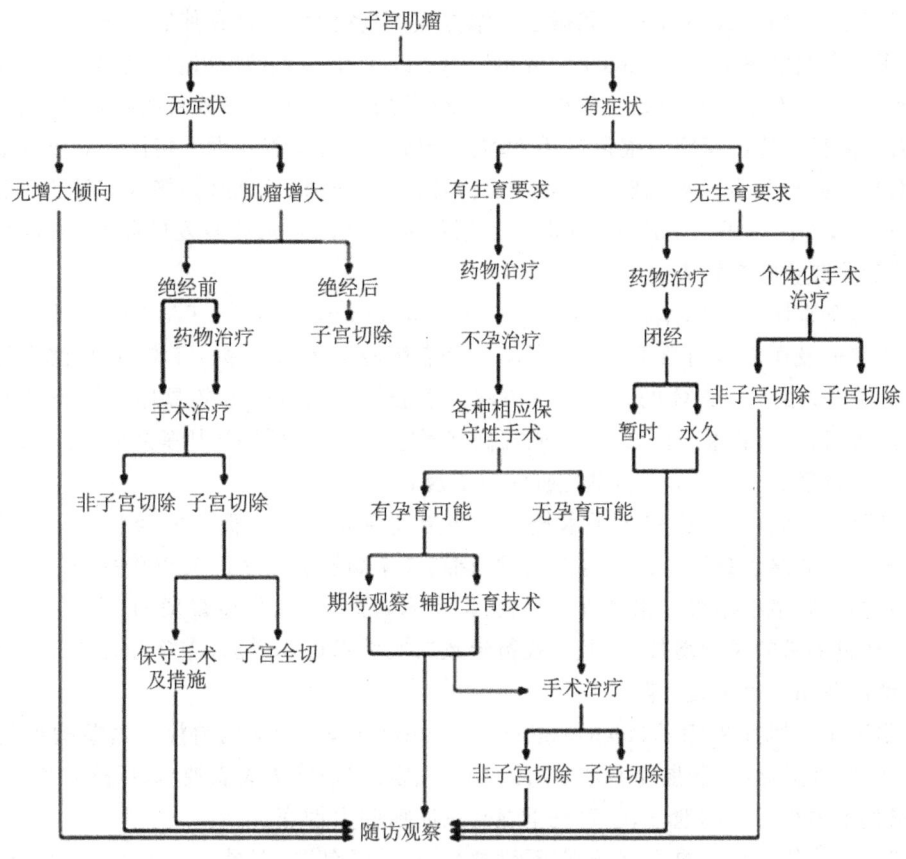

图 6-2 子宫肌瘤诊治流程

本流程根据治疗原则而订,供各级医师临床应用参考,具体处理强调个体化

RU486 用药后 3 个月可使肌瘤体积缩小 30%~50%。有文献结果显示,10 mg 米非司酮治疗 3 个月显著减少月经期失血量,提高患者血红蛋白水平并减少子宫肌瘤体积,但有子宫内膜增生的不良反应(无不典型增生)。但 RU486 停药后有反跳问题。其不良反应为恶心、食欲减退、潮热、性欲低下等,停药可逆转。此外,为防止出现抗糖皮质激素的不良反应,不宜长期使用 RU486。

(2)促性腺激素释放激素类似物:其治疗子宫肌瘤的适应证同 RU486,但价格昂贵。使用 3~6 个月可使瘤体缩小 20%~77%,但停药后又恢复治疗前大小。促性腺激素释放激素类似物目前多用于术前治疗,以减少肌瘤体积,然后实施微创手术。

(3)其他药物治疗:包括达那唑、芳香化酶抑制剂、选择性雌激素受体修饰剂及孕激素受体修饰剂等。这些药物的应用并不广泛,部分尚在试验阶段。

2.子宫肌瘤剔除术

对于要求保留生育功能的年轻子宫肌瘤患者,除外恶性可能以后,子宫肌瘤剔除术是目前最佳的治疗方法。当患者出现以下情况,应考虑手术:①出现明显的症状,如月经过多伴贫血、肌瘤压迫引起的疼痛或尿潴留等;②肌瘤子宫超过妊娠 3 个月大小;③肌瘤生长迅速,有恶性变可能;④黏膜下肌瘤,特别是已脱出于宫颈口者;⑤肌瘤并发症,如蒂扭转、感染;⑥年轻不孕的肌瘤患者;⑦诊断未明,与卵巢肿瘤不能鉴别者;⑧宫颈肌瘤。子宫肌瘤剔除术又分为开腹、腹腔镜、阴式及宫腔镜等不同途径,其中后三种属微创手术方式,但各种手术自有其适应证。

(1)开腹子宫肌瘤剔除术(transabdominal myomectomy,TAM):适应证最为广泛,适于所有年轻希望生育、具有手术指征的肌瘤患者,它不受肌瘤位置、大小和数目的限制,因此,困难的、难以通过微创路径完成的子宫肌瘤剔除手术均为开腹子宫肌瘤剔除术的指征。对于以下的几种情况一般即是直接行开腹子宫肌瘤剔除术的适应证:①特殊部位肌瘤(如接近黏膜的肌瘤);②多发肌瘤(≥5个),子宫体积>孕12周;③既往采用各种途径剔除术后复发的肌瘤;④合并子宫内膜异位症等疑盆腔重症粘连者。

(2)腹腔镜子宫肌瘤剔除术(laparoscopic myomectomy,LM):与 TAM 比较具有住院时间短、术后发热率低及血红蛋白数下降少的优点。随着腹腔镜手术器械的不断改进、缝合技术的提高,LM 正逐步成为部分 TAM 的替代手术方法。腹腔镜肌瘤剔除术的具体适应证仍未取得统一意见,一般来讲,LM 适用于:①浆膜下或阔韧带子宫肌瘤;②≤4个中等大小(≤6 cm)的肌壁间子宫肌瘤;③直径为 7~10 cm 的单发肌壁间子宫肌瘤。

手术医师可根据自己的腹腔镜手术技巧适当放宽手术指征。而直径>10 cm 的肌壁间肌瘤,数量多于4个或靠近黏膜下的肌瘤及宫颈肌瘤,属于腹腔镜手术的相对禁忌证。因为当肌瘤过大或过多时,腹腔镜手术可能出现以下问题:①手术时间延长、失血量增加,手术并发症增加;②需要转为开腹手术的风险增加;③肌瘤残留致二次手术概率增加;④缝合欠佳导致子宫肌层愈合不佳,增加孕期子宫破裂风险。

(3)经阴道子宫肌瘤剔除术(transvaginal myomectomy,TVM):治疗子宫肌瘤也具有其明显的优势。①腹部无瘢痕、腹腔干扰小、术后疼痛轻、恢复快;②无设备要求、医疗费用低;③可以通过触摸减少术中小肌瘤的遗漏;④直视下缝合关闭瘤腔更彻底。

目前较为接受的 TVM 的适应证:①不超过2个(最好单发)直径<7 cm 的前后壁近子宫下段的肌瘤;②浆膜下肌瘤;③宫颈肌瘤;④同时要求阴道较宽松,无盆腔粘连、子宫活动度好。

阴式手术也存在一些缺点,如操作空间有限、难以同时处理附件等。因此术前需要评估子宫的大小、活动度、阴道的弹性和容量及有无附件病变。阴式手术尤其适于伴有子宫脱垂、阴道壁膨出的患者。但盆腔炎症、子宫内膜异位症、怀疑或肯定子宫恶性肿瘤、盆腔手术史、附件病变者和子宫阔韧带肌瘤不适合行 TVM。

(4)宫腔镜子宫肌瘤剔除术:已成为治疗黏膜下肌瘤的首选治疗方法。目前较为接受的宫腔镜治疗肌瘤的适应证为子宫≤6周妊娠大小、肌瘤直径≤3 cm 且主要突向宫腔内。宫腔镜手术的决定因素在于肌瘤位于肌层内的深度。

Wamsteker(1993年)根据子宫肌瘤与子宫肌壁的关系将黏膜下肌瘤分为三型:①0型,完全突向宫腔的带蒂黏膜下肌瘤;②Ⅰ型,侵入子宫肌层<50%,无蒂的黏膜下肌瘤;③Ⅱ型,侵入子宫肌层>50%,无蒂的黏膜下肌瘤。

符合适应证的0型肌瘤几乎都可以通过1次手术切除干净,对于>3 cm、Ⅰ/Ⅱ型黏膜下肌瘤,宫腔镜手术一次性切除有一定困难,若无法一次性切除,则需多次手术治疗。为防止子宫穿孔,通常需在腹腔镜监护下进行。也有学者认为可使用术中超声监测替代腹腔镜,术中超声实时监测可提供关于宫腔镜、肌瘤及子宫壁关系的准确信息,有利于控制切割的深度,避免子宫穿孔。

3.子宫动脉栓塞术

子宫动脉栓塞术(uterine artery embolization,UAE)是近年发展的一种子宫肌瘤的微创治疗方法。至20世纪90年代初,子宫动脉栓塞术治疗子宫肌瘤患者已逾万例,栓塞剂一般选择永久性栓塞剂乙烯醇(polyvinyl alcohol,PVA)颗粒,少数加用钢圈或明胶海绵。UAE 治疗原理为肌瘤结节对子宫动脉栓塞后导致的急性缺血非常敏感,发生坏死、瘤体缩小甚至消失。同时子宫完整性因侧支循环建立而不受影响。UAE 的适应证为症状性子宫肌瘤不需要保留生育功能,但希望避免手术或手术风险大。禁忌证包括严重的造影剂过敏、肾功能不全及凝血功能异常。UAE 对于腺肌病或合并腺肌病者效果较差,MRI 等影像学检查可帮助鉴别诊断子宫肌瘤与子宫腺肌病。此外,由于 UAE 无法取得病理诊断,需警惕延误恶性病变的治疗,治疗前需仔细鉴别诊断。

4.高强度聚焦超声消融术

高强度聚焦超声(high intensity focused ultrasound,HIFU)是当前唯一一种真正意义上的无创治疗方法,应用超声引导技术或磁共振成像引导技术,实现人体深部病灶的精确显示和定位,以及治疗全程中的监控。

(1)目前学者比较认同的 HIFU 治疗子宫肌瘤适应证:①已完成生育;②不愿手术并希望保留子宫的肌壁间肌瘤患者,瘤体<10 cm。

(2)禁忌证:①有恶性肿瘤家族史;②短期内子宫肌瘤生长迅速者;③肌瘤直径>10 cm 且有压迫感或子宫大于孕 20 周;④阴道出血严重;⑤超声聚焦预定的靶区与皮肤距离<1 cm 者;⑥腹部有纵行瘢痕,且瘢痕明显阻挡超声通过的患者。

(3)相对禁忌证:①体积较大的后壁肌瘤,易引起皮肤及盆腔深部周围器官的损伤;②黏膜下肌瘤或浆膜下带蒂肌瘤。

值得注意的是同样没有病理诊断的 HIFU 治疗可能会延误恶变的子宫平滑肌肉瘤治疗,所以治疗前也需要行相关检查除外恶性肿瘤。

九、不保留子宫的治疗方案

对于无生育要求、有手术指征的患者,均可以考虑行子宫切除术。手术范围有全子宫切除术、次全子宫切除术(又称阴道上子宫切除)以及筋膜内子宫切除术。如无特殊原因,仍建议行全子宫切除术。

(一)全子宫切除术

全子宫切除术有经腹、经阴道及经腹腔镜三种途径。目前仍以经腹手术为主,腹腔镜及阴式手术比例逐渐增高。经腹途径的优点是暴露清楚、操作简单,多发、巨大肌瘤及腹腔内有粘连仍可进行。

1.经阴道全子宫切除术

如肌瘤和子宫较小、盆腔无粘连、阴道壁松弛者,术者技术熟练时可行阴式全子宫切除术。优点是对腹腔脏器干扰少,术后恢复快,肠粘连、梗阻并发症少,无腹部伤口,尤其适于伴有子宫脱垂、阴道壁膨出的患者。由于阴式手术操作空间有限,难以同时切除附件,术前应除外附件病变可能。

2.腹腔镜下全子宫切除术

腹腔镜下全子宫切除术是以侵入性更小的方式获得腹腔和盆腔更好的暴露。除了有很小的腹部切口外,具备了阴式手术其他优点,还解决了阴式术野暴露有限的问题。因此腹腔镜下全子宫切除术可以用于:①明确诊断及盆腹腔情况,帮助选择最佳的手术方式及范围;②分离粘连;③必要时可以同时切除附件。

(二)次全子宫切除术

次全子宫切除术即为保留宫颈仅切除子宫体的手术方式,其手术简单,危险性小。根据Cochrane数据库的总结,次全子宫切除术与全子宫切除术在术后性功能、排尿及肠道功能方面并无差别。但次全子宫切除术的缺点是宫颈残端仍有发生癌瘤机会,发生后处理较为困难。同时宫颈残端因血运和淋巴回流受阻,易使慢性炎症加重。由于上述的这些原因,目前次全子宫切除术被认为是最后的选择,仅对那些担心有出血或解剖异常者,必须要限制手术范围的患者保留使用。

(三)筋膜内子宫切除术

筋膜内子宫切除术(classic intrafascial SEMM hysterectomy,CISH)是由德国的 Semm 医师于1991年提出并应用于临床的一种术式。该术式于子宫峡部以下在筋膜内进行操作,切除部分宫颈组织包括宫颈移行带和宫颈管内膜。因此可以减少术后宫颈残端病变的可能。此外,由于在筋膜内操作,减少了损伤输尿管、膀胱和肠道的机会。因此,CISH 也是治疗子宫肌瘤时可供选择的一种合理的术式。

对于子宫切除术中是否同时预防性切除卵巢尚存争议,目前在我国一般来讲,40岁以下妇女无卵巢病变时,尽量保留;45~50岁未绝经妇女可建议切除一侧或双侧卵巢;绝经后妇女及有卵巢癌、乳腺癌家族史的患者建议同时切除双侧卵巢,但卵巢去留最终应尊重患者的要求。据统计,近年来因良性疾病切除子宫的同时切除双侧附件的比例在升高,但越来越多的证据表明,手术绝经从远期看对心血管、骨质代谢、性心理、认知及精神健康等方面均有负面影响。国外有研究表明,对于无卵巢癌高危因素的女性,将卵巢保留至65岁对其远期生存率有益。此外,无论何种方式切除子宫,术前应检查宫颈,除外宫颈病变,尤其宫颈癌的可能。

(郭兆君)

第五节 卵巢肿瘤

卵巢肿瘤是常见的妇科肿瘤,由于卵巢位于盆腔深部,早期病变不易发现,一旦出现症状多属晚期,应高度警惕。卵巢上皮性肿瘤好发于50~60岁的妇女,5年生存率一直徘徊于30%~40%,死亡率居妇科恶性肿瘤首位,已成为严重威胁妇女生命和健康的主要肿瘤。卵巢生殖细胞肿瘤多见于30岁以下的年轻女性,恶性程度高,由于有效化疗方案的应用,使卵巢恶性生殖细胞肿瘤的治疗效果有了明显的提高,死亡率从90%降至10%。

一、卵巢肿瘤概论

卵巢组织成分非常复杂,是全身各脏器原发肿瘤类型最多的器官,不同类型卵巢肿瘤的组织学结构和生物学行为都存在很大的差异。除组织类型繁多外,尚有良性、交界性和恶性之分。卵巢亦为胃肠道恶性肿瘤、乳腺癌、子宫内膜癌等的常见转移部位。

(一)组织学分类

最常用的分类是世界卫生组织(WHO)的卵巢肿瘤组织学分类。该分类于1973年制定,2003年修改,2014年再次修订。主要的组织学分类如下:

1.上皮性肿瘤

上皮性肿瘤占原发性卵巢肿瘤50%～70%,其恶性类型占卵巢恶性肿瘤的85%～90%。来源于卵巢表面的生发上皮,而生发上皮来自原始的体腔上皮,具有分化为各种苗勒管上皮的潜能。若向输卵管上皮分化,形成浆液性肿瘤;向宫颈黏膜分化,形成黏液性肿瘤;向子宫内膜分化,形成子宫内膜样肿瘤。

2.生殖细胞肿瘤

生殖细胞肿瘤占卵巢肿瘤的20%～40%。生殖细胞来源于生殖腺以外的内胚叶组织,在其发生、移行及发育过程中,均可发生变异,形成肿瘤。生殖细胞有发生多种组织的功能。未分化者为无性细胞瘤,胚胎多能者为胚胎癌,向胚胎结构分化为畸胎瘤,向胚外结构分化为内胚窦瘤、绒毛膜癌。

3.性索间质肿瘤

性索间质肿瘤约占卵巢肿瘤的5%。性索间质来源于原始体腔的间叶组织,可向男女两性分化。性索向上皮分化形成颗粒细胞瘤或支持细胞瘤;向间质分化形成卵泡膜细胞瘤或间质细胞瘤。此类肿瘤常有内分泌功能,故又称功能性卵巢肿瘤。

4.继发性肿瘤

继发性肿瘤占卵巢肿瘤的5%～10%,其原发部位多为胃肠道、乳腺及生殖器官。

(二)临床表现

1.卵巢良性肿瘤

早期肿瘤较小,多无症状,常在妇科检查时偶然发现。肿瘤增至中等大时,感腹胀或腹部扪及肿块,边界清楚。妇科检查在子宫一侧或双侧触及球形肿块,多为囊性,表面光滑、活动与子宫无粘连。若肿瘤长大充满盆、腹腔即出现压迫症状,如尿频、便秘、气急、心悸等。腹部膨隆,肿块活动度差,叩诊呈实音,无移动性浊音。

2.卵巢恶性肿瘤

早期常无症状,可在妇科检查发现。主要症状为腹胀、腹部肿块及腹水,症状的轻重决定于:①肿瘤的大小、位置、侵犯邻近器官的程度;②肿瘤的组织学类型;③有无并发症。肿瘤若向周围组织浸润或压迫神经,可引起腹痛、腰痛或下肢疼痛;若压迫盆腔静脉,出现下肢水肿;若为功能性肿瘤,产生相应的雌激素或雄激素过多症状。晚期可表现消瘦、严重贫血等恶病质征象。三合诊检查在阴道后穹隆触及盆腔内硬结节,肿块多为双侧,实性或半实性,表面凹凸不平,不活动,常伴有腹水。有时在腹股沟、腋下或锁骨上可触及肿大淋巴结。

(三)并发症

1.蒂扭转

蒂扭转为常见的妇科急腹症,约10%卵巢肿瘤并发蒂扭转。好发于瘤蒂长、中等大、活动度良好、重心偏于一侧的肿瘤(如畸胎瘤)。常在患者突然改变体位时,或妊娠期和产褥期子宫大小、位置改变时发生蒂扭转。卵巢肿瘤扭转的蒂由骨盆漏斗韧带、卵巢固有韧带和输卵管组成。发生急性扭转后静脉回流受阻,瘤内极度充血或血管破裂瘤内出血,致使瘤体迅速增大,后因动脉血流受阻,肿瘤发生坏死变为紫黑色,可破裂和继发感染。其典型症状是突然发生一侧下腹剧痛,常伴恶心、呕吐甚至休克,由腹膜牵引绞窄引起。妇科检查扪及肿物张力大,压痛,以瘤蒂部最明显。有时不全扭转可自然复位,腹痛随之缓解。蒂扭转一经确诊,应尽快行剖腹手术,术时应在蒂根下方钳夹后再将肿瘤和扭转的瘤蒂切除,钳夹前不可将扭转回复,以防栓塞脱落。

2.破裂

约3%卵巢肿瘤会发生破裂,破裂有自发性和外伤性两种。自发性破裂常因肿瘤生长过速所致,多为肿瘤浸润性生长穿破囊壁;外伤性破裂常因腹部受重击、分娩、性交、妇科检查及穿刺等引起。其症状轻重取决于破裂口大小、流入腹腔囊液的性质和数量。小囊肿或单纯浆液性囊腺瘤破裂时,患者仅感轻度腹痛;大囊肿或成熟畸胎瘤破裂后,常致剧烈腹痛,伴恶心、呕吐,有时导致腹腔内出血、腹膜炎及休克。妇科检查可发现腹部压痛、腹肌紧张,可有腹水征,原有肿块摸不到或扪及缩小张力低的肿块。疑有肿瘤破裂应立即剖腹探查,术中应尽量吸净囊液,并涂片行细胞学检查,清洗腹腔及盆腔,切除标本应行仔细的肉眼观察,尤需注意破口边缘有无恶变并送病理学检查。

3.感染

感染较少见,多因肿瘤扭转或破裂后引起,也可来自邻近器官感染灶如阑尾炎扩散。临床表现为发热、腹痛、肿块及腹部压痛、反跳痛、腹肌紧张及白细胞计数升高等。治疗应先应用抗生素抗感染,后行手术切除肿瘤。若短期内感染不能控制,宜行急诊手术。

4.恶变

卵巢良性肿瘤可发生恶变,恶变早期无症状,不易发现。若发现肿瘤生长迅速,尤其双侧性,应考虑恶变。近年来,子宫内膜异位囊肿恶变引起临床高度关注,因此,确诊为卵巢肿瘤者应尽早手术明确性质。

(四)诊断

病理学是诊断卵巢肿瘤的标准,临床表现和相关的辅助检查有助于诊断。

卵巢肿瘤无特异性症状,常于体检时发现。根据患者的年龄、病史及局部体征等特点可初步确定是否为卵巢肿瘤,并对良性、恶性进行评估。术前常用的辅助诊断方法有以下几种。

1.影像学检查

(1)超声:能检测肿块部位、大小、形态,提示肿瘤性质,鉴别卵巢肿瘤、腹水和结核性包裹性积液,超声检查的临床诊断符合率>90%。通过彩色多普勒超声扫描,能测定卵巢及其新生组织血流变化,有助于诊断。

(2)胸部、腹部X线平片:对判断有无胸腔积液、肺转移和肠梗阻有诊断意义。卵巢畸胎瘤,腹部平片可显示牙齿及骨质,囊壁为密度增高的钙化层,囊腔呈放射透明阴影。

(3)CT检查:可清晰显示肿块形态,良性肿瘤多呈均匀性吸收,囊壁薄,光滑;恶性肿瘤轮廓不规则,并向周围浸润或伴腹水;CT还可显示有无肝、肺结节及腹膜后淋巴结转移。

(4)磁共振成像(MRI):MRI具有较高的软组织分辨度,在判断子宫病变的性质、评估肿瘤局部浸润的程度、周围脏器的浸润、有无淋巴转移、有无肝脾转移和确定手术方式有重要参考价值。

(5)PET-CT检查:正电子发射计算机断层显像(PET-CT)是将PET与CT完美融为一体的现代影像学检查。由PET提供病灶详尽的功能与代谢等分子信息,而CT提供病灶的精确解剖定位,一次显像可获得全身各方位的断层图像,具有灵敏、准确、特异及定位精确等特点,可一目了然的了解全身整体状况,达到早期发现病灶和诊断疾病的目的。PET-CT更有助于复发卵巢癌的定性和定位诊断。

2.肿瘤标志物

不同类型卵巢肿瘤有相对较为特殊标志物,可用于辅助诊断及病情监测。

(1)CA125:80%卵巢上皮癌患者CA125水平高于正常值;90%以上患者CA125水平的高低与病情缓解或恶化相一致,可用于病情监测,敏感性高。

(2)人附睾蛋白4(HE4):是一种新的卵巢癌肿瘤标志物。正常生理情况下,HE4在卵巢癌组织和患者血清中均高度表达,可用于卵巢癌的早期检测、鉴别诊断、治疗监测及预后评估。88%的卵巢癌患者都会出现HE4升高的现象。与CA125相比,HE4的敏感度更高、特异性更强,尤其是在疾病初期无症状表现的阶段。HE4与CA125两者联合应用,诊断卵巢癌的敏感性可增加到92%,并将假阴性结果减少30%,大大增加了卵巢癌诊断的准确性。

(3)CA19-9和CEA等肿瘤标记物在卵巢上皮癌患者中也会升高,尤其对卵巢黏液性癌的诊断价值较高。

(4)AFP:对卵巢内胚窦瘤有特异性价值,对未成熟畸胎瘤、混合性无性细胞瘤中含卵黄囊成分者有协助诊断意义。

(5)HCG:对于原发性卵巢绒癌有特异性。

(6)性激素:颗粒细胞瘤、卵泡膜细胞瘤可产生较高水平雌激素。

3.腹腔镜检查

可直接观察肿块状况,对盆腔、腹腔及横膈部位进行窥视,并在可疑部位进行多点活检,抽吸腹腔液行细胞学检查。

4.细胞学检查

腹水或腹腔冲洗液找癌细胞对Ⅰ期患者进一步确定分期及选择治疗方法有意义,若有胸腔积液应做细胞学检查确定有无胸腔转移。

(五)鉴别诊断

1.卵巢良性肿瘤与恶性肿瘤的鉴别

见表6-2。

表6-2 卵巢良性肿瘤与恶性肿瘤鉴别

鉴别内容	良性肿瘤	恶性肿瘤
病史	病程长,生长缓慢	病程短,迅速增大
肿块部位及性质	单侧多,囊性,光滑,活动	双侧多,实性或囊实性,不规则,固定,后穹隆实性结节或肿块
腹水征	多无	常有腹水,可能查到恶性细胞
一般情况	良好	可有消瘦、恶病质
超声检查	为液性暗区,边界清晰,有间隔光带	液性暗区内有杂乱光团、光点,界限不清
CA125*(>50岁)	<35 U/mL	>35 U/mL

注:因50岁以下患者常有盆腔炎、子宫内膜异位症等可使CA125升高的疾病,故参考价值不大。>50岁患者中,若有卵巢肿块伴CA125升高,则恶性者可能性大,有鉴别诊断意义。

2.卵巢良性肿瘤的鉴别诊断

(1)卵巢瘤样病变:滤泡囊肿和黄体囊肿最常见。多为单侧,直径<5 cm,壁薄,暂行观察或口服避孕药,2~3个月内自行消失,若持续存在或长大,应考虑为卵巢肿瘤。

(2)输卵管卵巢囊肿:为炎性囊性积液,常有不孕或盆腔感染史,两侧附件区条形囊性肿块,边界较清,活动受限。

(3)子宫肌瘤:浆膜下肌瘤或肌瘤囊性变易与卵巢实体瘤或囊肿混淆。肌瘤常为多发性,与子宫相连,检查时肿瘤随宫体及宫颈移动。超声检查可协助鉴别。

(4)妊娠子宫:妊娠早期或中期时,子宫增大变软,峡部更软,三合诊时宫体与宫颈似不相连,易将宫体误认为卵巢肿瘤。但妊娠妇女有停经史,做 HCG 测定或超声检查即可鉴别。

(5)腹水:大量腹水应与巨大卵巢囊肿鉴别,腹水常有肝病、心脏病史,平卧时腹部两侧突出如蛙腹,叩诊腹部中间鼓音,两侧浊音,移动性浊音阳性;超声检查见不规则液性暗区,液平面随体位改变,其间有肠曲光团浮动,无占位性病变。巨大囊肿平卧时腹部中间隆起,叩诊浊音,腹部两侧鼓音,无移动性浊音,边界清楚;超声检查见圆球形液性暗区,边界整齐光滑,液平面不随体位移动。

3.卵巢恶性肿瘤的鉴别诊断

(1)子宫内膜异位症:子宫内膜异位症形成的粘连性肿块及直肠子宫陷凹结节与卵巢恶性肿瘤很难鉴别。前者常有进行性痛经、月经多,经前不规则阴道流血等。超声检查、腹腔镜检查是有效的辅助诊断方法,必要时应剖腹探查确诊。

(2)结核性腹膜炎:常合并腹水,盆腹腔内形成粘连性肿块。但多发生于年轻、不孕妇女,伴月经稀少或闭经。多有肺结核史;有消瘦、乏力、低热、盗汗、食欲缺乏等全身症状。妇科检查肿块位置较高,形状不规则,界限不清,不活动。叩诊时鼓音和浊音分界不清。胸部 X 线片检查、结核菌素试验等可协助诊断,必要时行剖腹探查,取材行活体组织检查确诊。

(3)生殖道以外的肿瘤:需与腹膜后肿瘤、直肠癌、乙状结肠癌等鉴别。腹膜后肿瘤固定不动,位置低者使子宫、直肠或输尿管移位。直肠癌和乙状结肠癌多有相应的消化道症状,超声检查、钡剂灌肠、乙状结肠镜检等有助于鉴别。

(4)转移性卵巢肿瘤:与卵巢原发恶性肿瘤不易鉴别。对于双侧性、中等大、肾形、活动的实性肿块,应疑为转移性卵巢肿瘤,有消化道癌、乳癌病史者,更要考虑转移性卵巢肿瘤诊断。若患者有消化道症状应行胃镜检查,此外要排除其他可能的原发肿瘤。如未发现原发性肿瘤病灶,应行剖腹探查。

(5)慢性盆腔炎:有流产或产褥感染病史,有发热、下腹痛,妇科检查附件区有肿块及组织增厚、压痛、片状块物达盆壁。用抗生素治疗症状缓解,块物缩小。若治疗后症状、体征无改善,或块物增大,应考虑为盆腔或卵巢恶性肿瘤可能。超声检查有助于鉴别。

(六)恶性肿瘤的转移途径

卵巢恶性肿瘤的转移特点是外观局限的肿瘤,可在腹膜、大网膜、腹膜后淋巴结、横膈等部位有亚临床转移。主要通过直接蔓延及腹腔种植,瘤细胞可直接侵犯包膜,累及邻近器官,并广泛种植于盆腹膜及大网膜、横膈、肝表面。淋巴道也是重要的转移途径,有 3 种方式:①沿卵巢血管经卵巢淋巴管向上到腹主动脉旁淋巴结;②沿卵巢门淋巴管达髂内、髂外淋巴结,经髂总至腹主动脉旁淋巴结;③偶有沿圆韧带入髂外及腹股沟淋巴结。横膈为转移的好发部位,尤其右膈下淋巴丛密集,故最易受侵犯。血行转移少见,晚期可转移到肺、胸膜及肝。

(七)卵巢恶性肿瘤临床分期

卵巢恶性肿瘤临床分期现多采用 FIGO 2013 年手术-病理分期(表 6-3),用以估计预后和比较疗效。

表 6-3　卵巢癌、输卵管癌、腹膜癌的手术-病理分期(FIGO,2013 年)

分期	描述
Ⅰ期	病变局限于卵巢或输卵管
ⅠA	肿瘤局限于一侧卵巢(包膜完整)或输卵管,卵巢和输卵管表面无肿瘤;腹水或腹腔冲洗液未找到癌细胞
ⅠB	肿瘤局限于双侧卵巢(包膜完整)或输卵管,卵巢和输卵管表面无肿瘤;腹水或腹腔冲洗液未找到癌细胞
ⅠC	肿瘤局限于单侧或双侧卵巢或输卵管,并伴有如下任何一项:
ⅠC1	手术导致肿瘤破裂
ⅠC2	手术前肿瘤包膜已破裂或卵巢、输卵管表面有肿瘤
ⅠC3	腹水或腹腔冲洗液发现癌细胞
Ⅱ期	肿瘤累及一侧或双侧卵巢或输卵管并有盆腔内扩散(在骨盆入口平面以下)或原发性腹膜癌
ⅡA	肿瘤蔓延或种植到子宫和/或输卵管和/或卵巢
ⅡB	肿瘤蔓延至其他盆腔内组织
Ⅲ期	肿瘤累及单侧或双侧卵巢、输卵管或原发性腹膜癌,伴有细胞学或组织学证实的盆腔外腹膜转移或证实存在腹膜后淋巴结转移
ⅢA1	仅有腹膜后淋巴结阳性(细胞学或组织学证实)
ⅢA1(Ⅰ)	淋巴结转移最大直径≤10 mm
ⅢA1(Ⅱ)	淋巴结转移最大直径>10 mm
ⅢA2	显微镜下盆腔外腹膜受累,伴或不伴腹膜后阳性淋巴结
ⅢB	肉眼盆腔外腹膜转移,病灶最大直径≤2 cm,伴或不伴腹膜后阳性淋巴结
ⅢC	肉眼盆腔外腹膜转移,病灶最大直径>2 cm,伴或不伴腹膜后阳性淋巴结(包括肿瘤蔓延至肝包膜和脾,但未转移到脏器实质)
Ⅳ期	超出腹腔外的远处转移
ⅣA	胸腔积液中发现癌细胞
ⅣB	腹腔外器官实质转移(包括肝实质转移和腹股沟淋巴结和腹腔外淋巴结转移)

(八)治疗

一经发现卵巢肿瘤,应行手术。手术目的:①明确诊断;②切除肿瘤;③恶性肿瘤进行手术-病理分期。术中不能确定肿瘤性质者,应将切下的卵巢肿瘤进行快速冷冻组织病理学检查,明确诊断。手术可通过腹腔镜和/或剖腹进行。术后应根据卵巢肿瘤的性质、组织学类型、手术-病理分期等因素来决定是否进行辅助治疗。

(九)随访与监测

卵巢恶性肿瘤易于复发,应长期予以随访和监测。

1. 随访时间

术后 1 年内每个月 1 次;术后 2 年每 3 个月 1 次;术后 3～5 年视病情每 4～6 个月 1 次;5 年以后者每年 1 次。

2. 监测内容

临床症状、体征、全身检查及盆腔检查(包括三合诊检查)、超声检查。必要时做 CT 或 MRI 检查。肿瘤标志物测定,如 CA125、HE4、CA19-9、CEA、AFP、HCG、雌激素和雄激素等可根据病情选用。

(十)妊娠合并卵巢肿瘤

妊娠合并良性肿瘤以成熟囊性畸胎瘤及浆液性(或黏液性)囊腺瘤居多,占妊娠合并卵巢肿瘤的90%,恶性者以无性细胞瘤及浆液性囊腺癌为多。若无并发症,妊娠合并卵巢肿瘤一般无明显症状。早孕时三合诊即能查得。中期妊娠以后不易查得,需依靠病史及超声诊断。

早孕时肿瘤嵌入盆腔可能引起流产,中期妊娠时易并发蒂扭转,晚期妊娠时若肿瘤较大可导致胎位异常,分娩时可引起肿瘤破裂,若肿瘤位置低可梗阻产道导致难产。妊娠时盆腔充血,可能使肿瘤迅速增大,并促使恶性肿瘤扩散。

早孕合并卵巢囊肿,以等待至妊娠3个月后进行手术为宜,以免诱发流产。妊娠晚期发现者,可等待至足月,临产后若肿瘤阻塞产道即行剖宫产,同时切除肿瘤。

若诊断或疑为卵巢恶性肿瘤,应尽早手术,其处理原则同非孕期。

二、卵巢原发上皮性肿瘤

卵巢上皮性肿瘤为最常见的卵巢肿瘤,多见于中老年妇女,很少发生在青春期前女孩和婴幼儿。卵巢上皮性肿瘤分为良性、交界性和恶性。交界性肿瘤是指上皮细胞增生活跃及核异型,核分裂象增加,表现为上皮细胞层次增加,但无间质浸润,是一种低度潜在恶性肿瘤,生长缓慢,转移率低,复发迟。卵巢上皮性癌发展迅速,不易早期诊断,治疗困难,死亡率高。

(一)发病原因及高危因素

卵巢上皮癌的发病原因一直未明。近年的研究证据表明,卵巢癌由卵巢表面生发上皮起源假说缺乏科学依据,卵巢外起源学说则引起高度重视,并提出了上皮性卵巢癌发生的二元理论。二元论将卵巢上皮癌分为两型,Ⅰ型卵巢癌包括了低级别卵巢浆液性癌及低级别卵巢子宫内膜样癌、透明细胞癌、黏液性癌和移行细胞癌;Ⅱ型卵巢癌包括了高级别卵巢浆液性癌及高级别卵巢子宫内膜样癌、未分化癌和恶性中胚叶混合性肿瘤(癌肉瘤)。Ⅰ型卵巢癌起病缓慢,常有前驱病变,多为临床早期,预后较好;Ⅱ型卵巢癌发病快,无前驱病变,侵袭性强,多为临床晚期,预后不良。两型卵巢癌的发生、发展可能有两种不同的分子途径,因而具有不同的生物学行为。高级别卵巢浆液性癌大多起源于输卵管的观点已被国际上多数学者所接受。

此外,下列因素也可能与卵巢上皮癌的发病密切相关。

1.遗传因素

5%~10%的卵巢上皮癌具有遗传异常。上皮性卵巢癌的发生与三个遗传性癌综合征有关,即遗传性乳腺癌-卵巢癌综合征(HBOC)、遗传性位点特异性卵巢癌综合征(HSSOC)和遗传性非息肉性结直肠癌综合征(HNPCC),最常见的是HBOC。真正的遗传性卵巢癌和乳腺癌一样,主要是由于*BRCA1*和*BRCA2*基因突变所致,属于常染色体显性遗传。

2.子宫内膜异位症

相关的形态学和分子遗传学的证据提示,卵巢子宫内膜样癌和透明细胞癌可能来源于子宫内膜异位症的病灶恶变。抑癌基因*ARID1A*基因突变不仅见于卵巢子宫内膜样癌和透明细胞癌的癌组织,同时见于邻近的子宫内膜异位症和癌变前期病灶,这是卵巢子宫内膜样癌和透明细胞癌起源异位子宫内膜的有力证据。

3.持续排卵

持续排卵使卵巢表面上皮不断地损伤与修复,其结果一方面在修复过程中卵巢表面上皮细胞突变的可能性增加。减少或抑制排卵可减少卵巢上皮由排卵引起的损伤,可能降低卵巢癌发病危险。流行病学调查发现,卵巢癌危险因素有未产、不孕,而多次妊娠、哺乳和口服避孕药有保护作用。

(二)病理

1.组织学类型

卵巢上皮肿瘤组织学类型主要有以下几种。

(1)浆液性肿瘤。①浆液性囊腺瘤:约占卵巢良性肿瘤的25%。多为单侧,球形,大小不等,表面光滑,囊性,壁薄,内充满淡黄色清亮液体。有单纯性及乳头状两型,前者多为单房,囊壁光滑;后者常为多房,可见乳头,向囊外生长。镜下见囊壁为纤维结缔组织,内为单层柱状上皮,乳头分支较粗,间质内见砂粒体(成层的钙化小球状物)。②交界性浆液性囊腺瘤:中等大小,多为双侧,乳头状生长在囊内较少,多向囊外生长。镜下见乳头分支纤细而密,上皮复层不超过3层,细胞核轻度异型,核分裂象<1/HP,无间质浸润,预后好。对于存在浸润性种植患者,晚期和复发概率增加。③浆液性囊腺癌:占卵巢恶性肿瘤的40%~50%。多为双侧,体积较大,半实质性。结节状或分叶状,灰白色,或有乳突状增生,切面为多房,腔内充满乳头,质脆,出血、坏死。镜下见囊壁上皮明显增生,复层排列,一般在4层以上。癌细胞为立方形或柱状,细胞异型明显,并向间质浸润。

2014年版WHO女性生殖道肿瘤分类中将浆液性癌分为低级别癌与高级别癌二类,采用的是M.D.Anderson癌症中心的分类标准(见表6-4)。

表6-4 卵巢浆液性癌组织学分类(WHO,2014)

	高级别	低级别
组织病理特点	细胞核多形性,大小相差超过3倍	细胞核较均匀一致,仅轻到中度异型性
	核分裂数>12/HP	核分裂数≤12/HP
	常见坏死和多核瘤巨细胞	无坏死或多核瘤巨细胞
		核仁可明显,可有胞质内黏液

注:级别的确定基于细胞形态,非组织结构。

(2)黏液性肿瘤:黏液性肿瘤组织学上分为肠型、宫颈型或混合型,由肠型黏膜上皮或宫颈管黏膜上皮(mullerian分化)组成。①黏液囊腺瘤:占卵巢良性肿瘤的20%。多为单侧,圆形或卵圆形,体积较大,表面光滑,灰白色。切面常为多房,囊腔内充满胶冻样黏液,含黏蛋白和糖蛋白,囊内很少有乳头生长。镜下见囊壁为纤维结缔组织,内衬单层柱状上皮;可见杯状细胞及嗜银细胞。恶变率为5%~10%。偶可自行破裂,瘤细胞种植在腹膜上继续生长并分泌黏液,在腹膜表面形成胶冻样黏液团块,极似卵巢癌转移,称腹膜假黏液瘤。腹膜假性黏液瘤主要继发于肠型分化的肿瘤,瘤细胞呈良性,分泌旺盛,很少见细胞异型和核分裂,多限于腹膜表面生长,一般不浸润脏器实质。手术是主要治疗手段,术中应尽可能切净所有肿瘤。然而,手术很少能根治,本病复发率高,患者需要多次手术,患者常死于肠梗阻。②交界性黏液性囊腺瘤:一般较大,少数为双侧,表面光滑,常多房。切面见囊壁增厚,有实质区和乳头状形成,乳头细小、质软。镜下见上皮不超过3层,细胞轻度异型,细胞核大、染色深,有少量核分裂,增生上皮向腔内突出形成短粗的乳头,无间质浸润。③黏液性囊腺癌:占卵巢恶性肿瘤的10%。多为单侧,瘤体较大,囊壁可见乳头或实质区,切面为囊、实性,囊液混浊或血性。镜下见腺体密集,间质较少,腺上皮超过3层,细胞明显异型,并有间质浸润。

(3)卵巢子宫内膜样肿瘤:良性瘤较少见,为单房,表面光滑,囊壁衬以单层柱状上皮,似正常子宫内膜。囊内被覆扁平上皮,间质内可有含铁血黄素的吞噬细胞。子宫内膜样交界性瘤很少见。卵巢子宫内膜样癌占卵巢恶性肿瘤的10%~24%,肿瘤单侧多,中等大,囊性或实性,有乳头生长,囊液多为血性。镜下特点与子宫内膜癌极相似,多为高分化腺癌或腺棘皮癌,常并发宫内膜异位症和子宫内膜癌,不易鉴别何者为原发或继发。

(4)透明细胞肿瘤:来源于苗勒氏管上皮,良性罕见,交界性者上皮由1~3层多角形靴钉状细胞组成,核有异型性但无间质浸润,常合并透明细胞癌存在。透明细胞癌占卵巢癌5%~11%,患者均为成年妇女,平均年龄48~58岁,10%合并高钙血症。常合并子宫内膜异位症(25%~50%)。易转移至腹膜后淋巴结,对常规化疗不明感。呈囊实性,单侧多,较大;镜下瘤细胞质丰富或呈泡状,含丰富糖原,排列成实性片、索状或乳头状;瘤细胞核异型性明显,深染,有特殊的靴钉细胞附于囊内及管状结构。

(5)勃勒纳瘤:由卵巢表面上皮向移行上皮分化而形成,占卵巢肿瘤1.5%~2.5%。多数为良性,单侧,体积小(直径<5 cm),表面光滑,质硬,切面灰白色漩涡或编织状。小肿瘤常位于卵巢髓质近卵巢门处。亦有交界性及恶性。

(6)未分化癌:在未分化癌中,小细胞癌最有特征。发病年龄9~43岁,平均24岁,70%患者有高钙血症。常为单侧,较大,表面光滑或结节状,切面为实性或囊实性,质软、脆,分叶或结节状,褐色或灰黄色,多数伴有坏死出血。镜检癌细胞为未分化小细胞,圆形或梭形,胞质少,核圆或卵圆有核仁,核分裂多见(16/10 HPFs~50/10 HPFs)。细胞排列紧密,呈弥散、巢状、片状生长。恶性程度极高,预后极差,90%患者在1年内死亡。

2.组织学分级

2014年版WHO女性生殖道肿瘤分类中,对卵巢上皮癌的组织学分级达成共识。浆液性癌分为低级别癌与高级别癌两类。子宫内膜样癌根据FIGO分级系统分3级,1级实性区域<5%,2级实性区域5%~50%,3级实性区域>50%。黏液性癌不分级,但分为3型:①非侵袭性(上皮内癌);②侵袭性(膨胀性或融合性);③侵袭性(浸润型)。浆黏液性癌按不同的癌成分各自分级。透明细胞癌和未分化癌本身为高级别癌,不分级。恶性Brenner瘤其恶性成分参照尿路上皮癌分级,分为低级别和高级别。肿瘤组织学分级对患者预后有重要的影响,应引起重视。

(三)治疗

1.良性肿瘤

若卵巢肿块直径<5 cm,疑为卵巢瘤样病变,可作短期观察。一经确诊为卵巢良性肿瘤,应手术治疗。根据患者年龄、生育要求及对侧卵巢情况决定手术范围。年轻、单侧良性肿瘤应行患侧卵巢囊肿剥出或卵巢切除术,尽可能保留正常卵巢组织和对侧正常卵巢;即使双侧良性囊肿,也应争取行囊肿剥出术,保留正常卵巢组织。围绝经期妇女可行单侧附件切除或子宫及双侧附件切除术。术中剖开肿瘤肉眼观察区分良、恶性,必要时做冷冻切片组织学检查明确性质,确定手术范围。若肿瘤大或可疑恶性,尽可能完整取出肿瘤,防止囊液流出及瘤细胞种植于腹腔。巨大囊肿可穿刺放液,待体积缩小后取出,穿刺前须保护穿刺周围组织,以防囊液外溢,放液速度应缓慢,以免腹压骤降发生休克。

2.交界性肿瘤

手术是卵巢交界性肿瘤最重要的治疗,手术治疗的目标是将肿瘤完全切除。卵巢交界瘤建议行全面分期手术,是否要行腹膜后淋巴结系统切除或取样活检,多数学者倾向否定意见,尤其是卵巢黏液性肿瘤。年轻患者可考虑行保留生育功能治疗。晚期复发是卵巢交界瘤的特点,78%在5年后甚至10~20年后复发。复发的肿瘤一般仍保持原病理形态,即仍为交界性肿瘤,复发的肿瘤一般仍可切除。

卵巢交界性瘤一般不主张进行术后化疗,化疗仅在以下几种情况考虑应用:①肿瘤期别较晚,有广泛种植,术后可施行3~6个疗程化疗;②有大网膜,淋巴结或其他远处部位浸润性种植的患者更可能发生早期复发,这些患者应按照低级别浆液性癌进行化疗。

3.恶性肿瘤

治疗原则是手术为主,辅以化疗、放疗及其他综合治疗。

(1)手术:是治疗卵巢上皮癌的主要手段。应根据术中探查及冷冻病理检查结果,决定手术范围,卵巢上皮癌第一次手术彻底性与预后密切相关。

早期(FIGO Ⅰ~Ⅱ期)卵巢上皮癌应行全面确定分期的手术,包括留取腹水或腹腔冲洗液进行细胞学检查;全面探查盆、腹腔,对可疑病灶及易发生转移部位多处取材做组织学检查;全子宫和双附件切除(卵巢动静脉高位结扎);盆腔及腹主动脉旁淋巴结清除;大网膜和阑尾切除。一般认为,对于上皮性卵巢癌施行保留生育功能(保留子宫和对侧附件)的手术应是谨慎和严格选择的,必须具备以下条件方可施行:①患者年轻,渴望生育;②ⅠA期;③细胞分化好(G1);④对侧卵巢外观正常,剖探阴性;⑤有随诊条件。亦有主张完成生育后视情况再行手术切除子宫及对侧附件。对于有高危因素而要求保留生育功能的患者则需充分知情。

晚期卵巢癌(FIGO Ⅲ~Ⅳ期)应行肿瘤细胞减灭术,术式与全面确定分期的手术相同,手术的主要目的是尽最大努力切除卵巢癌之原发灶和转移灶,使残余肿瘤直径<1 cm,必要时可切除部分肠管或脾脏等。对于手术困难的患者可在组织病理学确诊为卵巢癌后,先行1~2个疗程先期化疗后再进行手术。

复发性卵巢癌的手术治疗价值尚有争议,主要用于以下几方面:①解除肠梗阻;②对二线化疗敏感的复发灶(化疗后间隔>12月)的减灭;③切除孤立的复发灶。对于复发癌的治疗多数只能缓解症状,而不是为了治愈,生存质量是最应该考虑的因素。

(2)化学药物治疗:为主要的辅助治疗。常用于术后杀灭有残留癌灶,控制复发;也可用于复发病灶的治疗。化疗可以缓解症状,延长患者存活期。暂无法施行手术的晚期患者,化疗可使肿瘤缩小,为以后手术创造条件。

一线化疗是指首次肿瘤细胞减灭术后的化疗。常用化疗药物有顺铂、卡铂、紫杉醇、环磷酰胺、异环磷酰胺、氟尿嘧啶、博来霉素、长春新碱、依托泊苷(VP-16)等。近年来多以铂类药物和紫杉醇为主要的化疗药物,常用联合化疗方案见表6-5。根据病情可采用静脉化疗或静脉腹腔联合化疗。腹腔内化疗不仅能控制腹水,又能使小的腹腔内残存癌灶缩小或消失。化疗疗程数一般为6~9个疗程。二线化疗主要用于卵巢癌复发的治疗。选择化疗方案前应了解一线化疗用什么药物及药物累积量;一线化疗疗效如何,毒性如何,反应持续时间及停药时间。患者一线治疗中对铂类的敏感性对选择二线化疗具重要参考价值。二线化疗的用药原则:①以往未用铂类者可选用含铂类的联合化疗;②在铂类药物化疗后6个月以上出现复发用以铂类为基础的二线化疗通常有效;③难治性患者不应再选用以铂类为主的化疗,而应选用与铂类无交叉耐药的药物,如紫杉醇、拓扑替康、异环磷酰胺、六甲蜜胺、吉西他滨、多柔比星脂质体等。

表 6-5 卵巢上皮性癌常用联合化疗方案

方案	药物	剂量及方法	疗程间隔
1.TC	紫杉醇(T)	175 mg/m² 静脉滴注 1 次,3 小时滴完	3 周
	卡铂(C)	卡铂(剂量按 AUC=5 计算)静脉滴注 1 次	
2.TP	紫杉醇(T)	175 mg/m² 静脉滴注 1 次,3 小时滴完	3 周
	顺铂(P)	70 mg/m² 静脉滴注 1 次	
3.PC	顺铂(P)	70 mg/m² 静脉滴注 1 次	3～4 周
	环磷酰胺(C)	700 mg/m² 静脉滴注 1 次	

(3)放疗:外照射对于卵巢上皮癌的治疗价值有限,可用于锁骨上和腹股沟淋巴结转移灶和部分紧靠盆壁的局限性病灶的局部治疗。对上皮性癌不主张以放疗作为主要辅助治疗手段,但在ⅠC期,或伴有大量腹水者经手术后仅有细小粟粒样转移灶或肉眼看不到有残留病灶的可辅以放射性同位素^{32}P腹腔内注射以提高疗效,减少复发,腹腔内有粘连时禁用。

(4)免疫治疗:靶向药物治疗是目前改善晚期卵巢癌预后的主要趋势。近几年,贝伐珠单抗在卵巢癌的一线治疗以及复发卵巢癌的治疗中都取得了较好的疗效,可提高患者的无瘤生存期,但其昂贵的价格还需进行价值医学方面的评价。

(四)预后

预后与分期、组织学分类及分级、患者年龄及治疗方式有关。以分期最重要,期别越早预后越好。据文献报道Ⅰ期卵巢癌,病变局限于包膜内,5 年生存率达 90%。若囊外有赘生物、腹腔冲洗液找到癌细胞降至 68%;Ⅲ期卵巢癌,5 年生存率为 30%～40%;Ⅳ期卵巢癌仅为 10%。低度恶性肿瘤疗效较恶性程度高者为佳,细胞分化良好者疗效较分化不良者好。对化疗药物敏感者,疗效较好。术后残余癌灶直径<1 cm者,化疗效果较明显,预后良好。

(五)预防

卵巢上皮癌的病因不清,难以预防。但若能积极采取措施对高危人群严密监测随访,早期诊治可改善预后。

(1)高危人群严密监测:40 岁以上妇女每年应行妇科检查;高危人群每半年检查 1 次,早期发现或排除卵巢肿瘤。若配合超声检查、CA125 检测等则更好。

(2)早期诊断及处理:卵巢实性肿瘤或囊肿直径>5 cm 者,应及时手术切除。重视青春期前、绝经后或生育年龄口服避孕药的妇女发现卵巢肿大,应及时明确诊断。盆腔肿块诊断不清或治疗无效者,应及早行腹腔镜检查或剖腹探查,早期诊治。

(3)乳癌和胃肠癌的女性患者,治疗后应严密随访,定期行妇科检查,确定有无卵巢转移癌。

(4)家族史和基因检测是临床医师决定是否行预防性卵巢切除的主要考虑因素,基因检测是最关键的因素。对BRCA1(+)的 HOCS 家族成员行预防性卵巢切除是合理的。

三、卵巢生殖细胞肿瘤

卵巢生殖细胞肿瘤是指来源于胚胎性腺的原始生殖细胞而具有不同组织学特征的一组肿瘤,其发病率仅次于上皮性肿瘤,多发生于年轻的妇女及幼女,绝经后仅占 4%。卵巢恶性生殖细胞肿瘤恶性程度大,死亡率高。由于找到有效的化疗方案,使其预后大为改观。卵巢恶性生殖细胞肿瘤的存活率分别由过去的10%提高到目前90%,大部分患者可行保留生育功能的治疗。

(一)病理分类

1.畸胎瘤

由多胚层组织结构组成的肿瘤,偶见含一个胚层成分。肿瘤组织多数成熟,少数未成熟;多数为囊性,少数为实性。肿瘤的良性、恶性及恶性程度取决于组织分化程度,而不取决于肿瘤质地。

(1)成熟畸胎瘤:又称皮样囊肿,属良性肿瘤,占卵巢肿瘤的10%~20%,占生殖细胞肿瘤的85%~97%,占畸胎瘤的95%以上。可发生于任何年龄,以20~40岁居多。多为单侧,双侧占10%~17%。中等大小,呈圆形或卵圆形,壁光滑、质韧。多为单房,腔内充满油脂和毛发,有时可见牙齿或骨质。囊壁内层为复层扁平上皮,壁上常见小丘样隆起向腔内突出称"头节"。肿瘤可含外、中、内胚层组织。偶见向单一胚层分化,形成高度特异性畸胎瘤,如卵巢甲状腺肿,分泌甲状腺激素,甚至引起甲亢。成熟囊性畸胎瘤恶变率为2%~4%,多见于绝经后妇女;"头节"的上皮易恶变,形成鳞状细胞癌,预后较差。

(2)未成熟畸胎瘤:属恶性肿瘤,含2~3胚层,占卵巢畸胎瘤1%~3%。肿瘤由分化程度不同的未成熟胚胎组织构成,主要为原始神经组织。多见于年轻患者,平均年龄11~19岁。肿瘤多为实性,可有囊性区域。肿瘤的恶性程度根据未成熟组织所占比例、分化程度及神经上皮含量而定。该肿瘤的复发及转移率均高,但复发后再次手术可见未成熟肿瘤组织具有向成熟转化的特点,即恶性程度的逆转现象。

2.无性细胞瘤

无性细胞瘤为中度恶性的实性肿瘤,占卵巢恶性肿瘤的5%。好发于青春期及生育期妇女,单侧居多,右侧多于左侧。肿瘤为圆形或椭圆形,中等大,实性,触之如橡皮样。表面光滑或呈分叶状。切面淡棕色,镜下见圆形或多角形大细胞,细胞核大,胞质丰富,瘤细胞呈片状或条索状排列,有少量纤维组织相隔,间质中常有淋巴细胞浸润。对放疗特别敏感,纯无性细胞瘤的5年存活率可达90%。混合型(含绒癌,内胚窦成分)预后差。

3.卵黄囊瘤

来源于胚外结构卵黄囊,其组织结构与大鼠胎盘的内胚窦特殊血管周围结构(schiller-dural小体)相似,又名内胚窦瘤。卵黄囊瘤占卵巢恶性肿瘤1%,但是恶性生殖细胞肿瘤的常见类型,其恶性程度高,常见于儿童及年轻妇女。多为单侧,肿瘤较大,圆形或卵圆形。切面部分囊性变,组织质脆,多有出血坏死区,呈灰红或灰黄色,易破裂。镜下见疏松网状和内皮窦样结构。瘤细胞扁平、立方、柱状或多角形,产生甲胎蛋白(AFP),故患者血清AFP浓度很高,其浓度与肿瘤消长相关,是诊断及治疗监测时的重要标志物。肿瘤生长迅速,易早期转移,预后差,既往平均生存期仅1年,现经手术及联合化疗后,生存期明显延长。

4.胚胎癌

胚胎癌是一种未分化并具有多种分化潜能的恶性生殖细胞肿瘤。极少见,发生率占卵巢恶性生殖细胞瘤的5%以下。胚胎癌具有向胚体方向分化的潜能,可形成不同程度分化的畸胎瘤;向胚外方向分化则形成卵黄囊结构或滋养细胞结构。形态上与睾丸的胚胎癌相似,但发生在卵巢的纯型胚胎癌远较在睾丸少见,其原因尚不明。肿瘤体积较大,有包膜,质软,常伴出血、梗死和包膜破裂。切面为实性,灰白色,略呈颗粒状;与其他生殖细胞瘤合并存在时,依所含的成分和占的比例不同呈现出杂色多彩状,囊性变和出血坏死多见。瘤组织由较原始的多角形细胞聚集形成的实性上皮样片块和细胞巢与原始幼稚的黏液样间质构成。肿瘤细胞和细胞核的异型性突出,可见瘤巨细胞。在稍许分化的区域,瘤细胞有形成裂隙和乳头的倾向,细胞略呈立方或柱状上皮样,但不形成明确的腺管。胚胎癌具有局部侵袭性强、播散广泛及早期转移的特性;转移的途径早期经淋巴管,晚期合并血行播散。

5.绒癌

原发性卵巢绒癌也称为卵巢非妊娠性绒癌,是由卵巢生殖细胞中的多潜能细胞向胚外结构(滋养细胞或卵黄囊等)发展而来的一种恶性程度极高的卵巢肿瘤,它可分为单纯型或混合型。混合型,即除绒癌成分外,还同时合并存在其他恶性生殖细胞肿瘤,如未成熟畸胎瘤、卵黄囊瘤、胚胎癌及无性细胞瘤等。原发卵巢绒癌多见的是混合型,单纯型极为少见。妊娠性绒癌一般不合并其他恶性生殖细胞肿瘤。典型的肿瘤体积较大,单侧,实性,质软,出血坏死明显。镜下形态如同子宫绒癌,由细胞滋养细胞和合体滋养细胞构成。因其他生殖细胞肿瘤特别是胚胎性癌常有不等量的合体细胞,诊断必须同时具备两种滋养细胞。非妊娠性绒癌预后较妊娠性绒癌差,治疗效果不好,病情发展快,短期内即死亡。

(二)诊断

卵巢恶性生殖细胞肿瘤在临床表现方面具有一些特点。如发病年龄轻,肿瘤较大,肿瘤标记物异常,很易产生腹水,病程发展快等。若能注意到这些肿瘤的特点,诊断并不难。特别是血清甲胎蛋白(AFP)和人绒毛膜促性腺激素(HCG)的检测可以起到明确诊断的作用。卵黄囊瘤可以合成 AFP,卵巢绒癌可分泌 HCG,这些都是很特异的肿瘤标志物。血清 AFP 和 HCG 的动态变化与癌瘤病情的好转和恶化是一致的,临床完全缓解的患者其血清 AFP 或 HCG 值轻度升高也预示癌瘤的残存或复发。虽然血清 AFP 和 HCG 的检测对卵巢内胚窦瘤和卵巢绒癌有明确诊断的意义,但卵巢恶性生殖细胞肿瘤的最后确诊还是依靠组织病理学的诊断。

(三)治疗

1.良性生殖细胞肿瘤

单侧肿瘤应行卵巢肿瘤剥除或患侧附件切除术;双侧肿瘤争取行卵巢肿瘤剥除术;围绝经期妇女可考虑行全子宫双附件切除术。

2.恶性生殖细胞肿瘤

(1)手术治疗:由于绝大部分恶性生殖细胞肿瘤患者是希望生育的年轻女性,常为单侧卵巢发病,即使复发也很少累及对侧卵巢和子宫,更为重要的是卵巢恶性生殖细胞肿瘤对化疗十分敏感。因此,手术的基本原则是无论期别早晚,只要对侧卵巢和子宫未受肿瘤累及,均应行保留生育功能的手术,即仅切除患侧附件,同时行全面分期探查术。对于复发的卵巢生殖细胞仍主张积极手术。

(2)化疗:恶性生殖细胞肿瘤对化疗十分敏感。根据肿瘤分期、类型和肿瘤标记物的水平,术后可采用3~6疗程的联合化疗。常用化疗方案见表6-6。

表6-6 卵巢恶性生殖细胞肿瘤常用联合化疗方案

方案	药物	剂量及方法	疗程间隔
PEB	顺铂(p)	30~35 mg/(m²·d),静脉滴注,第1~3天	3周
	依托泊苷(E)	100 mg/(m²·d),静脉滴注,第1~3天	

续表

方案	药物	剂量及方法	疗程间隔
PVB	博来霉素(B)	30 mg/周,肌内注射(化疗第二天开始)	3周
	顺铂(P)	30~35 mg/(m^2·d),静脉滴注,第1~3天	
	长春新碱(V)	1~1.5 mg/m^2(2 mg)静脉注射,第1~2天	
VAC	博来霉素(B)	30 mg/周,肌内注射(化疗第二天开始)	4周
	长春新碱(V)	1~1.5 mg/m^2(最大2 mg)静脉注射,第1天	
	放线菌素D(A)	5~7 mg/(kg·d),静脉滴注,第2~6天	
	环磷酰胺(C)	5~7 mg/(kg·d),静脉滴注,第2~6天	

(3)放疗:为手术和化疗的辅助治疗。无性细胞瘤对放疗最敏感,但由于无性细胞瘤的患者多年轻,要求保留生育功能,目前放疗已较少应用。对复发的无性细胞瘤,放疗仍能取得较好疗效。

(郭兆君)

第七章 病理妊娠

第一节 流 产

妊娠不足28周、胎儿体重不足1 000 g而终止者称为流产。孕12周前终止者称为早期流产,孕12周至不足28周终止者称为晚期流产。这个定义不是固定不变的,妊娠20周至不足28周之间流产的胎儿体重在500~1 000 g,有存活的可能,称为有生机儿,美国等国家把流产定义为妊娠20周前终止妊娠者。流产又分为自然流产和人工流产两大类。机械或药物等人为因素终止妊娠者称为人工流产,自然因素导致的流产称为自然流产。本节仅阐述自然流产。自然流产率占全部妊娠的10%~15%,其中80%以上为早期流产。

一、病因

(一)胚胎因素

胚胎染色体异常是流产的主要原因。早期流产胚胎检查发现50%~60%有染色体异常。夫妇任何一方有染色体异常亦可传至子代,导致流产。染色体异常:①数目异常,多见三体、单体X、三倍体及四倍体。②结构异常,染色体分带技术监测可见易位、断裂、缺失。除遗传因素外,感染、药物等不良作用亦可引起胚胎染色体异常,常在12孕周前发生流产,即使少数妊娠至足月,出生后可能为畸形儿或有代谢及功能缺陷。如发生流产,排出物往往为空胎囊或退化的胚胎,故应仔细检查流产产物。

(二)母体因素

1.全身性疾病

全身性感染时高热可促进子宫收缩引起流产,梅毒螺旋体、流感病毒、巨细胞病毒、支原体、衣原体、弓形虫、单纯疱疹病毒等感染可导致流产;孕妇患心力衰竭、严重贫血、高血压、慢性肾炎及严重营养不良等缺血缺氧性疾病亦可导致流产。

2.内分泌异常

黄体功能不足可致早期流产。甲状腺功能低下、严重的糖尿病血糖未控制均可导致流产。

3.免疫功能异常

与流产有关的免疫因素有配偶的组织兼容性抗原(HLA)、胎儿抗原、血型抗原(ABO及

Rh)和母体的自身免疫状态。父母的 HLA 位点相同频率高,使母体封闭抗体不足亦可导致反复流产。母儿血型不合、孕妇抗磷脂抗体产生过多、抗精子抗体的存在,均可使胚胎受到排斥而发生流产。

4.生殖器异常

畸形子宫如子宫发育不良、单角子宫、双子宫、子宫纵隔、宫腔粘连及子宫肌瘤均可影响胚囊着床和发育而导致流产。宫颈重度裂伤、宫颈内口松弛、宫颈过短常导致胎膜破裂而流产。

5.创伤刺激

子宫创伤如手术、直接撞击、性交过度亦可导致流产;过度紧张、焦虑、恐惧、忧伤等精神创伤亦有引起流产的报道。

6.不良习惯

过量吸烟、酗酒,吗啡、海洛因等毒品均可导致流产。

(三)环境因素

砷、铅、甲醛、苯、氯丁二烯、氧化乙烯等化学物质过多接触,均可导致流产。

二、病理

流产过程是妊娠物逐渐从子宫壁剥离,然后排出子宫。孕 8 周以前的流产,胚胎多已死亡,胚胎绒毛与底蜕膜剥离,导致其剥离面出血,坏死胚胎犹如宫内异物,刺激子宫收缩及宫颈扩张。由于此时绒毛发育不全,着床还不牢固,妊娠物多可完全排出,出血不多。早期流产常见胚胎异常类型为无胚胎、结节状胚、圆柱状胚、发育阻滞胚、肢体畸形及神经管缺陷。孕 8~12 周时绒毛发育茂盛,与底蜕膜联系较牢固,流产时妊娠物往往不易完整排出而部分滞留宫腔,影响子宫收缩,出血量多,且经久不止;孕 12 周后,胎盘已完全形成,流产时先出现腹痛,继而排出胎儿和胎盘,如胎盘剥离不全,可引起剥离面大量出血。胎儿在宫腔内死亡过久,可被血块包围,形成血样胎块而引起出血不止。也可吸收血红蛋白而形成肉样胎块,或胎儿钙化后形成石胎。其他还可见压缩胎儿、纸样胎儿、浸软胎儿、脐带异常等病理表现。

三、临床表现

临床表现主要为停经后阴道流血和腹痛。

(一)停经

大部分的自然流产患者均有明显的停经史,结合早孕反应、子宫增大及 B 超检查发现胚囊等表现能够确诊妊娠。但是,如果妊娠早期发生流产,流产导致的阴道流血很难与月经异常鉴别,往往没有明显的停经史。有报道提示,大约 50% 流产是妇女未知已孕就发生受精卵死亡和流产。对于这些患者,要根据病史、血、尿 HCG 及 B 超检查的结果综合判断。

(二)阴道流血和腹痛

早期流产者常先有阴道流血,而后出现腹痛。由于胚胎坏死,绒毛与蜕膜剥离,血窦开放,出现阴道流血;剥离的胚胎及血液刺激子宫收缩,排出胚胎,产生阵发性下腹疼痛;当胚胎完全排出后,子宫收缩,血窦关闭,出血停止。晚期流产的临床过程与早产及足月产相似,经过阵发性子宫收缩,排出胎儿及胎盘,同时出现阴道流血。晚期流产时胎盘与子宫壁附着牢固,如胎盘粘连仅部分剥离,残留组织影响子宫收缩,血窦开放,可导致大量出血、休克甚至死亡。胎盘残留过久,可形成胎盘息肉,引起反复出血、贫血及继发感染。

四、临床分型

按流产发展的不同阶段,分为以下临床类型。

(一)先兆流产

停经后出现少量阴道流血,常为暗红色或血性白带,无妊娠物排出。流血后数小时至数天可出现轻微下腹痛或腰骶部胀痛。宫颈口未开,子宫大小与停经时间相符。经休息及治疗,症状消失,可继续妊娠;如症状加重,则可能发展为难免流产。

(二)难免流产

难免流产又称为不可避免流产。在先兆流产的基础上,阴道流血增多,腹痛加剧,或出现胎膜破裂。检查见宫颈口已扩张,有时可见胚囊或胚胎组织堵塞于宫颈口内,子宫与停经时间相符或略小。B超检查仅见胚囊,无胚胎或胚胎血管搏动亦属此类型。

(三)不全流产

难免流产继续发展,部分妊娠物排出宫腔,或胎儿排出后胎盘滞留宫腔或嵌顿于宫颈口,影响子宫收缩,导致大量出血甚至休克。检查可见宫颈已扩张,宫颈口有妊娠物堵塞及持续性血液流出,子宫小于停经时间。

(四)完全流产

有流产的症状,妊娠物已全部排出,随后流血逐渐停止,腹痛逐渐消失。检查见宫颈口关闭,子宫接近正常大小。

此外,流产尚有三种特殊情况。①稽留流产:又称过期流产,指宫内胚胎或胎儿死亡后未及时排出者。典型表现是有正常的早孕过程,有先兆流产的症状或无任何症状;随着停经时间延长,子宫不再增大或反而缩小,子宫小于停经时间,早孕反应消失,宫颈口未开,质地不软。②习惯性流产:指连续自然流产3次或3次以上者。近年有学者将连续两次流产者称为复发性自然流产。常见原因为胚胎染色体异常、免疫因素异常、甲状腺功能低下、子宫畸形或发育不良、宫腔粘连、宫颈内口松弛等。往往每次流产发生在同一妊娠月份,其临床过程与一般流产相同。宫颈内口松弛者,往往在妊娠中期无任何症状而发生宫颈口扩张,继而羊膜囊突向宫颈口,一旦胎膜破裂,胎儿迅即娩出。③流产合并感染:多见于阴道流血时间较长的流产患者,也常发生在不全流产或不洁流产时。临床表现为下腹痛、阴道有恶臭分泌物,双合诊检查有宫颈摇摆痛。严重时引起盆腔腹膜炎、败血症及感染性休克。常为厌氧菌及需氧菌混合感染。

五、诊断

根据病史、临床表现即可诊断,但有时需结合辅助检查才能确诊。流产的类型涉及相应的处理,诊断时应予确定。

(一)病史

询问有无停经史、早孕反应及其出现时间,阴道流血量、持续时间、与腹痛的关系,腹痛的部位、性质,有无妊娠物排出。了解有无发热、阴道分泌物有无臭味可协助诊断流产合并感染,询问反复流产史有助于诊断习惯性流产。

(二)体格检查

测量体温、脉搏、呼吸、血压,有无贫血及急性感染征象,外阴消毒后妇科检查了解宫颈是否扩张、有无妊娠物堵塞或羊膜囊膨出;子宫有无压痛、与停经时间是否相符,双附件有无压痛、增厚或包块。疑为先兆流产者,操作应轻柔。

(三)辅助诊断

1.B超检查

测定妊娠囊的大小、形态、胎心搏动,并可辅助诊断流产类型,如妊娠囊形态异常,提示妊娠预后不良。宫腔和附件检查有助于稽留流产、不全流产及异位妊娠的鉴别诊断。

2.妊娠试验

连续测定血 β-HCG 的动态变化,有助于妊娠的诊断和预后判断。妊娠 6~8 周时,血β-HCG是以每天 66％的速度增加,如果血 β-HCG 每48 小时增加不到 66％,则提示妊娠预后不良。

3.其他检查

孕激素、HPL 的连续测定有益于判断妊娠预后;习惯性流产患者可行妊娠物及夫妇双方的染色体检查。

六、处理

确诊流产后,应根据其类型进行相应处理。

(一)先兆流产

应卧床休息,严禁性生活,给予足够的营养支持。保持情绪稳定,对精神紧张者可给予少量对胎儿无害的镇静剂。黄体功能不足者可给予黄体酮 10~20 mg,每天或隔天肌内注射一次,过量应用可致稽留流产;或 HCG 3 000 U,隔天肌内注射一次;也可口服维生素 E 保胎。甲状腺功能低下者可口服小剂量甲状腺素。如阴道流血停止、腹痛消失、B超证实胚胎存活,可继续妊娠。若临床症状加重,B超发现胚胎发育不良,β-HCG 持续不升或下降,表明流产不可避免,应终止妊娠。

(二)难免流产

一旦确诊,应及早排出胚胎及胎盘组织。可行刮宫术,对刮出物应仔细检查,并送病理检查。晚期流产时子宫较大,出血较多,可用缩宫素 10~20 U 加入 5％葡萄糖液 500 mL 中静脉滴注,促进子宫收缩。必要时行刮宫术,清除宫内组织。术后可行 B 超检查,了解有无妊娠物残留,并给予抗生素预防感染。

(三)不全流产

由于部分组织残留宫腔或堵塞于宫颈口,极易引起子宫大量出血。故应在输液、输血的同时立即行刮宫术或钳刮术,并给予抗生素预防感染。

(四)完全流产

症状消失、B超检查宫腔无残留物。如无感染,可不予特殊处理。

(五)稽留流产

死亡胎儿及胎盘组织在宫腔内稽留过久,可导致严重的凝血功能障碍及 DIC 的发生,应先行凝血功能检查,在备血、输液条件下行刮宫术;如凝血机制异常,可用肝素、纤维蛋白原、新鲜血、血小板等纠正后再行刮宫。稽留流产时胎盘组织常与子宫壁粘连较紧,手术较困难。如凝血功能正常,刮宫前可口服已烯雌酚 5 mg,每天 3 次,连用 5 天,或苯甲酸雌二醇 2 mg 肌内注射,每天 2 次,连用 3 天,可提高子宫肌对缩宫素的敏感性。刮宫时可用缩宫素 5~10 U 加于 5％葡萄糖液 500 mL 中静脉滴注,或用米索前列醇 400 μg 置于阴道后穹隆。子宫＞12 孕周者,应静脉滴注缩宫素,促使胎儿、胎盘排出。行刮宫术时应避免子宫穿孔。术后应常规行 B 超检查,以确认宫腔残留物是否完全排出,并加强抗感染治疗。

(六)习惯性流产

染色体异常夫妇应于孕前进行遗传咨询,确定可否妊娠;还可行夫妇血型鉴定及丈夫精液检查;明确女方有无生殖道畸形、肿瘤、宫腔粘连。宫颈内口松弛者应在妊娠前行宫颈内口修补术,或于孕12~18周行宫颈内口环扎术。有学者对不明原因的习惯性流产患者行主动免疫治疗,将丈夫或他人的淋巴细胞在女方前臂内侧或臀部作多点皮内注射,妊娠前注射2~4次,妊娠早期加强免疫1~3次,妊娠成功率可达86%以上。此外,习惯性流产患者确诊妊娠后,可常规肌内注射HCG 3 000~5 000 U,隔天1次,至妊娠8周后停止。

(七)流产合并感染

治疗原则为迅速控制感染,尽快清除宫内残留物。如为轻度感染或出血较多,可在静脉滴注有效抗生素的同时进行刮宫,以达到止血目的;感染较严重而出血不多时,可用高效广谱抗生素控制感染后再行刮宫。刮宫时可用卵圆钳夹出残留组织,忌用刮匙全面搔刮,以免感染扩散。严重感染性流产可并发盆腔脓肿、血栓性静脉炎、感染性休克、急性肾衰竭及DIC等,应高度重视并积极预防,必要时切除子宫去除感染原。

(李 卿)

第二节 早 产

早产是指妊娠满28周至不满37足周间分娩者。此时,娩出的新生儿体重1 000~2 499 g,各器官发育不成熟,因而呼吸窘迫综合征、坏死性小肠炎、高胆红素血症、脑室内出血、动脉导管持续开放、视网膜病变、脑瘫等发病率增高。分娩孕周越小,出生体重越低,围生儿预后越差。早产占分娩总数的5%~15%。近年,由于早产儿及低体重儿治疗学的进步,其生存率明显提高,伤残率下降,故国外不少学者提议,将早产定义的时间上限提前到妊娠20周。

一、原因

诱发早产的常见因素:①胎膜早破、绒毛膜羊膜炎,30%~40%的早产与此有关;②下生殖道及尿路感染,如B族链球菌、沙眼衣原体、支原体的下生殖道感染、细菌性阴道病及无症状性菌尿、急性肾盂肾炎等;③妊娠并发症,如妊娠期高血压疾病、妊娠肝内胆汁淤积症、妊娠合并心脏病、慢性肾炎等;④子宫膨胀过度及胎盘因素,如多胎妊娠、羊水过多、前置胎盘、胎盘早剥等;⑤子宫畸形,如纵隔子宫、双角子宫等。⑥宫颈内口松弛。

二、临床表现

孕妇可有晚期流产、早产及产伤史,此次妊娠满28周后至37周前出现较规则宫缩,间隔时间5~6分钟,持续时间达30秒以上,肛门检查或阴道检查发现宫颈管消失、宫口扩张。部分患者可伴有少量阴道流血或阴道流水。

三、诊断及预测

目前我国将妊娠满28周至不满37周,出现规则宫缩(20分钟内超过4次或60分钟内超过8次),同时伴有宫颈管缩短≥75%、宫颈进行性扩张2 cm以上者,诊断为早产临产。

近年来,早产预测工作有明显进展。目前常用以下2种方法预测早产:①阴道B超检查宫颈长度及宫颈内口漏斗形成情况,如宫颈内口漏斗长度大于宫颈总长度的25%,或功能性宫颈内口长度<30 mm,提示早产的可能性大,应予治疗;②阴道后穹隆棉拭子检测胎儿纤维连接蛋白,胎儿纤维连接蛋白是一种细胞外基质蛋白,通常存在于胎膜及蜕膜中。在妊娠最初20周内,宫颈、阴道分泌物中可测出胎儿纤维连接蛋白。如妊娠20周后,上述分泌物中胎儿纤维连接蛋白>50 ng/mL,则提示胎膜与蜕膜分离,有早产可能。其预测早产的敏感性可达93%,特异性82%。

确诊早产后,进一步进行病因分析,对正确选择治疗方法十分重要。通常采用的方法以下几种。

(一)B超检查

排除胎儿畸形、确定胎儿数目及多胎妊娠类型、明确胎儿先露部、了解胎儿生长状况及宫内安危、排除死胎、估计羊水量、排除前置胎盘及胎盘早剥等。

(二)阴道窥器检查及阴道流液涂片

了解有无胎膜早破。

(三)宫颈及阴道分泌物培养

排除B族链球菌感染及沙眼衣原体感染。

(四)羊膜穿刺

胎膜早破者可抽取羊水送细菌培养,排除绒毛膜羊膜炎,以及检测卵磷脂/鞘磷脂或磷脂酰甘油等,了解胎儿肺成熟度。

四、治疗

治疗原则:①胎儿存活、无明显畸形、无明显绒毛膜羊膜炎及胎儿窘迫、无严重妊娠并发症、宫口开大2 cm以下,以及早产预测阳性者,应设法延长孕周,防止早产。②早产不可避免时,应设法提高早产儿的存活率。

(一)卧床休息

取左侧卧位,可减少宫缩频率,有利于提高子宫血流量、改善胎盘功能及增加胎儿氧供及营养。

(二)药物治疗

主要应用抑制宫缩、抗感染及促胎肺成熟药物。

1.抑制宫缩

(1)β受体激动剂:子宫平滑肌细胞膜上分布较多的$β_2$受体,当其兴奋时,激活细胞内腺苷酸环化酶,使三磷酸腺苷变成环腺苷酸(cAMP)增加,细胞内游离钙浓度降低,使子宫平滑肌松弛,宫缩抑制。这类药物的主要不良反应:母儿心率增快,心肌耗氧量增加,收缩压增高,血糖增高,水、钠潴留,血浆容量增加等,故对合并心脏病、重度高血压、未控制的糖尿病等患者慎用或不用。

常用的药物有利托君、沙丁胺醇等。①利托君:通常先静脉给药,150 mg溶于5%葡萄糖液

500 mL中,开始保持50~100 μg/min滴速,每30分钟增加50 μg/min,至宫缩抑制,最大给药浓度<300 μg/min,宫缩抑制12~24小时后改为口服,10 mg每4~6小时一次。用药过程中应密切注意孕妇主诉及心率、血压、宫缩的变化,并限制静脉输液量,如患者心率>130次/分,应减药量;出现胸痛,应立即停药并做心电监护。长期用药者,应监测血糖。②沙丁胺醇:是目前国内最常用的β₂受体激动剂,作用缓和,不良反应较轻。常用剂量:口服2.4~4.8 mg,每6~8小时一次,通常首次剂量4.8 mg,宫缩消失后停药。

(2)硫酸镁:镁离子直接作用于子宫平滑肌细胞,拮抗钙离子对子宫收缩的活性,能抑制早产宫缩。常用方法:硫酸镁4.0 g溶于5%葡萄糖液100 mL中静脉滴注,30分钟滴完,此后保持1.0~1.5 g/h滴速至宫缩<6次/小时。24小时总量<30 g。通常所需的血镁浓度与中毒浓度接近,故对肾功能不良、肌无力、心肌病者慎用或不用。用药过程中应密切注意患者呼吸、尿量、膝反射。如呼吸<16次/分、尿量<25 mL/h、膝反射消失,应立即停药,并给钙剂对抗,可将10%葡萄糖酸钙10 mL溶于10%葡萄糖液10 mL中缓慢静脉注射。

(3)钙通道阻滞剂:通过影响钙离子细胞内流而抑制宫缩。常用药物为硝苯地平10 mg舌下含,每6~8小时一次,治疗过程中应密切注意孕妇心率、血压的变化。对充血性心力衰竭、主动脉瓣狭窄者禁用。对已用硫酸镁者慎用,以防血压急剧下降。

(4)前列腺素合成酶抑制剂:因这类药物能通过胎盘到达胎儿,大剂量长期应用,可使胎儿动脉导管提前关闭,导致肺动脉高压;且有使肾血管收缩,抑制胎儿尿形成,使肾功能受损,羊水减少的严重不良反应,故最好仅在β₂受体激动剂、硫酸镁等药物使用受限制或无效,且在妊娠34周前选用。常用药物为吲哚美辛,开始50 mg,每8小时口服一次,24小时后改为25 mg,每6小时一次。用药过程中应密切监测羊水量及胎儿动脉导管血流情况。此外,消化性溃疡患者,禁用该药。

2.控制感染

感染是早产的重要诱因之一,应用抗生素治疗早产可能有益,特别适用于阴道分泌物培养B族链球菌阳性或羊水细菌培养阳性及尿路感染者。

3.预防新生儿呼吸窘迫综合征

对妊娠35周前的早产,应用糖皮质激素24小时至7天,能促进胎儿肺成熟,明显降低新生儿呼吸窘迫综合征的发病率。同时,也能使脑室周围及脑室内出血减少,坏死性小肠炎发生率降低。常用药物有倍他米松12 mg静脉滴注,每天一次,共2次;或地塞米松10 mg静脉滴注,每天1次,共2次。

(三)早产分娩处理

对不可避免的早产,停用一切抑制宫缩的药物,严密观察产程进展并做好产时处理,设法降低早产儿的发病率与病死率。

1.经阴道分娩

大部分早产儿可经阴道分娩,产程中左侧卧位,间断面罩给氧。肌内注射维生素K₁,减少新生儿颅内出血的发生。密切监测胎心,慎用可能抑制胎儿呼吸的镇静剂。第二产程常规行会阴后-斜切开,缩短胎头在盆底的受压时间,从而减少早产儿颅内出血的发生。

2.剖宫产

为减少早产儿颅内出血的可能性,一些学者提出对早产胎位异常者可考虑剖宫产结束分娩。但这一手术的决定需在估价早产儿存活可能性的基础上加以权衡。

(杨朝英)

第三节 异位妊娠

一、输卵管妊娠

输卵管妊娠多发生在壶腹部(70%)，其次为峡部(12%)、伞部(11.1%)，间质部妊娠(2%~3%)相对少见。

(一)病因

可能与下列因素有关。

1.输卵管异常

(1)输卵管黏膜炎和输卵管周围炎均为输卵管妊娠的常见病因。在高达90%的异位妊娠患者中发现存在输卵管病变，尤其是慢性输卵管炎。存在异位妊娠的输卵管发生过慢性输管炎的比例是正常输卵管的6倍。输卵管黏膜炎严重者可引起管腔完全堵塞而致不孕，轻者管腔未全堵塞，但黏膜皱褶发生粘连使管腔变窄，或纤毛缺损影响受精卵在输卵管内正常运行，中途受阻而在该处着床。输卵管周围炎病变主要在输卵管的浆膜层或浆肌层，常造成输卵管周围粘连，输卵管扭曲，管腔狭窄，管壁肌蠕动减弱，影响受精卵的运行。淋菌及沙眼衣原体所致的输卵管炎常累及黏膜，而流产或分娩后感染往往引起输卵管周围炎。结核性输卵管炎病变重，治愈后多造成不孕，偶尔妊娠，约1/3为输卵管妊娠。结节性峡部输卵管炎(salpingitis isthmica nodosa, SIN)可在大约10%的输卵管妊娠患者中被发现，是一种特殊类型的输卵管炎，双侧输卵管峡部呈结节状态，该病变是由于输卵管黏膜上皮呈憩室样向峡部肌壁内伸展，肌壁发生结节性增生，使输卵管近端肌层肥厚，影响其蠕动功能，导致受精卵运行受阻，易发生输卵管妊娠。

(2)输卵管发育不良如输卵管过长、肌层发育差、黏膜纤毛缺乏，其他还有双输卵管、憩室或有副伞等，均可成为输卵管妊娠的原因。

(3)输卵管功能(包括蠕动、纤毛活动及上皮细胞的分泌)受雌、孕激素的调节，若调节紊乱，将影响受精卵的正常运行。此外，精神因素可引起输卵管痉挛和蠕动异常，干扰受精卵的运送。

(4)由于原有的输卵管病变或手术操作的影响，不论何种手术后再次输卵管妊娠的发生率为10%~25%。输卵管绝育术后若形成输卵管瘘管或再通，均有导致输卵管妊娠的可能。因不孕接受过输卵管分离粘连术，输卵管成形术如输卵管吻合术、输卵管造口术等使不孕患者有机会获得妊娠，同时也有发生输卵管妊娠的可能。但需要明确的是，输卵管外科手术本身不是引起异位妊娠的主要原因，先前的盆腔炎性疾病或先前的异位妊娠导致的基础输卵管损伤才是罪魁祸首。

(5)输卵管因周围肿瘤如子宫肌瘤或卵巢肿瘤的压迫，有时影响输卵管管腔通畅，使受精卵运行受阻，容易发生异位妊娠。

2.放置宫内节育器与异位妊娠发生的关系

随着宫内节育器(intrauterine device, IUD)的广泛应用，异位妊娠发生率增高，其实IUD本身并不增加异位妊娠的发生率，使用IUD的女性异位妊娠的发生率是不使用任何类型避孕措施的女性的1/10。但是，IUD使用者如果发生妊娠，则异位妊娠的风险增高(放置左炔诺孕酮IUD者1/2的妊娠是异位妊娠，放置含铜IUD者1/16的妊娠是异位妊娠，而相比之下未避孕者

1/50的妊娠是异位妊娠)。

3.受精卵游走

卵细胞在一侧输卵管受精,受精卵经宫腔或腹腔进入对侧输卵管称受精卵游走,移行时间过长,受精卵发育增大,即可在对侧输卵管内着床形成输卵管妊娠。此病因也可以用于解释为何体外受精-胚胎移植(in vitro fertilization and embryo transfer,IVF-ET)术后,宫外孕患病率会有所增加。

4.其他

子宫内膜异位症可增加受精卵着床于输卵管的可能性;随年龄增长异位妊娠风险亦相应上升,可能的机制为滋养层组织染色体异常率上升及功能性的卵细胞转运能力下降;吸烟是一种可独立发挥作用的危险因素,依据摄入量的不同,吸烟者异位妊娠发生率是非吸烟人群的1.6~3.5倍;有多个终生性伴侣的女性异位妊娠风险增加,可能与这类人群盆腔炎性疾病的风险增加有关;有研究提示,有宫内己烯雌酚暴露史的女性因异常的输卵管形态(可能还因伞端功能受损)导致异位妊娠的风险增加9倍;此外,定期的阴道灌洗与盆腔炎性疾病(pelvic inflammatory disease,PID)和异位妊娠的风险增加均有关系。

(二)病理

管腔内发现绒毛是输卵管妊娠的病理特征,2/3的病例用肉眼或显微镜可以发现胚胎。

1.受精卵着床在输卵管内的发育特点

受精卵着床后,输卵管壁出现蜕膜反应,但由于输卵管腔狭小,管壁较薄,缺乏黏膜下层,蜕膜形成较差,不利于胚胎发育,往往较早发生输卵管妊娠流产;输卵管血管分布不利于受精卵着床发育,胚胎滋养细胞往往迅速侵入输卵管上皮组织,穿破输卵管小动脉,小动脉压力较绒毛血管高,故血液自破口流入绒毛间;同时,输卵管肌层不如子宫肌层厚而坚韧,滋养细胞容易侵入,甚至穿透输卵管壁而引起输卵管妊娠破裂。

2.输卵管妊娠的变化与结局

(1)输卵管妊娠流产:发生概率取决于胚胎种植部位,多发生在8~12周的输卵管壶腹部妊娠。囊胚向管腔内生长,出血时可导致囊胚与管腔分离;若整个囊胚剥离落入管腔并经输卵管逆蠕动排出到腹腔,即形成输卵管妊娠完全流产,出血一般不多;若囊胚剥离不完整,则为输卵管妊娠不全流产,部分组织滞留管腔,滋养细胞可继续侵蚀输卵管导致反复出血,形成输卵管血肿或输卵管周围血肿,血液积聚在直肠子宫陷凹而形成盆腔积血,血量多时可流向腹腔。

(2)输卵管妊娠破裂:多见于输卵管峡部妊娠,破裂常发生在妊娠6~8周。囊胚生长时绒毛向管壁方向侵蚀肌层及浆膜层引起输卵管妊娠破裂,妊娠物流入腹腔、也可破入阔韧带形成阔韧带妊娠。破裂所致的出血远较输卵管妊娠流产剧烈,短期内即可发生大量腹腔内出血使患者休克;亦可反复出血,在盆腔与腹腔内形成血肿。输卵管间质部妊娠较壶腹部妊娠发生率低,一旦发生后果严重,几乎全为输卵管妊娠破裂。输卵管间质部为嵌入子宫肌壁的输卵管近端部分,管腔周围子宫肌层较厚,因此,可维持妊娠到3~4个月发生破裂,短时间内导致失血性休克。

(3)继发性腹腔妊娠:输卵管妊娠流产或破裂后,囊胚从输卵管排出到腹腔或阔韧带内多已死亡,偶有存活者,若其绒毛组织排至腹腔后重新种植而获得营养,可继续生长发育形成继发性腹腔妊娠。输卵管妊娠流产或破裂后,出血逐渐停止,胚胎死亡后被血块包裹形成盆腔血肿,血肿不消散,随后机化并与周围组织粘连,临床上称陈旧性异位妊娠。

(4)持续性异位妊娠:随着临床医师对异位妊娠的早期诊断的重视,早期未破裂的异位妊娠患者要求保留患侧输卵管比例逐渐增多,保守性手术机会增加,若术中未完全清除胚囊或残留有存活的滋养细胞而继续生长,导致术后血β-HCG不降或反而上升,称为持续性异位妊娠(persistent ectopic pregnancy,PEP)。组织学上,残留的绒毛通常局限在输卵管肌层,滋养细胞腹膜种植也可能是持续性异位妊娠的原因。腹腔镜下输卵管造口术后持续性异位妊娠的发生率为3%～30%,开腹手术则为3%～5%。持续性异位妊娠的高危因素包括停经时间短、孕龄小、异位妊娠病灶的体积较小、盆腔粘连、术前HCG水平过高。所以,实施了输卵管保守手术的患者,术后仍须严密随访β-HCG(比如每三天一次),必要时可联合应用甲氨蝶呤(methotrexate, MTX)化疗(由于持续存在的滋养细胞可能不只局限于输卵管),如术后随访期间出现腹腔内出血征象,应仔细分析临床指征,必要时须再次手术探查(再次输卵管造口或者更常用的输卵管切除术)。

3.子宫及内膜的变化

无论妊娠的位置如何,子宫均会对卵巢和胎盘产生的妊娠相关激素起反应。异位妊娠的子宫常增大变软,月经停止来潮,这是因为滋养细胞产生的HCG维持黄体生长,使甾体激素分泌增加、血供增加所致。子宫内膜出现蜕膜反应(最常见,约占42%),但蜕膜下的海绵层及血管系统发育较差。若胚胎受损或死亡,滋养细胞活力下降或消失,蜕膜自宫壁剥离而发生阴道流血。内膜除呈蜕膜改变外,也可因为胚胎死亡、绒毛及黄体分泌的激素下降、新的卵泡发育,而呈增生期(约占12%)或分泌期(约占22%)改变。有时可见Arias-Stell(A-S)反应,为子宫内膜腺体局部增生和过度分泌的反应,细胞核增大,深染且形态不规则,是因甾体激素过度刺激引起,对诊断有一定价值。

(三)临床表现

典型异位妊娠的三联征是停经、腹痛及不规则阴道流血。该组症状只出现在约50%的患者中,而且在异位妊娠破裂患者中最为典型。随着临床医师对异位妊娠的逐渐重视,特别是经阴道B超联合血HCG的连续监测,被早期诊断的异位妊娠越来越多。

1.症状

(1)停经:需要注意的是有25%的异位妊娠患者无明显停经史。当月经延迟几天后出现阴道流血时,常被误认为是正常月经。所以,医师应详细询问平素月经状况,末次月经及本次不规则流血的情况,是否同既往月经比较有所改变。若存在不规则阴道流血伴或不伴腹痛的生育期妇女,即使无明显停经史也不能除外异位妊娠。

(2)阴道流血:常表现为短暂停经后不规则阴道流血,一般量少、呈点滴状暗红或深褐色。也有部分患者量多,似月经量,约5%的患者有大量阴道流血,但大量阴道流血更接近不完全流产的临床表现。胚胎受损或死亡导致HCG下降,卵巢黄体分泌的激素难以维持蜕膜生长而发生剥离出血,5%～10%的患者可排出子宫蜕膜管型,排出时的绞痛如同自然流产时的绞痛。

(3)腹痛:是最常见的主诉,但疼痛的程度和性质差异很大,没有可以诊断异位妊娠的特征性的疼痛。疼痛可以是单侧或者双侧,可以是钝痛、锐痛或者绞痛,可以是持续性的也可以为间断性的。未破裂时,增大的胚胎使膨胀的输卵管痉挛或逆行蠕动,可致患侧出现隐痛或胀痛;破裂时可致突发患侧下腹部撕裂样剧痛甚至全腹疼痛;血液积聚在直肠子宫陷凹可出现里急后重感;膈肌受到血液刺激可以引起胸痛及肩背部疼痛(Danforth征)。

2.体征

体格检查应包括生命体征的评估、腹部及盆腔的检查。一般而言,破裂和出血前的体征是非特异性的,生命体征往往也比较平稳。

(1)生命体征:部分患者因为急性出血及剧烈腹痛而处于休克状态,表现为面色苍白、脉细弱、肢冷、血压下降等。体温一般正常,休克时略低,积血吸收时略高,<10%的患者可有低热。另外,部分患者有胃肠道症状,约一半的患者有晕眩或轻微头痛。

(2)腹部及盆腔检查:腹部可以没有压痛或者轻度压痛,伴或不伴反跳痛。内出血多时可见腹部隆起,全腹压痛和反跳痛,但压痛仍以患侧输卵管处为甚,出血量大时移动性浊音阳性,肠鸣音减弱或消失。子宫可以轻度增大,与正常妊娠表现相似,可以有或者没有子宫颈举痛。在约一半的病例中可触及附件包块,但包块的大小、质地和压痛可以有很大的差异,有时触及的包块可能是黄体而不是异位妊娠病灶。

(四)诊断

因临床表现多种多样,从无症状到急性腹痛和失血性休克,故异位妊娠的诊断比较复杂。根据症状和体征,典型的异位妊娠较容易诊断,对于不典型的异位妊娠患者临床不易诊断,需要我们科学合理地应用各种辅助诊断方法。

1.B超检查

对于可疑异位妊娠患者,应选择经阴道超声作为首要检查手段,其在评估盆腔内结构方面优于经腹超声,误诊率为10%。输卵管妊娠的典型超声图像:子宫内不见孕囊(gestational sac,GS),若异位妊娠胚胎未受损,蜕膜未剥离则内膜可以增厚,但若已有阴道流血,子宫内膜并不一定增厚;附件区见边界不清,回声不均匀混合性包块,有时可见附件区孕囊,胚芽及心管搏动,此为输卵管妊娠的直接证据(只见于10%~17%的病例);直肠子宫陷凹处有积液。

在妊娠早期,几乎所有病例均可通过经阴道超声与血清中人绒毛膜促性腺激素(HCG)联合检查得到确定诊断,准确地解释超声结果需要结合 HCG 的水平(超声可识别阈值,即 HCG 临界区,是基于孕囊可见与 HCG 水平之间的相关性,具有重要的诊断意义,它被定义为水平在其之上如果确实存在宫内妊娠,则超声检查应该能够看到孕囊的血清 HCG 水平)。在大多数医疗机构中,经阴道超声检查(transvaginal ultrasonography,TVS)时,该血清 HCG 水平为 1 500 U/L 或 2 000 U/L,经腹部超声检查时,该水平更高(6 500 U/L)。当血清 HCG 超过 6 500 U/L,所有经腹超声均可见存活的宫内妊娠,若宫内看不见妊娠囊提示异位妊娠可能性,而 HCG 水平在超声可识别范围以下看见宫内妊娠囊也是异常的,提示可能是宫内妊娠失败或者异位妊娠的假孕囊。需要注意的是 HCG 的水平与胚囊种植的部位没有相关性,不管 HCG 的水平多高,只要超声未见宫内妊娠就不能排除异位妊娠。

将 2 000 U/L 而不是 1 500 U/L 设定为临界区的阈值可以将干扰可存活的宫内妊娠(如果存在)的风险降到最低,但是会增加异位妊娠延迟诊断的概率。血清 HCG 浓度高于临界区水平而超声下未见宫内孕囊强烈提示异位妊娠或者无法存活的宫内妊娠;但 HCG 浓度低于临界区水平时超声下未见孕囊无诊断价值,可能提示早期可存活宫内妊娠或异位妊娠或不能存活的宫内妊娠。这种情况被称为"未知部位妊娠",并且 8%~40%的患者最终均诊断为异位妊娠。临界区取决于超声医师的技术、超声检查设备的质量、患者的身体因素(如子宫肌瘤、多胎妊娠)及所使用的 HCG 检测方法的实验室特性。

2.妊娠试验

β-HCG 的定量检测是异位妊娠诊断的基石,但是 β-HCG 若为阴性也不能完全排除异位妊娠,有陈旧性异位妊娠的可能性,需要结合其他辅助检查。

(1) 尿 HCG：这种定性试验在 HCG 25 U/L 水平及以上能测出阳性结果，对妊娠的敏感性和特异性是 99%，可提供经济、快速有用的结果。需要注意的是异位妊娠因为胚胎发育差，时常出现弱阳性的结果，需要与宫内妊娠流产鉴别。

(2) 血清 HCG：如果发生妊娠，早在促黄体生成素激增后 8 天即可在血清和尿液中检测到 HCG。正常宫内妊娠时，HCG 的浓度在妊娠 41 天前呈曲线形上升（每 48 小时至少升高 66%，平均倍增时间为 1.4~2.1 天），其后上升速度变缓，直至妊娠第 10 周左右达到高峰，然后逐渐下降，在中晚期妊娠时达到稳定水平。异位妊娠、宫内妊娠流产及少部分正常宫内妊娠的患者三者血 HCG 水平有交叉重叠，因此单次测定仅能确定是否妊娠，而不能区别是正常妊娠还是病理妊娠。大多数的异位妊娠由于着床部位的血供不良，血清 HCG 的上升较正常宫内妊娠缓慢，倍增时间可达 3~8 天，48 小时不足 66%。需要注意的是每 48 小时测定血 β-HCG 值，约 85% 的正常宫内妊娠呈正常倍增，另外的 15% 增加值不足 66%，可存活的宫内妊娠有记录的 48 小时 β-HCG 浓度最小升高（第 99 百分位数）53%。而有 13%~21% 的异位妊娠患者 β-HCG 在 48 小时内可上升 66%。若每 48 小时 β-HCG 升高<53%，24 小时<24% 或 β-HCG 持平或下降，均应考虑异常宫内妊娠或异位妊娠，若超声未见宫内妊娠物，可考虑手术介入包括诊断性刮宫或行腹腔镜检查术以排除异位妊娠。现已将血清 β-HCG 水平达到 1 500~2 000 U/L 称为经阴道超声分辨阈值（经腹部超声为 6 000~6 500 U/L）。若血清 β-HCG 水平达到上述阈值但经阴道超声未能见宫内妊娠，那么几乎可以百分之百排除正常宫内妊娠，需高度怀疑病理性妊娠（异位妊娠或是宫内妊娠流产）。若 β-HCG 水平未达到该阈值，经阴道超声也未见宫内孕囊，那么宫内早孕、异位妊娠均有可能，随后需每两天随访 β-HCG 水平，一旦达到阈值须结合超声复查，如果阴道超声未显示宫内妊娠却发现了附件区包块，异位妊娠的可能性就比较大。需要注意的是，血 β-HCG 的半衰期为 37 小时，随访中的 β-HCG 波动水平可反映滋养细胞的活力，如果 48 小时内的下降水平<20% 或 7 天内下降<60%，那么基本可排除完全流产，而需要考虑不完全流产或异位妊娠。另外，对于多胎妊娠来说尚无经证实的阈值水平，有报道提示多胎妊娠时血清 β-HCG 水平可能需要达到 2 300 U/L，经阴道超声才能分辨宫内妊娠。

(3) 血清孕酮值：虽然单次孕酮水平不能诊断异位妊娠，但能预测是否为异常妊娠（宫内孕流产或异位妊娠）。一般而言，正常宫内妊娠的血清孕酮水平比异位妊娠及即将流产的宫内妊娠要高。血清孕酮水平≥78 nmol/L 的妇女中 97.5% 为正常的宫内妊娠，但那些使用辅助生育技术而妊娠的女性，她们的血清孕酮水平通常较高。<2% 异位妊娠和<4% 异常宫内妊娠患者血清孕激素水平≥78 nmol/L，仅有约 0.3% 的正常妊娠的孕酮值低于 15.6 nmol/L。≤15.6 nmol/L 作为异常妊娠的预测值，其敏感性为 100%，因此，较低的孕酮值可提示宫内妊娠流产或异位妊娠。

(4) 其他内分泌标志物：为了能早期诊断异位妊娠，人们研究了大量的内分泌和蛋白标志物。①雌二醇：从受孕开始直到孕 6 周，雌二醇水平缓慢增加，与正常妊娠相比，异位妊娠中雌二醇水平明显降低，但在正常和异位妊娠之间雌二醇水平有部分重叠。②肌酸肌酶：母体血清肌酸肌酶（creatine kinase，CK）曾被研究用来作为诊断异位妊娠的标志物。有研究提示，与稽留流产或者正常宫内妊娠相比，母体血清肌酸肌酶水平在所有输卵管妊娠患者中显著升高。③松弛素：是一种蛋白激素，只来源于妊娠黄体，孕 4~5 周时出现在母体血清中，孕 10 周达高峰，随后逐渐下降直至孕足月。与正常宫内妊娠相比，异位妊娠和自然流产患者体内松弛素的水平明显降低。

(5) 后穹隆穿刺曾被广泛用于诊断有无盆腹腔出血，穿刺得到暗红不凝血者为阳性，异位妊娠破裂的可能性很大。然而,随着 HCG 检测和经阴道超声的应用,行后穹隆穿刺的患者越来越少了。对早期未破裂型异位妊娠腹腔出血不多,后穹隆穿刺协助诊断意义不大,甚至宫内妊娠有时也会出现阳性结果,其他的腹腔内出血情况还有黄体出血、腹腔其他脏器的破裂、滤泡出血、经血倒流等。但当有血肿形成或粘连时,抽不出血液也不能否定异位妊娠的存在。既往有输卵管炎和盆腔炎的患者可由于子宫直肠陷凹消失而使后穹隆穿刺不满意。另外,后穹隆穿出脓性液体则提示感染相关疾病,如输卵管炎、阑尾炎等。

(6)诊断性刮宫是帮助诊断早期未破裂型异位妊娠的一个很重要的方法,可以弥补血清学检查及超声检查的不足。其主要目的在于发现宫内妊娠,尤其是滋养细胞发育较差,β-HCG 倍增不满意及超声检查未发现明显孕囊的先兆流产或难免流产等异常妊娠。此类妊娠和异位妊娠临床表现很相似,所以,对可疑患者可行刮宫术,刮出物肉眼检查后送病理检查,若找到绒毛组织,即可确定为宫内妊娠,无须再处理。若刮出物未见绒毛组织,刮宫术次日测定血 β-HCG 水平无明显下降或继续上升则诊断为异位妊娠,诊刮后 12 小时血 HCG 下降<15%,异位妊娠的可能性较大。

(7)腹腔镜诊断是异位妊娠诊断的金标准,诊断准确性可达 99%,适用于输卵管妊娠未流产或未破裂时的早期诊断及治疗。但腹腔镜诊断毕竟是一种有创性检查,费用也较昂贵,不宜作为诊断异位妊娠的首选方案,而且对于极早期异位妊娠,由于胚胎较小,着床部位输卵管尚未膨大时可能导致漏诊。

(8)其他:血红蛋白和血细胞比容连续测定是有帮助的,在观察的最初数小时血红蛋白和血细胞比容下降较最初读数更重要。50%的异位妊娠患者白细胞计数正常,但也有升高。

(五)鉴别诊断

1.黄体破裂

无停经史,在黄体期突发一侧下腹剧痛,可伴肛门坠胀,无阴道流血。子宫正常大小、质地中等,一侧附件压痛,后穹隆穿刺可抽出不凝血,β-HCG 阴性。

2.流产

停经、阴道流血与异位妊娠相似,但腹痛位于下腹正中、腹痛呈阵发性胀痛、一般无子宫颈举痛、有时可见绒毛排出。子宫增大变软,宫口松弛,若存在卵巢黄体囊肿可能混淆诊断,B 超可见宫内孕囊。

3.卵巢囊肿蒂扭转

既往有卵巢囊肿病史,突发一侧下腹剧痛,可伴恶心、呕吐,无阴道流血及肛门坠胀感。子宫大小正常,患侧附件区可及触痛性包块,HCG 阴性,B 超可见患侧附件区肿块。

4.卵巢子宫内膜异位囊肿破裂

有子宫内膜异位症病史,突发一侧下腹痛,伴肛门坠胀感,无阴道流血,宫骶韧带可触及痛性结节。B 超可见后穹隆积液,穿刺可能抽出巧克力色液体。

5.急性阑尾炎

无停经及阴道流血病史,典型表现为转移性右下腹痛,伴恶心、呕吐、白细胞计数升高,麦氏点压痛、反跳痛明显。

6.盆腔炎症

可能有不洁性生活史,表现为发热、下腹部持续性疼痛、白细胞计数升高。下腹有压痛,有肌紧张及反跳痛,阴道灼热感,可有子宫颈举痛。附件区增厚感或有包块,后穹隆可抽出脓液。一般无停经史及阴道流血,HCG阴性。

7.其他

还需与功能失调性子宫出血、胃肠炎、尿路感染、痛经、泌尿系统结石等鉴别。

(六)治疗

绝大部分的异位妊娠患者都需要进行内科或者外科治疗,应根据病情缓急,采取相应的处理。

1.非手术治疗

随着辅助检查技术的提高和应用,越来越多的异位妊娠患者可以在未破裂前得到诊断,早期诊断为非手术治疗创造了条件和时机。

(1)期待疗法:一部分异位妊娠患者胚胎活性较低,可能发生输卵管妊娠流产或者吸收,使得期待治疗成为可能。美国妇产科医师协会(American college of obstetricians and gynecologists,ACOG)建议的筛选标准:①经阴道超声未显示孕囊,或显示疑似异位妊娠的宫外包块;②HCG浓度<200 U/L且逐渐下降(第三次测量值低于第一次测量值)。2016年英国皇家妇产科医师协会(royal college of obstetricians and gynaecologists,RCOG)异位妊娠诊断和治疗的指南提出:若患者B超提示输卵管妊娠,HCG浓度<1 500 mU/mL且逐渐下降,在充分知情同意且能定期随访的前提下,可以考虑期待治疗。

国内选择期待治疗的指征:①患者病情稳定,无明显症状或症状轻微;②B超检查包块直径<3 cm,无胎心搏动;③腹腔内无出血或出血少于100 mL;④血β-HCG<1 000 U/L且滴度48小时下降>15%。若存在输卵管破裂的危险因素(如腹痛不断加重)、血流动力学不稳定、不愿或不能依从随访或不能及时就诊,则不宜期待观察。

期待治疗在不明部位妊娠的治疗中具有重要意义,避免了对宫内妊娠及可疑异位妊娠患者的过早介入性干预,避免了药物治疗及手术操作对盆腔正常组织结构的干扰。

在严格控制期待治疗的指征的前提下(患者须充分知晓并接受期待治疗的风险),其成功率约为70%(有报道成功率为48%~100%),但即使β-HCG初值较低,有下降趋势,仍有发生异位妊娠破裂、急诊手术甚至开腹手术的风险,需引起医师和患者的注意。观察中,若发现患者血β-HCG水平下降不明显或又升高者,或患者出现内出血症状应及时改行药物治疗或手术治疗。另一方面,长期随诊超声及血β-HCG水平会使得治疗费用增加。对部分患者而言,期待疗法是可供临床选择的一种方法,有报道提示期待治疗后,宫内妊娠率为50%~88%,再次异位妊娠率为0~12.5%。

(2)药物治疗:前列腺素、米非司酮、氯化钾、高渗葡萄糖及中药天花粉等都曾用于异位妊娠的治疗,但得到广泛认可和普遍应用的还是甲氨蝶呤。MTX是叶酸拮抗剂,能抑制四氢叶酸生成而干扰脱氧核糖核酸(deoxyribo nucleic acid,DNA)中嘌呤核苷酸的合成,使滋养细胞分裂受阻,胚胎发育停止而死亡,是治疗早期输卵管妊娠安全可靠的方法,可以全身或局部给药。随机试验表明,全身使用MTX和腹腔镜下保留输卵管手术在输卵管保留、输卵管通畅、重复性异位妊娠和对未来妊娠的影响方面无明显差异(A级证据)。应用单剂MTX治疗异位妊娠的总体成功率在观察试验中介于65%~95%,成功率依赖于治疗的剂量、孕周及血HCG水平,有3%~27%的患者需要第二剂MTX。一项关于观察试验的系统性回顾分析提示,若HCG水平高于5 000 mU/mL,使用单剂量的MTX时,有14.3%或更高的失败率;若HCG水平低于5 000 mU/mL,则有3.7%的失败率,若HCG水平高于5 000 mU/mL,多剂量的使用更为有效。

MTX药物不良反应是剂量、治疗时间依赖的,因为MTX影响快速分裂的组织,胃肠道的反应比如恶心、呕吐、腹泻、口腔炎、胃部不适是最常见的不良反应,少见的严重不良反应包括骨髓抑制、皮炎、胸膜炎、肺炎、脱发。MTX的治疗效应包括腹痛或腹痛加重(约有2/3的患者出现此症状,可能是由于药物对滋养层细胞的作用,通常这种腹痛不会特别剧烈,持续24～48小时,不伴随急腹症及休克症状,需与异位妊娠破裂鉴别),用药后的1～3天可出现血HCG一过性增高及阴道点滴状流血。

适应证和禁忌证:国内曾将血β-HCG＜2 000 U/L,盆腔包块最大直径＜3 cm作为MTX治疗的适应证,但临床实践表明,部分超出上述指征范围进行的治疗仍然取得了良好的疗效。国内选择药物治疗常用标准:①患者生命体征平稳,无明显腹痛及活动性腹腔内出血征象。②诊断为未破裂或者未流产型的早期输卵管妊娠。③血β-HCG＜5 000 U/L,连续两次测血β-HCG呈上升趋势者或48小时下降＜15%。④异位妊娠包块最大直径＜3.5 cm,且未见原始心管搏动。⑤某些输卵管妊娠保守性手术后,可疑绒毛残留。⑥其他部位的异位妊娠(子宫颈、卵巢、间质或宫角妊娠)。⑦血红细胞、白细胞、血小板计数正常,肝肾功能正常。在使用MTX前需行血常规、肝肾功能、血型(包括Rh血型)的检查,若有肺部疾病病史,则须行胸部X线片检查。需要注意的是,MTX治疗的患者必须要有良好的依从性,能进行随访监测,且因MTX能影响体内所有能快速分裂的组织,包括骨髓、胃肠道黏膜和呼吸上皮,因此,它不能用于有血液系统恶病质、胃肠道疾病活跃期和呼吸系统疾病的患者。

(3)英国皇家妇产科医师协会和美国妇产科医师协会、美国生殖医学会(american society for reproductive medicine,ASRM)分别于2016年、2008年颁布了异位妊娠药物治疗指南,基本原则一致,细节略有不同,现介绍如下。

1)2016年RCOG公布的药物治疗的禁忌证:血流动力学不稳定、同时存在宫内妊娠、哺乳期、不能定期随访、MTX过敏、慢性肝病、活动性肺部疾病、活动性消化性溃疡、免疫缺陷、恶病质。

ACOG颁布的异位妊娠的药物治疗方案,推荐的药物为MTX,使用的适宜人群为确诊或者高度怀疑宫外孕的患者,血流动力状态稳定,且异位妊娠包块未破裂。指南没有针对血HCG值和附件包块大小作出明确规定,但是从相对反指征推测看,包块最好＜3.5 cm。

2)2008年ASRM公布的药物治疗的绝对禁忌证和相对禁忌证:宫内妊娠、中到重度贫血、白细胞或者血小板减少症、MTX过敏、活动性肺部疾病、活动性消化性溃疡、肝肾功能不全、哺乳期及酗酒的患者是药物治疗的绝对禁忌;相对禁忌证有经阴道超声发现心管搏动、β-HCG初始数值＞5 000 U/L、经阴道超声发现妊娠包块＞4 cm、拒绝接受输血和不能定期随访的患者。

用药方法:不论使用何种方案,一旦HCG降至监测标准,就必须每3天定期监测HCG水平是否平稳下降,两周后可每周监测一次直到正常,连续3次阴性,症状缓解或消失,包块缩小为有效。通常在使用MTX治疗后2～3周HCG即可降至非孕期水平,但若初始HCG水平较高,也可能需要6～8周或更长的时间。如果下降中的HCG水平再次升高,那么需考虑持续性异位妊娠的诊断。若在使用MXT 4～7天后,HCG水平不降反升、与初始值持平或下降幅度＜15%,均提示治疗失败。此时,可在重新评估患者情况后再次予以MTX治疗,或直接手术治疗。

在开始MTX药物治疗前应向患者充分、详细地告知治疗过程中有输卵管破裂的风险,此外,在治疗过程中应避免摄入叶酸、非甾体抗炎药、酒精,避免阳光照射防止MTX皮炎,限制性生活或强烈的体育运动。

静脉注射:多采用1 mg/kg体重或50 mg/m² 体表面积的剂量单次给药,不需用解毒药物,

第七章 病理妊娠

但由于不良反应大,现极少应用。

局部用药:MTX局部用药临床应用较少,腹腔镜直视下或在超声引导下穿刺输卵管妊娠囊,吸出部分囊液后,将药液注入;子宫颈妊娠患者可全身加局部治疗,用半量MTX肌内注射,另经阴道超声引导下在子宫颈妊娠囊内抽出羊水后局部注射MTX。此外,当宫内、宫外同时妊娠时,在超声引导下向异位孕囊或胎儿注射KCl,治疗异位妊娠安全有效,在去除了异位妊娠的同时,保存了正常的宫内妊娠和完整的子宫。

2.手术治疗

手术治疗的指征:血流动力学不稳定;即将发生或已发生的异位妊娠包块破裂;药物保守治疗失败;患者不能或不愿意依从内科治疗后的随访;患者无法及时到达医疗机构行输卵管破裂的处理。

手术方式取决于有无生育要求、输卵管妊娠部位、包块大小、内出血程度及输卵管损害程度、对侧输卵管状况、术者技术水平及手术设施等综合因素。

(1)根治性手术:患侧输卵管切除术为最基本最常用的根治性手术,对破裂口大、出血多、无法保留的输卵管异位妊娠,有子女、对侧输卵管正常、妊娠输卵管广泛损害或在同条输卵管的复发的异位妊娠及想要绝育的患者,可行此术,以间质部妊娠及严重内出血休克者尤为适合。从输卵管峡部近端,逐渐电凝并切断输卵管系膜,直至伞端,即可自子宫上切除输卵管。虽彻底清除了病灶,但同时切断了输卵管系膜及卵巢之间的血液循环,使卵巢的血液供应受到影响,其影响程度的大小,还有待于临床的进一步研究。而输卵管部分切除术是在包含妊娠物的输卵管的近远两端、自对系膜缘向系膜逐渐充分电凝并切除该部分的病变输卵管,并将下方的输卵管系膜一并切除。此术式在清除病灶的同时,还保留了输卵管、系膜与卵巢之间的血液循环,对卵巢的血液供应影响较小,若剩余的输卵管足够长还可行二期吻合术。

(2)保守性手术:凡输卵管早期妊娠未破裂并且妊娠病灶<5 cm,对侧输卵管缺如或阻塞(粘连、积水、堵塞)及要求保留生育功能者可考虑行保守性手术。但能否施行保守性手术还取决于孕卵植入部位(输卵管间质部妊娠一般不选择保守性手术)、输卵管破损程度和以前输卵管存在的病变。如输卵管有明显癌变或解剖学改变,陈旧性输卵管妊娠部位有血肿形成或积血,严重失血性休克者均列为禁忌。

1)经腹手术。①输卵管线形切开取胚术:当妊娠物种植于输卵管壶腹部者更适于此术式。在输卵管系膜的对侧,自妊娠物种植处,沿输卵管长轴表面最肿胀薄弱纵向线性切开各层组织,长度约2 cm,充分暴露妊娠物,取净妊娠物,勿搔刮、挤压妊娠组织。若输卵管破裂,出血活跃时亦可先电凝输卵管系膜内血管,再取妊娠物。可用3/4个0号肠线间断缝合管腔2～3针止血,也可不缝合,管腔或切缘出血处以双极电凝止血待其自然愈合,称为开窗术。②输卵管伞端妊娠囊挤出术:主要适用于妊娠囊位于输卵管伞端或近输卵管伞端,沿输卵管走行,轻轻挤压输卵管,将妊娠物自输卵管伞端挤出,用水冲洗创面看清出血点,双极电凝止血,此术式有时可能因残留而导致手术失败。③部分输卵管切除+端端吻合术:此术式较少应用。具体操作步骤为分离输卵管系膜,将妊娠物种植处的部分输卵管切除,然后通过显微手术,行端端吻合术。

2)腹腔镜下手术:腹腔镜手术微创,恢复快,术后输卵管再通率及宫内妊娠率高,目前是异位妊娠的首选手术方式,手术方式主要包括以下两种。①输卵管线性造口/切开术:适用于未破裂的输卵管壶腹部妊娠。于输卵管对系膜缘,自妊娠物种植处,沿输卵管长轴表面最肿胀薄弱处,纵行做"内凝"形成2～3 cm长的"内凝带"(先凝固后切开,以免出血影响手术野的清晰),已破裂的输卵管妊娠,则从破口处向两端纵行延长切开,切口的长度略短于肿块的长度。输卵管一旦切开妊娠产物会自动向切口外突出或自动滑出,钳夹输卵管肿块两端轻轻挤压,妊娠产物会自然排出,有时需要借助抓钳来取出妊娠物,清除妊娠产物及血凝块,冲洗切口及输卵管腔,凝固切缘出血点止血,切口不缝合。操作中应当避免用抓钳反复搔抓输卵管腔,这样会损伤输卵管黏膜和导致止血困难,还应避免对管腔内的黏膜进行过多的凝固止血操作,这样会导致输卵管的功能丧失。输卵管峡部妊娠时输卵管内膜通常受损较重,行输卵管线性造口/切开术效果欠佳,术后再次发生异位妊娠的概率高,故线性造口/切开术不是输卵管峡部妊娠的首选手术方式,可选择输卵管部分切除或全切术。②输卵管伞部吸出术/挤压术或切开术:若孕囊位于输卵管伞端,可考虑应用此术式。用负压吸管自伞端口吸出妊娠组织,或夹持输卵管壶腹部顺次向伞部重复挤压数次,将妊娠产物及血凝块从伞部挤出,然后冲洗输卵管伞部将血凝块清除,此术式操作简单,但可引起出血、输卵管损伤、持续性输卵管妊娠,术后再次发生异位妊娠的可能性高。对于HCG<200 U/L的陈旧性输卵管伞部妊娠,采用此术式是可行的,对HCG>500 U/L的患者,术中或术后应给予MTX等化学药物治疗。伞部妊娠的腹腔镜保守治疗更多的是采用伞部切开术。用无损伤钳固定输卵管伞部,将电凝剪刀的一叶从伞部伸入输卵管内,于输卵管系膜的对侧缘剪开输卵管,切口的长度以妊娠着床部位暴露为限。钳夹清除妊娠产物及血凝块,电凝切缘止血,冲洗输卵管伞及黏膜,切开的伞部不缝合。

无论采取何种术式,术中均应将腹腔内的出血洗净、吸出,不要残留凝血块及妊娠胚胎组织。在手术进行过程中,用生理盐水边冲洗边操作,既利于手术又有预防粘连的作用,必要时予病灶处局部注射MTX。为减少术中出血,可将20 U垂体后叶素以等渗盐水稀释至20 mL注射于异位妊娠部位下方的输卵管系膜,误入血管可致急性动脉高压和心动过缓,故回抽无血方可注射。

术后可给予米非司酮25 mg,2次/天,口服3～5天,防止持续性异位妊娠。

术后随访:手术切除异位妊娠物后,需每周检测HCG水平直到正常,这对接受保守性手术的患者尤为重要。一般术后2～3周HCG水平可恢复至正常,但部分病例可长达6周。术后72小时HCG水平下降少于20%提示可能存在妊娠组织残留,大多数情况为滋养细胞组织残留,极少数情况下亦可能是存在未被发现的多部位的异位妊娠。初始HCG水平<3 000 U/L的患者术后发生持续性异位妊娠的可能性很小。若存在输卵管积血直径>6 cm,HCG水平高于20 000 U/L,腹腔积血超过2 L,则术后发生持续性异位妊娠的可能性很大。

二、其他类型的异位妊娠

(一)子宫颈妊娠

子宫颈妊娠是指受精卵种植在组织学内口水平以下的子宫颈管内,并在该处生长发育,占异位妊娠的1%～2%,发生率约为1/9 000例,属于异位妊娠中罕见且危险的类型。子宫颈妊娠的病因尚不明确,目前认为主要有以下原因:①受精卵运行过快或发育过缓,子宫内膜成熟延迟,或子宫平滑肌异常收缩。②人工流产、剖宫产或引产导致子宫内膜病变、缺损、瘢痕形成或粘连,或宫内节育器的使用,都可干扰受精卵在子宫内的着床。③体外受精-胚胎移植等助孕技术的子宫颈管内操作导致局部的病理改变。④子宫发育不良、内分泌失调、子宫畸形或子宫肌瘤致宫腔变形。临床表现多为停经后出现阴道流血或仅为血性分泌物,可突然大量、无痛性的流血危及生命,不足1/3的患者可出现下腹痛或痛性痉挛,疼痛但不伴出血很少见。子宫颈膨大呈圆锥状,蓝紫色,变软,子宫颈外口可能是张开的,外口边缘薄,显示呈蓝色或紫色的妊娠组织,内口紧闭,无明显触痛,而子宫正常大小或稍大,硬度正常,这种表现被称为"沙漏状"子宫。

子宫颈妊娠的超声诊断准确率约为87%,超声检查的诊断标准:①子宫体正常或略大,宫腔空虚,子宫蜕膜较厚。②子宫颈管膨大如球状,与宫体相连呈沙漏状(8字形)。③子宫颈管内可见完整的孕囊,有时还可见到胚芽或原始心管搏动,如胚胎已死亡则回声紊乱。④子宫颈内口关闭,胚胎不超过子宫颈内口或子宫动脉平面以下。子宫颈妊娠若未得到早期诊断,或是由于误诊而行刮宫术,都极可能发生致死性的阴道大量流血,从而不得不切除子宫,使患者丧失生育能力,甚至导致患者死亡。确诊后根据阴道流血情况及血流动力学稳定与否采用不同的方法。

流血量少或无流血:可选择药物保守治疗,成功率约为95.6%,首选MTX全身用药,方案见输卵管妊娠;或经子宫颈注射于胚囊内。应用MTX后应待血HCG明显下降后再行刮宫术,否则仍有大出血的可能。

流血量多或大出血:须在备血后操作,可刮除子宫颈管内胚胎组织,纱条填塞或小水囊压迫创面止血,或直视下切开子宫颈剥除胚胎管壁,重建子宫颈管;宫腔镜下吸取胚胎组织,创面电凝止血或选择子宫动脉栓塞,同时使用栓塞剂和MTX,如发生失血性休克,应积极纠正休克,必要时应切除子宫挽救患者生命。

(二)卵巢妊娠

卵巢妊娠是指受精卵在卵巢组织内着床和生长发育,是较罕见的异位妊娠,发生率为1/7 000例妊娠,占异位的0.5%~3.0%,近年发病率有增高的趋势。与输卵管妊娠相反,盆腔炎性疾病病史或使用IUD并不增加卵巢妊娠的风险,从某种意义上来说,卵巢妊娠似乎是与不孕或反复异位妊娠史不相关的随机事件。临床表现与输卵管妊娠极为相似,表现为急性腹痛、盆腔包块、早孕征象及阴道流血,往往被诊断为输卵管妊娠或误诊为卵巢黄体破裂。有时阴道超声也很难区分输卵管妊娠和卵巢妊娠,但可以除外宫内妊娠,腹腔镜诊断极有价值,但确诊仍需病理检查。诊断标准:①双侧输卵管完整,并与卵巢分开;②孕囊位于卵巢组织内;③卵巢及孕囊必须以卵巢固有韧带与子宫相连;④孕囊壁上有卵巢组织。符合上述4条病理学诊断标准,称为原发性卵巢妊娠,治疗可行卵巢楔形切除。

(三)宫角妊娠

宫角妊娠是指受精卵植入在宫腔外侧角子宫输卵管结合处的内侧,接近输卵管近端开口,与输卵管间质部妊娠相比,宫角妊娠位于圆韧带的内侧。宫角妊娠占异位妊娠的1.5%~4.2%,但病死率却占异位妊娠的20%。80%的宫角妊娠患者存在1项或多项高危因素,影响受精卵的正常运行及着床,受精卵不能如期到达正常宫腔种植,使之在非正常位置种植。在宫角处的妊娠囊随妊娠进展,可向宫腔侧发展,向宫腔侧发展的妊娠囊会逐渐移向宫腔,但胎盘仍附着于宫角。由于宫角处内膜和肌层较薄,早期滋养层发育不良,可发生早期流产、胚胎停育,部分出现胎盘植入、产后胎盘滞留。妊娠囊向输卵管间质部扩展者,宫角膨胀、外突,最终出现和输卵管间质部妊娠相同的结果。由于宫角妊娠在解剖上的特殊性,妊娠结局可以多样:可妊娠至足月,可发生宫内流产,也可发生宫角破裂。B超检查特点:宫角处突起包块,内有妊娠囊,与子宫内膜相连续,其周围见完整的肌壁层。在腹腔镜或剖腹手术过程中从外部观察子宫时,看到因宫角妊娠而增大的子宫使圆韧带向上、向外移位,但仍位于圆韧带本身的内侧。另一方面,间质部妊娠导致的子宫增大位于圆韧带外侧。

治疗方法有经腹或腹腔镜下宫角切除术,B超引导下刮宫术,全身或妊娠囊局部化疗。也有采用子宫动脉结扎治疗宫角妊娠破裂的病例报道,术后应当找到绒毛组织且超声检查宫角部无异常回声,继续追踪至血 HCG 降至正常。

(四)腹腔妊娠

腹腔妊娠是指妊娠囊位于输卵管、卵巢、阔韧带以外的腹腔内妊娠,是一种罕见的异位妊娠,发病率大约为 1/5 000 例,对母儿生命威胁极大。临床表现不典型,易被忽视而误诊,不易早期诊断,分原发性和继发性两种。原发性腹腔妊娠指受精卵直接种植于腹膜、肠系膜、大网膜、盆壁、肠管、直肠子宫陷凹等处,少有异位妊娠位于肝、脾、横结肠脾曲的文献报道。继发性腹腔妊娠往往发生于输卵管妊娠流产或破裂后,偶可继发于卵巢妊娠或子宫内妊娠而子宫存在缺陷破裂后,胚胎落入腹腔。患者一般有停经、早孕反应、腹痛、阴道流血等类似一般异位妊娠的症状,然后阴道流血停止,腹痛缓解,以后腹部逐渐增大,胎动时,孕妇常感腹部疼痛,无阴道流血,有些患者有嗳气、便秘、腹部不适,随着胎儿长大,症状逐渐加重。腹部检查发现子宫轮廓不清,但胎儿肢体极易触及,胎位异常(肩先露或臀先露),胎先露部高浮,胎心音异常清晰,胎盘杂音响亮,即使足月后也难以临产。若胎儿死亡,妊娠征象消失,月经恢复来潮,粘连的脏器和大网膜包裹死胎。胎儿逐渐缩小,日久若干尸化或成为石胎。若继发感染,形成脓肿,可向母体的肠管、阴道、膀胱或腹壁穿通,排出胎儿骨骼。B 超检查能清晰地示子宫大小、宫外孕囊、胎儿和胎盘结构,以及这些结构与相邻脏器的关系,是目前用于腹腔妊娠诊断首选的辅助检查方法。原则上一旦确诊,应立即终止妊娠。具体手术方式因孕期长短、胎盘情况而异:如果胎盘附着于子宫、输卵管及圆韧带,可以将胎盘及其附着器官一并切除;如果胎儿死亡,胎盘循环停止已久,可以试行胎盘剥除;如果胎盘附着于重要器官而不宜切除或无法剥离者,可留置胎盘于腹腔内,术后可逐渐吸收。

(五)剖宫产术后子宫瘢痕妊娠(cesarean scar pregnancy,CSP)

CSP 是指受精卵着床于既往剖宫产子宫瘢痕处的异位妊娠,可导致胎盘植入、子宫破裂甚至孕产妇死亡,是剖宫产术后远期潜在的严重并发症,发生率 1/2 216~1/1 800 例,在有剖宫产史女性的异位妊娠中约占 6.1%。

CSP 的确切病因及发病机制尚不明确,CSP 不同于宫内妊娠合并胎盘植入,后者是妊娠囊位于宫腔内,由于子宫蜕膜发育不良,胎盘不同程度地植入子宫肌层内;而前者是妊娠囊位于宫腔外瘢痕处,四周被瘢痕处子宫肌层和纤维组织包绕。有关 CSP 受精卵着床,最为可能的解释是剖宫产术中损伤子宫内膜基底层,形成与宫腔相通的窦道或细小裂隙,受精卵通过窦道侵入瘢痕处肌层内种植。

出现症状的孕周早晚不一,平均诊断孕周为(7.5±2.0)周,距离前次剖宫产时间为 4 个月至 15 年。不规则阴道流血通常为首发症状,占 38.6%~50.0%,可为点滴状或大出血,有或无明确停经史。阴道流血可有如下几种不同形式:①停经后阴道流血淋漓不断,出血量不多或似月经样,或突然增多,也可能一开始即为突然大量出血,伴大血块,血压下降,甚至休克。②人工流产术中或术后大量出血不止,涌泉状甚至难以控制,短时间内出现血压下降甚至休克,也可表现为术后阴道流血持续不断或突然增加。③药物流产后常无明显组织排出或仅有少量蜕膜样组织排出,药流后阴道流血持续不净或突然增加,行清宫术时发生大出血。约 16% 的患者伴有轻、中度腹痛,8.8% 的患者表现为单纯下腹痛,约 40% 的患者无症状,只是在超声检查时偶然发现。CSP 患者子宫切口处瘢痕未破裂时,症状常不明显,可有瘢痕局部疼痛和压痛。随着妊娠的进展,CSP 患者发生子宫破裂、大出血的危险逐渐增加,若突发剧烈腹痛、晕厥或休克、腹腔内出血,常提示子宫发生破裂。

超声检查简便可靠,是诊断 CSP 最常用的方法,经阴道超声更有利于观察胚囊大小,与剖宫产瘢痕的位置关系及胚囊与膀胱间的肌层厚度,经腹部超声利于了解胚囊或团块与膀胱的关系,测量局部肌层的厚度以指导治疗,两种超声联合检查可以更全面了解病情。CSP 的超声检查诊断标准:①宫腔及子宫颈管内未探及妊娠囊,可见内膜线;②妊娠囊或混合性包块位于子宫前壁下段肌层(相当于前次剖宫产切口部位),部分妊娠囊内可见胚芽或胎心搏动;③妊娠囊或包块与膀胱之间子宫肌层变薄,甚至消失,妊娠囊或包块与膀胱间隔变窄,子宫肌层连续性中断;④彩色多普勒血流成像在胚囊周围探及明显的高速低阻环状血流信号;⑤附件区未探及包块,直肠子宫陷凹无游离液体(CSP破裂除外)。当 CSP 的超声声像图不典型时,难以与子宫峡部妊娠、子宫颈妊娠、难免流产、妊娠滋养细胞疾病相鉴别,可进行 MRI 检查。MRI 检查矢状面及横断面的 T_1、T_2 加权连续扫描均能清晰地显示子宫前壁下段内的妊娠囊与子宫及其周围器官的关系,但因为费用较昂贵,所以,MRI 检查不作为首选的诊断方法。血 β-HCG 水平与正常妊娠没有明显差别,与相对应的妊娠周数基本符合,主要用于指导治疗方法的选择和监测治疗结果。

根据超声检查显示的着床于子宫前壁瘢痕处的妊娠囊的生长方向,以及子宫前壁妊娠囊与膀胱间子宫肌层的厚度进行分型。此分型方法有利于临床的实际操作。

Ⅰ型:①妊娠囊部分着床于子宫瘢痕处,部分或大部分位于宫腔内,少数甚或达宫底部宫腔;②妊娠囊明显变形、拉长、下端成锐角;③妊娠囊与膀胱间子宫肌层变薄,厚度>3 mm;④CDFI:瘢痕处见滋养层血流信号(低阻血流)。

Ⅱ型:①妊娠囊部分着床于子宫瘢痕处,部分或大部分位于宫腔内,少数甚或达宫底部宫腔;②妊娠囊明显变形、拉长、下端成锐角;③妊娠囊与膀胱间子宫肌层变薄,厚度≤3 mm;④CDFI:瘢痕处见滋养层血流信号(低阻血流)。

Ⅲ型:①妊娠囊完全着床于子宫瘢痕处肌层并向膀胱方向外凸;②宫腔及子宫颈管内空虚;③妊娠囊与膀胱之间子宫肌层明显变薄、甚或缺失,厚度≤3 mm;④CDFI:瘢痕处见滋养层血流信号(低阻血流)。

Ⅲ型中还有一种特殊的超声表现,即包块型,其声像图的特点:①位于子宫下段瘢痕处的混合回声(呈囊实性)包块,有时呈类实性;包块向膀胱方向隆起。②包块与膀胱间子宫肌层明显变薄、甚或缺失。③CDFI:包块周边见较丰富的血流信号,可为低阻血流,少数也可仅见少许血流信号或无血流信号。包块型多由 CSP 流产后(如药物流产后或负压吸引术后)子宫瘢痕处妊娠物残留并出血所致。

CSP 的治疗目标为终止妊娠、去除病灶、保障患者的安全,治疗原则为尽早发现,尽早治疗,减少并发症,避免期待治疗和盲目刮宫。对于 CSP 的治疗目前尚无规范化的统一治疗方案。治疗方案的选择,主要根据患者年龄、病情的严重程度、孕周大小、子宫肌层缺损情况、血 β-HCG 水平、对生育的要求及诊疗经验及技术进行综合考虑。治疗前必须与患者充分沟通,充分告知疾病和各种治疗的风险并签署知情同意书。治疗方法包括 B 超监视下清宫术、甲氨蝶呤治疗后清宫术、子宫动脉栓塞后清宫术、腹腔镜或开腹子宫局部切开取胚及缝合术及子宫次全切除或子宫全切除术等。患者出院后应定期随访,行超声和血 HCG 检查,直至血 HCG 正常,局部包块消失。

(六)残角子宫妊娠

残角子宫又称为遗迹性双角子宫,在胚胎发育过程中,子宫残角为一侧副中肾管发育不全所致的子宫先天发育畸形。残角子宫按 Battram 分型分 3 型:①Ⅰ型残角子宫腔与单角子宫的宫腔相通;②Ⅱ型残角子宫腔与正常单角子宫腔不相通;③Ⅲ型无宫腔实体残角子宫,仅以纤维带同单角子宫相连,以Ⅱ型为最多见。残角子宫妊娠是受精卵于残角子宫内着床并生长发育,残角子宫妊娠破裂的发生率高达 89%,一旦破裂,可出现致命性的腹腔内出血。

不同类型的残角子宫妊娠,有不同的临床表现。Ⅰ型残角子宫妊娠有类似输卵管异位妊娠的症状,有停经史、腹痛、阴道流血、血 β-HCG 升高,一般腹痛轻微,甚至无腹痛,如果发生急剧腹痛表明已有子宫破裂。双合诊检查时,在子宫旁可扪及略小于停经月份妊娠子宫的、质地较软的包块,大多在妊娠早期有类似流产的不规则阴道流血。Ⅱ型残角子宫早期妊娠症状与正常子宫妊娠相同,没有阴道流血,发生破裂时间晚,多数在孕 12~26 周发生肌层完全破裂或不完全破裂,引起严重内出血。Ⅲ型残角子宫因无宫腔,体积小,无内膜,不会造成残角子宫妊娠,但会导致输卵管妊娠。B 超检查特点:子宫腔内无妊娠囊,而在子宫一侧可见一圆形或椭圆形均匀的肌样组织包块,包块内可见妊娠囊或胚胎,妊娠包块与子宫颈不相连接。在 B 超监视下由子宫颈内置入金属探针更有助于诊断。

残角子宫妊娠的典型临床表现出现较晚,在术前明确诊断少,到发生子宫破裂时,往往病情较危重,一旦明确诊断,应尽早行手术治疗。妊娠早、中期者行残角子宫切除术并将患侧输卵管结扎或切除为宜,避免以后发生同侧输卵管妊娠的可能,保留卵巢。当妊娠已达足月且为活胎者,应先行剖宫产抢救胎儿,然后切除残角子宫与同侧输卵管。

(七)阔韧带间妊娠

阔韧带间妊娠是一种较少见的一种异位妊娠,文献报道发生率为每 300 次异位妊娠中发生 1 例。阔韧带间妊娠通常是由输卵管妊娠的滋养细胞组织穿过输卵管浆膜层进入输卵管系膜,继发性种植在两叶阔韧带之间而致。如果在宫腔和后腹膜间隙之间存在子宫瘘管,也可发生阔韧带间妊娠。与腹腔妊娠相似,阔韧带间妊娠胎盘可以附着到子宫、膀胱和盆腔侧壁,如果可以,应该切除胎盘,当无法切除胎盘时,可以将其留在原位自行吸收。

(八)多发性异位妊娠

与宫内宫外同时妊娠相比,两个或者多个异位妊娠的发生率相对很少,可以出现在多个部位和有多种组合形式。尽管绝大多数报道的是输卵管双胎妊娠,但是也有卵巢、间质部和腹腔的双胎妊娠报道,也有部分输卵管切除术后及 IVF-ET 术后双胎和三胎妊娠的报道。处理同其他类型的异位妊娠,取决于妊娠的部位。

(李 卿)

第四节 过期妊娠

妊娠达到或超过 42 周,称为过期妊娠。发生率为妊娠总数的 5%~10%。过期妊娠的胎儿围产期病率和死亡率增高,孕 43 周时围生儿死亡率为正常妊娠的 3 倍,孕 44 周时为正常妊娠的 5 倍。

一、原因

(一)雌、孕激素比例失调

可能与内源性前列腺素和雌二醇分泌不足及孕酮水平增高有关,导致孕激素优势,抑制前列腺素和缩宫素,使子宫不收缩,延迟分娩发动。

(二)胎儿畸形

无脑儿畸胎不合并羊水过多时,由于胎儿无下丘脑,垂体-肾上腺轴发育不良,胎儿肾上腺皮质产生的肾上腺皮质激素及雌三醇的前身物质 16α-羟基硫酸脱氢表雄酮不足,使雌激素形成减少,孕周可长达45周。

(三)遗传因素

某家族、某个体常反复发生过期妊娠,提示过期妊娠与遗传因素可能有关。胎盘硫酸酯酶缺乏症是罕见的伴性隐性遗传病,可导致过期妊娠,因胎儿肾上腺与肝脏虽能产生足量 16α-羟基硫酸脱氢表雄酮,但胎盘缺乏硫酸酯酶,使其不能脱去硫酸根转变成雌二醇及雌三醇,从而血中雌二醇及雌三醇明显减少,致使分娩难以启动。

(四)子宫收缩刺激发射减弱

头盆不称或胎位异常,胎先露对子宫颈内口及子宫下段的刺激不强,可致过期妊娠。

二、病理

(一)胎盘

过期妊娠的胎盘主要有两种类型,一种是胎盘的外观和镜检均与足月胎盘相似,胎盘功能基本正常;另一种表现为胎盘功能减退,如胎盘绒毛内的血管床减少,间质内纤维化增加,以及合体细胞结节形成增多;胎盘表面有梗死和钙化,组织切片显示绒毛表面有纤维蛋白沉淀、绒毛内有血管栓塞等。

(二)胎儿

1.正常生长

过期妊娠的胎盘功能正常,胎儿继续生长,约25%体重增加成为巨大儿,颅骨钙化明显,不易变形,导致经阴道分娩困难,使新生儿发病率相应增加。

2.成熟障碍

由于胎盘血流不足和缺氧及养分的供应不足,胎儿不易再继续生长发育。可分为3期:第Ⅰ期为过度成熟,表现为胎脂消失,皮下脂肪减少,皮肤干燥松弛多皱褶,头发浓密,指(趾)甲长,身体瘦长,容貌似"小老人";第Ⅱ期为胎儿缺氧,肛门括约肌松弛,有胎粪排出,羊水及胎儿皮肤黄染,羊膜和脐带绿染,围生儿发病率及围生儿死亡率最高;第Ⅲ期为胎儿全身因粪染历时较长广泛着色,指(趾)甲和皮肤呈黄色,脐带和胎膜呈黄绿色,此期胎儿已经历和渡过第Ⅱ期危险阶段,其预后反而比第Ⅱ期胎儿好。

3.胎儿生长受限

胎儿生长受限可与过期妊娠共存,后者更增加胎儿的危险性。过期妊娠的诊断首先要应正确核实预产期,并确定胎盘功能是否正常。

三、过期妊娠对母儿的影响

(一)胎儿窘迫

胎盘功能减退、胎儿供氧不足是过期妊娠时的主要病理变化,同时胎儿越成熟,对缺氧的耐受能力越差,故当临产子宫收缩较强时,过期胎儿就容易发生窘迫,甚至在子宫内死亡。过期妊娠时胎儿宫内窘迫的发生率为13.1%~40.5%,为足月妊娠的1.5~10.0倍。1979—1986年在柏林国立妇产医院的62 804次分娩中,由过期妊娠导致的围产死亡中近3/4与产时窒息和胎粪吸入有关。新生儿早期癫痫发作的发生率为5.4‰,而足月产新生儿为0.9‰。

(二)羊水量减少

妊娠38周后,羊水量开始减少,妊娠足月羊水量约为800 mL,后随妊娠延长羊水量逐渐减少。妊娠42周后约30%减少至300 mL以下;羊水胎盘粪染率明显增高,是足月妊娠的2~3倍,若同时伴有羊水过少,羊水粪染率增加。

(三)分娩困难及损伤

过期妊娠使巨大儿的发生率增加,达6.4%~15.0%。

四、诊断

(一)核实预产期

(1)认真核实末次月经。

(2)月经不规则者,可根据孕前基础体温上升的排卵期来推算预产期;或根据早孕反应及胎动出现日期推算,或早孕期妇科检查子宫大小情况,综合分析判断。

(3)B超检查:早期或孕中期的超声检查协助明确预产期。

(4)临床检查子宫符合足月孕大小,孕妇体重不再增加,或稍减轻,子宫颈成熟,羊水逐渐减少,均应考虑过期妊娠。

(二)判断胎盘功能

判断胎盘功能的方法:①胎动计数;②HPL测定;③尿E_3比值测定;④B超检查,包括双顶径、胎盘功能分级、羊水量等;⑤羊膜镜检查;⑥NST、OCT试验等。

1.胎动计数

胎动计数是孕妇自我监护胎儿情况的一种简易的手段,每个孕妇自感的胎动数差异很大,孕妇18~20周开始自感有胎动,夜间尤为明显,孕29~38周为胎动最频繁时期,接近足月略为减少。如胎动异常应警惕胎儿宫内窘迫,缺氧早期胎儿躁动不安,表现为胎动明显增加,当缺氧严重时,胎动减少、减弱甚至消失,胎动消失后,胎心一般在24~48小时消失。每天早、中、晚固定时间各数1小时,每小时>3次,反映胎儿情况良好。也可将早、中、晚三次胎动次数的和乘4,即为12小时的胎动次数。如12小时胎动达30次以上,反映胎儿情况良好;如果胎动少于10次,则提示胎儿宫内缺氧。

2.尿雌三醇(E_3)及雌三醇/肌酐(E/C)比值测定

如24小时尿雌三醇的总量<10 mg,或尿E/C<10时,为子宫胎盘功能减退。

3.无负荷试验(NST)及宫缩负荷试验(CST)

(1)NST反应型:①每20分钟内有两次及两次以上伴胎心率加速的胎动;②加速幅度15次/分以上,持续15秒以上;③胎心率长期变异正常,3~6周期/分,变异幅度6~25次/分。

(2)NST无反应型:①监测40分钟无胎动或胎动时无胎心率加速反应。②伴胎心率基线长期变异减弱或消失。

(3)NST可疑型:①每20分钟内仅一次伴胎心加速的胎动;②胎心加速幅度<15次/分,持续<15秒;③基线长期变异幅度<6次/分;④胎心率基线水平异常,>160次/分或<120次/分;⑤存在自发性变异减速。符合以上任何一条即列为NST可疑型。

4.胎儿超声生物物理相的观察

评价胎儿宫内生理状态采用五项胎儿生物物理指标(biophysical profile score,BPS)。BPS最先由Manning提出,五项指标:①无负荷试验(non-stress test,NST);②胎儿呼吸样运动(fetal breath movement,FBM);③胎动(fetal movement,FM);④胎儿肌张力(fetal tone,FT);⑤羊水量。

胎儿生物物理活动受中枢神经系统支配,中枢神经的各个部位对缺氧的敏感性存在差异。胎儿缺氧时首先NST为无反应型,FBM消失,缺氧进一步加重,FM消失,最后为FT消失。参照此顺序可了解胎儿缺氧的程度,估计其预后,也可减少监测中的假阳性率与假阴性率。

五、处理

过预产期应更严密地监护宫内胎儿的情况,每周应进行两次产前检查。凡妊娠过期尚不能确定,胎盘功能又无异常的表现,胎儿在宫内的情况良好,子宫颈尚未成熟,可在严密观察下待其自然临产。妊娠确已过期,并有下列任何一种情况时,应立即终止妊娠:①子宫颈已成熟;②胎儿体重>4 000 g;③每12小时内的胎动计数<10次;④羊水中有胎粪或羊水过少;⑤有其他并发症者;⑥妊娠已达43周。

根据子宫颈成熟情况和胎盘功能及胎儿的情况来决定终止妊娠的方法。如子宫颈已成熟者,可采用人工破膜;破膜时羊水多而清,可在严密监护下经阴道分娩。子宫颈未成熟者可用普贝生引产。如胎盘功能不良或胎儿情况紧急,应及时行剖宫产。

目前,促子宫颈成熟的药物有PGE_2制剂,如阴道内栓剂(可控释地诺前列酮栓);PGE_1类制剂,如米索前列醇。普贝生已通过美国食品药品监督管理局(FDA)和国家药品监督管理局批准,可用于妊娠晚期引产前的促子宫颈成熟。而米索前列醇被广泛用于促子宫颈成熟,证明合理使用是安全有效的,2003年美国FDA已将米索前列醇禁用于晚期妊娠的条文删除。其他促子宫颈成熟的方法,包括低位水囊、Foley导尿管、昆布条等,需要在阴道无感染及胎膜完整时才能使用,但是有潜在感染、胎膜早破、子宫颈损伤的可能。

(一)前列腺素制剂

常用的促子宫颈成熟的药物主要是前列腺素制剂。PG促子宫颈成熟的主要机制,一是通过改变子宫颈细胞外基质成分,软化子宫颈,如激活胶原酶,是胶原纤维溶解和基质增加;二是影响子宫颈和子宫平滑肌,使子宫颈平滑肌松弛,子宫颈扩张,宫体平滑肌收缩,牵拉子宫颈;三是促进子宫平滑肌细胞间缝隙连接的形成。

目前,临床使用的前列腺素制剂如下。

1.PGE_2制剂

如阴道内栓剂(可控释地诺前列酮栓):是一种可控制释放的前列腺素E_2制剂,含有10 mg地诺前列酮,以0.3 mg/h的速度缓慢释放,低温保存。外阴消毒后将可控释地诺前列酮栓置于阴道后穹隆深处,在药物置入后,嘱孕妇平卧位20~30分钟以利于吸水膨胀。2小时后复查,仍在原位后可活动。可以控制药物释放,在出现宫缩过强或过频时能方便取出。出现以下情况时应及时取出:①临产;②放置12小时后;③如出现过强和过频宫缩、变态反应或胎心律异常时;④如取出后宫缩过强、过频仍不缓解,可使用宫缩抑制剂。

2. PGE_1 类制剂

米索前列醇是一种人工合成的前列腺素 E_1 类似物,有 100 μg 和 200 μg 两种片剂,主要用于防治消化道溃疡,大量临床研究证实其可用于妊娠晚期促子宫颈成熟。米索前列醇促子宫颈成熟具有价格低、性质稳定易于保存、作用时间长等优点,尤其适合基层医疗机构应用。美国妇产科学会(ACOG)2003年和2009年又重申对米索前列醇在产科领域使用的规范,新指南提出的多项建议中最重要的是将 25 μg 作为促子宫颈成熟和诱导分娩的米索前列醇初始剂量,频率不宜超过每6小时给药1次;有关大剂量米索前列醇(每6小时给药 50 μg)安全性的资料有限且不明确,所以对大剂量米索前列醇仅定为B级证据建议。参考 ACOG 2003 的规范标准并结合我国米索前列醇临床应用经验,中华医学会妇产科学分会产科学组成员与相关专家经过多次讨论,制定我国米索前列醇在妊娠晚期促子宫颈成熟的应用常规:①用于妊娠晚期需要引产而子宫颈条件不成熟的孕妇。②每次阴道内放药剂量为 25 μg,放药时不要将药物压成碎片。如6小时后仍无宫缩,在重复使用米索前列醇前应做阴道检查,重新评估子宫颈成熟度,了解原放置的药物是否溶化、吸收。如未溶化和吸收者则不宜再放。每天总量不得超过 50 μg,以免药物吸收过多。③如需加用缩宫素,应该在最后一次放置米索前列醇4小时以上,并阴道检查证实药物已经吸收。④使用米索前列醇者应在产房观察,监测宫缩和胎心率,一旦出现宫缩过强或过频,应立即进行阴道检查,并取出残留药物。⑤有剖宫产史者或子宫手术史者禁用。

(二)缩宫素

小剂量静脉滴注缩宫素为安全常用的引产方法,但在子宫颈不成熟时,引产效果不好。其特点是可随时调整用药剂量,保持生理水平的有效宫缩,一旦发生异常可随时停药,缩宫素作用时间短,半衰期为5~12分钟。静脉滴注缩宫素推荐使用低剂量,最好使用输液泵,起始剂量为 2.5 mU/min 开始,根据宫缩调整滴速,一般每隔30分钟调整一次,直至出现有效宫缩。有效宫缩的判定标准为10分钟内出现3次宫缩,每次宫缩持续30~60秒。最大滴速一般不得超过 10 mU/min,如达到最大滴速,仍不出现有效宫缩可增加缩宫素浓度。增加浓度的方法是以5%葡萄糖 500 mL 中加 5 U 缩宫素即1%缩宫素浓度,相当于每毫升液体含 10 mU 缩宫素,先将滴速减半,再根据宫缩情况进行调整,增加浓度后,最大增至 20 mU/min,原则上不再增加滴速和浓度。

(三)人工破膜术

用人工的方法使胎膜破裂,引起前列腺素和缩宫素释放,诱发宫缩。适用于子宫颈成熟的孕妇。缺点是有可能引起脐带脱垂或受压、母婴感染、前置血管破裂和胎儿损伤。不适用于胎头浮的孕妇。破膜前要排除阴道感染。应在宫缩间歇期破膜,以避免羊水急速流出引起脐带脱垂或胎盘早剥。破膜前后要听胎心、破膜后观察羊水性状和胎心变化情况。单纯应用人工破膜术效果不好时,可加用缩宫素静脉滴注。

(四)其他

其他促子宫颈成熟的方法主要是机械性扩张,种类很多,包括低位水囊、Foley导尿管、昆布条等,需要在阴道无感染及胎膜完整时才能使用。主要是通过机械刺激子宫颈管,促进子宫颈局部内源性前列腺素合成与释放而促进子宫颈管软化成熟。其缺点是有潜在感染、胎膜早破、子宫颈损伤的可能。

(五)产时处理

临产后应严密观察产程进展和胎心监测,如发现胎心律异常,产程进展缓慢,或羊水混有胎粪时,应即行剖宫产。产程中应充分给氧。胎儿娩出前做好一切抢救准备,当胎头娩出后即应清除鼻腔及鼻咽部黏液和胎粪。过期产儿病率及死亡率高,应加强其护理和治疗。

六、临床特殊情况的思考和建议

(1)子宫存在疤痕的延期妊娠。

(2)子宫疤痕有剖宫产、子宫肌瘤剥出(腹腔镜下或开腹子宫肌瘤剥出)、子宫损伤。随着我国剖宫产率居高不下,剖宫产后再次妊娠的比例越来越高,这里主要指剖宫产史的延期妊娠。随着剖宫产后再次妊娠阴道分娩开展,出现了剖宫产史的延期妊娠。对于剖宫产史的延期妊娠,处理比较棘手:由于采用药物(前列腺素或缩宫素)或人工破膜引产后,在产程中子宫破裂的风险将会增加,并不主张进行药物和人工破膜引产,所以采用再次择期剖宫产是比较安全的选择。

(李 卿)

第五节 胎儿窘迫

胎儿在子宫内因急性或慢性缺氧危及其健康和生命者,称胎儿窘迫。发生率为2.7%~38.5%。胎儿窘迫分急性及慢性2种:急性常发生在分娩期;慢性发生在妊娠晚期,但可延续至分娩期并加重。

一、病因

母体血液含氧量不足、母胎间血氧运输或交换障碍及胎儿自身因素异常均可导致胎儿窘迫。

(一)胎儿急性缺氧

因子宫胎盘血液循环障碍,气体交换受阻或脐带血液循环障碍所致。常见病因:①前置胎盘、胎盘早剥时,胎盘在胎儿娩出前与子宫壁剥离,如剥离面积大,则引起胎儿缺氧,甚至胎死宫内。②缩宫素使用不当,造成子宫收缩过强、过频及不协调,使宫内压长时间超过母血进入绒毛间隙的平均动脉压,而致绒毛间隙中血氧含量降低。③脐带脱垂、真结、扭转等,使脐带血管受压甚至闭塞,血运受阻,胎儿急性缺氧,很快死亡。④母体严重血液循环障碍致胎盘灌注急剧减少,如各种原因所致的休克。

(二)胎儿慢性缺氧

常见病因:①母体血液氧含量不足,如妊娠合并发绀型先天性心脏病或伴心功能不全、较大面积肺部感染、慢性肺功能不全如驼背、哮喘反复发作及重度贫血等;②子宫胎盘血管硬化、狭窄,使绒毛间腔血流灌注不足,如妊娠期高血压疾病、妊娠合并慢性肾炎、糖尿病等;③胎盘绒毛上皮细胞广泛变性、纤维蛋白沉积、钙化,甚至大片梗死,使胎盘有效气体交换面积减少,如过期妊娠、妊娠期高血压疾病等;④胎儿运输及利用氧能力降低,如严重心血管畸形、各种原因所致的溶血性贫血等。

二、病理生理

胎儿对宫内缺氧有一定的代偿能力。轻、中度或一过性缺氧时,往往通过减少自身及胎盘耗氧量、增加血红蛋白释氧而缓解,不产生严重代谢障碍及器官损害,但长时间重度缺氧则可引起严重并发症。

(一)血气变化

因母体低氧血症引起的胎儿缺氧,胎儿脐静脉血氧分压降低,但二氧化碳分压往往正常。若胎盘功能正常,胎儿排出酸性代谢产物多无障碍,不发生呼吸性及代谢性酸中毒,胎儿可通过增加红细胞生成代偿低氧血症。而胎盘功能不良引起的胎儿缺氧,因胎盘血管阻力增高,脐静脉血液回流继发性减少,使胎儿下腔静脉中来自肢体远端含氧较少的血液比例相对增加,胎儿可利用氧减少,无氧酵解占优势,乳酸形成增加;又因胎盘功能障碍,二氧化碳通过胎盘弥散减少,致碳酸堆积,故胎盘功能不良所致的胎儿缺氧,常较早地出现呼吸性及代谢性酸中毒。

(二)心血管系统的变化

因母体缺氧致低氧血症时,由于胎儿肾上腺髓质直接分泌或通过化学感受器、压力感受器的反射作用,使血中儿茶酚胺浓度增高,心血管系统产生三个主要变化,即血压增高、心率减慢、血液重新分布。胎盘血流量及胎儿心排血量多无改变。因胎盘功能不良引起的胎儿缺氧,同样可观察到血液重新分布:心、脑、肾上腺血管扩张,血流量增加,其他器官血管收缩,血流量减少。而血压变化则取决于两个相反因素的作用结果:一是胎盘血管阻力增高及儿茶酚胺分泌增加使血压增高;二是酸中毒时,心肌收缩力减弱使心排血量减少,引起的血压下降。通常,缺氧早期血压轻度增高或维持正常水平,晚期则血压下降。心率变化取决于儿茶酚胺浓度及心脏局部因素相互作用的结果,前者使心率加快,而心肌细胞缺氧,局部 H^+ 浓度增高时,心率减慢。

(三)泌尿系统变化

缺氧使肾血管收缩,血流量减少,肾小球滤过率降低,胎儿尿形成减少,从而使羊水量减少。

(四)消化系统变化

缺氧使胃肠道血管收缩,肠蠕动亢进,肛门括约肌松弛,胎粪排出污染羊水。

(五)呼吸系统变化

缺氧初期深呼吸增加,并出现不规则喘气,使粪染的羊水吸入呼吸道深处,继之呼吸暂停直至消失。

(六)中枢神经系统变化

缺氧初期通过血液重新分布维持中枢神经系统供氧。但长期严重缺氧、酸中毒使心肌收缩力下降,当心排血量减少引起血压下降时,则脑血流灌注减少,血管壁损害,致脑水肿及出血;又因脑细胞缺氧,代谢障碍,细胞变性坏死,可能产生神经系统损伤后遗症。

三、临床表现及诊断

主要临床表现:胎心率异常、羊水粪染及胎动减少或消失。目前正常胎心率范围有不同标准。我国多年来一直采用的标准为 120~160 次/分,美国妇产科医师协会的标准也为 120~160 次/分。而世界妇产科联盟采用 110~150 次/分。综合相关资料、结合目前国情,本书仍以 120~160 次/分为正常胎心率。诊断胎儿窘迫时不能单凭 1 次胎心听诊的结果,而应综合其他的因素一并考虑。若持续胎心听诊胎心＜120次/分或＞160次/分时应疑及胎儿有缺氧可能,须结合医疗条件采取相应措施排除或作出胎儿窘迫的诊断。有条件者可采用胎儿电子监护仪监护,了解胎心基率、基线变异及周期变化。

(一)急性胎儿窘迫

急性胎儿窘迫多发生在分娩期。常因脐带脱垂、前置胎盘、胎盘早剥、产程延长或宫缩过强及不协调等引起。

1.胎心率异常

缺氧早期,胎心率于无宫缩时增快,＞160次/分;缺氧严重时,胎心率＜120次/分。胎儿电子监护CST可出现晚期减速、变异减速。胎心率＜100次/分,伴频繁晚期减速提示胎儿缺氧严重,可随时胎死宫内。

2.羊水胎粪污染

羊水呈绿色、混浊、稠厚及量少。依据程度不同,羊水污染分3度：Ⅰ度浅绿色；Ⅱ度黄绿色、混浊；Ⅲ度稠厚、呈棕黄色。若胎先露部固定,前羊水囊中羊水的性状可与胎先露部上方羊水不同。因此,胎心率＜120次/分,而前羊水仍清,应在无菌条件下,于宫缩间隙期轻轻上推胎儿先露部,了解其后羊水性状。注意勿用力上推胎儿先露部,以免脐带脱垂。

3.胎动异常

初期胎动频繁,继而减少至消失。

4.酸中毒

胎儿头皮血进行血气分析,pH＜7.2(正常值7.25～7.35),PO_2＜1.3 kPa(10 mmHg)[正常值2.0～4.0 kPa(15～30 mmHg)]及PCO_2＞8.0 kPa(60 mmHg)[正常值4.7～7.3 kPa(35～55 mmHg)]可诊断为胎儿酸中毒。

(二)慢性胎儿窘迫

慢性胎儿窘迫常发生在妊娠晚期,多因妊娠期高血压疾病、慢性肾炎、糖尿病、严重贫血、妊娠肝内胆汁淤积症及过期妊娠等所致。

1.胎动减少或消失

胎动＜10次/12小时为胎动减少,是胎儿缺氧的重要表现之一。临床上常可见胎动消失24小时后胎心突然消失,应予警惕。监测胎动常用方法:嘱孕妇每天早、中、晚自行计数胎动各1小时,3小时胎之和乘以4得到12小时的胎动计数。

2.胎儿电子监护异常

NST表现为无反应型,即持续20分钟胎动时胎心率加速≤15次/分,持续时间≤15秒,基线变异频率＜5次/分。OCT可见频繁变异减速或晚期减速。

3.胎儿生物物理评分低下

根据B超监测胎动、胎儿呼吸运动、胎儿肌张力、羊水量,加之胎儿电子监护NST结果综合评分(每项2分),≤3分提示胎儿窘迫,4～7分为胎儿可疑缺氧。

4.宫高、腹围小于正常

持续慢性胎儿缺氧,使胎儿宫内生长受阻,各器官体积减小,胎儿体重低,表现为宫高、腹围低于同期妊娠第10百分位数。

5.胎盘功能低下

实验室检查:①雌三醇值降低。24小时尿雌三醇＜10 mg或连续测定下降＞30%;以及随意尿中雌激素/肌酐比值<10均提示胎盘功能不良,胎儿缺氧;也可测定血清游离雌三醇,其值<40 nmol/L提示胎盘功能低下。②人胎盘催乳素、妊娠特异$β_1$糖蛋白降低。晚期妊娠时,血清胎盘生乳素<4 mg/L、妊娠特异$β_1$糖蛋白<100 mg/L,提示胎盘功能不良。

6.羊水胎粪污染

羊膜镜检查见羊水混浊呈浅绿色至棕黄色。

7.胎儿氧脉仪检查异常

其原理是通过测定胎儿血氧饱和度了解血氧分压情况。主要优点:①无创伤检测,能连续监护;②预测缺氧较敏感,当氧分压仅轻度降低或尚无明显变化,而 pH 下降或二氧化碳分压增高时,可监测到血氧饱和度已明显下降。

四、处理

(一)急性胎儿窘迫

应采取果断措施,紧急处理。

(1)积极寻找原因并予以治疗。如仰卧位低血压综合征者,应立即让患者取左侧卧位;若孕产妇有严重摄入不足,水电解质紊乱或酸中毒时,应予以纠正;若缩宫素致宫缩过强者,应立即停用缩宫素,必要时使用抑制宫缩的药物。

(2)吸氧。左侧卧位,面罩或鼻导管持续给氧,每分钟流量10 L,能明显提高母血含氧量,使胎儿氧分压提高。

(3)尽快终止妊娠,根据产程进展,决定分娩方式。①宫口未开全,出现下列情况之一者,应立即剖宫产:胎心率持续低于120次/分或高于180次/分,伴羊水污染Ⅱ度;羊水污染Ⅲ度,伴羊水过少;胎儿电子监护CST出现频繁晚期减速或重度变异减速;胎儿头皮血 pH<7.20。②宫口开全:骨盆各径线正常者,胎头双顶径已过坐骨棘平面以下,一旦诊断为胎儿窘迫,应尽快经阴道助产,娩出胎儿。

无论剖宫产或阴道分娩,均须做好新生儿窒息抢救的准备。

(二)慢性胎儿窘迫

根据妊娠并发症特点及其严重程度,结合孕周、胎儿成熟度及胎儿窘迫的严重程度综合判断,拟定处理方案。

1.一般处理

卧床休息,取左侧卧位。定时吸氧,每天2~3次,每次30分钟。积极治疗妊娠并发症。

2.终止妊娠

妊娠近足月者胎动减少或OCT出现晚期减速、重度变异减速,或胎儿生物物理评分≤3分时,以剖宫产终止妊娠为宜。

3.期待疗法

孕周小、估计胎儿娩出后存活可能性小,须根据当地医疗条件,尽量采取保守治疗,以期延长孕周,同时促胎肺成熟,争取胎儿成熟后终止妊娠。并向家属说明,期待过程中,胎儿可能随时胎死宫内;胎盘功能低下可影响胎儿发育,预后不良。

(李 卿)

第六节 胎儿畸形

胎儿畸形可能由遗传因素、环境因素或综合因素等多种原因造成。我国主要出生缺陷2007年排前五位的是先天性心脏病、多指（趾）、总唇裂、神经管缺陷和脑积水。

胎儿畸形的产前诊断手段主要包括超声检查、磁共振成像检查、母体血清学检查及侵入性产前诊断。

胎儿畸形分为致死性和非致死性两大类。对于致死性畸形应尽快终止妊娠，非致死性畸形的处理需结合发现的孕周、畸形的严重程度、预后情况、有无合并的其他结构异常和染色体异常，以及孕妇和家属的意愿综合决定。

广义的胎儿畸形是指胎儿先天异常，包括胎儿各种结构畸形、功能缺陷、代谢及行为发育的异常。又细分为代谢障碍异常、组织发生障碍异常、先天畸形和先天变形。狭义的胎儿畸形是指由于内在的异常发育而引起的器官或身体某部位的形态学缺陷，又称为出生缺陷。

据美国2006年全球出生缺陷报告，全球每年大约有790万的出生缺陷儿出生，占出生总人口的6%。已被确认的出生缺陷有7 000多种，其中全球前五位的常见严重出生缺陷占所有出生缺陷的25%，依次为先天性心脏病(congenital heart disease,CHD)、神经管缺陷(neural tube defects,NTD)、血红蛋白病(地中海贫血)、唐氏综合征(Down's syndrome,DS)和红细胞6-磷酸葡萄糖脱氢酶(G-6-PD)缺陷症(俗称蚕豆病)。我国每年有20万～30万肉眼可见的先天畸形儿出生，加上出生后数月和数年才显现的缺陷，先天残疾儿童总数高达80万～120万，占每年出生人口总数的4%～6%。据全国妇幼卫生监测办公室/中国出生缺陷监测中心调查，我国主要出生缺陷2007年排前五位的是先天性心脏病、多指（趾）、总唇裂、神经管缺陷和脑积水。

一、病因

目前认为，胎儿畸形主要由遗传、环境因素，以及遗传和环境因素共同作用所致。遗传原因（包括染色体异常和基因遗传病）占25%；环境因素（包括放射、感染、母体代谢失调、药物及环境化学物质等）占10%；两种原因相互作用及原因不明占65%。

（一）遗传因素

目前已经发现有5 000多种遗传病，究其病因，主要分为单基因遗传病、多基因遗传病和染色体病。

1.单基因遗传病

单基因遗传病是由于一个或一对基因异常引起，可表现为单个畸形或多个畸形。按遗传方式分为常见常染色体显性遗传病[多指（趾）、并指（趾）、珠蛋白生成障碍性贫血、多发性家族性结肠息肉、多囊肾、先天性软骨发育不全、先天性成骨发育不全、视网膜母细胞瘤等]、常染色体隐性遗传病（白化病、苯丙酮尿症、半乳糖血症、黏多糖病、先天性肾上腺皮质增生症等）、X连锁显性遗传病（抗维生素D佝偻病、家族性遗传性肾炎等）和X连锁隐性遗传病（血友病、色盲、进行性肌营养不良等）。

2.多基因遗传病

多基因遗传病是由于两对以上基因变化引起,通常仅表现为单个畸形。多基因遗传病的特点是基因之间没有显性、隐性的区别,而是共显性,每个基因对表型的影响很小,称为微效基因,微效基因具有累加效应,常常是遗传因素与环境因素共同作用。常见多基因遗传病有先天性心脏病、小儿精神分裂症、家族性智力低下、脊柱裂、无脑儿、少年型糖尿病、先天性肥大性幽门狭窄、重度肌无力、先天性巨结肠、气管食管瘘、先天性腭裂、先天性髋脱位、先天性食管闭锁、马蹄内翻足、原发性癫痫、躁狂抑郁精神病、尿道下裂、先天性哮喘、睾丸下降不全、脑积水等。

3.染色体病

染色体病指染色体数目或结构异常,包括常染色体和性染色体,均可导致胎儿畸形,如21-三体综合征、18-三体综合征、13-三体综合征、Tuner综合征等。

(二)环境因素

环境因素包括放射、感染、母体代谢失调、药物及环境化学物质、毒品等环境中可接触的物质。环境因素致畸与其剂量-效应、临界作用及个体敏感性吸收、代谢、胎盘转运、接触程度等有关。自20世纪40年代广岛长崎上空爆炸原子弹诱发胎儿畸形,20世纪50年代甲基汞污染水体引起先天性水俣病,以及20世纪60年代反应停在短期内诱发近万例海豹畸形以来,环境因素引起先天性发育缺陷受到了医学界的高度重视。风疹病毒可引起胎儿先天性白内障、心脏异常,梅毒也可引起胎儿畸形。另外,环境因素常常参与多基因遗传病的发生。

(三)综合因素

多基因遗传价值环境因素常可导致先天性心脏病、神经管缺陷、唇裂、腭裂及幽门狭窄等胎儿畸形。

二、胎儿畸形的发生易感期

在卵细胞受精后2周,孕卵着床前后,药物及周围环境毒物对胎儿的影响表现为"全"或"无"效应。"全"表示胚胎受损严重而死亡,最终流产;"无"指无影响或影响很小,可以经其他早期的胚胎细胞的完全分裂代偿受损细胞,胚胎继续发育,不出现异常。"致畸高度敏感期"在受精后3~8周,亦即停经后的5~10周,胎儿各部开始定向发育,主要器官均在此时期内初步形成。如神经在受精后15~25天初步形成,心脏在20~40天,肢体在24~26天。该段时间内受到环境因素影响,特别是感染或药物影响,可能对将发育成特定器官的细胞产生伤害,胚胎停育或畸变。8周后进入胎儿阶段,致畸因素作用后仅表现为细胞生长异常或死亡,极少导致胎儿结构畸形。

三、常见胎儿畸形

(一)先天性心脏病

由多基因遗传及环境因素综合致病。发病率为8‰左右,妊娠期糖尿病孕妇胎儿患先天性心脏病的概率升高,为4‰左右。环境因素中妊娠早期感染,特别是风疹病毒感染容易引起发病。

先天性心脏病种类繁多,有法洛四联症、室间隔缺损、左心室发育不良、大血管转位、心内膜垫缺损、Ebstein畸形、心律失常等。由于医学超声技术水平的提高,绝大多数先天性心脏病可以在妊娠中期发现。

1.法洛四联症

法洛四联症占胎儿心脏畸形的6%~8%,指胎儿心脏同时出现以下四种发育异常:室间隔缺损、右心室肥大、主动脉骑跨和肺动脉狭窄。

2.室间隔缺损

室间隔缺损是最常见的先天性心脏病,占20%～30%,可分为3种类型。①漏斗部:又称圆锥间隔,约占室间隔的1/3。②膜部间隔:面积甚小,直径不足1.0 cm。③肌部间隔:面积约占2/3。膜部间隔为缺损好发部位,肌部间隔缺损最少见。

各部分缺损又分若干亚型:①漏斗部缺损分干下型(缺损位于肺动脉瓣环下,主动脉右与左冠状瓣交界处之前)、嵴上(内)型缺损(位于室上嵴之内或左上方);②膜部缺损分嵴下型(位于室上嵴右下方)、单纯膜部缺损、隔瓣下缺损(位于三尖瓣隔叶左下方);③肌部缺损可发生在任何部位,可单发或多发。大部分室间隔缺损出生后需要手术修补。

3.左心室发育不良

左心室发育不良占胎儿心脏畸形的2%～3%,左心室狭小,常合并有二尖瓣狭窄或闭锁、主动脉发育不良。预后不良。

4.大血管转位

大血管转位占胎儿心脏畸形的4%～6%,发生于孕4～5周,表现为主动脉从右心室发出,肺动脉从左心室发出,属复杂先天畸形。出生后需要手术治疗。首选手术方式是动脉调转术,但因需冠状动脉移植、肺动脉瓣重建为主动脉瓣、血管转位时远段肺动脉扭曲、使用停循环技术等,术后随访发现患儿存在冠状动脉病变、主动脉瓣反流、神经发育缺陷、肺动脉狭窄等并发症。

5.心内膜垫缺损

心内膜垫缺损占胎儿心脏畸形的5%左右,其中60%合并有其他染色体异常。心内膜垫是胚胎的结缔组织,参与形成心房间隔、心室间隔的膜部,以及二尖瓣和三尖瓣的瓣叶和腱索。心内膜垫缺损又称房室管畸形,主要病变是房室环上、下方心房和心室间隔组织部分缺失,且可伴有不同程度的房室瓣畸形。出生后需手术治疗,合并染色体异常时,预后不良。

6.Ebstein畸形

Ebstein畸形占胎儿心脏畸形的0.3%左右,属致死性心脏畸形。1866年Ebstein首次报道,又名三尖瓣下移畸形。三尖瓣隔瓣和/或后瓣偶尔连同前瓣下移附着于近心尖的右心室壁上,将右心室分为房化右心室和功能右心室,异位的瓣膜绝大多数关闭不全,也可有狭窄。巨大的房化右心室和严重的三尖瓣关闭不全影响患者心功能,有报道48%胎死宫内,35%出生后虽经及时治疗仍死亡。

7.胎儿心律失常

胎儿心律失常占胎儿心脏畸形的10%～20%,主要表现为期外收缩(70%～88%),心动过速(10%～15%)和心动过缓(8%～12%)。胎儿超声心动图是产前检查胎儿心律失常的可靠的无创性影像技术,其应用有助于早期检出并指导心律失常胎儿的处理。大多数心律失常的胎儿预后良好,不需要特殊治疗,少部分合并胎儿畸形或出现胎儿水肿,则预后不良,可采用宫内药物(如地高辛)治疗改善预后。

除上述胎儿心脏畸形外,还有永存动脉干、心室双流出道、心肌病、心脏肿瘤等。必须提出的是,心脏畸形常常不是单独存在,有的是某种遗传病的一种表现,需要排查。

(二)多指(趾)

临床分为三种类型:①单纯多余的软组织块或称浮指;②具有骨和关节正常成分的部分多指;③具有完全的多指。多种异常或遗传综合征合并有多指(趾)表现,预后也与是否合并有其他异常或遗传综合征有关。单纯多指(趾)具有家族遗传性,手术效果良好。

(三)总唇裂

总唇裂包括唇裂和腭裂。发病率为1‰,再发危险为4%。父为患者,后代发生率3%;母为患者,后代发生率14%。单纯小唇裂出生后手术修补效果良好,但严重唇裂同时合并有腭裂时,影响哺乳。B超妊娠中期筛查有助诊断,但可能漏诊部分腭裂,新生儿预后与唇腭裂种类、部位、程度,以及是否合并有其他畸形或染色体异常有关。孕前3个月开始补充含有一定叶酸的多种维生素可减少唇腭裂的发生。

(四)神经管缺陷

神经管在胚胎发育的4周前闭合。孕早期叶酸缺乏可引起神经管关闭缺陷。神经管缺陷包括无脑儿、枕骨裂、露脑与脊椎裂。各地区的发病率差异较大,我国北方地区高达6‰~7‰,占胎儿畸形总数的40%~50%,而南方地区的发病率仅为1‰左右。

1.无脑儿

颅骨与脑组织缺失,偶见脑组织残基,常伴肾上腺发育不良及羊水过多。孕妇血清甲胎蛋白(AFP)异常升高,B超检查可以确诊,表现为颅骨不显像,双顶径无法测量。属致死性胎儿畸形,无论在妊娠的哪个时期,一旦确诊,应尽早引产。即使妊娠足月,约75%在产程中死亡,其他则于产后数小时或数天死亡。无脑儿外观颅骨缺失、双眼暴突、颈短。

2.脊柱裂

脊柱裂是指由于先天性的椎管闭合不全,在脊柱的背或腹侧形成裂口,可伴或不伴有脊膜、神经成分突出的畸形。可分为囊性脊柱裂和隐性脊柱裂,前者根据膨出物与神经、脊髓组织的病理关系分为脊膜膨出、脊髓脊膜膨出和脊髓裂。囊性脊柱裂的患儿于出生后即见在脊椎后纵轴线上有囊性包块突起,呈圆形或椭圆形,大小不等,有的有细颈或蒂,有的基底部较大无颈。脊髓脊膜膨出均有不同程度神经系统症状和体征,患儿下肢无力或足畸形,大小便失禁或双下肢呈完全弛缓性瘫痪。脊髓裂生后即可看到脊髓外露,局部无包块,有脑脊液漏出,常合并有严重神经功能障碍,不能存活。囊性脊柱裂几乎均须手术治疗。隐性脊柱裂为单纯骨性裂隙,常见于腰骶部第五腰椎和第一骶椎。病变区域皮肤大多正常,少数显示色素沉着、毛细血管扩张、皮肤凹陷、局部多毛现象。在婴幼儿无明显症状;长大以后可出现腰腿痛或排尿排便困难。

孕期孕妇血清甲胎蛋白(AFP)异常升高,B超排畸筛查可发现部分脊柱排列不规则或有不规则囊性物膨出,常伴有Lemon征(双顶径测定断面颅骨轮廓呈柠檬状)和Banana征(小脑测定断面小脑呈香蕉状)。孕前3个月起至孕后3个月补充叶酸,可有效预防脊柱裂发生。脊柱裂的预后变化很大,应根据发现孕周、严重程度、孕妇和家属的意愿决定是否继续妊娠。严重者建议终止妊娠。

(五)脑积水

脑积水与胎儿畸形、感染、遗传综合征、脑肿瘤等有关。最初表现为轻度脑室扩张,处于动态变化过程。单纯轻度脑室扩张无严重后果,但当脑脊液大量蓄积,引起颅压升高、脑室扩张、脑组织受压、颅腔体积增大、颅缝变宽、囟门增大时,则会引起胎儿神经系统后遗症,特别是合并其他畸形或遗传综合征时,则预后不良。孕期动态B超检查有助于诊断。对于严重脑室扩张伴有头围增大时,或合并有Dandy-Walker综合征等其他异常时,建议终止妊娠。

(六)唐氏综合征

唐氏综合征又称21-三体综合征或先天愚型,是最常见的染色体异常。发病率为1/800。根据染色体核型的不同,唐氏综合征分为三种类型,即单纯21-三体型、嵌合型和易位型。唐氏综合征的发生起源于卵细胞或精子发生的减数分裂过程中随机发生的染色体的不分离现象,导致21号染色体多了一条,破坏了正常基因组遗传物质间的平衡,造成患儿智力低下,颅面部畸形及特殊面容,肌张力低下,多并发先天性心脏病,患者白血病的发病率增高,为普通人群的10～20倍。生活难以自理,患者预后一般较差,50%左右于5岁前死亡。目前对唐氏综合征缺乏有效的治疗方法。

通过妊娠早、中期唐氏综合征母体血清学检测(早期PAPP-A、游离β-HCG,中期AFP、β-HCG和uE_3等),结合B超检查,可检测90%以上的唐氏综合征。对高风险胎儿,通过绒毛活检或羊水穿刺或脐血穿刺等技术做染色体核型分析可以确诊。一旦确诊,建议终止妊娠。

四、辅助检查

随着产前诊断水平的提高,很多胎儿畸形可以在产前发现或干预。采用的手段有以下几方面。

(一)影像学检查

1.超声检查

超声检查是检查胎儿畸形的主要方法。早期妊娠和中期妊娠遗传学超声筛查,可以发现70%以上的胎儿畸形。

2.磁共振成像(MRI)检查

对于中枢神经系统病变的诊断价值优于超声检查。但由于价格昂贵,不易临床推广,可作为超声检查发现胎儿异常的重要验证和补充诊断手段。

(二)生化检查

1.母体血清学筛查

早孕期检测PAPPA和β-HCG,中孕期检测AFP、β-HCG和uE_3,除了可用于胎儿染色体病特别是唐氏综合征的筛查外,还可以帮助判断是否存在胎儿神经管缺陷。优点是无创伤性,缺点是只能提供风险率,不能确诊。

2.TORCH检测

有助于了解胎儿畸形的风险与病因。

(三)染色体核型分析或基因检测

1.侵入性检查

孕早期绒毛活检术,孕中期羊膜腔穿刺术和孕中晚期脐静脉穿刺术可以直接取样,获取胎儿组织细胞进行染色体核型分析或基因检测。

2.无创DNA检查

通过采取孕妇外周血中胎儿游离DNA,可用于胎儿13、18、21、性染色体等染色体非整倍体的检测,近年来已成为热点。

(四)胎儿镜

属于有创性诊断技术,但能更直观、准确地观察胎儿情况,且可进行组织取样诊断,甚至可进行宫内治疗。

五、预防和治疗

预防出生缺陷应实施三级预防。一级预防是通过健康教育、选择最佳生育时机、遗传咨询、孕前保健、合理营养、避免接触放射线和有毒有害物质、预防感染、谨慎用药、戒烟戒酒等孕前阶段综合干预,减少出生缺陷的发生。二级预防是通过孕期筛查和产前诊断识别胎儿严重先天缺陷,早期发现,早期干预,减少缺陷儿的出生。三级预防是指对新生儿疾病的早期筛查、早期诊断、及时治疗,避免或减轻致残,提高患儿生活质量和生存概率。

建立、健全围产期保健网,向社会广泛宣传优生知识,避免近亲婚配或严重的遗传病患者婚配,同时提倡适龄生育,加强遗传咨询和产前诊断,注意环境保护,减少各种环境致畸因素的危害,可有效地降低各种先天畸形儿的出生率。对于无存活可能的先天畸形,如无脑儿、严重脑积水等,一经确诊应行引产术终止妊娠;对于有存活机会且能通过手术矫正的先天畸形,分娩后转有条件的儿科医院进一步诊治。

六、临床特殊情况的思考和建议

胎儿医学的飞速发展正是始于"出生缺陷"的产前筛查与产前诊断。对于非致死性胎儿畸形的治疗,应根据胎儿畸形的诊断孕周、严重程度、治疗方案、效果及围生儿的远期预后,有无合并的其他结构异常和染色体异常,与孕妇和家属充分沟通交流后,决定是否放弃胎儿还是进行宫内治疗。宫内治疗需遵循多学科联合诊治的原则,将产科学、儿科学、外科学、影像学、遗传学、生物学、生物化学、伦理学等众多不同领域的学科有机结合在一起。临床上以母体医学为基础,将胎儿视为完整个体,从而给予全面的监测与管理。

(李 卿)

第七节 巨 大 胎 儿

巨大胎儿常见高危因素有糖尿病、母亲肥胖、母亲出生体重≥4 000 g、经产妇、过期妊娠、高龄孕妇、男胎、上胎巨大胎儿等。

巨大胎儿使孕妇产程异常、手术产、软产道裂伤、产后出血、感染的发病率增加;新生儿产伤的发病率增加,新生儿窒息、死亡率均增加;后代糖尿病、肥胖、代谢综合征、心血管疾病的发病率增加。

有巨大胎儿高危因素的孕妇孕期给予营养指导、适当运动,控制血糖;根据孕妇骨盆情况、血糖、胎儿大小等综合考虑,决定分娩方式。

肩难产是产科急症,可以导致严重的母婴损伤,助产人员要加强培训演练,熟练掌握肩难产的相关知识和操作手法,尽量减少母婴并发症。

巨大胎儿是指胎儿生长超过了某一特定阈值,国内外尚无统一的阈值标准,在发达国家,最常用的阈值为4 000 g、4 500 g或4 536 g。美国妇产科医师学会采用新生儿出生体重≥4 500 g的标准,我国以≥4 000 g为巨大胎儿。近些年,巨大胎儿的出生率呈现先增高、后逐渐下降的趋势。上海市普陀区1989年巨大胎儿的发生率为5.05%,1999年增加到8.62%。由于糖尿病的筛查和治疗的规范化,孕前和孕期的营养指导,以及孕妇阴道分娩的意愿增强,复旦大学附属妇产科医院2015年巨大胎儿发生率为5.15%。美国≥4 000 g胎儿发生率从1990年的10.9%降至2010年的7.6%。

一、高危因素

巨大胎儿是多种因素综合作用的结果,很难用单一的因素解释。临床资料表明仅有40%的巨大胎儿存在高危因素,其他60%的巨大胎儿并无明显的高危因素存在。巨大胎儿常见的因素有糖尿病、父母肥胖(尤其是母亲肥胖)、母亲出生体重>4 000 g、经产妇、过期妊娠、高龄孕妇、男胎、上胎巨大胎儿、种族、环境或基因异常等。不同因素的长期影响后果是不同的。

(一)孕妇糖尿病

孕妇糖尿病包括妊娠合并糖尿病和妊娠期糖尿病。如血糖未控制,巨大胎儿的发生率均明显升高。在胎盘功能正常的情况下,孕妇血糖升高,通过胎盘进入胎儿血循环,使胎儿的血糖浓度升高,刺激胎儿胰岛 β 细胞增生,导致胎儿胰岛素分泌反应性升高、胎儿高血糖和高胰岛素血症,促进氨基酸的摄取、蛋白合成并抑制脂肪分解,使胎儿脂肪堆积,脏器增大,体重增加,导致巨大胎儿发生。胎盘转运及代谢功能改变也是造成巨大胎儿的可能原因,糖尿病孕妇可能通过胎儿胰岛素样生长因子-1 系统影响宫内胎儿生长代谢,导致巨大胎儿的发生。糖尿病孕妇如果血糖未得到很好控制,巨大胎儿的发病率可达 25%~40%,而正常孕妇中巨大胎儿的发生率仅为 5%。但是,当糖尿病 White 分级在 B 级以上时,由于胎盘血管的硬化,胎盘功能降低,反而使胎儿生长受限的发生率升高。此外,糖尿病孕妇过分控制饮食导致营养摄入不足,也可导致胎儿生长受限。

(二)孕前肥胖及孕期体重增加过快

当孕前体质指数>30 kg/m^2、孕期营养过剩、孕期体重增加过快时,巨大胎儿发生率均明显升高。Johnson 等对 588 例体重>113.4 kg 及 588 例体重<90.7 kg 妇女的妊娠并发症比较,发现前者的妊娠期糖尿病、巨大胎儿及肩难产的发病率分别为 10%、24%和 5%,明显高于后者的 0.7%、7%和 0.6%。当孕妇体重>136 kg 时,巨大胎儿的发生率高达 30%。可见孕妇肥胖与妊娠期糖尿病、巨大胎儿和肩难产等均有密切的相关性。这可能与能量摄入大于能量消耗导致孕妇和胎儿内分泌代谢平衡失调有关。母体肥胖对巨大胎儿发生率的影响可能高过母体糖尿病。

(三)经产妇

胎儿体重随分娩次数增加而增加,妊娠 5 次以上者胎儿平均体重比第一胎增加 80~120 g。

(四)过期妊娠

孕晚期是胎儿生长发育最快时期,过期妊娠而胎盘功能正常者,子宫胎盘血供良好,持续供给胎儿营养物质和氧气,胎儿不断生长,以致孕期越长,胎儿体重越大,过期妊娠巨大胎儿的发生率是足月的 3~7 倍,肩难产的发生率比足月儿增加 2 倍。

(五)孕妇年龄

高龄孕妇并发肥胖和糖尿病的机会增多,因此,分娩巨大胎儿的可能性增大。

(六)巨大胎儿分娩史

曾经分娩过超过 4 000 g 新生儿的妇女与无此既往史的妇女相比,再次分娩巨大胎儿的概率增加 5~10 倍。

(七)遗传因素

遗传因素包括胎儿性别、种族及民族等。在所有有关巨大胎儿的资料中都有男性胎儿巨大胎儿发生率增加的报道,通常占 70%。在妊娠晚期,同一孕周男性胎儿的体重比相应的女性胎儿重150 g。身材高大的父母其子女为巨大胎儿的发生率高。不同种族、不同民族巨大胎儿的发生率各不相同:Rodrigues等报道排除其他因素的影响,原为加拿大民族的巨大胎儿发生率明显高于加拿大籍的其他民族人群的发生率。Stotland等报道美国白种人巨大胎儿发生率为16%,而非白色人种为11%。

(八)环境因素

高原地区由于空气中氧分压低,巨大胎儿的发生率较平原地区低。

(九)罕见综合征

当巨大胎儿合并结构异常时,如羊水过多、巨大胎盘、巨舌症等,应考虑胎儿是否存在与生长过快相关的某种罕见综合征,如 Pallister-Killian 综合征、Beckwith-Wiedemann 综合征、Sotos综合征、Perlman综合征、Simpson-Golabi-Behmel综合征(SGBS)等。遗传学的相关检查有助于诊断。

二、对母儿的影响

(一)对母体的影响

Stotland等报道新生儿体重>3 500 g母体并发症开始增加,且随出生体重增加而增加,在新生儿体重4 000 g时肩难产和剖宫产率明显增加,4 500 g时再次增加。其他并发症增加缓慢而平稳。

1.产程延长或停滞

由于巨大胎儿的胎头较大,头盆不称的发生率增加。临产后胎头始终不入盆,若胎头搁置在骨盆入口平面以上,称为跨耻征阳性,表现为第一产程延长。胎头即使入盆,亦可发生胎头下降受阻,导致活跃期延长、停滞或第二产程延长。产程延长易导致继发性宫缩乏力;同时巨大胎儿的子宫容积较大,子宫肌纤维的张力较高,肌纤维的过度牵拉,易发生原发性宫缩乏力;宫缩乏力反过来又导致胎位异常、产程延长。巨大胎儿双肩径大于双顶径,尤其是糖尿病孕妇的胎儿,若经阴道分娩,易发生肩难产。

2.手术产发生率增加

巨大胎儿头盆不称的发生率增加,容易产程异常,因此,阴道助产、剖宫产的概率增加。

3.软产道损伤

由于胎儿大,胎儿通过软产道时可造成子宫颈、阴道、Ⅲ或Ⅳ度会阴裂伤,严重者可裂至阴道穹隆、子宫下段甚至盆壁,形成腹膜后血肿或阔韧带内血肿。如果梗阻性难产未及时发现和处理,可以导致子宫破裂。

4.产后出血和感染

巨大胎儿子宫肌纤维过度牵拉,易发生产后宫缩乏力,或因软产道损伤引起产后出血,甚至出血性休克。上述各种因素均可造成产褥感染率增加。

5.生殖道瘘

由于产程延长甚至停滞,胎头长时间压迫阴道壁、膀胱、尿道和直肠,导致局部组织缺血坏死形成尿瘘或粪瘘;或因阴道手术助产直接导致损伤。

6.盆腔器官脱垂

因分娩时盆底组织过度伸长或裂伤,产后可发生子宫脱垂或阴道前后壁膨出。

(二)对新生儿的影响

1.新生儿产伤

随着体重的增加,巨大胎儿肩难产发生率增高,新生儿产伤发生率增加,如臂丛神经损伤及麻痹、颅内出血、锁骨骨折、胸锁乳突肌血肿等。超过10%的肩难产会发生永久性的臂丛神经损伤。

2.新生儿窘迫、新生儿窒息

胎头娩出后胎肩以下部分嵌顿在阴道内,脐带受压,导致胎儿窘迫、新生儿窒息。脑瘫、高胆红素血症、红细胞增多症、低血糖、新生儿死亡率均增加。

3.对后代的远期影响

后代发展为糖耐量受损、肥胖、血脂异常、代谢综合征、心血管疾病的概率增加。

三、诊断

目前尚无方法能准确预测胎儿体重,临床上通过病史、临床表现、超声检查等综合评估,作出初步判断,出生后才能确诊。

(一)病史

多存在高危因素,如孕妇糖尿病、肥胖、巨大胎儿分娩史、过期妊娠或产次较多的经产妇。

(二)临床表现

孕期体重增加过快,在妊娠后期出现呼吸困难,腹部沉重及两胁部胀痛等症状。腹部检查:视诊腹部明显膨隆,宫高>35 cm;触诊胎体大,先露部高浮,跨耻征阳性;听诊胎心正常但位置较高,当子宫高加腹围≥140 cm时,巨大胎儿的可能性较大。

(三)B超检查

超声测量胎儿双顶径、头围、腹围、股骨长等各项指标,监测胎儿的生长发育情况,并将这些参数代入公式计算,估计胎儿体重(estimated fetal weight,EFW),但对于巨大胎儿的预测有一定难度。当胎头双顶径≥100 mm,股骨长≥75 mm,腹围≥350 mm,应考虑巨大胎儿的可能性。

四、处理

(一)妊娠期

检查发现胎儿大或既往分娩巨大胎儿者,应检查孕妇有无糖尿病。不管是否存在妊娠期糖尿病,有巨大胎儿高危因素的孕妇在孕早期进行营养咨询,合理调节膳食结构,同时适当的运动可以降低巨大胎儿的发生率。糖尿病孕妇,应监测血糖,必要时予胰岛素控制血糖。

(二)分娩期

根据宫高、腹围、超声结果,预测胎儿体重,并结合孕妇的身高、骨盆情况决定分娩方式。

1.剖宫产

估计非糖尿病孕妇胎儿体重≥4 500 g,糖尿病孕妇胎儿体重≥4 000 g,即使骨盆正常,为防止母儿产时损伤应建议剖宫产终止妊娠。

2.阴道试产

不宜试产过久。若产程延长,估计胎儿体重>4 000 g,胎头下降停滞也应剖宫产。若胎头双顶径已达坐骨棘下3 cm,宫口已开全者,做好产钳助产准备,同时做好处理肩难产的准备工作。分娩后应行子宫颈及阴道检查,了解有无软产道损伤,并预防产后出血和感染。

3.是否预防性引产

非糖尿病孕妇,预防性引产并没有降低剖宫产率、肩难产的发生率,也没有改善新生儿的预后,而引产失败反而增加了剖宫产率。因此,不建议在产程自然发动前进行干预引产。糖尿病孕妇,如血糖控制好者,妊娠 40 周前,引产或剖宫产;血糖控制不佳者,妊娠 38 周终止妊娠。但也有文献报道:无论是否妊娠期糖尿病,估计体重大于相应胎龄的第 95 百分位数的胎儿,在孕 $37\sim38^{+6}$ 周引产,肩难产及其相关的并发症明显降低。

4.新生儿处理

新生儿应预防低血糖发生,出生后 30 分钟监测血糖,出生后 1~2 小时开始喂糖水,及早开奶,必要时静脉输入葡萄糖。积极治疗高胆红素血症,多选用蓝光治疗。新生儿易发生低钙血症,用 10% 葡萄糖酸钙 1 mL/kg 加入葡萄糖液中静脉滴注,补充钙剂。

五、病因

(一)巨大胎儿

肩难产的发生率随胎儿体重的增加而逐渐上升,尤其是糖尿病孕妇和高龄孕妇的巨大胎儿。糖尿病孕妇的胎儿的脂肪大量堆积于肩部和躯干,使得胎儿胸/头和肩/头径线比增加,这些胎儿更易发生肩难产,其发生率是非糖尿病孕妇巨大胎儿的 2~4 倍。约 50% 的肩难产发生于出生体重低于 4 000 g 的婴儿。当出生体重≥4 500 g 时,肩难产的并发症和死亡率显著增加。

(二)B 超测定

当胎儿胸径－双顶径≥1.4 cm、胸围－头围≥6 cm、肩围－头围≥4.8 cm、腹径－双顶径≥2.6 cm 时,约 30% 发生肩难产。

(三)胎儿畸形

联体双胎、胎儿颈部肿瘤、胎儿水肿。

(四)骨盆异常

扁平骨盆、骨盆倾斜度过大、耻骨弓位置过低。此时,体重＜3 000 g 的胎儿,也有可能发生肩难产。

(五)既往有肩难产病史

文献报道,肩难产在随后妊娠中的复发率为 1%~25%,是无肩难产病史孕妇的 10 倍。但许多既往发生过肩难产的孕妇再次妊娠时选择了剖宫产终止妊娠,因此,真实的复发风险可能比文献报道要高。

(六)过期妊娠

可能与出生体重随着孕龄的延长而增加有关。

(七)产程异常

产程的延长或停滞与胎儿偏大、头盆不称有关。急产往往由于胎头下降过快,胎肩来不及缩拢而直接嵌顿于耻骨联合上方导致肩难产。

六、对母儿的影响

肩难产发生时,胎儿前肩嵌顿,血流受阻,此时胎头虽已娩出,但因胎儿胸廓受产道挤压,不能建立呼吸,导致胎儿宫内缺氧;若助产失败,胎肩不能及时娩出,易导致母儿严重损伤。肩难产对胎儿的危害超过对母亲的危害。

(一)对母体的影响

产妇因宫缩乏力、产道严重损伤导致产后出血、产褥感染。严重软产道损伤包括会阴Ⅲ度和Ⅳ度裂伤、子宫颈裂伤,甚至子宫破裂。产程时间过长还可导致膀胱麻痹、尿潴留、尿瘘、粪瘘等严重并发症。

(二)对胎儿及新生儿的影响

约11%的肩难产并发严重的胎儿损伤。肩难产处理不及时或失败,可造成胎儿窘迫、新生儿窒息、臂丛神经损伤、肱骨骨折、锁骨骨折、颅内出血、缺氧缺血性脑病、肺炎、神经系统异常,甚至死亡。臂丛神经损伤是最严重的新生儿并发症之一,在肩难产中的发生率为2%~16%,大多数病例可以恢复,但仍有约10%将发生永久性神经损伤。值得注意的是有极少部分的臂丛神经损伤没有高危因素,可发生在没有并发症的剖宫产术中。

七、诊断

巨大胎儿如有第二产程延长,肩难产的发生率明显上升,可作为肩难产的预示信号。

当较大胎头娩出后,不能顺利完成复位、外旋转,胎颈回缩,胎儿面部和颏部娩出困难,胎儿颏部紧压会阴(通常称为乌龟征),胎肩娩出受阻,排除胎儿畸形,即可考虑肩难产。

八、处理

所有助产人员都必须进行培训和演练,一旦发生肩难产,能迅速识别、熟练掌握肩难产的抢救步骤和人员的配合。肩难产发生时多无思想准备,必须镇定,一方面,要尽量缩短胎头娩出到胎肩娩出的时间,如在5分钟内解除肩难产,胎儿缺血缺氧性损伤的发生率低;另一方面,要减少因粗暴操作而引起的母亲和胎儿的损伤。常采取以下步骤。

(一)一般处理

一旦发生肩难产,应立即发出紧急求援信号,请上级医师、麻醉医师、新生儿科医师到场协助抢救,迅速处置,以减少新生儿窒息和产伤。鼓励产妇深呼吸,停止腹压和按压子宫,腹部的压力使胎儿前肩不断撞击坚硬的耻骨,导致胎儿和产妇的损伤风险增大。牵引时,忌用暴力。若膀胱充盈,立刻导尿。双侧阴部充分的神经阻滞麻醉,行较大的会阴侧切术;但也有文献报道,较大的会阴切开术并没有减少胎儿臂丛神经的损伤。

(二)屈大腿法

两名救助者分别站在孕妇的两侧,协助孕妇双腿极度屈曲,贴近腹部,头部抬高,下颌贴近胸部,双手抱膝减少骨盆倾斜度,使腰骶部前凸变直,骶骨位置相对后移,骶尾关节增宽,嵌顿耻骨联合上方的前肩自然松解,同时适当力量向下牵引胎头而娩出胎儿前肩。这是处理肩难产的首选方法,也是唯一必须实施的处理方法。

(三)压前肩法

在屈大腿的基础上,助手在产妇耻骨联合上方触到胎儿前肩部位并向后下加压,使胎儿双肩周径轻度缩小;同时助产者向下牵引胎头,两者相互配合持续加压与牵引,有助于嵌顿的前肩娩出。注意不要用暴力,操作时间30~60秒。屈大腿法和压前肩法联合使用,可以增加肩难产处置的成功率,有效率达90%。

(四)旋肩法(Wood法)

当后肩入盆时助产者以示指和中指伸入阴道,紧贴胎儿后肩的胸侧,将后肩向侧上方旋转,助手协助将胎头同向旋转,当后肩旋转至前肩的位置时娩出。操作时,胎背在母体右侧用右手,胎背在母体左侧用左手。但该方法使肩关节外展,肩径增加。Rubin等建议在旋肩时将手指放在后肩的背侧或前肩的背侧这样可使肩径缩小,该方法称为 Rubin 手法,或反 Wood 手法,临床上常选择后者。

(五)牵引后臂娩后肩法

助产者的手顺着骶骨进入阴道,明确胎背朝向,胎背在母体右侧用右手,胎背在母体左侧用左手,握住胎儿后上肢,保持胎儿肘部屈曲的同时,上抬肘关节,沿胎儿胸前轻轻滑过,然后抓住胎儿手,以洗脸样动作沿面部侧面滑过,伸展后臂,娩出胎儿的后肩及后上肢。再将胎肩旋至骨盆斜径上,牵引胎头,使前肩入盆后即可娩出胎儿。当阴道过紧手无法进入或者胎儿手臂伸直无法触及胎儿肘关节和胎手,此操作较为困难。当上肢嵌顿于骨盆时,从阴道内牵引较困难,可造成肱骨骨折。因此,动作一定要轻柔忌用暴力,并注意保护会阴,防止撕裂。

(六)四肢着地法

1976年Gaskin首先介绍该方法。改变产妇的体位,帮助产妇的双手和双膝着地(不同于胸膝位),胎儿重力的作用使胎儿的前肩解除嵌顿;改变孕妇体位的过程中,胎儿的体位亦发生改变,相当于内倒转;手膝体位扩大了骨盆的径线。当McRobert、压前肩法和Wood法均失败后可考虑选择该法,在此四肢着地体位的基础上可以进行上述的各种阴道内操作。

(七)断锁骨法

以上手法均失败后,方可考虑剪断或用指头勾断胎儿锁骨,断端远离肺尖,防损伤胎肺,娩出胎儿后缝合软组织,锁骨固定后能自愈。该法臂丛神经损伤的风险明显增加。

(八)Zavanelli方法

该方法由Zavanelli提出,1985年Sandberg重做介绍,但学者们对此评价不一。将胎头回复成枕前位或枕后位,然后缓缓纳入阴道,并行剖宫产。在回纳的过程中需要应用宫缩抑制剂、吸氧。此时,产妇子宫破裂、阴道严重裂伤、胎儿窘迫甚至死亡的风险明显增加,胎儿臂丛神经损伤的风险并没有降低。

(九)耻骨联合切开术

在上述方法都失败的情况下,为了抢救胎儿的生命选择耻骨联合切开术,解除胎儿前肩嵌顿,胎肩进入骨盆并经阴道娩出。该法对母体的损伤极大,国内未有报道应用。

(十)产后处理

积极处理产后出血和严重的软产道裂伤,预防感染。新生儿复苏后,认真进行新生儿检查,及时识别臂丛神经损伤、锁骨骨折、肱骨骨折、气胸、缺血缺氧性脑损伤,及早治疗。加强与产妇及其家属的沟通,告知母婴的近期和远期并发症。详细记录肩难产发生时间、处置的步骤和时间,面对可能发生的医疗诉讼。

九、预测和预防

由于肩难产对母婴危害大,故预测和预防极为重要。肩难产的高危因素明确,但肩难产预测仍是比较困难,绝大部分的肩难产不能被预测和阻止。尽管如此,临床上仍应重视下述情况。

(1)降低巨大胎儿发生率:对于有高危因素的孕妇,孕前或者孕早期开始营养指导,减少孕妇肥胖和体重过度增加;高危孕妇尽早OGTT检查,加强孕期血糖监测,及早发现糖尿病合并妊娠或妊娠期糖尿病,通过合理饮食、运动、必要时加用胰岛素,使孕期血糖控制在正常范围,降低巨大胎儿发生率。

(2)临产前应根据宫高、腹围、先露高低、腹壁脂肪厚薄、超声等尽可能准确推算胎儿体重。估计非糖尿病孕妇胎儿体重≥4 500 g,糖尿病孕妇胎儿体重≥4 000 g,骨盆测量为中等大小,发生肩难产的可能性大,应建议行剖宫产结束分娩。对于非糖尿病孕妇,不推荐选择性的引产或提前剖宫产终止妊娠。糖尿病孕妇,在近预产期引产或选择性剖宫产可以降低肩难产的发生率。

(3)对于既往发生过肩难产的孕妇,如果没有严重的母婴损伤,胎儿体重适中、无明显相对头盆不称、有再次分娩意愿,在经过充分评估后,可阴道试产。

(4)B超准确测量胎头双顶径、胸径及双肩径。胎儿胸径-双顶径>1.4 cm者有发生肩难产的可能。B超检查还应注意胎儿有无畸形,如联体双胎,胎儿颈部有无肿瘤、胎儿水肿等。

(5)凡产程延长,尤其是活跃期及第二产程延长者,应重新估计胎儿体重,警惕发生肩难产,必要时行剖宫产。

(6)骨盆狭窄、扁平骨盆应警惕肩难产的发生,适时剖宫产终止妊娠。骨盆倾斜度过大及耻骨弓过低的高危产妇,分娩时应让其采用屈曲大腿或垫高臀部的姿势,以预防肩难产的发生。

(7)常规助产时胎头娩出后,切勿急于协助进行复位和外旋转,应让胎头自然复位及外旋转,防止人工干预转错方向。并继续指导产妇屏气,使胎肩同时自然下降。当胎头完成外旋转后,胎儿双肩径应与骨盆出口前后径相一致,等待下一次宫缩,轻轻按压胎头协助胎儿前肩娩出,后肩进入骶凹处,顺利娩出双肩。

十、临床特殊情况的思考和建议

孕期准确估计胎儿体重,对孕妇营养指导,预防巨大胎儿和肩难产,非常重要。产前预测胎儿体重,筛选巨大胎儿特别是≥4 500 g胎儿,对选择分娩方式和指导产程处理至关重要。但迄今为止,尚无在宫内准确估计胎儿体重的方法。大多数巨大胎儿在出生后诊断。常用的预测胎儿体重的方法为临床评估和超声测量。

(一)临床评估

临床上可通过四步触诊手法触诊胎儿、测量宫底高度(从耻骨联合上方至子宫底最高点的距离)估计胎儿体重。影响评估准确性的因素包括孕妇体型、腹壁脂肪的厚度、胎位、羊水量,最重要的是检查者的经验。该方法对预测巨大胎儿的敏感性和阳性预测值均较低。但对过期妊娠和糖尿病妊娠等巨大胎儿高发人群,临床评估准确率较高。

(二)超声测量

超声检查并非高度准确,但仍是最有价值的预测方法,前提是各项生物指标要测量准确。文献报道的超声预测胎儿体重的生物指标很多,比较常用的径线为胎儿双顶径(biparietal diameter,BPD)、头围(head circumference,HC)、腹围(abdominal circumference,AC)和股骨长(femur length,FL)等。

1.单项参数估计体重

多数学者认为,在单项参数中以腹围(abdominal circumference,AC)诊断巨大胎儿的准确性最高。因为肝脏的大小可以反映胎儿生长发育的情况,腹围是在经肝脏的平面上测量的。预测巨大胎儿常用的阈值为AC 35~38 cm。在孕晚期由于BPD增长缓慢,且受胎头变形影响,个体差异较大,误差可达1 000 g,结果很不可靠。

2.多项生物学参数联合估计体重

此种方法更为准确,最常组合应用的参数是双顶径、头围、腹围和股骨长。最常用的计算公式如下。

Hadlock 等用多项参数得出的公式,对胎儿体重的评估精确性较好,许多超声仪器中都包含了该公式(BPD、HC、AC、FL 的单位为厘米)。

Log_{10}出生体重(g)=1.478 7+0.001 837$(BPD)^2$+0.045 8(AC)+0.158(FL)−0.003 343(AC×FL)。

Shephard 等用 BPD 和 AC 预测新生儿出生体重公式:Log_{10}出生体重(g)=−1.749 2+0.166×BPD+0.046×AC−2.646×AC×BPD/1 000。该方法预测精度较差。

3.其他超声指标

胎儿皮下脂肪的厚度对胎儿体重变化的影响是显著的,占出生体重变异量的46%。当胎儿生长加速或减慢时,脂肪组织易发生变化,此时,即使生物学指标相似的胎儿,出生体重的差异也可能非常明显。例如,血糖控制不佳的糖尿病孕妇,胎儿皮下贮存大量脂肪,巨大胎儿的概率增高。超声已开始评估胎儿皮下脂肪,以更好地评估正常和异常胎儿生长情况。

4.查阅有关参考书的体重估计表

临床预测巨大胎儿要根据临床病史、腹部检查、宫底高度、腹围和超声测量的胎儿径线,综合分析,结合临床经验诊断巨大胎儿。相对于仅用任意单一方法,将上述方法联合应用,可能更有助于预测巨大胎儿。还应加强对产科工作者预测能力的培训,预测肩难产风险,不断总结经验,减少估计误差,以提高诊断符合率。

(李 卿)

第八节 胎儿生长受限

胎儿生长受限(FGR)是指胎儿体重低于同胎龄应有胎儿体重第10百分位数以下,未达到其应有的生长潜力的胎儿。管理 FGR,关键在于区分出病理性生长受限的患者,给予干预,降低发病率和死亡率。

FGR 的病因包括母体、胎儿和胎盘三方面,应积极寻找病因并对因治疗。

FGR 胎儿主要的监测手段是超声检查,包括生长超声测量(胎儿腹围、双顶径、头围、股骨)、羊水量及多普勒血流检测(脐动脉、大脑中动脉、静脉导管和脐静脉)。

FGR 终止妊娠的时机需遵循个体化原则,综合考虑母体因素及胎儿因素(孕周、羊水量、生物物理评分/NST 和多普勒血流监测)。FGR 不是剖宫产的指征,但可适当放宽剖宫产指征。

小于胎龄儿(small for gestational age,SGA)指超声检查估计体重低于同胎龄应有体重第10百分位数以下。这个定义仅仅描述体重位于正常低限,但不指示病理性生长异常。

并不是出生体重低于第10百分位数的婴儿都是病理性生长受限,有些偏小是因为体质因素,仅仅是小个子。多达70%诊断为小于胎龄儿的婴儿,如果排除如母体的种族、孕次及身高等影响出生体重的因素,这些婴儿实际上是适于胎龄儿,他们围产期发生并发症和死亡的风险不高。在不同国家出生的胎儿存在不同程度的生长受限,其中发达国家占4%~7%,发展中国家占6%~30%。严重的 FGR 被定义为胎儿估计体重小于第3百分位数,同时伴有多普勒血流的异常(定义为脐动脉搏动指数大于第95百分位数,舒张末期血流缺失或反流),这些胎儿的围产期并发症和死亡率明显增加,是不良结局的一个较强且一致的预测因素。

一、病因

胎儿生长受限的病因迄今尚未完全阐明。约有40%发生于正常妊娠,30%~40%发生于母体有各种妊娠并发症或合并症者,10%由于多胎妊娠,10%由于胎儿感染或畸形。下列各因素可能与胎儿生长受限的发生有关。

(一)母体因素

1.妊娠并发症和合并症

妊娠期高血压疾病、慢性肾炎、糖尿病血管病变的孕妇由于子宫胎盘灌注不够易引起胎儿生长受限。自身免疫性疾病、发绀型心脏病、严重遗传型贫血、严重肺部疾病等均引起FGR。

2.遗传因素

胎儿出生体重差异,40%来自父母的遗传基因,又以母亲的影响较大,如孕妇身高、孕前体重、妊娠时年龄及孕产次等。

3.营养不良

孕妇偏食、妊娠剧吐及摄入蛋白质、维生素、微量元素和热量不足的,容易产生小样儿,胎儿出生体重与母体血糖水平呈正相关。

4.药物暴露和滥用

苯妥英钠、丙戊酸、华法林、吸烟、酒精、可卡因、毒品等均与FGR相关。某些降压药由于降低动脉压,降低子宫胎盘的血流量,也影响胎儿宫内生长。

5.母体低氧血症

如长期处于高海拔地区。

(二)胎儿因素

1.染色体异常

21-三体综合征、18-三体综合征、13-三体综合征、Turner综合征、猫叫综合征、染色体缺失、单亲二倍体等常伴发FGR。超声没有发现明显畸形的FGR胎儿中,近20%可发现核型异常,当生长受限和胎儿畸形同时存在时,染色体异常的概率明显增加。21-三体综合征胎儿生长受限一般是轻度的,18-三体综合征胎儿常有明显的生长受限。

2.胎儿结构畸形

如先天性成骨不全和各类软骨营养障碍、无脑儿、脐膨出、腹裂、膈疝、肾发育不良、心脏畸形等可伴发FGR,严重结构畸形的婴儿有1/4伴随生长受限,畸形越严重,婴儿越可能是小于胎龄儿。许多遗传性综合征也与FGR有关。

3.胎儿感染

在胎儿生长受限病例中,多达10%的人发生病毒、细菌、原虫和螺旋体感染。常见宫内感染包括风疹病毒、单纯疱疹病毒、巨细胞病毒、弓形虫、梅毒螺旋体及艾滋病病毒。

4.多胎妊娠

与正常单胎相比,双胎或多胎妊娠更容易发生其中一个或多个胎儿生长受限。

(三)胎盘脐带因素

单脐动脉、帆状胎盘、轮廓状胎盘、副叶胎盘、小胎盘、胎盘嵌合体等是FGR的高危因素。此外,慢性部分胎盘早剥、广泛性梗死或绒毛膜血管瘤均可造成胎儿生长受限。

二、临床表现及分类

(一)正常的胎儿生长

正常的胎儿生长反映了胎儿遗传生长潜能与胎儿、胎盘和母体健康调节的相互作用。胎儿生长过程包含3个连续且有些许重叠的阶段。第1个阶段是细胞增生阶段,包括了妊娠的前16周。第2个阶段被认为是细胞增生和增大并存的阶段,发生在妊娠第16～32周,涉及细胞大小和数量的增加。第3个也是最后一个阶段,被称为细胞增大阶段,发生在妊娠第32周至足月期间,且特征为细胞大小迅速增加。

(二)异常的胎儿生长

上述的正常生长模式形成FGR临床分类的基础。

(1)均称型FGR占生长受限胎儿的20%～30%,是指由于早期胎儿细胞增生的总体受损而导致所有胎儿器官成比例减小的一种生长模式。

(2)非均称型FGR特征是腹部尺寸(如肝脏体积和皮下脂肪组织)比头围减小得相对较多,占FGR人群剩余的70%～80%。认为非均称型胎儿生长是由胎儿适应有害环境的能力所致,即以减少非重要胎儿器官(如腹部脏器、肺、皮肤和肾脏)血供为代价重新分配血流优先供应重要的器官(如脑、心脏、胎盘)。

在美国妇产科学会(ACOG)2012年修订的关于FGR的指南中,没有进行匀称型FGR和非匀称型FGR的比较,因为这两者的差别对于病因和预后的重要性还不清楚。

三、诊断及孕期监测

(一)病史

(1)准确判断孕龄:尽管早孕期和中孕期超声推算孕龄的准确性相似,但还是推荐使用早孕期B超来推算预产期。除了早孕期B超,推荐联合使用多种方法优于单一方法来推算孕龄。如果是IVF导致的双胎,应根据胚胎种植时间来准确推算孕龄。

(2)详细询问病史,分析寻找本次妊娠过程中是否存在导致FGR的高危因素,如母体有无慢性高血压、慢性肾病、自身免疫性疾病、严重贫血等疾病史;有无接触有毒有害物质、滥用药品或毒品;有无吸烟、酗酒等。

(二)体征

根据宫高推测胎儿的大小和增长速度,确定末次月经和孕周后,产前检查测量子宫底高度,在孕28周后如连续2次宫底高度小于正常的第10百分位数时,则有FGR的可能。宫底高度是最常用的筛查胎儿大小的参数,但有1/3的漏诊率和大约1/2的误诊率,因此对于诊断FGR的价值有限。

(三)超声检查

1.B超检查

B超检查是诊断FGR的关键手段,最常用的几个参数为胎儿腹围、头围、双顶径、股骨和羊水量。测量胎儿腹围,或腹围联合头部尺寸(双顶径或头围)和/或股骨长,可以较好地估算胎儿体重。

(1)双顶径(BPD):对疑有FGR者,应动态监测胎头双顶径的生长速度,来评估胎儿的发育状况。一般来说,胎儿双顶径每周增长＜2.0 mm,或每3周增长＜4.0 mm,或每4周增长＜6.0 mm,或妊娠晚期每周增长＜1.7 mm,则应考虑有FGR的可能。

(2)腹围(AC):胎儿腹围的测量是估计胎儿大小最可靠的指标。有学者认为腹围百分位数是筛查FGR最敏感的独立指标,如果胎儿腹围在正常范围内,就可以排除FGR,其假阴性率＜10%。如果腹围或胎儿估计体重在相应孕龄的第10百分位数以下,可以诊断FGR。

(3)股骨(FL):有报道股骨长度低值仅能评价是否存在匀称型FGR。

(4)羊水量:是FGR胎儿重要的诊断和评估预后的指标。当胎儿血流重分布以保障重要脏器血液灌注时,肾脏血流量不足,胎儿尿液产生减少导致羊水量减少。77%~83%的FGR合并有超声诊断的羊水过少。但是羊水过少难以准确评估,且通常伴发FGR以外的妊娠并发症。此外,一些明显发育受限的病例羊水量反而正常。因此,没有羊水过少也不能排除FGR的诊断。

2.多普勒超声

一旦确诊FGR,应开始严密监测。每两周进行超声下胎儿估重,同时进行多普勒超声检测脐动脉血流。如条件允许,进一步检查大脑中动脉血流,静脉导管血流及脐静脉的多普勒血流征象。并依据病情需要增加检测频率。脐动脉血流多普勒检测可以有效帮助决定产科干预方法,从而降低新生儿围产期死亡率、严重疾病的发病率及对未足月生长受限胎儿的不必要引产。

(1)脐动脉:缺氧时,反映在血管多普勒超声上,最明显也是最早发生变化的是脐动脉阻力升高。脐动脉首先出现舒张末期血流降低,搏动指数(pulsatility index,PI)升高。但是,脐动脉有时太敏感,外界环境变化都可能影响其测值。因此,一次超声检测脐动脉PI值略微升高不一定表示胎儿存在缺氧,需复查与随访。严重缺氧时,出现脐动脉舒张末期血流缺失(absent end-diastolic velocity,AEDV),甚至出现反流(reversed end-diastolic velocity,REDV),REDV是胎儿状况不佳的证据。

(2)大脑中动脉:大脑中动脉阻力降低,舒张期血流量增加,反映了继发于胎儿缺氧的代偿性脑保护效应,多普勒血流检测表现为大脑中动脉PI降低。大脑中动脉与脐动脉的PI比值小于1.0,提示胎儿缺氧可能性大。大脑中动脉不如脐动脉那么过分敏感,如果测得阻力降低,很有可能是处于缺氧状态下血流重新分配的结果。

(3)静脉导管及脐静脉:随着脐动脉阻力的进行性增加,胎儿心功能受损且中心静脉压升高,从而导致静脉导管及其他大静脉中的舒张期血流减少。静脉导管a波缺失或反向或脐静脉出现搏动提示心血管系统不稳定,且是即将发生胎儿酸中毒和死亡的征象。

四、孕期处理

(一)积极寻找并尽快解除可能的病因

1.母体

(1)病史采集和体格检查:寻找与FGR相关的母体疾病,如吸烟或饮酒、母体血管疾病、抗磷脂综合征等。

(2)感染:建议行TORCH筛查,必要时可行特定的羊水病毒DNA检测。病毒感染的超声影像标志通常没有特异性,但包括脑部和/或肝脏的强回声和钙化、积水。

2.胎儿

(1)结构检查:因为重大先天性异常通常都与无法维持胎儿正常生长相关,所以推荐对所有病例进行详细的胎儿解剖结构检查。

(2)染色体检查:当FGR为早发均称型(中期妊娠)、较严重(胎儿体重<第3百分位数)、伴随有羊水过多(提示18-三体综合征)或结构异常时,建议进行胎儿染色体核型分析。

(二)动态监测胎儿宫内状况

脐动脉多普勒血流检测联合标准胎儿监护,如NST、生物物理评分或两者联合监测,与改善FGR胎儿预后有关。

(三)宫内治疗

1.卧床休息

没有证据表明卧床休息能够真正加速胎儿生长或改善生长受限胎儿的预后,却引起孕妇高凝状态导致相应并发症增加,以及孕妇过分紧张和产后恢复较慢。

2.吸氧

孕妇吸氧不能改善围生儿预后,一旦吸氧停止,胎儿氧化能力进一步恶化,长期高氧状态导致胎儿的肺功能障碍。

3.补充营养物质

营养和饮食补充策略对于预防FGR的发生无效,所以不推荐。

4.类固醇

如估计在34周前分娩FGR胎儿,产前需应用糖皮质激素,因为与改善早产儿的预后有关。

5.硫酸镁

如32周前可能分娩,硫酸镁的使用可以保护胎儿和围生儿脑神经。

6.改善胎盘血流灌注

没有证据明确药物干预有效,但从几项试验及Meta分析的累积数据来看,低剂量阿司匹林可以起到作用。相比之下,尚无证据支持注射用抗凝药物肝素的防治FGR的作用。

(四)适时终止妊娠

1.终止妊娠时机

胎儿确定为FGR后,决定分娩时间较困难,必须在胎儿死亡的危险和早产的危害之间权衡利弊。

(1)孕34周后:如果羊水量、BPP及多普勒血流检测均正常,每周监测直至37周后,并在40周前考虑分娩。如果羊水量异常(羊水指数AFI<5 cm或最大羊水深度DVP<2 cm),BPP和/或多普勒表现异常,考虑结束妊娠。

(2)孕34周前:如果胎儿监测结果保持良好,对于有脐动脉舒张末期血流缺失者应期待妊娠至34周分娩;脐动脉舒张末期血流反流者,建议在妊娠32周时分娩;脐动脉舒张末期血流降低但没有缺失或反流时,妊娠可被延迟直至37周以后。

2.终止妊娠方式

FGR不是剖宫产手术指征。选择分娩方式应从胎儿宫内状况和子宫颈成熟度两方面考虑。如果胎儿宫内情况良好,胎儿成熟,Bishop子宫颈成熟度评分≥7分,无产科禁忌证者可以经阴道分娩,但要加强产时胎心监测;如果羊水过少、胎儿窘迫、胎儿停止发育及合并其他产科指征时,应考虑剖宫产。

3.新生儿处理

FGR 儿存在缺氧容易发生胎粪吸入,故应即时处理新生儿,清理声带下的呼吸道吸出胎粪,并做好新生儿复苏抢救。及早喂养糖水以防止低血糖,并注意防止低血钙,防止感染及纠正红细胞增多症等并发症。

五、预后

如果胎儿是小于胎龄儿(SGA),但解剖结构正常且羊水量及生长速率适当,则其结局通常将是正常的体质性小新生儿。相比之下,真正的 FGR 儿围产期死亡率和并发症发病率会增加,且会对生长、发育及心血管健康产生长期影响。这些病例的并发症、发病率和死亡率受 FGR 病因、生长延迟发生、早产时的胎龄小,以及生长受限严重程度的影响。

(一)死亡率

对于估算胎儿体重小于同胎龄体重第 10 百分位数的胎儿,胎儿死亡的总体风险为 1.5%,而小于第 5 百分位数的胎儿其总体风险为 2.5%。

(二)并发症

短期并发症与低出生体重和早产有关,这些并发症包括体温调节受损、低血糖、红细胞增多症、高黏滞血症、低钙血症、高胆红素血症、感染及免疫功能受损。也有关于酸血症、呼吸暂停、呼吸窘迫、脑室内出血及坏死性小肠结肠炎的风险增加的报道。影响 FGR 胎儿出生后远期结局的主要因素有病因和畸形。Low 等随访 FGR 儿至 9~11 岁的研究发现,FGR 胎儿出生后的远期不良结局主要包括认知功能较差、神经系统发育不良、粗大肌肉运动功能较弱、低智商且书写能力差。此外,FGR 儿成年后高血压、糖尿病和冠心病等心血管和代谢性疾病发病率较高。

(三)复发风险

生育过 SGA 的女性在下次妊娠时有再次分娩 SGA 的倾向。来自荷兰的一项前瞻性全国性队列研究发现,对于第 1 次妊娠时分娩了 SGA 的女性和分娩了非 SGA 的女性,第 2 次妊娠时分娩非异常 SGA(<第 5 百分位数)的风险分别为 23% 和 3%。

六、临床特殊情况的思考和建议

FGR 的孕期监测和处理对于改善围生儿预后非常重要,但目前国内的临床处理仍存在许多经验治疗,缺乏循证医学证据,根据 2013 年 ACOG 关于 FGR 的指南,以下为 A 级证据。

(1)脐动脉多普勒血流联合标准胎儿监护,比如 NST、生物物理评分或两者联合监测,与改善 FGR 胎儿预后有关。

(2)如估计在 34 周前分娩 FGR 胎儿,产前须应用糖皮质激素,因为与改善早产儿的预后有关。

(3)如 32 周前可能分娩,硫酸镁的使用可以增加对胎儿和围生儿的脑保护。

(4)营养和饮食补充策略对于预防 FGR 的发生无效,并且不被推荐。

(李 卿)

第九节 前置胎盘

妊娠时胎盘正常附着于子宫体部的后壁、前壁或侧壁。孕28周后胎盘附着于子宫下段,其下缘甚至达到或覆盖宫颈内口,其位置低于胎先露部,称为前置胎盘。前置胎盘可致晚期妊娠大量出血而危及母儿生命,是妊娠期的严重并发症之一。分娩时前置胎盘的发生率国内报道为0.24%～1.57%,国外报道为0.3%～0.9%。

一、病因

(一)子宫内膜损伤

多次刮宫、多次分娩、产褥感染、子宫疤痕等可损伤子宫内膜,引起炎症或萎缩性病变,使子宫蜕膜血管缺陷。当受精卵着床时,因血液供给不足,为摄取足够营养而增大胎盘面积,伸展到子宫下段。前置胎盘患者中85%～90%为经产妇,疤痕子宫妊娠后前置胎盘的发生率5倍于无瘢痕子宫。

(二)胎盘异常

多胎妊娠时,胎盘较大而延伸至子宫下段,故前置胎盘的发生率较单胎妊娠高1倍。副胎盘亦可到达子宫下段或覆盖宫颈内口。

(三)受精卵滋养层发育迟缓

受精卵到达宫腔时,滋养层尚未发育到能着床的阶段,继续下移,着床于子宫下段而形成前置胎盘。

二、临床分类

按胎盘下缘与宫颈内口的关系,分为3种类型。①完全性前置胎盘:又称为中央性前置胎盘,宫颈内口全被胎盘覆盖。②部分性前置胎盘:宫颈内口部分被胎盘覆盖。③边缘性前置胎盘:胎盘下缘附着于子宫下段,但未超越宫颈内口。

胎盘下缘与宫颈内口的关系随子宫下段的逐渐伸展、宫颈管的逐渐消失、宫颈口逐渐扩张而改变。因此,前置胎盘的分类可随妊娠的继续、产程的进展而发生变化。临产前的完全性前置胎盘可因临产后宫颈口扩张而变为部分性前置胎盘。故诊断时期不同,分类也可不同,目前均以处理前最后一次检查来确定其分类。

三、临床表现

特点为妊娠晚期无痛性阴道流血,可伴有因出血多所致的症状。

(一)无痛性阴道流血

妊娠晚期或临产时,突发性无诱因、无痛性阴道流血是前置胎盘的典型症状。妊娠晚期子宫峡部逐渐拉长形成子宫下段,而临产后的宫缩又使宫颈管消失而成为产道的一部分。但附着于子宫下段及宫颈内口的胎盘不能相应的伸展,与其附着处错位而发生剥离,致血窦破裂而出血。初次出血一般不多,但也可初次即发生致命性大出血。随着子宫下段的逐渐拉长,可反复出血。

完全性前置胎盘初次出血时间较早,多发生在妊娠 28 周左右,出血频繁,出血量也较多;边缘性前置胎盘初次出血时间较晚,往往发生在妊娠末期或临产后,出血量较少;部分性前置胎盘的初次出血时间及出血量则介于以上两者之间。部分性及边缘性前置胎盘患者胎膜破裂后,若胎先露部很快下降,压迫胎盘可使出血减少或停止。

(二)贫血、休克

反复出血可致患者贫血,其程度与阴道流血量及流血持续时间呈正比。有时,一次大量出血可致孕妇休克、胎儿发生窘迫甚至死亡。有时,少量、持续的阴道流血也可导致严重后果。

(三)胎位异常

常见胎头高浮,约 1/3 患者出现胎位异常,其中以臀先露为多见。

四、诊断

(一)病史

妊娠晚期或临产后突发无痛性阴道流血,应考虑前置胎盘;了解每次出血量及出血的总量。但也有许多前置胎盘无产前出血,通过超声检查才能获得诊断。同时应询问有无多次刮宫或多次分娩史。

(二)体征

反复出血者可有贫血貌,严重时出现面色苍白、四肢发冷、脉搏细弱、血压下降等休克表现。

1.腹部体征

子宫大小与停经月份相符,子宫无压痛,但可扪及阵发性宫缩,间歇期能完全放松。可有胎头高浮、臀先露或胎头跨耻征阳性。出血多时可出现胎心异常,甚至胎心消失;胎盘附着子宫前壁时可在耻骨联合上方闻及胎盘血流杂音。

2.宫颈局部变化

一般不做阴道检查,如果反复阴道出血,怀疑宫颈阴道疾病,需明确诊断,则在备血、输液、输血或可立即手术的条件下进行阴道窥诊。严格消毒外阴后,用阴道窥器观察阴道壁有无静脉曲张、宫颈糜烂或息肉等病变引起的出血。不做阴道指检,以防附着于宫颈内口处的胎盘剥离而发生大出血。如发现宫颈口已经扩张,估计短时间可经阴道分娩,可行阴道检查。首先以一手示、中两指轻轻行阴道穹隆部扪诊,如感觉手指与胎先露之间有较厚的软组织,应考虑前置胎盘,如清楚感觉为胎先露,则可排除前置胎盘;然后,可轻轻触摸宫颈内有无胎盘组织,确定胎盘下缘与宫颈内口的关系。如为血块则易碎。若触及胎膜并决定阴道分娩时,可刺破胎膜,使羊水流出,胎先露部下降压迫胎盘而减少出血。怀疑前置胎盘时禁止行肛门检查,因肛门检查不能明确诊断,反而可加重前置胎盘剥离而导致大出血。

(三)辅助检查方法

1.B 超检查

B 超可清楚地显示子宫壁、宫颈、胎先露部及胎盘的关系,为目前诊断前置胎盘最有效的方法,准确率在 95% 以上。超声诊断前置胎盘还要考虑孕龄。中期妊娠时胎盘占据宫壁一半面积,邻近或覆盖宫颈内口的机会较多,故有半数胎盘位置较低。晚期妊娠后,子宫下段形成及向上扩展成宫腔的一部分,大部分胎盘上移而成为正常位置胎盘。附着于子宫后壁的前置胎盘容易漏诊,因为胎先露遮挡或腹部超声探测深度不够。经阴道彩色多普勒检查可以减少漏诊,而且安全、准确。

2.磁共振成像检查

磁共振成像检查可用于确诊前置胎盘。

3.产后检查胎盘胎膜

产后应检查胎盘有无形态异常,有无副胎盘。胎盘边缘见陈旧性紫黑色血块附着处即为胎盘前置部分;胎膜破口距胎盘边缘在 7 cm 以内,则为边缘性或部分性前置胎盘。

五、对孕妇、胎儿的影响

(一)产时、产后出血

附着于子宫前壁的前置胎盘行剖宫产时,如子宫切口无法避开胎盘,则出血明显增多。胎儿分娩后,子宫下段肌肉收缩力较差,附着的胎盘不易剥离。即使剥离后因开放的血窦不易关闭而常发生产后出血。

(二)植入性胎盘

前置胎盘偶可合并胎盘植入。由于子宫下段蜕膜发育不良,胎盘绒毛可植入子宫下段肌层,使胎盘剥离不全而发生大出血。有时须切除子宫而挽救产妇生命。

(三)贫血及感染

产妇出血,贫血而体弱,加上胎盘剥离面又靠近宫颈内口,容易发生感染。

(四)围生儿预后不良

出血量多可致胎儿缺氧或宫内窘迫。有时因大出血而须提前终止妊娠,新生儿病死率高。

六、处理

原则是抑制宫缩、止血、纠正贫血及预防感染。根据出血量、休克程度、妊娠周数、胎儿是否存活而采取相应的处理。

(一)期待疗法

期待疗法适用于出血不多或无产前出血者、生命体征平稳、胎儿存活、胎龄＜36 周、胎儿体重不足 2 300 g 的孕妇。在孕妇安全的前提下,继续延长胎龄,以期提高围生儿的存活率。若无阴道流血,在妊娠 34 周前可以不必住院,但要定期超声检查,了解胎盘与宫颈内口的关系;一旦出现阴道流血,就要住院治疗。期待疗法应在备血、有急诊手术条件下进行,并用 B 超连续监护胎盘迁移情况及胎儿宫内安危状态,一旦出血增多,应立即终止妊娠。期待疗法具体如下。

1.绝对卧床休息

左侧卧位,定时吸氧(每天吸氧 3 次,每次 20～30 分钟)。禁止性生活、阴道检查、肛门检查、灌肠及任何刺激,保持孕妇良好情绪,适当应用地西泮等镇静剂。备血及做好急诊手术准备。

2.抑制宫缩

子宫收缩可致胎盘剥离而引起出血增多,可用硫酸镁、利托君、沙丁胺醇、硝苯地平等药物抑制宫缩。密切监护胎儿宫内生长情况,＞32 孕周妊娠者,可给予地塞米松 10 mg 静脉或肌内注射,每天 2 次,连用 2～3 天,以促进胎儿肺成熟。急需时可羊膜腔内一次性注射。

3.纠正贫血

视贫血严重程度补充铁剂,或少量多次输血。

4.预防感染

可用广谱抗生素预防感染。

(二)终止妊娠

1.剖宫产

完全性前置胎盘须以剖宫产终止妊娠。近年来,对部分性及边缘性前置胎盘亦倾向剖宫产分娩。终止妊娠的时间选择在前置胎盘的处理中十分重要,对于无阴道流血的前置胎盘,尽量延长孕周至足月后终止妊娠;若有少量阴道流血,完全性前置胎盘可在孕36周后、部分性及边缘性前置胎盘可在孕37周后终止妊娠;若阴道流血量较多,胎肺不成熟者,可经短时间促肺成熟后终止妊娠;一旦前置胎盘发生严重出血而危及孕妇生命安全时,不论胎龄大小均应立即剖宫产。

术前应积极纠正休克、备血、输液。子宫切口视胎盘位置而定。胎盘附着于子宫下段前壁时,进腹后往往可见下段部位血管充盈或怒张,做子宫切口时应尽可能避开,或先行血管结扎,采用子宫下段偏高纵切口或体部切口,推开胎盘边缘后破膜,娩出胎儿。但应避免纵切口向下延伸而撕裂膀胱,更不主张撕裂胎盘而娩出胎儿。后壁前置胎盘可选择子宫下段横切口。

胎儿娩出后,立即以缩宫素20 U或麦角新碱0.2～0.4 mg子宫肌壁内及子宫下段肌壁内注射,以加强子宫收缩,并徒手剥离胎盘。胎盘剥离后,子宫下段胎盘附着面往往不易止血,可用热盐水纱垫直接压迫,也可在吸收性上放置凝血酶压迫出血处,或用可吸收线8字缝合血窦、双侧子宫动脉或髂内动脉结扎、髂内动脉栓塞及宫腔内纱条填塞等方法止血。如无效或合并胎盘植入,可行子宫全切除术或子宫次全切除术(应完全切除胎盘附着的出血处)。

2.阴道分娩

适用于边缘性前置胎盘、出血不多、头先露、无头盆不称及胎位异常,且宫颈口已开大、估计短时间内分娩者。可在备血、输液条件下人工破膜,并加强宫缩促使胎头下降压迫胎盘而止血。一旦产程停滞或阴道流血增多,应立即剖宫产结束分娩。

(三)紧急转送

如无输血、手术等抢救条件时,应立即在消毒下阴道填塞纱布、腹部加压包扎,由医务人员亲自护送至附近有条件的医院治疗。

(李 卿)

第十节 胎 盘 早 剥

妊娠20周后或分娩期,正常位置的胎盘于胎儿娩出前,全部或部分从子宫壁剥离,称为胎盘早剥。它是晚期妊娠严重的并发症之一。由于其起病急、发展快,处理不当可威胁母儿生命。发生率的高低还与产后是否仔细检查胎盘有关,有些轻型胎盘早剥患者症状不明显,易被忽略。

一、病因

发病机制尚不完全清楚,但下列情况时胎盘早剥发病率增高。

(一)孕妇血管病变

胎盘早剥多发生于子痫前期、子痫、慢性高血压及慢性肾脏疾病的孕妇。当这类疾病引起全身血管痉挛及硬化时,子宫底蜕膜也可发生螺旋小动脉痉挛或硬化,引起远程毛细血管缺血坏死而破裂出血,血液流至底蜕膜层与胎盘之间,并形成血肿,导致胎盘从子宫壁剥离。

(二)机械因素

腹部外伤或直接被撞击、性交、外倒转术等都可诱发胎盘早剥。羊水过多时突然破膜,或双胎分娩时第一胎儿娩出过快,使宫内压骤减,子宫突然收缩而导致胎盘早剥。临产后胎儿下降,脐带过短使胎盘自子宫壁剥离。

(三)子宫静脉压升高

仰卧位低血压综合征时,子宫压迫下腔静脉使回心血量减少,子宫静脉淤血使静脉压升高,导致蜕膜静脉床淤血或破裂而发生胎盘剥离。

(四)其他

高龄孕妇、经产妇易发生胎盘早剥;不良生活习惯如吸烟、酗酒及吸食可卡因等也是国外发生率增高的原因;胎盘位于子宫肌瘤部位易发生胎盘早剥。

二、病理变化

胎盘早剥的主要病理变化是底蜕膜出血,形成血肿,使该处胎盘自子宫壁剥离。如剥离面小,血液很快凝固而出血停止,临床可无症状或症状轻微。如继续出血,胎盘剥离面也随之扩大,形成较大的胎盘后血肿,血液可冲开胎盘边缘及胎膜经宫颈管流出,表现为外出血,称为显性剥离。如胎盘边缘或胎膜与子宫壁未剥离,或胎头进入骨盆入口压迫胎盘下缘,使血液积聚于胎盘与子宫壁之间而不能外流,故无阴道流血,称为隐性剥离。由于血液不能外流,胎盘后出血越积越多,可致子宫底升高,当出血达到一定程度,压力增大,血液冲开胎盘边缘和胎膜经宫颈管流出,即为混合性出血。有时胎盘后血液可穿破羊膜而溢入羊膜腔,形成血性羊水。

胎盘早剥尤其是隐性剥离时,胎盘后血肿增大及压力增加,使血液浸入子宫肌层,引起肌纤维分离、断裂及变性,称为子宫胎盘卒中。当血液经肌层浸入浆膜层时,子宫表面可见蓝紫色瘀斑,以胎盘附着处为明显;偶尔血液也可渗入阔韧带、输卵管系膜,或经输卵管流入腹腔。卒中后的子宫收缩力减弱,可发生大量出血。

严重的早剥胎盘,剥离处的胎盘绒毛及蜕膜释放大量组织凝血活酶,进入母体血液循环后激活凝血系统,而导致弥散性血管内凝血(DIC),在肺肾等器官内形成微血栓,引起器官缺氧及功能障碍。DIC 继续发展可激活纤维蛋白溶解系统,产生大量纤维蛋白原降解产物(FDP),引起继发性纤溶亢进。由于凝血因子的大量消耗及高浓度 FDP 的生成,最终导致严重的凝血功能障碍。

三、临床表现及分类

国内外对胎盘早剥的分类不同。国外分为Ⅰ、Ⅱ、Ⅲ度,国内则分为轻、重两型。我国的轻型相当于 SherⅠ度,重型则包括 SherⅡ、Ⅲ度。

(一)轻型

轻型以外出血为主,胎盘剥离面不超过胎盘面积的 1/3,体征不明显。主要症状为较多量的阴道流血,色暗红,无腹痛或伴轻微腹痛,贫血体征不明显。子宫软,无压痛或胎盘剥离处有轻压痛,宫缩有间歇,子宫大小与妊娠月份相符,胎位清楚,胎心率多正常。部分病例仅靠产后检查胎盘,发现胎盘母体面有陈旧凝血块及压迹而得以确诊。

(二)重型

重型常为内出血或混合性出血,胎盘剥离面一般超过胎盘面积的 1/3,伴有较大的胎盘后血肿,多见于子痫前期、子痫,主要症状为突发的持续性腹痛,腰酸及腰背痛。疼痛程度与胎盘后积血多少呈正相关,严重时可出现恶心、呕吐、出汗、面色苍白、脉搏细弱、血压下降等休克征象。临床表现的严重程度与阴道流血量不相符。子宫硬如板状,压痛,尤以胎盘剥离处最明显,但子宫后壁胎盘早剥时压痛可不明显。子宫往往大于妊娠月份,宫底随胎盘后血肿的增大而增高,子宫多处于高张状态,如有宫缩则间歇期不能放松,故胎位触不清楚。如剥离面超过胎盘面积的1/2,由于缺氧,常常胎心消失,胎儿死亡。重型患者病情凶猛,可很快出现严重休克、肾功能异常及凝血功能障碍。

四、辅助检查

(一)B超检查

B超检查可协助了解胎盘种植部位及胎盘早剥的程度,并可明确胎儿大小及存活情况。超声声像图显示胎盘与子宫壁间有边缘不清楚的液性暗区即为胎盘后血肿,血块机化时,暗区内可见光点反射。如胎盘绒毛膜板凸入羊膜腔,表明血肿较大。有学者认为,超声诊断胎盘早剥的敏感性仅15%左右,即使阴性也不能排除胎盘早剥,但可排除前置胎盘。

(二)实验室检查

了解贫血程度及凝血功能。可行血常规、尿常规及肝、肾功能等检查。重症患者应做以下试验:①DIC筛选试验,包括血小板计数、血浆凝血酶原时间、血浆纤维蛋白原定量。②纤溶确诊试验,包括凝血酶时间、副凝试验和优球蛋白溶解时间。③情况紧急时,可行血小板计数,并用全血凝块试验监测凝血功能,并可粗略估计血纤维蛋白原含量。

五、诊断

结合病史、临床症状及体征可作出临床诊断。轻型患者临床表现不典型时,可结合B超检查判断。重型患者出现典型临床表现时诊断较容易,关键应了解病情严重程度,了解有无肝、肾功能异常及凝血功能障碍,并与以下晚期妊娠出血性疾病进行鉴别。

(一)前置胎盘

往往为无痛性阴道流血,阴道流血量与贫血程度呈正比,通过B超检查可以鉴别。

(二)先兆子宫破裂

应与重型胎盘早剥相鉴别。可有子宫瘢痕史,常发生在产程中,由于头盆不称、梗阻性难产等使产程延长或停滞。子宫先兆破裂时,患者宫缩强烈,下腹疼痛拒按,胎心异常,可有少量阴道流血,腹部可见子宫病理缩复环,伴血尿。

六、治疗

(1)纠正休克立即面罩给氧,快速输新鲜血和血浆补充血容量及凝血因子,以保持血细胞比容≥0.30,尿量>30 mL/h。

(2)了解胎儿宫内安危状态、胎儿是否存活。

(3)及时终止妊娠胎盘早剥后,由于胎儿未娩出,剥离面继续扩大,出血可继续加重,并发肾衰竭及DIC的危险性也更大,严重危及母儿的生命。因此,确诊后应立即终止妊娠,娩出胎儿以控制子宫出血。①剖宫产:适用于重型胎盘早剥,估计不可短期内分娩者;即使是轻型患者,出现胎儿窘迫而需抢救胎儿者;病情急剧加重,危及孕妇生命时,不管胎儿存活与否,均应立即行剖宫产。此外,有产科剖宫产指征、或产程无进展者也应剖宫产终止。术前应常规检查凝血功能,并备足新鲜血、血浆和血小板等。术中娩出胎儿和胎盘后,立即以双手按压子宫前后壁,用缩宫素 20 U 静脉推注、再以 20 U 子宫肌内注射,多数可以止血。如子宫不收缩或有严重的子宫胎盘卒中而无法控制出血时,应快速输入新鲜血及凝血因子,并行子宫切除术。②阴道分娩:轻型患者,全身情况良好,病情较稳定,出血不多,且宫颈口已开大,估计能在短时间内分娩者,可经阴道分娩。先行人工破膜使羊水缓慢流出,减少子宫容积,以腹带紧裹腹部加压,使胎盘不再继续剥离。如子宫收缩乏力,可使用缩宫素加强宫缩以缩短产程。产程中应密切观察心率、血压、宫底高度、阴道流血量及胎儿宫内情况,一旦发现病情加重或出现胎儿窘迫征象,或产程进展缓慢,应剖宫产结束分娩。

胎盘早剥患者易发生产后出血,产后应密切观察子宫收缩、宫底高度、阴道流血量及全身情况,加强宫缩剂的使用,并警惕 DIC 的发生。

(4)凝血功能异常的处理。①补充血容量和凝血因子:大量出血可导致血容量不足及凝血因子的丧失,输入足够的新鲜血液可有效补充血容量及凝血因子。10 U 新鲜冰冻血浆可提高纤维蛋白原含量 1 g/L。无新鲜血液时可用新鲜冰冻血浆替代,也可输入纤维蛋白原 3~6 g,基本可以恢复血纤维蛋白原水平。血小板计数减少时可输入血小板浓缩液。经过以上处理而尽快终止妊娠后,凝血因子往往可恢复正常。②肝素:是有效的抗凝剂,可阻断凝血过程,防止凝血因子及血小板的消耗,宜在血液高凝状态下尽早使用,禁止在有显著出血倾向或纤溶亢进阶段使用。③抗纤溶治疗:当 DIC 处于血液不凝固而出血不止的纤溶阶段时,可在肝素化和补充凝血因子的基础上应用抗纤溶药物治疗。临床常用药物有抑肽酶、氨甲环酸、氨基己酸、氨甲苯酸等。

(5)防止肾衰竭患者出现少尿(尿量<17 mL/h)或无尿(尿量<100 mL/24 h)时应诊断肾衰竭,可用呋塞米 40 mg 加入 25% 葡萄糖液 20 mL 中静脉推注,或用 20% 甘露醇 250 mL 快速静脉滴注,必要时可重复应用,一般多在 1~2 天恢复。如尿量仍不见增多,或出现氮质血症、电解质紊乱、代谢性酸中毒等严重肾衰竭时,可行血液透析治疗。

(李　卿)

第八章 妊娠合并症

第一节 妊娠期高血压疾病

妊娠期高血压疾病是妊娠期特有的疾病,包括妊娠期高血压、子痫前期、子痫、慢性高血压并发子痫前期及慢性高血压。其中妊娠高血压、子痫前期和子痫以往统称为妊娠高血压综合征、妊娠中毒征、妊娠尿毒症等。我国发病率为9.4%,国外报道7%~12%。本病以妊娠20周后高血压、蛋白尿、水肿为特征,并伴有全身多脏器的损害;严重患者可出现抽搐、昏迷、脑出血、心力衰竭、胎盘早剥和弥散性血管内凝血,甚至死亡。该病严重影响母婴健康,是孕产妇和围生儿发病及死亡的主要原因之一。

一、病因和发病机制

至今尚未完全阐明。国内外大部分的研究集中在子痫前期-子痫的病因和发病机制。目前认为子痫前期-子痫的发病起源于胎盘病理生理改变,进一步导致全身血管内皮细胞损伤,后者引起子痫前期的一系列临床症状。子痫前期-子痫的发病机制可能与遗传易感性、免疫适应不良、胎盘缺血和氧化应激反应有关。

(一)遗传易感性学说

子痫前期的遗传易感性学说是基于临床流行病学调查的结果:①子痫前期患者的母亲、女儿、姐妹,甚至祖母和孙女患病的风险升高,而具有相似生活环境的非血缘女性亲属(如妯娌等)的风险无明显改变。②子痫前期妊娠出生的女儿将来发生子痫前期的风险高于正常血压时出生的姐妹。③具有相同遗传物质的单卵双胎女性都发生子痫前期的概率远远高于双卵双胎女性;当然,并不是所有的单卵双胎女性在妊娠时都出现相同的子痫前期,提示胎儿的基因型或环境因素也在子痫前期易感性中发挥作用。④来自胎儿或父系的遗传物质亦可导致子痫前期,如胎儿染色体异常,或父系原因所致的完全性葡萄胎等均与子痫前期明显相关。⑤多次妊娠妇女在更换性伴侣后,特别是性伴侣的母亲曾患子痫前期,该妇女再次发生子痫前期的可能性显著增加。

虽然子痫前期的遗传易感性学说得到普遍接受,但是,其遗传方式尚未定论。有人认为子痫前期是女性单基因常染色体隐性遗传或显性基因的不完全外显;胎儿的基因型也可能发挥十分重要的作用。也有人提出更加复杂的多基因遗传模式:母亲多个的基因、胎儿基因(父源性)及环境因素之间的相互作用的结果;某些基因同时作用于母体和胎儿,同时受到环境因素的调节。在这种观点的支持下,人们通过基因组的方法筛查到一些与子痫前期发生有关的基因位点,但目前尚不足以充分解释疾病的发生,有待进一步研究。

(二)免疫适应不良学说

子痫前期被认为可能是母体的免疫系统对滋养层父系来源的抗原异常反应的结果。子痫前期的免疫适应不良学说的流行病学证据主要有以下几方面:①在第一次正常妊娠后,子痫前期的风险明显下降。②改变性伴侣后,这种多次妊娠的效应消失。③流产和输血具有预防子痫前期的作用。④通过供卵或捐精的妊娠易发生子痫前期。

该学说的免疫学证据:①子痫前期患者体内的抗血管内皮细胞抗体、免疫复合物和补体增加。②补体和免疫复合物沉积在子宫螺旋动脉、胎盘、肝脏、肾脏和皮肤。③Th1/Th2失衡。④T细胞受体CD3抑制能力减低。⑤炎性细胞因子增加等。子痫前期患者普遍发生免疫异常,但尚不能确定这些异常改变间因果关系。蜕膜的免疫活性细胞释放某些介质作用于血管内皮细胞,有关介质包括弹性蛋白酶、α-组织坏死因子、白细胞介素。这些介质在子痫前期孕妇血液和羊水中的浓度明显升高,并且对血管内皮细胞起作用。

(三)胎盘缺血学说

在正常妊娠过程,胎盘滋养细胞侵入子宫蜕膜有2个时期:第一时期为妊娠早期的受精卵种植过程;第二时期为在妊娠早中期(14~16周)。合体滋养细胞侵入子宫螺旋动脉,重铸血管,使螺旋动脉总的横截面积比非孕期增加4~6倍,胎盘的血流量增加。在子痫前期-子痫患者中,第二时期的滋养细胞侵入和螺旋动脉重铸不足,螺旋动脉总横截面积仅为正常妊娠的40%,胎盘灌注不足,处于相对缺氧状态。

目前,至少有两种理论解释胎盘缺血后导致血管内皮细胞损伤的过程。一种理论认为子痫前期患者的合体滋养层微绒毛膜的退化可导致血管内皮细胞损伤,并抑制其增生。另一种理论则强调胎盘缺血后氧化应激反应增强使血管内皮细胞发生损伤。当灌注器官的血流量减少,但血氧浓度正常时,局部的氧化应激反应可形成活性氧(如超氧自由基)。如果孕妇存在脂代谢异常、高半胱氨酸血症或抗氧化剂缺乏时,降低胎盘的血流量使局部缺氧,进一步导致血管内皮细胞损伤和引起子痫前期的临床表现。

(四)氧化应激学说

妊娠使能量的需求增加,导致整个妊娠期孕妇血液中的极低密度脂蛋白浓度升高。在子痫前期患者发病前(妊娠5~20周),孕妇血浆中的游离脂肪酸浓度就开始升高,血浆清蛋白的保护作用减弱,使脂肪以甘油三酯的形式集聚在血管内皮细胞上。根据氧化应激学说,缺氧胎盘的局部氧化应激反应转移到孕妇全身的体循环系统,导致全身血管内皮细胞的氧化应激能力损伤。氧化应激反应产生的不稳定的活性氧沉积于血管内皮下,产生相对稳定的脂质过氧化物,这些物质进一步损伤血管内皮细胞的结构和功能。虽然在正常妊娠中也存在脂质过氧化物增加,但可以通过同步增加的抗氧化作用抵消,氧化-抗氧化作用仍维持平衡;在子痫前期的患者中,抗氧化作用相对减弱,氧化作用占优势,导致血管内皮细胞损伤。

以上4种学说都是从某个侧面反映了子痫前期-子痫的发病过程,这种分类不是排他的,事实上是相互作用的。目前,似乎没有一个遗传基因能够准确地反映子痫前期-子痫的易感性,而是一组基因决定了母体的易感性,这组基因可能表现为其他三个发病机制中某些关键物质的遗传信息发生改变。子痫前期-子痫患者的免疫反应异常和螺旋动脉狭窄是胎盘发生病变的基础,进一步导致器官微环境的氧化应激反应。

二、高危因素

流行病学调查发现如下高危因素：初产妇、孕妇年龄<18岁或>40岁、多胎妊娠、妊娠期高血压疾病史及家族史、慢性高血压、慢性肾炎、抗磷脂综合征、糖尿病、血管紧张素基因T_{235}阳性、营养不良及低社会经济状况均与子痫前期-子痫发病风险增加密切相关。

三、病理生理变化

全身小动脉痉挛是子痫前期-子痫的基本病变。由于小动脉痉挛，外周阻力增大，血管内皮细胞损伤，通透性增加，体液及蛋白渗漏，表现为血压升高、水肿、蛋白尿及血液浓缩。脑、心、肺、肝、肾等重要脏器严重缺血可导致心、肝及肾衰竭，肺水肿及脑水肿，甚至抽搐、昏迷；胎盘梗死，出血而发生胎盘早剥及胎盘功能减退，危及母儿安全；血小板、纤维素沉积于血管内皮，激活凝血过程，消耗凝血因子，导致DIC。

四、重要脏器的病理生理变化

(一)脑

脑血管痉挛，通透性增加，导致脑水肿、充血、缺血、血栓形成及出血等。轻度患者可出现头痛、眼花、恶心、呕吐等；严重者发生视力下降，甚至视盲，感觉迟钝、混乱，个别患者可出现昏迷，甚至发生脑疝。

(二)肾脏

肾血管痉挛，肾血流量和肾小球滤过率均下降。病理表现为肾小球扩张、血管内皮细胞肿胀、纤维素沉积于血管内皮细胞下或肾小球间质；严重者肾皮质坏死，肾功能损伤将不可逆转。蛋白尿的多少标志着肾功能损害程度；进一步出现低蛋白血症，血浆肌酐、尿素氮、尿酸浓度升高，少尿等；少数可致肾衰竭。

(三)肝脏

子痫前期可出现肝脏缺血、水肿，肝功能异常。表现为肝脏轻度肿大，血浆中各种转氨酶和碱性磷酸酶升高，以及轻度黄疸。严重者门静脉周围坏死，肝包膜下血肿形成，亦可发生肝破裂，危及母儿生命，临床表现为持续右上腹疼痛。

(四)心血管

血管痉挛，血压升高，外周阻力增加，心肌收缩力和射血阻力（即心脏后负荷）增加，心排血量明显减少，心血管系统处于低排高阻状态。血管内皮细胞损伤，血管通透性增加，血管内液进入细胞间质，导致心肌缺血、间质水肿、心肌点状出血或坏死。肺血管痉挛，肺动脉高压，易发生肺水肿，严重时导致心力衰竭。

(五)血液

1.容量

子痫前期-子痫患者的血液浓缩，血容量相对不足，表现为红细胞比容升高。主要原因：①血管痉挛收缩，血压升高，血管壁两侧的压力梯度增加。②血管内皮细胞损伤，血管壁渗透性增加。③由于大量的蛋白尿导致低蛋白血症，血浆的胶体渗透压降低。当血细胞比容下降时多合并贫血或红细胞受损或溶血。

2.凝血

子痫前期-子痫患者存在广泛的血管内皮细胞损伤,启动外源性或内源性的凝血机制,表现为凝血因子缺乏或变异所致的高凝血状态。严重者可出现微血管病性溶血,并伴有红细胞破坏的表现,即碎片状溶血,其特征为溶血、破裂红细胞、球形红细胞、网状红细胞增多及血红蛋白尿。血小板减少($<100\times10^9$/L)、肝酶升高、溶血,反映了疾病严重损害了凝血功能。

(六)子宫胎盘血流灌注

绒毛浅着床及血管痉挛导致胎盘血流的灌流量下降;胎盘螺旋动脉呈急性的粥样硬化,血管内皮细胞脂肪变性,管壁坏死,管腔狭窄,易发生不同程度的胎盘梗死;胎盘血管破裂,可导致胎盘早剥。胎盘功能下降可导致胎儿生长受限、胎儿窘迫、羊水过少,严重者可致死胎。

五、临床表现

典型临床表现为妊娠20周后出现高血压、水肿、蛋白尿。视病变程度不同,轻者可无症状或有轻度眩晕,血压轻度升高,伴水肿或轻微蛋白尿;重者出现头痛、眩晕、恶心、呕吐、持续性右上腹疼痛等,血压明显升高,蛋白尿增多,水肿明显;甚至昏迷、抽搐。

六、诊断

根据病史、临床表现、体征及辅助检查即可作出诊断,同时应注意有无并发症及凝血机制障碍。

(一)病史

有本病的高危因素及上述临床表现,特别应询问有无头痛、视力改变、上腹不适等。

(二)高血压

至少出现两次血压升高且均≥12.0/18.7 kPa(90/140 mmHg),其间隔时间≥6小时才能确诊。血压较基础血压升高2.0~4.0 kPa(15~30 mmHg),但<12.0/18.7 kPa(90/140 mmHg),不作为诊断依据,须密切观察。

(三)尿蛋白

由于在24小时内尿蛋白的浓度波动很大,单次尿样检查可能导致误差。应留取24小时尿做定量检查;也可取中段尿测定,避免阴道分泌物污染尿液,造成误诊。

(四)水肿

一般为凹陷性水肿,自踝部开始,逐渐向上延伸,经休息后不缓解。水肿局限于膝以下为"+",延及大腿为"++",延及外阴及腹壁为"+++",全身水肿或伴有腹水为"++++"。同时应注意体重异常增加,若孕妇体重每周突然增加0.5 kg以上,或每月增加2.7 kg以上,表明有隐形水肿存在。

(五)辅助检查

1.血液检查

包括全血细胞计数、血红蛋白含量、血细胞比容、血黏度、凝血功能,根据病情轻重可多次检查。

2.肝、肾功能测定

肝细胞功能受损可致 ALT、AST 升高。患者可出现清蛋白缺乏为主的低蛋白血症,白/球蛋白倒置。肾功能受损时,血清肌酐、尿素氮、尿酸升高,肌酐升高与病情严重程度相平行。尿酸在慢性高血压患者中升高不明显,因此,可用于本病与慢性高血压的鉴别诊断。重度子痫前期与子痫应测定电解质与二氧化碳结合力,以便及早发现并纠正酸中毒。

3.尿液检查

应测尿比重、尿常规。尿比重≥1.020提示尿液浓缩,尿蛋白(+)时尿蛋白含量约300 mg/24 h;当尿蛋白(+++)时尿蛋白含量5 g/24 h。尿蛋白检查在严重妊娠期高血压疾病患者应每两天一次或每天检查。

4.眼底检查

通过眼底检查可以直接观察到视网膜小动脉的痉挛程度,是子痫前期-子痫严重程度的重要参考指标。子痫前期患者可见视网膜动静脉比值1∶2以上、视盘水肿、絮状渗出或出血,严重时可发生视网膜剥离。患者可出现视物模糊或视盲。

5.损伤性血流动力学监测

当子痫前期-子痫患者伴有严重的心脏病、肾脏疾病、难以控制的高血压、肺水肿及不能解释的少尿时,可以监测孕妇的中心静脉压或肺毛细血管楔压。

6.其他检查

心电图、超声心动图可了解心功能,疑有脑出血可行CT或MRI检查。同时常规检查胎盘功能、胎儿宫内安危状态及胎儿成熟度检查。

七、处理

妊娠期高血压疾病治疗的基本原则是镇静、解痉、降压、利尿,适时终止妊娠。病情程度不同,治疗原则略有不同:①妊娠期高血压一般采用休息、镇静、对症等处理后,病情可得到控制,若血压升高,可予以降压治疗。②子痫前期除了一般处理,还要进行解痉、降压等治疗,必要时终止妊娠。③子痫需要及时控制抽搐的发作,防治并发症,经短时间控制病情后及时终止妊娠。④妊娠合并慢性高血压以降血压为主。

(一)一般处理

1.休息

对于轻度的妊娠高血压可住院也可在家治疗,但子痫前期患者建议住院治疗。保证充足的睡眠,取左侧卧位,每天休息不少于10小时。左侧卧位可减轻子宫对腹主动脉、下腔静脉的压迫,使回心血量增加,改善子宫胎盘的血供。左侧卧位24小时可使舒张压降低1.3 kPa(10 mmHg)。

2.密切监护母儿状态

应询问孕妇是否出现头痛、视力改变、上腹不适等症状。每天测体重及血压,每天或隔天复查尿蛋白。定期监测血压、胎儿发育状况和胎盘功能。

3.间断吸氧

可增加血氧含量,改善全身主要脏器和胎盘的氧供。

4.饮食

应包括充足的蛋白质、热量,不限盐和液体,但对于全身水肿者应适当限制盐的摄入。

(二)镇静

轻度患者一般不需要药物治疗,对于精神紧张、焦虑或睡眠欠佳者可给予镇静剂。对于重度的子痫前期或子痫患者,需要应用较强的镇静剂,防治子痫发作。

1.地西泮

具有较强的镇静、抗惊厥、肌肉松弛作用,对胎儿及新生儿的影响较小。用法:2.5～5.0 mg 口服,每天 3 次,或 10 mg 肌内注射或静脉缓慢注射(＞2 分钟)。

2.冬眠药物

冬眠药物可广泛抑制神经系统,有助于解痉降压,控制子痫抽搐。用法:①哌替啶 100 mg,氯丙嗪 50 mg,异丙嗪 50 mg 加入 10％葡萄糖 500 mL 内缓慢静脉滴注。②紧急情况下,可将三种药物的 1/3 量加入 25％葡萄糖液 20 mL 缓慢静脉推注(＞5 分钟),余 2/3 量加入 10％葡萄糖 250 mL 静脉滴注。由于氯丙嗪可使血压急骤下降,导致肾及子宫胎盘血供减少、胎儿缺氧,且对母儿肝脏有一定的损害作用,现仅应用于硫酸镁治疗效果不佳者。

3.其他镇静药物

苯巴比妥、异戊巴比妥、吗啡等具有较好的抗惊厥、抗抽搐作用,可用于子痫发作时控制抽搐及产后预防子痫发作。由于该药可致胎儿呼吸抑制,分娩 6 小时前慎用。

(三)解痉

治疗子痫前期和子痫的主要方法,可以解除全身小动脉痉挛,缓解临床症状,控制和预防子痫的发作。首选药物为硫酸镁,其作用机制:①抑制运动神经末梢与肌肉接头处钙离子和乙酰胆碱的释放,阻断神经肌肉接头间的信息传导,使骨骼肌松弛;②降低中枢神经系统兴奋性及脑细胞的耗氧量,降低血压,抑制抽搐发生;③降低机体对血管紧张素Ⅱ的反应;④刺激血管内皮细胞合成前列环素,抑制内皮素合成,从而缓解血管痉挛状态;⑤解除子宫胎盘血管痉挛,改善母儿间血氧交换及围生儿预后。

1.用药方案

静脉给药结合肌内注射。①静脉给药:首次负荷剂量 25％硫酸镁 10 mL 加于 10％葡萄糖液 20 mL 中,缓慢静脉注入,5～10 分钟推完;继之 25％硫酸镁 60 mL 加入 5％葡萄糖液 500 mL 静脉滴注,滴速为 1～2 g/h。②根据血压情况,决定是否加用肌内注射,用法为 25％硫酸镁 20 mL 加 2％利多卡因 2 mL,臀肌深部注射,每天 1～2 次。每天总量为 25～30 g。用药过程中可监测血清镁离子浓度。

2.毒性反应

正常孕妇血清镁离子浓度为 0.75～1.00 mmol/L,治疗有效浓度为 1.7～3.0 mmol/L,若血清镁离子浓度＞3 mmol/L 即可发生镁中毒。首先表现为膝反射减弱或消失,继之出现全身肌张力减退、呼吸困难、复视、语言不清,严重者可出现呼吸肌麻痹,甚至呼吸、心跳停止,危及生命。

3.注意事项

用药前及用药过程中应注意以下事项:定时检查膝反射是否减弱或消失;呼吸不少于 16 次/分;尿量每小时不少于 25 mL 或每 24 小时不少于 600 mL;硫酸镁治疗时需备钙剂,一旦出现中毒反应,立即静脉注射 10％葡萄糖酸钙 10 mL,因钙离子与镁离子可竞争神经细胞上的受体,从而阻断镁离子的作用。肾功能不全时应减量或停用,有条件时监测血镁浓度。

(四)降压

目的为延长孕周或改变围产期结局。对于收缩压≥21.3 kPa(160 mmHg),或舒张压≥14.7 kPa(110 mmHg),或平均动脉压≥18.7 kPa(140 mmHg)者,以及原发性高血压妊娠前已用降血压药者,须应用降压药物。降压药物选择原则:对胎儿无毒副作用,不影响心每搏输出量、肾血流量及子宫胎盘灌注量,不致血压急剧下降或下降过低。

1.肼屈嗪

肼屈嗪为妊娠期高血压疾病的首选药物。主要作用于血管舒缩中枢或直接作用于小动脉平滑肌,可降低血管紧张度,扩张周围血管而降低血压,并可增加心排血量,有益于脑、肾、子宫胎盘的血流灌注。降压作用快、舒张压下降较显著。用法:每15~20分钟给药5~10 mg,直至出现满意反应,即舒张压控制在12.0~13.3 kPa(90~100 mmHg);或10~20 mg,每天2~3次口服;或40 mg加入5%葡萄糖液500 mL内静脉滴注。不良反应为头痛、心率加快、潮热等。有心脏病或心力衰竭者,不宜应用此药。

2.拉贝洛尔

拉贝洛尔受体为α、β受体阻滞剂,降低血压但不影响肾及胎盘血流量,并可对抗血小板凝集,促进胎儿肺成熟。该药显效快,不引起血压过低或反射性心动过速。静脉滴注剂量为50~100 mg加入5%葡萄糖液中静脉滴注,5天为1个疗程,血压稳定后改口服;每次100 mg,每天2~3次,2~3天后根据需要加量,常用维持量为200~400 mg,每天2次,饭后服用。总剂量<2 400 mg/d。不良反应为头皮刺痛及呕吐。

3.硝苯地平

硝苯地平为钙通道阻滞剂,可解除外周血管痉挛,使全身血管扩张,血压下降,由于其降压作用迅速,目前不主张舌下含化。用法:10 mg口服,每天3次,24小时总量<60 mg。其不良反应为心悸、头痛,与硫酸镁有协同作用。

4.尼莫地平

尼莫地平为钙通道阻滞剂,其优点在于可选择性的扩张脑血管。用法:20~60 mg口服,每天2~3次;或20~40 mg加入5%葡萄糖液250 mL中静脉滴注,每天1次,每天总量<360 mg,不良反应为头痛、恶心、心悸及颜面潮红。

5.甲基多巴

甲基多巴可兴奋血管运动中枢的α受体,抑制外周交感神经而降低血压,妊娠期使用效果较好。用法:250 mg口服,每天3次。其不良反应为嗜睡、便秘、口干、心动过缓。

6.硝普钠

硝普钠为强有力的速效血管扩张剂,扩张周围血管使血压下降。由于药物能迅速通过胎盘进入胎儿体内,并保持较高浓度,其代谢产物(氰化物)对胎儿有毒性作用,不宜在妊娠期使用。产后血压过高,其他降压药效果不佳时,方考虑使用。用法:50 mg加于5%葡萄糖液1 000 mL内,缓慢静脉滴注。用药不宜>72小时。用药期间应严密监测血压及心率。

7.肾素血管紧张素类药物

可导致胎儿生长受限、胎儿畸形、新生儿呼吸窘迫综合征、新生儿早发性高血压,妊娠期应禁用。

(五)扩容

一般不主张应用扩容剂,仅用于严重的低蛋白血症、贫血。可选用人血清蛋白、血浆和全血。

(六)利尿剂

一般不主张应用,仅用于全身性水肿、急性心力衰竭、肺水肿、血容量过多且伴有潜在性肺水肿者。常用利尿剂有呋塞米、甘露醇等。

(七)适时终止妊娠

终止妊娠是治疗妊娠期高血压疾病的有效措施。

1.终止妊娠的指征

(1)重度子痫前期患者经积极治疗 24～48 小时仍无明显好转者。

(2)重度子痫前期患者孕周已超过 34 周。

(3)重度子痫前期患者孕龄不足 34 周,但胎盘功能减退,胎儿已成熟。

(4)重度子痫前期患者孕龄不足 34 周,胎盘功能减退,胎儿尚未成熟者,可用地塞米松促胎肺成熟后终止妊娠。

(5)子痫控制后 2 小时可考虑终止妊娠。

2.终止妊娠的方式

(1)引产适用于病情控制后,宫颈条件成熟者。先行人工破膜,羊水清亮者,可给予缩宫素静脉滴注引产。第一产程应密切观察产程进展状况,保持产妇安静和充分休息。第二产程应行会阴后侧切开术、胎头吸引或低位产钳助产缩短第二产程。第三产程应预防产后出血。产程中应加强母儿安危状况和血压监测,一旦出现头昏、眼花、恶心、呕吐等症状,病情加重,立即以剖宫产结束分娩。

(2)剖宫产适用于有产科指征者,宫颈条件不成熟,不能在短时间内经阴道分娩,引产失败,胎盘功能明显减退,或已有胎儿窘迫征象者。产后子痫多发生于产后 24 小时内,最晚可在产后 10 天发生,故产后应积极处理,防止产后子痫的发生。

(八)子痫的处理

子痫是妊娠期高血压疾病最严重的阶段,是妊娠期高血压疾病所致母儿死亡的最主要原因,应积极处理。子痫处理原则为控制抽搐,纠正缺氧和酸中毒,控制血压,抽搐控制后终止妊娠。

(1)控制抽搐:①25%硫酸镁 10 mL 加于 25%葡萄糖液 20 mL 静脉推注(>5 分钟),继之用以 2 g/h 静脉滴注,维持血药浓度,同时应用有效镇静药物如地西泮,控制抽搐。②20%甘露醇 250 mL 快速静脉滴注,降低颅内压。

(2)血压过高时给予降压药。

(3)纠正缺氧和酸中毒:间断面罩吸氧,根据二氧化碳结合力及尿素氮值给予适量的 4%碳酸氢钠纠正酸中毒。

(4)终止妊娠:抽搐控制 2 小时后可考虑终止妊娠。

(5)护理:保持环境安静,避免声光刺激,吸氧,防止口舌咬伤,防止窒息,防止坠地受伤,密切观察体温、脉搏、呼吸、血压、神志、尿量(应保留导尿管监测)等。

(6)密切观察病情变化,及早发现心力衰竭、脑出血、肺水肿、HELLP 综合征、肾衰竭、DIC 等并发症,并积极处理。

(九)慢性高血压的处理

1.降压治疗指征

收缩压在 20.0～24.0 kPa(150～180 mmHg),或舒张压≥13.3 kPa(100 mmHg),或伴有高血压导致的器官损伤的表现。血压≥14.7/24.0 kPa(110/180 mmHg)时,需要静脉降压治疗,首选药物为肼屈嗪和拉贝洛尔。

2.胎儿监护

超声检查,动态监测胎儿的生长发育。NST 或胎儿生物物理监护,在妊娠 28 周开始每周一次;妊娠 32 周以后每周两次。

3.终止妊娠

对于轻度、没有并发症的慢性高血压,可足月自然分娩;若慢性高血压并发子痫前期,或伴其他的妊娠并发症(如胎儿生长受限、上胎死胎史等),应提前终止妊娠。

(冯婷婷)

第二节 妊娠合并心脏病

妊娠合并心脏病是产科领域内的高危并发症之一,研究显示,妊娠合并心脏病占所有妊娠的1%~3%,占总死亡产妇人数的10%~15%。近15年来,随着广谱抗生素的应用对链球菌感染的有效治疗,以往发病率较高的风湿性心脏病呈逐年下降趋势。此外,由于心血管病诊断水平的发展与心脏外科手术的提高,先天性心脏病女性生存至生育年龄且妊娠者逐渐增多。其他心脏病,如各类心律失常、妊娠期高血压疾病性心脏病、先兆子痫前期、围产期心肌病、肺动脉高压心力衰竭等发生率显著增加,反映了产科工作者对心脏病认识水平的提高。

一、病理生理

(一)妊娠期血流动力学变化

1.血容量增加

妊娠期血容量增加是妊娠期最主要的血流动力学改变。非孕期时血容量3 250 mL,孕6周开始血容量逐渐增加,至孕32~34周达高峰,平均增加35%~45%。

2.心排血量变化

由于妊娠期的血流动力学变化,在孕期心排血量持续增加,平均较孕前增加30%~50%,每次心搏出量增加80 mL,盆腔血流到下腔静脉的血流增加,妊娠子宫压迫下腔静脉使血回流受阻,心排血量下降。母体承担逐渐增加,从14周开始孕期心率每分钟增加10~15次。心搏出量增加在孕32~34周达高峰,平均增加30%,以侧卧位最为明显。

3.血压变化

下肢静脉压可因增大的子宫压迫而升高。仰卧位时压迫更明显,下肢静脉回流受阻,回心血量减少,可引起仰卧低血压综合征,心排血量减少1.2 L/min。

(二)分娩期及产褥期血流动力学变化

(1)分娩期又增加了相当于强体力劳动的宫缩影响,能量及氧耗均增加,更加重心脏负荷。第一产程时,子宫收缩对子宫血窦的挤压,回心血量增加,每次宫缩时有300~500 mL血液进入中心循环,使心排血量增加约20%,平均动脉压增高约10%。第二产程时除子宫收缩外,腹肌和骨骼肌都参加活动,外周循环阻力更增,当用力屏气时,肺循环压力增高,另一方面腹压加大时,使内脏血液涌向心脏,因此第二产程中,心脏负担更加重,心排血量较孕期增加60%,患有心脏病的产妇易在此阶段发生心力衰竭。第三产程胎儿娩出后子宫缩小,血窦关闭,胎盘循环停止。存在于子宫血窦内的大量血液突然进入血液循环中,使回心血急剧涌向心脏,易引起心力衰竭;另一方面,由于腹内压骤减,大量血液都淤滞于内脏血管床,回心血严重减少,造成外周循环衰竭。

(2)产褥期:产后 24～48 小时,潴留在组织内的大量液体回到体循环,又使血容量增加,再次加重心脏负担。此阶段亦是心脏病产妇易发生心力衰竭的危险时期。

(三)心脏功能改变

妊娠期间血流动力学的改变使心脏负担加重,心肌代偿性肥大以保证足够的心排血量,当心脏病存在时,由于心脏的代偿能力差,容易引起心功能不全。心率增快主要是由于心室舒张期缩短。心率过快时,心肌耗氧量增加,而心室舒张期过短,心室充盈不足,心排血量减少。心肌过度肥厚,不仅增加氧耗量,亦减弱心肌收缩力和减少心排血量,引起体循环不足而出现左心衰竭。左心衰竭又导致肺循环淤血、肺动脉高压,出现右心衰竭,体循环不足时,循环血液重新分布,肾脏血液减少最明显,其次为四肢及腹腔器官,而心脏血流减少不明显。右心衰竭时,引起全身静脉淤血,出现颈静脉怒张、肝大、肝区压痛、下垂部位甚至全身水肿。另外,左心衰竭引起左心房扩张,尤其在有心瓣膜病变如二尖瓣狭窄时更为明显。可出现房扑、房颤等心律不齐。心律不齐可加重肺淤血并促使左心房内附壁血栓形成。血栓脱落可引起脑、肾等重要器官的栓塞。

二、妊娠合并心脏病的诊断

(一)正常妊娠与妊娠合并心脏病的体征鉴别

1.正常妊娠

出现下肢水肿、过度活动后可有轻度心悸、气短,心浊音界轻度扩大,肺动脉瓣区、心尖区及锁骨下区可闻及收缩期杂音,第一心音亢进,第二心音分裂(妊娠晚期),不要误诊为心脏病。

2.妊娠合并心脏病者

(1)严重的进行性的呼吸困难,甚至表现为端坐呼吸、夜间阵发性呼吸困难。

(2)咯血。

(3)劳力性晕厥。

(4)发绀和杵状指。

(5)舒张期杂音。

(6)收缩期杂音Ⅲ度以上,粗糙而时限较长。

(7)严重的心律失常。

(8)局限性或弥漫性心界扩大。

(9)出现肺动脉高压征象。

(二)妊娠期早期心力衰竭的诊断

孕妇早期心力衰竭的症状:①轻微活动即感胸闷,气急和心悸,休息也不能恢复。②休息时心率>110 次/分,呼吸>20 次/分。③夜间睡眠中胸闷、气短憋醒无心外原因可解释。④肺底出现小水泡音,咳嗽后仍存在。⑤辅助检查:心电图异常,心脏超声见房室充盈改变。应考虑为早期心力衰竭。

三、妊娠合并心脏病的围产期监护

(一)妊娠前

心脏病多在妊娠前已发现。根据妊娠前全面的心脏病诊断结果,拟定一个周密的妊娠计划。

(1)妊娠前检查评估,是否可以妊娠及妊娠前准备:心脏病史搜集、12 导联心电图、基础运动耐力和功能检测(如有必要则行运动耐力检测)、基础超声心动图(瓣膜病变的病因和血流动力学检测、肺动脉压力检测、心室功能检测)、基础运动耐力和功能检测(如有必要则行运动耐力检测)、心脏血流动力学的稳定性、生育要求前的有效避孕、妊娠前对瓣膜修复和置换术的考虑、降低胎儿负影响的辅助药物治疗。

(2)遗传咨询:通过家族史、超声检查及染色体分析等综合来预测先心病遗传的概率。一般,单纯的、无明显血流动力影响(如房间隔缺损之类)的先心病遗传性低,而像马方综合征遗传率高达50%,艾森门格综合征遗传率高达27.7%,对于这类患者应建议避免妊娠或进行产前诊断。

(3)心脏病越复杂、越严重,并发症比例越高,胎儿早产率及病死率也越高;母体及新生儿的病死率及发病率与心功能分级密切相关。建议下列心脏病变不宜妊娠:①肺动脉高压。②未经手术治疗的严重主动脉狭窄。③严重心室功能损害(射血分数<20%)。④伴主动脉根部扩张的马方综合征。

(二)妊娠期

1.妊娠期风险评估及处理

病史采集和体检频繁认真执行,至少每3月一次;必要的无妊娠禁忌药物的选择变更;出现新症状加强产前检查频率;功能级别的改变;症状体征变化后的系列超声心动图;必要时行药物治疗、卧床休息及吸氧等措施控制症状;必要时选择合适时机行瓣膜成形术;心功能Ⅲ或Ⅳ级无法控制时行瓣膜修复或置换术。

2.心力衰竭

早期防治:扩血管(畅通血循环)、利尿(排水)、加强心脏功能(加泵)。治疗或中断发病的原因及诱因:①纠正心律失常,尤其是快速心律失常。②减轻心脏(阻力)负荷,应用血管扩张剂或间接扩张血管药,解除心内与血管梗阻使循环路径畅通。③减轻心脏前(容量)负荷,使用利尿剂和扩血管药物,解除瓣膜反流或心内、血管分流。④改善心功能,用强心苷类或其他心肌正性药物,若有心脏压塞应纠正。治疗决策的选择为了解心力衰竭的病因和诱发因素;了解发病机制,如心脏前负荷加重,抑或后负荷加重,还是前后两者均加重;掌握心脏的基本病理特点及对泵功能的估计。

3.血管扩张药物的应用

急性心力衰竭时,由于交感因子或体内诸多加压因子代偿性增高,几乎所有的患者肺小动脉及周围小血管均处于收缩或痉挛状态,使左、右心室阻碍,负荷加重,从而导致或加重心力衰竭。治疗中应用血管扩张剂或间接扩张血管药已成了首选。不论利尿或加泵(心脏正性药物),必须畅通循环通路。使用血管扩张药,畅通循环后,利尿或加泵才能达到治疗目的。对气促、胸闷、发绀等,可选用血管扩张剂或间接血管扩张药。如子痫前期、充血性心肌病引起的心力衰竭则应用血管扩张剂。扩张剂有不同类型,应用血管扩张剂或间接扩张血管药物的注意事项:①因不可逆转的梗阻引起的肺淤血,如重度二尖瓣狭窄所致的咯血,用血管扩张剂有时可加重咯血,且能使体循环有效血流量更降低,应慎用或不用。②血浆渗透压过低者,应用血管扩张剂,可使血管内液外溢于组织间隙或浆膜腔内,加重水肿,应适当提高血浆渗透压后,使用血管扩张剂,才能获得满意效果。③血管扩张剂,特别是容量血管扩张药,可使回心血量减少,暂时缓解或改善心力衰竭症状。但反复使用后,使血容量增加,而加重心力衰竭,因此,血管扩张剂、利尿剂应适当应用。

4.手术治疗

妊娠期血流动力学的改变使心脏储备能力下降,影响心脏手术后的恢复,加之术中用药及体外循环对胎儿的影响,一般不主张在妊娠期手术,尽可能在幼年、妊娠前或延至分娩后再行心脏手术。有统计称,妊娠期行开放式心脏手术可增加5%产妇病死率及33%围产期病死率,故妊娠期行心脏手术更应从安全出发。在一些极少见的情况下须行急诊手术,如主动脉壁夹层形成,由于心脏病诊断或治疗时引起的急性心脏压塞等。

妊娠期行心脏手术应同时考虑孕妇的心功能情况及胎龄两大关键因素。①孕前:心脏手术尽可能在怀孕前进行,从而降低孕产妇风险和胎死宫内的可能。②早孕至孕12周:孕期内心脏手术应尽量避免在孕12周内进行。因为此时手术既容易引起流产,又有胎儿畸形发生率高的危险。若此时心脏功能不堪妊娠重负时,宜先行人工流产终止妊娠,待非孕时进行纠正手术,心功能改善后再妊娠。③孕12周以上至胎儿基本成熟:对于此阶段孕妇,应充分尊重其知情同意权。有强烈生育要求的孕妇可以施行心脏手术,术后保胎至胎儿成熟分娩。如果患者无强烈生育要求,鉴于孕妇生理及全身血流动力学的改变对于心脏手术和术后治疗可能产生负面影响,建议在心脏手术前施行引产术或剖宫产术。④胎儿发育基本成熟后:可先行剖宫产术,根据产妇手术后情况再考虑行心脏手术,也可以再行剖宫产术的同时施行心脏手术。

(三)分娩期

分娩期处理方式原则:精湛的麻醉技术辅助快速阴道分娩;左侧卧位;有产科指征时行剖宫产;必要时行有创性检测,如左心室功能失代偿的产妇、心功能Ⅲ~Ⅳ级、重度二尖瓣狭窄、重度主动脉瓣狭窄和肺动脉高压的产妇等应做有创血流动力学监测以防肺水肿发生;药物治疗改善心脏负荷状况;肺水肿的治疗。

在分娩方式的选择上应综合评估病情,积极阴道试产,放宽剖宫产指征。①第一产程:安慰镇静产妇,密切监测指标;②第二产程:避免屏气增压,助产缩短产程;③第三产程:腹部沙袋加压,计量出血,慎重补液。

(四)产褥期

产后2~3天是发生心力衰竭的危险期。预防措施:产妇充分休息,医师密切监护,心内科医师协同诊治,严重者延长监护期。应用广谱抗生素预防感染,直至产后1周无感染征象时停药。产后出血危险很大,尤其是妊娠期间需要抗凝治疗者,在产后又存在胎盘剥离面、切口出血问题,须密切监护出血量和按摩维持子宫有力收缩,如果需要可用止血药、血制品或血浆。心功能Ⅲ级以上者不宜哺乳;不宜再妊娠者,产后1周行绝育术。

(冯婷婷)

第三节 妊娠合并哮喘

哮喘是一种比较常见的肺部疾病,多数患者发作是短暂的,持续几分钟至几小时,严重时可持续几天或几周,称之为哮喘持续状态,因急性发作而致死者罕见。孕期哮喘发生率为1%~4%,哮喘持续状态约0.2%。

一、病因及发病机制

炎症近年来被认为是导致支气管哮喘的基本原因。支气管哮喘的诱发因素较多而且复杂。传统上,哮喘分外源性和内源性两大组。

外源性又称过敏性,在儿童中常见,89%随疾病一起生长,常有哮喘家族史,过敏性哮喘伴有特异性湿疹、鼻炎、荨麻疹及对皮内注射空气传播的抗原产生阳性风团和潮红反应,50%~60%患者血清中 IgE 水平升高,并对吸入特异性抗原的支气管激发试验呈阳性反应。常见的抗原刺激物包括粉尘、花粉、动物皮屑。

内源性或特异性哮喘,绝大多数成人期发作的哮喘无家族史或过敏史,皮肤试验阴性,IgE水平正常或偏低。大多数因对感染、污染、运动、冷空气、情绪压力或不明原因的物质起反应而出现症状。

还有些患者不能明确分类,而作为混合组,带有两种哮喘的特点。

发病机制:尚不清楚,哮喘的特点是可恢复性的气道梗阻,包括支气管平滑肌收缩、黏液分泌增加、黏膜水肿、气管和支气管发炎及对刺激物的敏感性增加。支气管哮喘患者往往有气管和支气管的非特异高反应性。急性发作时纤维支气管镜检查发现红斑、水肿的气管、支气管。黏膜活检证实有嗜酸性粒细胞、中性粒细胞、淋巴细胞、棘突状细胞和巨噬细胞浸润。炎性介质释放导致平滑肌收缩,上皮细胞完整性破坏,血管舒张,形成水肿,黏液分泌增多。

二、病理改变

其病理过程包括大量炎细胞浸润、分泌物增多、呼吸道水肿、支气管平滑肌增生及基底膜增厚。

三、哮喘和妊娠的相互影响

妊娠对哮喘的影响:妊娠对哮喘无特殊影响,但正常妊娠时呼吸系统的生理改变可使得妊娠期哮喘患者对缺氧更敏感。疾病轻微的患者孕期可无变化,有 1/3 的人孕期可能会恶化。严重哮喘的妇女,孕期会发生恶化。有 10% 的患者分娩过程中会加重。剖宫产和阴道产相比,剖宫产对孕妇更不利。

哮喘对妊娠的影响:严重哮喘时因缺氧会导致早产、低出生体重儿、先兆子痫和围生儿死亡。母亲病死率与哮喘持续状态有关,当哮喘需要呼吸机辅助呼吸时,病死率高达 40% 以上。

四、临床表现

主要症状是发作性呼吸困难或胸闷,临床上表现不一,从轻微的喘息到严重的支气管收缩,引起呼吸衰竭,严重低氧血症和死亡。检查患者可发现弥漫性的哮鸣音,呼吸期较重。哮喘症状常于夜间或清晨加重。

五、诊断和鉴别诊断

(一)诊断

根据病史、临床症状、体格检查及实验室结果可作出诊断。如有胸闷或咳嗽或反复发作呼吸困难、喘息、夜间或清晨加重,其发作与接触或吸入某些刺激物、变应原或运动有关,经检查排除其他原因引起上述症状的人应考虑为哮喘。诱发试验孕期不常做,如果患者有内科诊断过哮喘史,则通常被作为哮喘者。

(二)鉴别诊断

应与下列疾病鉴别。

1.左心衰竭喘息

左心衰竭喘息常在夜间加重,应与支气管哮喘鉴别。但心力衰竭患者往往有高血压、心悸等病史和症状;咳粉红色泡沫状痰;双肺可闻及细小啰音,心电图或胸部X线检查有助于诊断。

2.上呼吸道梗阻

上呼吸道梗阻也可造成呼吸困难,应与支气管哮喘鉴别。

3.慢性支气管炎

根据支气管哮喘的临床表现可与慢性支气管炎鉴别。

六、治疗

由于哮喘的患者复杂,病情轻重不一及个体对药物的反应差异,因而治疗方案和效果也不相同。孕期哮喘的处理分以下四个方面。

(一)母儿监测

1.孕妇监测

应与内科医师密切配合,20%~30%的中度或重度患者,应定期监测肺功能,根据肺功能情况进行治疗。

2.胎儿监测

胎儿监测包括准确核对孕周、超声检查、胎心监护或生物物理监测。对可疑宫内生长受限、中重度疾病患者、哮喘恶化和胎动减少的患者及时做胎心监护,了解胎儿宫内情况。

(二)环境监测

清除哮喘诱因有助于减轻患者的症状,最有用的方法之一是将枕头和床垫用不透气的塑料布罩上,以控制室内尘螨。花粉和粉尘高发季节使用空调,不要吸烟或留在吸烟人群中。避免接触宠物,包括猫、狗、鸟和啮齿类动物,因为它们能使哮喘加重。

(三)药物治疗

1.β受体激动剂

β受体激动剂是强有力的支气管扩张药,用于治疗急性和慢性哮喘。常用药物有特普他林、沙丁胺醇和二羟苯基异丙氨基乙醇(支气管扩张剂)。不良反应包括过敏、心律不齐、难以解释的支气管收缩。

2.可的松

用药途径有口服片剂、雾化吸入和静脉点滴输入。喷雾吸入可获得较高的支气管局部作用浓度,疗效好,全身不良反应低。孕期常用的可的松吸入剂为倍他米松。

3.氨茶碱

孕期可使用,维持血清水平在 5~12 mg/mL,高剂量可引起母亲和新生儿紧张、心动过速、呕吐,未发现胎儿畸形。

4.抗胆碱类药物

用于哮喘急性发作。

关于药物治疗时母乳喂养的问题:口服可的松、雾化的可的松、β受体激动剂、色甘酸钠、茶碱和异丙托溴铵,乳汁中含有少量,不会引起明显的不良反应,可以哺乳。

(四)教育患者

教育可以帮助患者获得控制疾病的动力、技能和信心。指导中、重度哮喘患者一天两次测量和记录呼气流量峰值,测得自己的平均值。使用这些测量值来指导治疗。

(五) 产程和分娩期处理

分娩期有10%的人哮喘会发作。因此,分娩及产后应继续服用控制哮喘的药物。孕期长期口服泼尼松或几种短效全身使用的可的松患者,产后24小时应给予100 mg的氢化可的松,每8小时一次,以防肾上腺功能不足。

哮喘孕妇需要引产者,可选用催产素,不用$PGF_{2\alpha}$,因它是支气管收缩剂。死胎或治疗性流产时用PGE_2促宫颈成熟未发现支气管痉挛的报道。早产者可用β受体激动剂、硫酸镁或硝苯地平,如果患者已用β受体激动剂治疗哮喘,应避免使用另一种β受体激动剂。

非甾体抗炎药如吲哚美辛可加重哮喘,属相对禁忌药物。产后出血者可使用催产素帮助子宫收缩。避免使用麦角新碱和15-甲基$PGF_{2\alpha}$(卡孕栓、欣母沛)。止痛药吗啡和哌替啶应避免使用。硬膜外麻醉对患者较安全,如果需要全身麻醉,可用氯胺酮,它是支气管扩张剂,也可用低浓度的卤化的麻醉剂。

脱敏或免疫治疗虽受欢迎,但有报道孕期免疫治疗可致患者子宫收缩,导致流产。普遍认为孕期不应该进行免疫治疗,但孕前已开始的免疫治疗可继续维持原量。

(冯婷婷)

第四节 妊娠合并肺炎

肺炎是指肺组织的急性炎症,种类很多。常见的有大叶性肺炎、支气管肺炎和原发性非典型肺炎。妊娠合并肺炎并不常见,发生率与0.44‰~8.47‰,20世纪30~70年代间,其发生率逐年下降,20世纪80年代起妊娠合并肺炎的发生率又有上升趋势。原因可能与近年来人类免疫缺陷病毒(HIV)感染增加、吸毒、免疫抑制剂的大量应用及患慢性呼吸系统疾病人数增加有关。肺炎可发生在孕期任何时间,病情较非孕期妇女严重,病死率在抗生素广泛应用之前,接近30%,现降至4%,重症肺部感染、菌血症、脓胸的发生率亦有所下降,但对病毒性肺炎,母亲的发生率和病死率无明显降低。

一、细菌性肺炎

(一) 病因及发病机制

孕期合并肺炎,致病微生物与非孕时无明显不同,常见病原体有肺炎链球菌、溶血性链球菌、流感嗜血杆菌和支原体。孕期由于胸部解剖学的改变及免疫学方面的变化,易发生上呼吸道感染及支气管炎,顺行而导致肺部感染。

(二) 病理改变

肺炎链球菌可引起大叶性肺炎、支气管肺炎,其典型病理改变包括充血水肿期、红色肝变期、灰色肝变期、黄色肝变期和溶解消散期。由于抗生素的使用,这种典型的病理分期已不常见。

(三) 临床表现

1. 症状和体征

细菌性肺炎典型的症状和体征包括突然畏寒、寒战、发热、胸痛、呼吸困难、咳脓痰或铁锈色痰。病侧呼吸运动减弱,叩诊浊音,触及震颤,听诊病变部位有支气管呼吸音,语音增强,可闻及干、湿啰音及胸膜摩擦音,水泡音和捻发音,常有胸膜渗出。

2.实验室检查

白细胞总数升高,中性粒细胞增多,并有核左移或细胞内见中毒颗粒。痰标本涂片可发现革兰染色阳性、带荚膜的双球菌。血培养20%～30%的患者可以阳性。

3.X线检查

有典型的改变。

(四)诊断和鉴别诊断

1.诊断

根据典型症状和体征,结合 X 线检查,可作出初步诊断,结合病原菌检测,确诊并不困难。临床表现不典型,病原菌检测是确诊的主要依据。需注意的是孕妇症状和体征在开始时不明显,因此,当有明显上呼吸道症状超过 2 周时,应考虑行胸部 X 片检查。

2.鉴别诊断

应与其他类型肺炎相鉴别,如非典型肺炎、支原体肺炎、病毒性肺炎等。

(五)治疗

1.抗感染治疗

(1)轻症:青霉素 80 万 U 肌内注射,一天 2 次。青霉素过敏者用红霉素 0.25 g 口服,一天 4 次;或头孢菌素Ⅳ号 0.5 g 口服,一天 3 次;或阿奇霉素治疗,第一天口服 500 mg,以后每天 250 mg,连续 4 天。

(2)重症:青霉素 400 万 U 静脉点滴,一天 2 次;或头孢唑林钠(头孢菌素Ⅴ)2.0 g 静脉点滴,一天 3 次。或头孢曲松 2 g 静脉点滴,一天一次,并加红霉素 0.5 g 静脉点滴,6 小时一次。

2.对症治疗

吸氧,监测动脉血气,纠正酸碱平衡、水电解质紊乱,营养支持治疗,镇静退热,化痰止咳。

3.产科处理

严密观察胎心、胎动及宫缩情况,如果治疗及时,无明显产科并发症出现则无需引产。肺炎病情不重时若出现早产情况可以保胎治疗;若病情较重则不必保胎,任其自然分娩。临产后可持续给氧,阴道分娩为宜,第二产程时应避免产妇屏气用力,可以助产,产后继续维持肺功能,应用抗生素至病情恢复。

(六)预防

对孕妇有呼吸道症状者,应仔细询问病史,特别是既往有无呼吸系统疾病史、吸毒、吸烟。注意纠正贫血;检查 HIV。

二、病毒性肺炎

(一)病因及发病机制

流感病毒性肺炎可造成孕妇死亡,应引起重视。病毒来源于急性流感患者的呼吸道分泌物,大多数情况下是通过咳嗽和喷嚏形成的飞沫传入呼吸道所传播,亦可因接触而传播,如通过手与手,甚至污染物引起。流感病毒进入上呼吸道在纤毛柱状上皮细胞内进行复制,借神经氨酸酶作用释放至黏液中,又侵入其他细胞引起感染蔓延,导致上皮细胞变性坏死、脱落。病损一般局限在上呼吸道,少数播散至下呼吸道引起支气管、细支气管和肺泡等部位上皮细胞坏死、脱落、黏膜下层出血、水肿及炎症细胞浸润。病毒性肺炎可造成孕妇死亡,应引起重视。

(二)病理改变

病毒最初累及纤毛柱状上皮细胞,也可累及其他呼吸道细胞,包括肺泡细胞、黏液腺细胞及巨噬细胞,被感染的纤毛上皮细胞出现退行性变包括颗粒形成、空泡形成、细胞肿胀和核固缩,继而坏死和崩解,细胞碎片聚集在气道内,阻塞小气道,出现呼吸道黏膜肿胀,肺泡间隔有显著炎性细胞浸润和水肿,肺泡毛细血管内也可发现伴坏死和出血的纤维蛋白血栓,沿肺泡和肺泡管可见到嗜酸性透明膜。

(三)临床表现

1.症状

病初与单纯性流感相似,常表现为畏寒、发热、头痛、肌痛及关节疼痛,伴有咳嗽,痰少但可带血、咽痛等呼吸道症状。1~2天后病情加重,出现持续发热,伴咳嗽、呼吸困难、咯血、发绀。流感潜伏期为1~3天,流感病毒肺炎常发生于急性流感尚未消退时,无合并症者通常3天可恢复,超过5天应考虑有合并症的可能。

2.体征

呼吸急促,重者可见鼻翼扇动和肋间肌、肋骨下凹陷。病情严重时,双肺可闻及弥散性水泡音及哮鸣音,偶尔迅速进展,发生心、肺功能衰竭。病程可持续3~5周。有的可合并继发性细菌性或混合性肺炎。

3.实验室检查

白细胞计数和中性粒细胞正常或减少。后期白细胞计数可略升高,当白细胞高于15×10^9/L,常提示有继发细菌感染。动脉血气分析显示明显的低氧血症。

4.X线检查

表现双肺散在絮状阴影或双肺斑点状或小片阴影。

(四)诊断和鉴别诊断

流感流行期间,诊断并不困难,结合患者的症状、体征和X线检查,可以作出诊断。确诊有赖于咽拭子病毒分离或血中病毒抗体滴度增加。

鉴别诊断:支原体肺炎、细菌性肺炎、支气管哮喘等。

(五)治疗

(1)抗病毒治疗:口服金刚烷胺,早期使用能防止甲型流感病毒进入细胞。预防感染时必须在发病前给药,治疗患者必须在发病的最初1~2天给药,才能减轻症状,缩短病程。剂量:50~100 mg,一天2次,疗程5~7天。

(2)吸氧。

(3)抗生素治疗,同细菌性肺炎。

(4)对症治疗,卧床休息,多饮水。

(5)产科处理同细菌性肺炎。

(六)预防

(1)接种疫苗。

(2)药物预防:盐酸金刚烷胺对预防甲型流感病毒相关的疾病有效率为70%~100%,主要用于未接种疫苗的高危者,或由于流感病毒抗原变异而使既往接种的疫苗相对失效的患者。

(冯婷婷)

第五节 妊娠合并病毒性肝炎

病毒性肝炎是孕妇并发的最常见的肝脏疾病,妊娠期感染可严重地危害孕妇及胎儿,病原发病率为非妊娠期妇女的 6~9 倍,急性重型肝炎发生率为非孕期妇女的 65.5 倍。常见的病原体有甲型(HAV)、乙型(HBV)、丙型(HCV)、丁型(HDV)、戊型(HEV)等肝炎病毒。近年来,还提出己型(HFV)、庚型病毒性肝炎(HGV),以及输血传播病毒(TTV)感染等。这些病毒在一定条件下都可造成严重肝功能损害,甚至肝功能衰竭。对病毒性肝炎孕妇的孕期保健及阻止肝炎病毒的母儿传播已成为围生医学研究的重要课题。

一、病因和分类

(一)甲型病毒性肝炎(viral hepatitis A)

由甲型肝炎病毒(HAV)引起,HAV 是一种直径 27~28 nm、20 面立体对称的微小核糖核酸病毒,病毒表面无包膜,外层为壳蛋白,内部含有单链 RNA。病毒基因组由 7 478 个核苷酸组成,分子量为 $2.25×10^8$。病毒耐酸、耐碱、耐热、耐寒能力强,经高热 100 ℃ 5 分钟、紫外线照射 1 小时、1∶400 的 37 ℃ 甲醛浸泡 72 小时等均可灭活。

甲型肝炎主要经粪-口直接传播,病毒存在于受感染的人或动物的肝细胞质、血清、胆汁和粪便中。在甲型肝炎流行地区,绝大多数成人血清中都有甲肝病毒,因此,婴儿在出生后 6 个月内,由于血清中有来自母体的抗-HAV 而不易感染甲型肝炎。

(二)乙型病毒性肝炎(viral hepatitis B)

由乙型肝炎病毒(HBV)引起,孕妇中 HBsAg 的携带率为 5%~10%。妊娠合并乙型肝炎的发病率为 0.025%~1.600%,70.3% 产科肝病是乙型肝炎,乙型肝炎表面抗原携带孕妇的胎儿宫内感染率为 5%~15%。

乙型肝炎病毒又称 Dane 颗粒,因由 Prince 在澳大利亚发现,也称澳大利亚抗原。乙型肝炎病毒是一种直径 42 nm、双层结构的嗜肝 DNA 病毒,由外壳蛋白和核心成分组成。外壳蛋白含有表面抗原(HBsAg)和前 S 基因的产物;核心部分主要包括核心抗原(HBcAg)、e 抗原(HBeAg)、DNA 及 DNA 多聚酶,是乙型肝炎病毒复制部分。

乙型肝炎的传播途径主要有血液传播、唾液传播和母婴垂直传播等。人群中 40%~50% 的慢性 HBsAg 携带者是由母婴传播造成的。母婴垂直传播的主要方式:宫内感染、产时传播和产后传播。

(三)丙型病毒性肝炎(viral hepatitis C)

由丙型肝炎病毒(HCV)引起,HCV 与乙肝病毒的流行病学相似,感染者半数以上发展成为慢性,可能是发生肝硬化和肝癌的原因。

HCV 经血液和血液制品传播是我国丙型肝炎的主要传播途径,据国外报道,90% 以上的输血后肝炎是丙型肝炎,吸毒、性混乱、肾透析和医源性接触都是高危人群,除此之外,仍有 40%~50% 的 HCV 感染无明显的血液及血液制品暴露史,其中母婴传播是研究的热点。

(四)丁型病毒性肝炎(viral hepatitis D)

丁型病毒性肝炎又称δ病毒,是一种缺陷的嗜肝 RNA 病毒。病毒直径 38 nm,含 1 678 个核苷酸。HDV 需依赖 HBV 才能复制,常与 HBV 同时感染或在 HBV 携带情况下重叠发生,导致病情加重或慢性化。国内各地的检出率为 1.73%~25.66%。

HDV 主要经输血和血制品、注射和性传播,也存在母婴垂直传播,研究发现,HBV 标志物阴性,HDV 阳性母亲的新生儿也可能有 HDV 感染。

(五)戊型病毒性肝炎(viral hepatitis E)

戊型病毒性肝炎又称流行性或肠道传播的非甲非乙型肝炎。戊型肝炎病毒(HEV)直径 23~37 nm,病毒基因组为正链单股 RNA。

戊肝主要通过粪-口途径传播,输血可能也是一种潜在的传播途径,目前尚未见母婴垂直传播的报道。

(六)其他病毒性肝炎

除以上所列各种病毒性肝炎外,还有 10%~20% 的肝炎患者病原不清,这些肝炎主要有己型病毒性肝炎、庚型病毒性肝炎、单纯疱疹病毒性肝炎和巨细胞病毒性肝炎等。己型病毒性肝炎病情和慢性化程度均不如输血后肝炎严重,目前缺少特异性诊断方法。庚型病毒性肝炎主要通过输血等肠道外途径传播,也可能经母婴和性传播,有待进一步证实。单纯疱疹病毒性肝炎和巨细胞病毒性肝炎文献报道少见。

二、病毒性肝炎对妊娠的影响

(一)对母体的影响

妊娠早期发生病毒性肝炎可使妊娠反应如厌食、恶心、呕吐等症状加重。妊娠晚期由于肝病使醛固酮灭活能力下降,较易发生妊娠高血压综合征,发生率可达 30%。分娩时,由于肝功能受损,凝血因子合成功能减退,易发生产后出血。如为重症肝炎,极易并发 DIC,导致孕产妇死亡。HCV 感染较少增加产科并发症的危险,戊型肝炎暴发流行时,孕妇感染后,可导致流产、死胎、产后出血。妊娠后期易发展为重症肝炎、肝功能衰竭,病死率可达 30%。

妊娠合并病毒性肝炎孕产妇病死率各地报道不同,上海地区为 1.7%~8.1%;武汉地区为 18.3%;欧洲仅 1.8%;北非则高达 50%。

(二)对胎儿的影响

目前尚无 HAV 致畸的报道。

妊娠早期患病毒性肝炎,胎儿畸形率约增高 2 倍。患乙型肝炎和慢性无症状 HBV 携带者的孕妇,均可能导致胎儿畸形、流产、死胎、死产,新生儿窒息率、病死率明显增加,也可能使新生儿成为 HBV 携带者,部分导致慢性肝炎、肝硬化和肝癌。妊娠晚期合并病毒性肝炎时,早产率和围生儿病死率亦明显增高。

(三)母婴传播

1.甲型肝炎

无宫内传播的可能性,分娩时由于吸入羊水可引起新生儿感染及新生儿监护室甲型肝炎的暴发流行。

2.乙型肝炎

乙型肝炎母婴传播可分为宫内感染、产时传播、产后传播。

(1)宫内感染:主要是子宫内经胎盘传播,是母婴传播中重要的途径。脐血 HBV 抗原标志物阳性则表示可能有宫内感染。Sharma 等报道单纯 HBsAg 阳性的孕妇胎儿受感染率为50%～60%;合并 HBeAg 阳性和抗 HBc 阳性孕妇宫内感染率可达88%～90%。

HBV 经胎盘感染胎儿的机制:①HBV 使胎盘屏障受损或通透性改变,通过细胞与细胞间的传递方式实现的母血 HBV 经蜕膜毛细血管内皮细胞和蜕膜细胞及绒毛间隙直接感染绒毛滋养层细胞,然后进一步感染绒毛间质细胞,最终感染绒毛毛细血管内皮细胞而造成胎儿宫内感染的发生。②HBV 先感染并复制于胎盘组织。③HBV 患者精子中存在 HBV DNA,提示 HBV 有可能通过生殖细胞垂直传播,父系传播不容忽视。

(2)产时传播:是 HBV 母婴传播的主要途径,约占 50%。其机制可能是分娩时胎儿通过产道吞咽或接触了含有 HBV 的母血、羊水和阴道分泌物,也有学者认为分娩过程中,胎盘绒毛血管破裂,少量血渗透入胎儿血中,引起产时传播。

(3)产后传播:主要与接触母亲唾液、汗液和乳汁有关。HBV 可侵犯淋巴细胞和精细胞等,而早期母乳中有大量淋巴细胞,所以不能排除 HBV DNA 在母乳中整合和复制成 HBV 的可能。当新生儿消化道任何一处黏膜因炎症发生水肿、渗出,导致通透性增加或黏膜直接受损时,母乳中该物质就可能通过毛细血管网进入血液循环而引起乙肝感染。研究发现,当 HBsAg 阳性母亲唾液中 HBsAg 也阳性时,其婴儿的感染率为 22%。母血中乙肝三项阳性者和 HBeAg 及抗-HBc 阳性者因其初乳中 HBV DNA 的阳性率为 100%,故不宜哺乳;血中 HBsAg 及 HBeAg、HBsAg 及抗-HBc 和 HBeAg 阳性者其初乳中排毒率达 75%以上,所以应谨慎哺乳。如果初乳中单纯抗-HBs 和/或抗-HBe 阳性者,因其排毒率为零,可以哺乳。

3.丙型肝炎

有关 HCV 母婴传播的感染率各家报道不一(0～100%),可能与母体血中 HCV RNA 水平不同、研究方法不同、婴儿追踪观察的时间不同等有关。研究证实,孕妇的抗 HCV 可通过胎盘到达婴儿体内,母婴感染的传播可发生于产前妊娠期,即 HCV 感染子宫内胎儿,并定位于胎儿肝脏。研究发现,抗 HCV 或 HCV RNA 任意一项阳性孕妇所分娩的新生儿 HCV 感染率极高,有输血史和丙型肝炎病史者,发生宫内传播的危险性更大。HCV 可能通过宫内感染、分娩过程中感染,也可于产后母乳喂养的过程中感染。

4.其他类型的肝炎

HDV 存在母婴传播,其传播机制可能是经宫内感染,也有可能类似某些 RNA 病毒经生殖细胞传播。目前尚未见 HEV 母婴传播的报道。庚型病毒性肝炎可经母婴传播和性传播,其途径可能是分娩过程或产后哺乳。

三、妊娠对病毒性肝炎的影响

肝脏代谢在妊娠期有别于非妊娠期,一旦受到肝炎病毒侵袭,其损害就较为严重,原因:①妊娠期新陈代谢旺盛,胎儿的呼吸排泄等功能均需母体完成;②肝脏是性激素代谢及灭活的主要场所,孕期内分泌变化所产生的大量性激素需在肝内代谢和灭活,加重肝脏的负担;③妊娠期机体所需热量较非妊娠期高 20%,铁、钙、各种维生素和蛋白质需求量大大增加,若孕妇原有营养不良,则肝功能减退,加重病情;④妊娠期高血压疾病可引起小血管痉挛,使肝、肾血流减少,而肾功能损害,代谢产物排泄受阻,可进一步加重肝损害,若合并肝炎,易致肝细胞大量坏死,诱发重症肝炎;⑤由于妊娠期的生理变化和分娩、手术创伤、麻醉影响、上行感染等因素,不可避免地对已经不健康的肝脏造成再损伤,使孕妇患肝炎较普通人更易发生严重变化;⑥为了适应妊娠的需要,循环系统血液再分配使孕期的肝脏处于相对缺血状态,使原本不健康的肝脏更加雪上加霜甚至不堪重负。所以,肝炎产妇更易加重肝损害,甚至诱发重症肝炎。国内外的资料显示,约8%的妊娠肝炎患者发展为重症肝炎,大大高于非孕人群乙型肝炎诱发重症肝炎的发生率(1‰~5‰)。

四、临床表现

甲型肝炎临床表现均为急性,好发于秋冬季,潜伏期为2~6周。前期症状可有发热、厌油、食欲下降、恶心呕吐、乏力、腹胀和肝区疼痛等,一般于3周内好转。此后出现黄疸、皮肤瘙痒、肝大,持续2~6周或更长。多数病例症状轻且无黄疸。

乙型肝炎分急性乙型肝炎、慢性乙型肝炎、重症肝炎和HBsAg病毒携带者。潜伏期一般为1~6个月。

急性期妊娠合并乙肝的临床表现出现不能用妊娠反应或其他原因解释的消化道症状,与甲型肝炎类似,但起病更隐匿,前驱症状可能有急性免疫复合物样表现,如皮疹、关节痛等,黄疸出现后症状可缓解。乙型肝炎病程长,5%左右的患者转为慢性。极少数患者起病急,伴高热、寒战、黄疸等,如病情进行性加重,演变为重症肝炎则黄疸迅速加深,出现肝性脑病症状,凝血机制障碍,危及生命。妊娠时更易发生重症肝炎,尤其是妊娠晚期多见。

其他类型的肝炎临床表现与乙型肝炎类似,症状或轻或重。丙型肝炎的潜伏期为2~26周,输血引起者为2~16周。丁型肝炎的潜伏期为4~20周,多与乙型肝炎同时感染或重叠感染。戊型肝炎与甲肝症状相似,暴发流行时,易感染孕妇,妊娠后期发展为重症肝炎,导致肝功能衰竭,病死率可达30%。有学者报道,散发性戊型肝炎合并妊娠,起病急,症状轻,临床预后较好,不必因此终止妊娠。

五、诊断

妊娠合并病毒性肝炎的前驱症状与妊娠反应类似,容易被忽视,诊断需要根据病史、症状、体征和实验室检查等综合分析。

(一)病史

要详细了解患者是否有与肝炎患者密切接触史;是否接受输血、血液制品、凝血因子等治疗;是否有吸毒史。

(二)症状和体征

近期内有无其他原因解释的消化道症状、低热、肝区疼痛、不明原因的黄疸。体格检查肝脏肿大、压痛,部分患者可有脾大。重症肝炎出现高热、烦躁、谵妄等症状,黄疸迅速加深,伴有肝性脑病,可危及生命。查体肝浊音界明显减小,有腹水形成。

(三)实验室检查

1.周围血常规

急性期白细胞多减低,淋巴细胞相对增多,异常淋巴细胞不超过10%。急性重型肝炎白细胞总数及中性粒细胞百分比均可显著增多。合并弥散性血管内凝血时,血小板急骤减少,血涂片中可发现形态异常的红细胞。

2.肝功能检查

(1)血清酶活力测定:血清丙氨酸氨基转移酶[ALT,即谷丙转氨酶(GPT)]及血清羧门冬氨酸氨基转移酶[AST,即谷草转氨酶(GOT)]是临床上常用的检测指标。肝细胞有损害时,ALT增高,为急性肝炎早期诊断的敏感指标之一,其值可高于正常十倍至数十倍,一般于3~4周下降至正常。若ALT持续数月不降,可能发展为慢性肝炎。急性重型肝炎ALT轻度升高,但血清胆红素明显上升,为酶胆分离现象,提示有大量肝细胞坏死。当肝细胞损害时AST亦增高,急性肝炎升高显著,慢性肝炎及肝硬化中等升高。急性黄疸出现后很快下降,持续时间不超过3周,乙肝则持续较长。AST/ALT对判断肝细胞损伤有较重要意义。急性重型肝炎时AST/ALT<1,提示肝细胞有严重坏死。

(2)胆色素代谢功能测定:各类型黄疸时血清胆红素增高,正常时<17 μmol/L,重型肝炎、淤胆型肝炎均明显增高>170 μmol/L,以直接胆红素为主,黄疸消退时胆红素降低。急性肝炎时尿胆红素先于黄疸出现阳性,在黄疸消失前转阴。尿胆原在黄疸前期增加,黄疸出现后因肝内胆红素排出受阻,尿胆原则上减少。

(3)慢性肝炎时白/球蛋白倒置或丙种球蛋白增高。麝香草酚浊度及絮状试验、锌浊度试验反映肝实质病变,重症肝炎时氨基酸酶谱中支链氨基酸/芳香族氨基酸降至1.0~1.5。病毒性肝炎合并胆汁淤积时碱性磷酸酶(AKP)及胆固醇测定明显升高。有肝细胞再生时甲胎蛋白(AFP)增高。

3.病原学检查

对临床诊断、治疗、预后及预防等方面有重要意义。最常用且敏感的为酶联免疫法(EIA)及放射免疫法(RIA)检测抗原和抗体。

(1)甲型肝炎:急性期抗-HAV IgM阳性,抗-HAV IgG阳性表示既往感染。一般发病第1周抗-HAV IgM阳性,1~2个月后抗体滴度下降,3~6个月后消失。感染者粪便免疫电镜可检出HAV颗粒。

(2)乙型肝炎:有多种抗原抗体系统。临床常用有乙型肝炎表面抗原HBsAg、e抗原HBeAg和核心抗原HBcAg及其抗体系统。HBsAg阳性是乙型肝炎的特异性标志,急性期其滴度随病情恢复而下降,慢性及无症状携带者HBsAg可长期阳性。HBeAg阳性表示HBV复制,这类患者临床有传染性,抗-HBe出现则表示HBV复制停止。HBcAg阳性也表示HBV复制,慢性HBV感染者,抗-HbcAg可持续阳性。有条件者测前S_1、前S_2和抗前S_1、抗前S_2,对早期诊断乙型肝炎和判断转归有重要意义。

(3)丙型肝炎:抗-HCV阳性出现于感染后期,即使抗体阳性也无法说明现症感染还是既往感染,需结合临床。判断困难时可用反转录聚合酶链反应(RT-PCR)检测HCVRNA。

(4)丁型肝炎:血清抗-HD或抗-HD IgM阳性,或HDAg阳性,一般出现在肝炎潜伏期后期和急性期早期;亦可测HDV RNA,均为HDV感染的标志。

(5)戊型肝炎:急性期血清抗-HEV IgM阳性;或发病早期抗-HEV阴性,恢复期转为阳性。患者粪便内免疫电镜可检出HEV颗粒。

4.其他检测方法

B超诊断对判断肝硬化、胆管异常、肝内外占位性病变有参考价值;肝活检对确定弥散性肝病变及区别慢性肝炎临床类型有重要意义。

六、鉴别诊断

(一)妊娠剧吐引起的肝损害

妊娠剧吐多发生在妊娠早期,由于反复呕吐,可造成脱水、尿少、酸碱失衡、电解质失调、消瘦和黄疸等。实验室检查血胆红素和转氨酶轻度升高、尿酮体阳性。与病毒性肝炎相比,妊娠剧吐引起的黄疸较轻,经过治疗如补足液体、纠正电解质紊乱和酸中毒后,症状迅速好转。

(二)妊娠高血压综合征引起的肝损害

重度妊高征子痫和先兆子痫常合并肝功能损害,恶心、呕吐、肝区疼痛等临床症状与病毒性肝炎相似。但妊高征症状典型,除有高血压、水肿、蛋白尿和肾损害及眼底小动脉痉挛外,还可有头痛、眩晕、视物模糊与典型子痫抽搐等,部分患者转氨酶升高,但妊娠结束后可迅速恢复。如合并 HELLP 综合征,应伴有溶血、肝酶升高及血小板减少。妊娠期肝炎合并妊高征时,两者易混淆,可检测肝炎病毒抗原抗体帮助鉴别诊断。

(三)妊娠期急性脂肪肝

临床罕见,多发生于妊娠 28~40 周,妊娠高血压综合征、双胎等多见。起病急,以忽然剧烈、持续的呕吐开始,有时伴上腹疼痛及黄疸。1~2 周后,病情迅速恶化,出现弥散性血管内凝血、肾衰竭、低血糖、代谢性酸中毒、肝性脑病、休克等。其主要病理变化为肝小叶弥漫性脂肪变性,但无肝细胞广泛坏死,可与病毒性肝炎鉴别。实验室检查转氨酶轻度升高,血清尿酸、尿素氮增高,直接胆红素明显升高,尿胆红素阴性。B 超为典型的脂肪肝表现,肝区内弥漫的密度增高区,呈雪花状,强弱不均;CT 为肝实质呈均匀一致的密度减低。

(四)妊娠期肝内胆汁淤积综合征

妊娠期肝内胆汁淤积综合征又称妊娠期特发性黄疸、妊娠瘙痒症等,是发生于妊娠中、晚期,以瘙痒和黄疸为特征的疾病。其临床特点为先有皮肤瘙痒,进行性加重,黄疸一般为轻度。分娩后 1~3 天黄疸消退,症状缓解。患者一般情况好,无病毒性肝炎的前驱症状。实验室检查转氨酶正常或轻度升高,血胆红素轻度增加。肝组织活检无明显的实质性肝损害。

(五)药物性肝炎

妊娠期易引起肝损害的药物主要有氯丙嗪、异烟肼、利福平、对氨基水杨酸钠、呋喃妥因、磺胺类、四环素、红霉素、地西泮和巴比妥类药物等。酒精中毒、氟烷、氯仿等吸入也可能引起药物性肝炎。有时起病急,轻度黄疸和转氨酶升高,可伴有皮疹、皮肤瘙痒、蛋白尿、关节痛和嗜酸性粒细胞增多等,停药后可自行消失。诊断时应详细询问病史,尤其是用药史。妊娠期禁用四环素,因其可引起肝脏急性脂肪变,出现恶心呕吐、黄疸、肌肉酸痛、肝肾衰竭,并可致死胎、早产等。

七、治疗

原则上与非孕期病毒性肝炎治疗相同,目前尚缺乏特效治疗,治疗应以中西医药结合为主,对没有肯定疗效的药物,应慎重使用,尽量少用药物,以防增加肝脏负担。

(一)一般处理

急性期应充分卧床休息,减轻肝脏负担,以利于肝细胞的修复。黄疸消退症状开始减轻后,逐渐增加活动。合理安排饮食,以高糖、高蛋白和高维生素"三高饮食"为主,对有胆汁淤积或肝性脑病者应限制脂肪和蛋白质。禁用可能造成肝功能损害的药物。

(二)保肝治疗

以对症治疗和辅助恢复肝功能为原则。给予大量的维生素和葡萄糖,口服维生素以维生素C、复合维生素B或酵母为主。如黄疸较重、凝血酶原时间延长或有出血倾向,可给予维生素K;黄疸持续时间较长者还应增加维生素A。病情较重、食欲较差或有呕吐不能进食者,可以静脉滴注葡萄糖、维生素C。三磷酸腺苷(ATP)、辅酶A和细胞色素等可促进肝细胞的代谢,新鲜血、血浆和人体清蛋白等可改善凝血功能,纠正低蛋白血症起到保肝作用。另外,一些药物如二异丙胺、肝宁、肌苷等也有保肝作用。

(三)免疫调节药物

免疫调节药物糖皮质激素目前仅用于急性重型肝炎、淤胆型肝炎及慢性活动性肝炎。常用药物为泼尼松、泼尼松龙及氟美松(地塞米松)。疗程不宜过长,急性者1~2周;慢性肝炎疗程较长,用药过程中应注意防止并发感染或骨质疏松等,停药时需逐渐减量。转移因子、左旋咪唑、白细胞介素-2(IL-2)、干扰素及干扰素诱导剂等免疫促进剂,效果均不肯定。

(四)抗病毒制剂

近年国外应用白细胞干扰素或基因重组α、β或γ-干扰素或阿糖腺苷或单磷酸阿糖腺苷、阿昔洛韦或去氧阿昔洛韦,单独或与干扰素合用,可使血清HBV-DNA及HBeAg缓慢下降,同时肝内DNA形成及HBeAg减少,病毒停止复制,肝功能渐趋正常。

(五)中医治疗

根据症状辨证施治,以疏肝理气、清热解毒、健脾利湿、活血化瘀的重要治疗为主。黄疸型肝炎需清热、佐以利湿者,可用茵陈蒿汤加味。需利湿佐以清热者可用茵陈五苓散加减。如慢性肝炎、胆汁淤积型肝炎后期等,应以温阳去寒、健脾利湿为主,用茵陈术附汤。如急性、亚急性重型肝炎应以清热解毒、凉血养阴为主,用犀角地黄汤加味等。另外,联苯双酯、强力宁、香菇多糖等中成药也有改善肝细胞功能的作用。

(六)产科处理

1.妊娠期

早期妊娠合并急性甲型肝炎,因HAV无致畸依据,也没有宫内传播的可能性,如病程短、预后好,则原则上可继续妊娠,但有些学者考虑到提高母婴体质,建议人工流产终止妊娠。合并乙型肝炎者,尤其是慢性活动性肝炎,妊娠可使肝脏负担加重,应积极治疗,病情好转后行人工流产。中晚期妊娠合并肝炎则不主张终止妊娠,因终止妊娠时创伤、出血等可加重肝脏负担,使病情恶化,可加强孕期监护,防止妊娠高血压综合征。对个别重症患者,经各种保守治疗无效,病情继续发展时,可考虑终止妊娠。

2.分娩期及产褥期

重点是防治出血和感染。可于妊娠近预产期前一周左右,每天肌内注射维生素K 20~40 mg,临产后再加用20 mg静脉注射。产前应配好新鲜血,做好抢救休克及新生儿窒息的准备,如可经阴分娩,应尽量缩短第二产程,必要时可行产钳或胎头吸引助产。产后要防止胎盘剥离面严重出血,及时使用宫缩剂,必要时给予补液和输血。产时应留脐血做肝功能及抗原的测定。如有产科指征需要行剖宫产时,要做好输血准备。选用大剂量静脉滴注对肝脏影响小的广谱抗生素如氨苄西林、三代头孢类抗生素等防止感染,以免病情恶化。产褥期应密切监测肝功能变化,给予相应的治疗。

3. 新生儿的处理

新生儿出生后应隔离4周,产妇为甲型肝炎传染期的新生儿,可于出生时及出生后1周内各接受1次丙种球蛋白注射。急性期禁止哺乳。乙肝等存在垂直传播的肝炎不宜哺乳。

(七)急性重型肝炎的治疗

(1)限制蛋白质,尤其是动物蛋白摄入,每天蛋白质摄入量限制在 0.5 g/(kg·d)以下。给予大量葡萄糖和适量B族维生素、维生素C、维生素K、维生素D、维生素E及ATP、辅酶A等。口服新霉素、庆大霉素、头孢菌素类抗生素或甲硝唑抑制肠道内细菌,盐水清洁灌肠和食醋保留灌肠清除肠道内积存的蛋白质或血液,减少氨的吸收。

(2)促进肝细胞再生,保护肝脏。①人血清蛋白或血浆:有助于肝细胞再生,提高血浆胶体渗透压,减轻腹水和脑水肿,清蛋白还可结合胆红素,减轻黄疸。每次5~10 g,每周2~3次。输新鲜血浆可补充调理素、补体及多种凝血因子,增强抗感染能力,可与清蛋白交替,每天或隔天1次。②胰高血糖素-胰岛素疗法:有防止肝细胞坏死,促进肝细胞再生,改善高氨血症和调整氨基酸代谢失衡的作用。用法:胰高血糖素1~2 mg加胰岛素6~12 U,溶于5%或10%葡萄糖溶液250~500 mL中静脉滴注,2~3周为1个疗程。③其他:近年国内有些医院用新鲜制备的人胎肝细胞悬液治疗重症肝炎,有一定效果。选用精氨酸或天门冬氨酸钾镁,可促进肝细胞再生,控制高胆红素血症。剂量400 mL的天门冬氨酸钾镁溶液,加入葡萄糖液中静脉滴注,每天1~2次。

(3)控制脑水肿、降低颅内压、治疗肝性脑病:糖皮质激素应用可降低颅内压,改善脑水肿。用20%甘露醇或25%山梨醇静脉滴注,脱水效果好。应用以支链氨基酸为主要成分的复合氨基酸液可防止肝性脑病,提供肝细胞的营养素。如6氨基酸-520 250 mL与等量10%葡萄糖液,内加L-乙酰谷氨酰胺500 mg,缓慢滴注,5~7天为1个疗程,主要用于急性重型肝炎肝性脑病。14氨基酸注射液-800 500 mL每天应用可预防肝性脑病。左旋多巴可通过血-脑屏障,进入脑组织内衍化为多巴胺,提供正常的神经传递介质,改善神经细胞的功能,促进意识障碍的恢复。可用左旋多巴100 mg加多巴脱羧酶抑制剂卡比多巴20 mg,静脉滴注,每天1~2次。

(4)出血及DIC的治疗:出血常因多种凝血因子合成减少或DIC凝血因子消耗过多所致。可输新鲜血液、血浆;给予维生素K_1、凝血酶复合因子注射。一旦发生DIC,应用肝素要慎重,用量一般为25 mg静脉点滴,根据患者病情及凝血功能再调整剂量,使用过程应加强凝血时间监测,以防肝素过量出血加剧。临产期间及产后12小时内不宜应用肝素,以免发生致命的创面出血。有消化道出血时,可对症服云南白药或西咪替丁(甲氰咪胍)、奥美拉唑等。

(5)改善微循环,防止肾衰竭:可用肝素、654-2等,能明显改善微循环,减轻肝细胞损伤。川芎嗪注射液有抑制血小板聚集、扩张小血管及增强纤维蛋白溶解等作用;双嘧达莫可抑制血小板聚集及抑制免疫复合物形成的作用;低分子右旋糖酐可改善微循环。

八、预防

病毒性肝炎尚无特异性治疗方法,除乙肝外其他型肝炎也尚无有效主动免疫制剂,故采取以切断传播途径为主的综合防治措施极为重要。

(一)加强宣教和围产期保健

急性期患者应隔离治疗。应特别重视防止医源性传播及医院内感染,产房应将HBsAg阳性者床位、产房、产床及器械等严格分开;肝炎流行区孕妇应加强营养,增加抵抗力预防肝炎的发生。对最近接触过甲型肝炎的孕妇应给予丙种球蛋白。患肝炎妇女应于肝炎痊愈后半年、最好2年后怀孕。HBsAg及HBeAg阳性孕妇分娩时应严格实行消毒隔离制度,缩短产程,防止胎儿窘迫、羊水吸入及软产道裂伤。

(二)免疫预防

甲型肝炎灭毒活疫苗可对1岁以上的儿童或成人预防接种,如注射过丙种球蛋白,应于8周后再注射。

乙型肝炎免疫球蛋白(HBIG)是高效价的抗HBV免疫球蛋白,可使母亲或新生儿获得被动免疫,是预防乙肝感染有效的措施。产前3个月每月给HBsAg携带孕妇肌内注射HBIG,可使其新生儿的宫内感染明显减少,随访无不良反应。新生儿注射时间最好在生后24小时以内,一般不超过48小时。注射次数多效果好,可每月注射一次,共2~3次,剂量每次0.5 mL/kg,或每次1~2 mL。意外暴露者应急注射一般为1~2 mL。最后1次同时开始注射乙肝疫苗。乙肝疫苗有血源疫苗及基因重组疫苗两种。基因重组疫苗免疫原性优于血源性疫苗。两种疫苗的安全性、免疫原性、保护性及产生抗体持久性相似。疫苗的免疫对象以HBV携带者、已暴露于HBV的易感者及其新生儿为主,保护率可达80%。对HBsAg及HBeAg均阳性母亲的新生儿联合使用HBIG可提高保护率达95%。全程免疫后抗体生成不好者可再加强免疫一次。HCV DNA疫苗的研制尚停留在动物试验基础上,但可用来源安全可靠的丙种球蛋白对抗-HCV阳性母亲的婴儿在1岁前进行被动免疫。丁、戊等型肝炎尚无疫苗。

(冯婷婷)

第六节 妊娠合并肠梗阻

妊娠合并肠梗阻是腹部外科一种少见疾病,其发病率为0.15%~0.18%,由于妊娠子宫的影响,顾虑到放射线对胎儿的影响,常常使诊断及手术延误,导致孕产妇及围生儿死亡。

一、发病机制

由于妊娠期增大的子宫,推挤肠袢,加上以往手术的粘连,肠管受挤压或扭转,形成梗阻;或因肠系膜过短或过长,受妊娠子宫挤压,使小肠顺时针扭转,而发生梗阻。妊娠合并粘连性肠梗阻占55%;其次是肠扭转,约占25%;肠套叠5%;疝、恶性肿瘤、阑尾炎占5%;其他占10%。

二、临床表现

(一)诱因

(1)孕中期子宫升入腹腔。
(2)近足月,胎头入盆,增大的子宫挤压、牵扯肠袢(约占52.9%)。
(3)产褥期,子宫体积突然减小,肠袢急剧移位而引起肠扭转(约占8.2%)。

(二)临床症状

(1)突发腹绞痛,阵发性加重,约占85%。小肠梗阻时,腹痛间隔时间4~5分钟;大肠梗阻时,腹痛间隔时间10~15分钟。当阵发性腹痛改为持续性剧痛时,应警惕肠绞窄。

(2)呕吐:高位小肠梗阻早期可出现剧烈呕吐(80%);梗阻发生在 Vater 壶腹远侧,可呕吐胆汁样物;含血样的呕吐物,常见于肠绞窄。低位肠梗阻呕吐出现较晚,或无呕吐,或吐粪样物。

(3)一般排气、排便停止,但有排便、排气,也不能排除肠梗阻。肠套叠或乙状结肠扭转时,可出现血便。

(三)体征

(1)腹部可见肠形或肠蠕动波。

(2)腹部压痛,反跳痛,肌紧张,或偶可触及香肠样包块。

(3)腹胀如鼓,多出现在大肠梗阻;而小肠梗阻出现的较晚或无明显肠扩张;当肠绞窄,肠坏死,出现渗出时,可有移动性浊音。

(4)听诊时,可发现肠鸣音减弱或消失,或呈高调金属音。

(5)严重时可出现体温升高、脉搏加快、呼吸深而急促、唇发绀、血压下降、四肢冰冷、无尿等中毒性休克征象。

三、诊断及鉴别诊断

(一)诊断

孕早、中期,子宫增大尚未充满腹腔,腹部体征还可明显;当孕晚期子宫充满腹腔时,常掩盖症状,使体征不明显。因此,应详细询问病史,仔细检查腹部,结合辅助检查,综合分析诊断。

肠梗阻本身诊断并不困难,但由于妊娠这一生理过程的干扰,影响了诊断的及时和正确性,原因:①妊娠期肠梗阻主要症状为腹痛、腹胀、呕吐与便秘,正常妊娠时也可出现这些症状,易被混淆而漏诊。②妊娠时顾虑放射线对母婴的潜在影响,产妇及家属难以接受腹部平片的检查,导致诊断的延误。③子宫增大和肠管的移位,使肠梗阻体征不明显,需与妇产科急腹症,如子宫破裂、附件肿物的扭转或破裂、子宫肌瘤变性、妊娠剧烈呕吐等鉴别,甚至误认为晚期流产、隐匿型胎盘早剥或其他内科疾病。因此,对于妊娠后半期出现反复呕吐、腹痛、腹胀,要想到妊娠合并肠梗阻等外科疾病的可能。腹部超声检查能在早期发现肠管扩张和积液现象,如"同心圆样"改变、"套筒枪样杯口征"值得重视。④血磷的测定、腹腔液内肌酸激酶测定有助于肠绞窄的诊断。

引起梗阻的原因较多,肠粘连是最常见病因,其次是肠扭转和肿瘤。近年来,随着孕妇年龄的增大,消化道肿瘤及妇科肿瘤所导致的肠梗阻日益受到关注。

(二)辅助检查

(1)X线腹部透视或平片,可见梗阻以上部位的肠管积液或积气,必要时在 6 小时后再次复查腹部 X 线片,以动态观察病情的发展以辅助诊断。

(2)当出现肠坏死时,可以有白细胞的升高及核左移。

(3)病情严重时,可有水电平衡紊乱表现;肠系膜血管栓塞时,可出现血纤维蛋白原的下降。

(三)鉴别诊断

需与妊娠剧吐、临产、隐性胎盘早剥、子宫破裂、早产、急性羊水过多等产科并发症,附件肿物扭转或破裂、子宫肌瘤变性、急性胰腺炎、肾盂肾炎、胃肠炎、阑尾炎或胆管炎等急腹症鉴别。

四、治疗

妊娠合并肠梗阻的治疗关键取决于肠梗阻的种类、严重程度和发生时间,其治疗原则如下。

①妊娠早期:经非手术治疗后,情况好转、梗阻解除者,可继续妊娠。保守治疗无效时,可在终止

妊娠后剖腹探查。②妊娠中期:先非手术治疗,无效时应及早手术。手术力求操作轻,尽量减少对妊娠子宫的刺激,术后积极保胎,避免晚期流产的发生。③妊娠晚期:在非手术治疗的同时,积极促胎肺成熟,一旦病情保守无效时,可先行剖宫产,再行手术,新生儿按早产婴处理。

(一)非手术治疗

(1)适用于麻痹性肠梗阻及少数单纯性肠梗阻。

(2)在诊断尚未明确时,禁用泻药和止痛药。

(3)胃肠减压,纠正水电解质平衡紊乱。

(4)必要时可输血或血浆,应用抗生素预防感染。

(5)注意排除肿瘤的诊断。

(二)手术治疗

1.手术指征

(1)保守治疗24~48小时,症状仍不缓解者或有加重趋势。

(2)确诊或疑有肠绞窄。

(3)诊断合并肿瘤性梗阻时应及时行手术探查。

2.手术方式

腹部纵切口,术中仔细检查全部肠管,松解粘连部分,切除坏死肠管或肿物。

3.术前后处理

(1)胃肠减压,纠正水、电解质平衡。

(2)抗生素治疗预防感染。

(3)可继续妊娠者,积极保胎。

4.假性肠梗阻(Ogilvie综合征)

由结肠功能紊乱所致的非器质性肠梗阻,是妊娠合并肠梗阻的一种特殊形式,可发生在阴道分娩或剖宫产后,可伴有孕晚期便秘,表现为结肠麻痹性梗阻伴盲肠扩张,可发生肠破裂。症状同肠梗阻,X线示右结肠过度胀气直至脾区,但远端无机械性梗阻存在。当结肠扩张达10~12 cm时,易穿孔致感染、休克、死亡。先保守治疗、抗炎、胃肠减压、补充清蛋白及通便排气治疗,静脉缓慢推注新斯的明2 mg,能起到一定减压效果。保守治疗72小时无效或X线提示结肠扩张达临界值时,应行手术治疗。可行结肠镜减压术,若疑腹膜炎时,则是腹腔镜手术指征。

五、预后

妊娠合并肠梗阻预后,取决于诊断是否及时、治疗是否得当、手术决定是否果断及时、手术前准备是否充分。Perdue等报道,孕产妇病死率为6%,胎儿病死率26%。

(冯婷婷)

第七节 妊娠合并尿路感染

尿路感染是妊娠期最常见的内科并发症,如未予以适当治疗,将危及母儿的健康。无症状菌尿是最常见的尿路感染类型,2%~11%的孕妇被诊断有无症状性菌尿,但多数学者报道妊娠期无症状菌尿之发病率为 4%～7%。有症状的尿路感染，如妊娠期膀胱炎、急性肾盂肾炎，其发病率分别为 1.3% 和 1%。Kass 建立了无症状菌尿的诊断原则，并证实无症状菌尿是发生急性肾盂肾炎的最主要的危险因素。在安慰剂及对照研究中，Kass 注意到接受安慰剂的菌尿孕妇，其新生儿病死率和早产率高于无菌尿或接受治疗的菌尿孕妇的 2～3 倍。

一、妊娠期无症状菌尿

尿道内有细菌生长而无临床症状称为无症状菌尿。孕妇患无症状菌尿占 4%～7%。无症状菌尿引起有症状性肾盂肾炎之发病率为 20%～40%，因此其为肾盂肾炎之前提条件。菌尿的诊断标准是指在合格的外阴清洁后，取中段尿培养，每毫升含细菌数超过 10 万时，或上述标本的培养中菌落计数持续在 10 000/mL 以上，或任何导、膀胱穿刺标本中出现致病菌时，始可诊断。培养的细菌多数为大肠埃希菌、链球菌、变形杆菌，葡萄球菌或铜绿假单胞菌较少见。

妊娠期无症状菌尿与妊娠的关系：①Kass 报道孕妇无症状菌尿可导致早产，经抗生素治疗后，可明显降低早产及围生儿病死率。②Mcfadyen 等报道有菌尿的孕妇的妊娠高血压发生率为无菌尿孕妇的 2 倍。③据报道有菌尿的孕妇多伴有贫血，这是由于红细胞破坏增多而产生减少之故，但以上观点均有着不同意见，认为无症状菌尿与早产、妊娠高血压及贫血之间无相互关系。总之孕期无症状菌尿，在分娩后往往持续有菌尿，也提示了其中许多妇女确有肾实质的累及。Kass 发现有 40% 未治疗的无症状菌尿孕妇，以后发生了肾盂肾炎。

可根据药物敏感试验选择治疗。根据作者经验用呋喃妥因 100 mg，每晚睡前服用 1 次，共 10 天，往往有效。表中所有治疗方案的复发率约 30%。如根除菌尿失败，表明有隐蔽的上尿路感染，而需要较长期的治疗。对于复发，作者曾成功应用呋喃妥因 100 mg，睡前服用 1 次，共 21 天。对于持续和频繁的菌尿复发孕妇，在孕期余下的时间内抑菌治疗为给呋喃妥因 100 mg，睡前 1 次。这种方案曾证实非常安全，虽然呋喃妥因罕见引起急性肺部反应，但停药后消退。

早孕时常规做中段尿培养作为菌尿的筛选及药物敏感试验。无症状菌尿患者治疗后必须长期随访，在产后 6 周应做尿培养，并每半年至一年随访检查，以预防复发。妊娠期应尽量减少导尿次数，以免引起尿路感染诱发急性肾盂肾炎，导尿时要注意无菌操作。

二、妊娠期膀胱炎和尿道炎

急性膀胱炎是有症状的下尿路感染。妊娠期发病率约 1.3%。34% 患者细菌培养筛查为阴性。最常见的症状为排尿困难、尿急、尿频以及耻骨上压迫感。诊断根据病史、血尿、脓尿以及尿培养单种尿路病原体 $>1 \times 10^4$/mL。最常见的致病菌包括大肠埃希菌和克雷伯杆菌。虽然膀胱炎往往无合并症，但由于上升性感染可累及上泌尿道。急性肾盂肾炎的孕妇，有 40% 以前为有症状的下尿路感染。

膀胱炎的妇女对任一治疗措施均有效。当有隐蔽的菌尿，3 天疗法往往 90% 有效。单次剂量疗法对非孕妇和孕妇效果均差，如果使用单次剂量疗法，则必须排除同时伴有的肾盂肾炎。

治疗结束后做尿培养，以证实致病菌是否已根除。急性膀胱炎复发率较低，为 17%；无症状菌尿复发率为 30%；肾盂肾炎可高达 60%。

当尿频、尿急、尿痛，有脓尿而尿培养无细菌生长时可能是泌尿生殖道常见的沙眼衣原体引起尿道炎的结果。此时往往同时存在粘脓性宫颈炎，红霉素治疗有效。

三、妊娠期急性肾盂肾炎

急性肾盂肾炎是妊娠期最常见而严重的内科并发症之一，占孕妇的1%～2%。其中2/3发生于过去有菌尿病史者，而1/3在妊娠期无菌尿者。一般是双侧性的，如果是单侧性时，则以右侧为主。与菌尿及膀胱炎的不同，妊娠期急性肾盂肾炎其危险性明显增加。妊娠期由于尿路的相对性梗阻引起尿液排空延迟及菌尿；其次孕妇尿中含有营养物质，葡萄糖尿及氨基酸尿利于病菌的繁殖。妊娠期急性肾盂肾炎发病有若干倾向因素而与无症状菌尿相同，其中细菌的黏附性对妊娠期发生急性肾盂肾炎起了主要作用。虽然其准确的机制不清，但Stenguist等报道妊娠期急性肾盂肾炎与孕妇无症状菌尿相比较，急性肾盂肾炎细菌培养，P菌毛大肠埃希菌株占优势。

妊娠期急性肾盂肾炎多数发生在孕中、晚期。Gilstrap等报道656例妊娠期急性肾盂肾炎，其中482例(73%)发生在产前期；而发生于孕期的9%发生在孕早期，46%发生在孕中期，45%发生在孕晚期，而这与随着妊娠期的进展，继发于相对性尿路梗阻及尿液淤滞增加有关。

Mabie等强调，尿脓毒症是妊娠期脓毒性休克的主要原因。而尿脓毒症与早产婴脑瘫发生率增加有关。

(一)诊断

1. 症状与体征

急性期高热可达40℃、畏寒、寒战、全身不适、恶心、呕吐、食欲缺乏。尿频、尿痛、季肋部痛和腰痛、肋椎角叩痛。轻症者，仅有腰酸痛、低热、尿频及排尿困难等症状。Gilstrap等报道的656例妊娠期急性肾盂肾炎，85%患者体温≥38℃，12%患者体温≥40℃；而且54%有右侧肋椎角叩痛，27%为双侧叩痛，16%为左侧叩痛。

2. 尿常规及细菌培养

尿色一般无变化，如为脓尿则呈混浊；尿沉渣可见白细胞满视野、白细胞管型，红细胞每高倍视野可超过10个。细菌培养多数为阳性，尿路感染常见之病原菌为大肠埃希菌，占75%～85%；其次为副大肠埃希菌、变形杆菌、产气荚膜杆菌、葡萄球菌及粪链球菌，铜绿假单胞菌少见。如细菌培养阳性应做药敏试验。如尿细菌培养为阴性，应想到患者是否已使用过抗生素，因为许多肾盂肾炎患者以前曾有过尿路感染，故可能患者已自行开始抗生素治疗，即使抗生素单次口服剂量，也可使尿细菌培养阴性。

3. 血白细胞计数

变动范围很大，可从正常升高至≥$17×10^9$/L。

4. 其他实验室检查

(1)血清肌酐在约20%急性肾盂肾炎孕妇中可升高，而同时有24小时尿肌酐清除率下降。

(2)有些患者出现血细胞比容下降。

5. 血培养

对体温越过39℃者须做血培养，如阳性应进一步做分离培养及药敏试验。对血培养阳性者应注意可能发生败血症休克及DIC。

(二)对母儿的不良影响

1. 孕妇的影响

妊娠期急性肾盂肾炎可以引起多器官系统功能障碍(multple organ dysfunction syndrome, MODS)。

2.胎婴儿的影响

妊娠期急性肾盂肾炎,低体重儿及早产儿的发生率增加。Gilstrap 等报道急性肾盂肾炎孕妇其新生儿约有 15% 体重低于 2 500 g,但与无急性肾盂肾炎的对照组比较,其新生儿平均体重无明显差别。

(三)治疗

(1)急性肾盂肾炎均应住院治疗。孕妇应卧床休息,并取侧卧位,以左侧卧位为主,减少子宫对输尿管的压迫,使尿液引流通畅。

(2)持续高热时要积极采取降温措施,妊娠早期发病可引起胎儿神经系统发育障碍,无脑儿发生率远较正常妊娠者发生率高;控制高热也减少了流产、早产的危险。

(3)鼓励孕妇多饮水以稀释尿液,每天保持尿量达 2 000 mL 以上;但急性肾盂肾炎患者,多数有恶心、呕吐、脱水,并且不能耐受口服液体及药物,故应给予补液及胃肠外给药。

(4)监护母儿情况,定期检测母体生命体征,包括血压、呼吸、脉搏及尿量,监护宫内胎儿情况、胎心及 B 超生物物理评分。

(5)抗生素治疗:应给予有效的抗生素治疗。经尿或血培养发现致病菌和药敏试验指导合理用药。目前已不建议单用氨苄西林,许多尿路致病菌,如大肠埃希菌对氨苄西林是耐药的。庆大霉素或其他的氨基糖苷类抗生素也应慎用,虽然这些抗生素对胎儿的毒害作用很低,但易引起暂时性的肾功能障碍。选用头孢菌素类及较新的广谱青霉素,治愈率可达 85%~90%。一般应持续用药 10~14 天。疗程结束后每周或定期尿培养。

(6)对急性肾盂肾炎发生多器官功能障碍时,给以积极的支持疗法。

(四)随访

出院后,患者应定期在门诊随访,Gilstrap 报道复发率约为 25%。对一些不能门诊随访的患者,可在整个妊娠期应给予持续抗生素抑制治疗,Harris 报道接受持续抗生素抑制治疗的患者复发率仅 3%,而未接受抑制治疗患者的复发率为 60%;Hankins 报道应用呋喃妥因胶囊 100 mg,每晚一次口服,可得满意的效果。

(五)预后

妊娠期急性肾盂肾炎或经常有尿路感染的患者,最后多数发现有尿路异常。Whalley 及 Freedman 发现这些患者复发率或 X 线检查异常可多达 27%~37%。Gilstrap 等报道 208 例急性肾盂肾炎妇女随访 8~13 年,其中 41% 在非妊娠期时因有症状尿路感染治疗过 1 次或多次,而这些患者以后妊娠时,有 38% 在孕期又有尿路感染。Freedman 认为这些患者虽然经常复发或存在尿路异常,但仍少见有终末期肾功能不全。

四、妊娠期慢性肾盂肾炎

一般症状较急性期轻,甚至可表现为无症状菌尿,半数以上患者有急性肾盂肾炎史,以后出现易疲乏、轻度厌食,不规则低热及腰酸、腰痛等。尿路症状可有轻度尿频及小便混浊等。病情较严重者可出现肾功能不全。慢性肾盂肾炎的诊断,往往只有在产后当尿路的生理性扩张消失后(产后 6 周以后)进行静脉肾盂造影才能诊断。

主要在于积极治疗急性肾盂肾炎,以免成为慢性肾盂肾炎;尿细菌检查阳性时应按急性肾盂肾炎治疗;若患者有肾功能减退,勿选用对肾脏有毒性的抗生素。

(冯婷婷)

第八节 妊娠合并肾衰竭

肾衰竭(或肾功能不全)分为急性和慢性。一般而言,因肾脏疾病已致肾功能受损,特别是同时有高血压者已不宜妊娠。为保护其生命安全,已妊娠者亦应早期终止。否则,即使侥幸生出活婴,母亲存活者极少,因为通过持续血液透析维持妊娠成功者实属罕见。本节重点介绍妊娠与急性肾衰竭。

急性肾衰竭(acute renal failure,ARF)是由于多种病因引起的肾功能急剧进行性减退而出现的临床综合征。主要表现为氮质废物血肌酐和尿素氮升高,水、电解质和酸碱平衡紊乱,及全身各系统并发症。常伴有少尿(<400 mL/d),但也可以无少尿表现。尿量无明显变化或有尿量增多,肌酐和尿素氮呈进行性增加,尿浓缩功能障碍,可诊断为急性非少尿型肾衰竭(acute nonoliguric renal failure,ANORF)。

一、妊娠与急性非少尿型肾衰竭

妊娠期 ARF 的发生率为 1/2 000～1/1 000,病死率高达 33.8%,是一种严重的产科并发症。近年来由于感染性流产的减少和产前监护加强,妊娠期 ARF 的发生率明显下降。但随着诊断和治疗的进展,ARF 的诊断也在变化。一般认为,少尿是 ARF 的主要特征,对非少尿状态常未引起重视。

(一)病因与病理变化

各种肾前性、肾性和肾后性氮质血症,均可表现为 ANORF,产科 ARF 以肾前性和肾性多见,主要病理改变为急性肾小管坏死及肾皮质坏死,但非少尿型较少尿型为轻。

氨基糖苷类等肾毒性药物的广泛应用,是引起 ANORF 最常见的原因,预防性应用利尿剂和肾血管扩张剂及积极补液也是 ANORF 发病率增加的原因。

急性肾小管坏死(acute tubular necrosis,ATN)主要由肾缺血和急性肾中毒引起。急性肾缺血多由肾前性因素演变而来,妊娠剧吐引起严重脱水,前置胎盘、胎盘早剥和产后出血等妊娠期并发症可使血压下降,有效循环血量减少,引起 ATN。急性肾毒性包括外源性毒素(生物毒素、化学毒素、抗菌药物、造影剂等)和内源性毒素(血红蛋白、肌红蛋白等)。庆大霉素和妥布霉素所致 ATN 常表现 ANORF,早期无明显症状常被临床医师忽视。如合并先兆子痫、胎盘早剥和发生感染性流产伴有弥散性血管内凝血的病例,会接着发生严重的肾皮质坏死。急性肾皮质坏死占 ARF 的 10%～30%。此时,如能尽快恢复肾的灌注,可迅速改善肾脏状态,不引起永久性损害。

(二)临床表现和诊断依据

妊娠期 GFR 和肾血浆流量比非孕妇女增加 30%～50%,可使尿素氮、肌酐的滤过增多致血清中的值比非孕时减少约 1/3。故血浆尿素氮(BUN)和肌酐(Cr)在正常范围即已有肾功能的异常改变。若 BUN>4.64 mmol/L 和 Cr>70.7 μmol/L,尿酸>267.8 μmol/L 时,应考虑肾功能异常;如动态监测肾功能改变,BUN 每天增高 3.57 mmol/L,Cr 每天增高 44.2 μmol/L 伴尿常规异常,提示 ARF,此时尿诊断指数有助于诊断,尤其是滤过钠排泄分数(FE-Na)最有诊断价值。

ANORF 患者虽然尿量正常甚至增多,但 GFR 极度降低,肾缺血后的非少尿状态是以早期发生肾血管功能不良,而后肾血浆流量减少及肾小球毛细血管滤过压减少为特征,肾脏浓缩作用的缺陷是由于不能产生高张性间质和集合管对血管升压素反应的损害。

ANORF 的全过程无少尿状态,即使在早期少尿,由于接受强力利尿剂及肾血管扩张剂仍可转变为非少尿状态,故易漏诊。尽管患者尿量正常,但仍存在肌酐和尿素氮的进行性增加及水电解质平衡失调。故孕妇凡有肾功能损害高危因素者,无论其尿量多少,均应加强监测血尿素氮及肌酐。

(三)处理

加强孕期检查,防止妊娠并发症的发生。

(1)病因治疗及支持疗法:对产科原发疾病进行治疗,积极补充血容量,增加有效循环血量减少肾缺血,防止肾脏发生不可逆损害。停止使用肾毒性药物,纠正贫血及低蛋白血症,同时改善全身状况,予以低蛋白、高热量饮食,并限制钾盐的摄入。

(2)呋塞米和扩血管药物的应用:在扩容同时使用利尿剂,既可改善肾脏血液循环,提高肾小球滤过率,增加尿液形成,又可将过多血容量及回吸收的组织间液经肾脏排出,可改善预后,在急性少尿型肾衰竭(acute oliguric renal failure,AORF)早期应用强力利尿剂和肾血管扩张药物,能使 AORF 转化为 ANORF。一般说来,在 ARF 少尿期开始的 24 小时左右,可能对强力利尿剂有效。

(3)纠正水、电解质失衡及酸中毒。

(4)积极抗感染治疗:选择对肾脏无毒性作用的抗生素,并以小剂量为宜,以免引起蓄积中毒。

(5)治疗氮质血症及尿毒症:早期血液透析可以防治 ARF 的大部分并发症,ANORF 需要血液透析者较 AORF 明显为少。

(四)预后

妊娠 ANORF 和 AORF 相比较,前者的病程、严重性及并发症都减少,更重要的是死亡率明显降低。感染性流产仍然是妊娠 ARF 的主要原因,80% 患者需要透析,病死率高达 40%。肾毒性药物 ARF 死亡率较低。预防感染性流产和减少肾毒性药物的使用,积极治疗妊娠合并症(并发症)可以降低妊娠 ARF 的发生率。加强肾功能监测,在血容量充足情况下,积极使用利尿剂和扩血管药物,早期血液透析,能够将 AORF 转变为 ANORF,改善患者预后,提高生存率。

二、妊娠与急性少尿型肾衰竭

(一)病因及发病机制

妊娠期发生 ARF 最常见的病因:产前出血如流产、胎盘早剥等;产后出血如子宫收缩无力、产道损伤及胎盘滞留等;妊娠高血压状态,DIC 如羊水栓塞、死胎等;感染性休克,特发性产后肾衰竭,肾毒性药物如氨基糖苷类、四环素、第一代和第二代头孢菌素类、两性霉素类、磺胺类药物等。

ARF 的发病机制目前尚有争议,仍有许多问题需要研究和证实,现主要有肾小管堵塞学说、肾小管液反流学说、肾血流动力学改变及肾小球通透性改变等学说。有研究发现,肾缺血时皮质线粒体功能明显降低,腺苷三磷酸合成减少,使细胞膜上依赖腺苷三磷酸能量的离子转运功能下降,细胞内钙聚积,后者又刺激线粒体对钙的摄取增多,线粒体钙含量过高而导致细胞死亡。有报道,用钙通道阻滞剂可防止细胞内钙浓度增加,从而预防 ARF。

(二)病理生理

肾功能正常情况下,从肾小球滤过的水分绝大部分在肾小管被重吸收,排出者不及原尿的1%。从肾小球滤过的钠,排出者约 0.5%。AFR 患者由于肾小管功能受损,滤过的水分排出达 10%~20%,滤过的钠排出达 5%~15%。本病由于整个肾的 GFR 减少十分严重,多在 5 mL/min 以下,因而尿素肌酐及其他代谢废物不能排出,故患者可出现急性肾衰竭综合征的症状,并且有时患者的尿量每天达 400 mL 以上,如肾小球滤过率为 5 mL/min 时,每天滤过的水分为 5×60×24=7 200 mL,如此时排出的水分仍占滤出水分的 20%,则每天尿量为 7 200×20%=1 440 mL,但即使这样,因尿素等代谢废物仍不能充分排出,血尿素氮、肌酐就会继续上升。

当肾功能逐渐恢复,肾小球滤过率有所增加,则尿量可增加很多,这就是多尿期。其主要原因:①新生的肾小管上皮细胞,其重吸收功能尚不完善,尿比重仍低于 1.015,故每增加尿内额外的 350 mmol 溶质的排出,就要强迫性地增加 1 000 mL 水分的排出;②氮质血症和潴留物的代谢,废物从肾脏排出,起渗透性利尿的作用;③随着肾小球滤过功能的恢复,少尿期蓄积的水、钠此时从尿中排出。

(三)临床特点

ARF 的临床表现包括原发疾病、代谢紊乱和并发症等三方面。引起 ARF 的病因不同,起始表现也不同,一般起病多较急剧,全身症状明显,根据临床表现和病程的共同规律,一般分为三期。

1.少尿或无尿期

(1)尿量减少:尿量骤减或逐渐减少,每天尿量持续少于 400 mL 者称为少尿,少于 100 mL 者称为无尿。由于病因不同,持续时间长短不一,一般为 1~2 周,也可长达 3 个月以上。急性非少尿型肾衰竭指患者在氮质血症期内每天尿量持续在 500 mL 以上,甚至 1 000~2 000 mL,但尿素氮、肌酐可不断升高,病死率可高达 26%,故临床不应忽视。

(2)进行性氮质血症:由于 GFR 降低引起少尿或无尿,致使排出氮质和其他代谢废物减少,血肌酐和尿素氮升高,严重者即出现尿毒症表现,如食欲减退、恶心、呕吐、腹泻、消化道出血等胃肠道症状;嗜睡、神志混乱、扑翼样震颤、肌痉挛和癫痫发作等神经精神症状;贫血、白细胞总数及中性粒细胞分类增高等血液系统表现。

(3)水过多和低钠血症:ARF 患者如对呕吐、出汗、伤口渗液量等估计不准确或忽略计算内生水时,可因为给予过多的液体而发生水中毒,表现为稀释性低钠血症和脑水肿的症状。

(4)高钾血症:由于尿液排钾减少,再加上组织创伤、感染性休克、溶血和高分解代谢状态等导致细胞释放钾过多,或发生代谢性酸中毒而促使细胞内钾向细胞外转移,或大量输库存血,或摄入含钾较多的食物或饮料,上述因素综合作用便可引起高钾血症,主要表现为心率减慢、心律失常、传导阻滞,甚至心搏骤停;四肢乏力、感觉异常、肌腱反射消失,甚至弛缓性骨骼肌麻痹。

(5)代谢性酸中毒:由于酸性代谢产物排出减少,肾小管泌酸能力和保存碳酸氢钠能力下降等,致使患者出现酸中毒表现。

(6)低钙血症、高磷血症:由于肾排磷功能受损,常有高磷血症出现,由于高磷血症,肾生成 $1,25-(OH)_2-D_3$ 及骨骼对 pH 的钙动员作用减弱,因而出现低钙血症。

(7)由于肾缺血、肾素分泌增多、体液潴留、高钾血症及洋地黄应用,因而常出现高血压、心力衰竭、心律失常、心包炎等症状。

2.多尿期

进行性尿量增多是肾功能开始恢复的一个标志,多尿期开始时,由于GFR增加不明显,血肌酐和尿素氮仍可上升,并可发生高钾血症,多尿后期,肌酐、尿素氮及血钾均可降低。

妊娠期ARF除上述一般急性肾衰竭的表现外,根据引起AFR的原发病因和出现的时间不同而有一些特殊的临床表现,现分述如下。

(1)妊娠早期ARF:常由败血症流产、引产引起,几乎都有全身严重感染和盆腔感染的临床表现。产科严重感染还常伴有溶血反应,天花粉引产的病例可发生严重的变态反应,此外,尚可见不同程度的出血倾向和腔道出血等DIC临床和实验室现象。

(2)妊娠中后期ARF:多由于严重先兆子痫、子痫、前置胎盘大出血、羊水栓塞及妊娠肝脂肪变性等引起。临床常见表现:①剧烈头痛、恶心、呕吐、视物模糊、严重高血压和晕厥等高血压现象;②大出血休克和DIC改变,常见于前置胎盘和胎盘早剥或羊水栓塞等病例;③子痫、妊娠肝脂肪变性是产科的危重病况,临床上常出现多器官功能衰竭,如休克、呼吸窒息、脑水肿、肝性脑病和DIC等,病死率甚高。急性脂肪肝并发急性肾衰,病因未阐明,可见于妊娠患者使用四环素者。多发生于妊娠晚期或产后。早期常有发热、呕吐,易被误认为先兆子痫或败血症,直至出现黄疸、严重肝功能损害、DIC等才考虑本病的诊断。本病约60%可并发ARF,约20%同时发生先兆子痫。病死率高(70%以上),胎儿病死率在75%以上,但轻型者病死率低。近来预后有改观。

(3)特发性产后ARF:多指在妊娠期顺利,产后发生急性肾衰竭。本病可见于分娩后第1天或数周内少尿或无尿,快速进展的氮质血症,常伴微血管内溶血性贫血或消耗性凝血病变、血压不正常、轻度增高或急性高血压。有的表现为心脏扩大、心力衰竭及中枢神经系统损害,且与尿毒症程度、高血压或容量负荷程度不一致。病因不详,考虑与病毒感染、胎盘碎片滞留、麦角制剂、缩宫素或产后过早用口服避孕药等有关。亦有呈现低补体血症,提示免疫机制参与。本病预后欠佳,完全恢复者少,多需长期透析,病死率高。

3.恢复期

自我感觉良好,血尿素氮和肌酐接近正常,尿量亦恢复正常。

(四)实验室检查

1.血液检查

可有轻中度贫血;血浆肌酐每天升高44.2～88.4 μmol/L,多在353.6～884.0 μmol/L或更高;血尿素氮每天升高3.6～10.7 mmol/L,多在21.4～35.7 mmol/L;高钾血症,pH常<7.34;血清钠正常或偏低;血钙低、血磷高。

2.尿液检查

尿量减少,少尿期每天尿量在400 mL以下,尿蛋白升高,尿沉渣检查可见肾小管上皮细胞、上皮细胞管型及少许红、白细胞,比重在1.015以下,尿钠含量升高,多在0～6 mmol/L,尿素与血尿素氮之比、尿肌酐与血肌酐之比降低,常低于10。

(五)诊断和鉴别诊断

根据发病原因、急剧进行性氮质血症伴少尿,结合临床表现和实验室检查,一般诊断不难,鉴别诊断应从以下四方面进行。

1.肾前性少尿

有血容量不足或心血管衰竭病史,补充血容量后尿量增多,氮质血症程度多不严重,尿常规改变不明显,尿比重在 1.020 以上,尿渗透浓度大于 550 mmol/kg,尿钠浓度在 15 mmol/L 以下,尿、血肌酐和尿素氮之比分别在 40∶1 和 20∶1 以上。

2.肾后性尿路梗阻

有泌尿系统结石、盆腔器官肿瘤或手术史,突然完全性无尿或间歇性无尿,有肾绞痛或肾区叩击痛,尿常规无明显改变,泌尿系统 B 超或 X 线检查有助诊断。

3.重症急性肾小球肾炎或急进性肾小球肾炎

重症肾炎早期多有水肿、高血压、大量蛋白尿伴明显镜下或肉眼血尿和各种管型等,肾活组织检查有助诊断。

4.急性间质性病变

有药物过敏或感染史,明显肾区疼痛,可有发热、皮疹、关节疼痛、血嗜酸性粒细胞增多等表现,肾活检有助诊断。

(六)治疗

1.少尿期的治疗

少尿期常因急性肺水肿、高钾血症、上消化道出血和并发感染等导致死亡。故治疗重点为调节水电解质和酸碱平衡,控制氮质潴留,供给足够营养和治疗原发病。其治疗措施包括以下几条。

(1)卧床休息,供给足够的热能,防止机体蛋白的进一步分解。

(2)严格控制水、钠摄入量,应坚持"量出为入"的原则,每天的入液量应为前一日的尿量加上显性失水量和非显性失水量约 400 mL,但应密切观察有无脱水、水肿征象,每天体重变化情况,血清钠浓度,中心静脉压及肺 X 线变化,并结合心率、血压、呼吸综合判断液量是否合适。

(3)高钾血症的处理,最有效的办法是血液透析和腹膜透析,在准备透析前应予以下紧急处理;11.2%乳酸钠 40~200 mL 静脉推注,伴代谢性酸中毒者可给 5%碳酸氢钠 250 mL 静脉滴注;10%葡萄糖酸钙 10 mL 静脉注射,以拮抗钾离子对心肌的毒性作用;25%葡萄糖注射液 200 mL 加胰岛素 16~20 U 静脉滴注。

(4)代谢性酸中毒:轻度的酸中毒无需治疗,当血浆实际碳酸氢根低于 15 mmol/L 时,应予 5%碳酸氢钠纠正,但纠正酸中毒过程中,应注意补钙。

(5)心力衰竭:常是由于体内水、钠过多,细胞外容量扩大,造成心脏负荷加重引起,治疗与一般心力衰竭基本相同,但用洋地黄类药物时,要按肾功能状况调整剂量,最好的措施是尽早进行透析治疗。

(6)感染的预防和治疗:常见感染部位为呼吸道、尿路、血液、胆道、肠道、皮肤等,可根据细菌培养和药敏试验合理选用对肾无毒性作用的抗生素治疗。

(7)血液透析或腹膜透析:透析是有效的治疗方法,其指征如下。①急性肺水肿;②高钾血症,血钾在 6.5 mmol/L 以上;③高分解代谢状态,血 BUN 每天上升 10.7 mmol/L 以上,血钾每天上升 1 mmol/L 以上;④无高分解代谢状态,但无尿 2 天或少尿 4 天以上;⑤酸中毒,二氧化碳结合力在 13 mmol/L 以下,pH<7.25;⑥血 BUN≥21.4 mmol/L 或血 Cr≥442 μmol/L;⑦少尿 2 天以上,并伴有体液潴留,如眼结膜水肿、胸腔积液、心音呈奔马律或中心静脉压高于正常,持续呕吐、烦躁或嗜睡等尿毒症症状,血钾≥6.0 mmol/L,心电图有高钾改变等任何一种情况者。

腹膜透析是有效的,但置管位置可比常规者高位些,由于小分子溶质可通过胎盘进入胎儿体内,故透析要早,以维持透析后血 BUN 在 10.7 mmol/L 为宜。透析过程应勿过多超滤,以免影响子宫胎盘血误流。合并抗凝方法应严密观察。

2.多尿期的治疗

多尿期开始,治疗重点仍为维持水、电解质和酸碱平衡,控制氮质血症,治疗原发病和防止各种并发症。应当注意,多尿期开始时,即使尿量已超过 2 500 mL/d,血尿素氮仍可继续上升,故应继续透析,当血 BUN<17.9 mmol/L,Cr 降至 354 μmol/L 以下并稳定时,可暂停透析,观察病情稳定后可停止。

3.恢复期治疗

一般无需特殊处理,定期随访肾功能,避免使用对肾脏有害的药物。

(七)预后

预后好坏与原发病性质、患者年龄、原有慢性疾病、肾功能损害的严重程度、诊断与治疗是否及时、有无多器官功能衰竭和其他并发症等因素有关。总的说来,多数产科病因的急性肾衰竭预后较外科和内科病因者为好。一旦肾功能完全恢复,对以后妊娠无明显不良影响。

三、妊娠与慢性肾衰竭

慢性肾衰竭(chronic renal failure,CRF)是指慢性肾脏病引起的 GFR 下降及与此相关的代谢紊乱和临床症状组成的综合征。

无论何种慢性肾脏病,妊娠期的临床变化可分为:①病情稳定,在整个妊娠期原有肾脏病不出现加重,肾功能一直稳定或正常,妊娠结束后肾脏病仍稳定在孕前水平。②肾脏病在妊娠期加重,肾功能有所下降,但患者尚能度过妊娠期。③肾脏病在妊娠期明显恶化,肾功能明显减退,甚至出现急性肾衰竭,孕妇往往不能度过妊娠期而不得不终止妊娠。妊娠结束后,患者的肾功能可能部分恢复,但也可能不恢复而进入尿毒症。妊娠对肾脏病的影响不仅是对基础肾脏病的影响,肾脏病的变化可以反过来影响妊娠,导致早产、流产、死胎,甚至对胎儿出生后也可能产生影响。④中至重度肾脏疾病导致妊娠的并发症及新生儿病死率增加。

目前认为,CRF 患者妊娠弊大于利,多数患者妊娠后会加重肾脏疾病进展。因此,原则上不主张 CRF 患者妊娠。如坚持妊娠,须严密监测肾功能及血压、尿常规等指标,必要时及早终止妊娠。

(冯婷婷)

第九节　妊娠合并系统性红斑狼疮

系统性红斑狼疮(SLE)是一种特发的慢性系统性自身免疫性疾病,累及皮肤、关节、肾脏、肺、浆膜、神经系统、肝脏等多个器官,其血清具有大量以抗核抗体为主的多种自身抗体。SLE 的病程以周期性缓解和复发交替出现为特点,有内脏(肾、中枢神经)损害者预后较差。患者 90%~95%为女性,尤其是 20~40 岁的育龄妇女。SLE 通过自身抗体或免疫复合物的沉积累及全身多个器官系统,临床表现多样。美国风湿病学会最早于 1971 年制订了 SLE 的诊断标准,后经 1982 年、1997 年两次修订,指出在 11 项临床和实验室标准中,同时或先后具备 4 项则可诊断为 SLE,该诊断标准在孕期同样适用,但对那些不能完全满足 SLE 诊断的严格标准的 SLE 样患者,也应接受治疗,在妊娠期进行特殊处理。

一、实验室检查

(一) 与 SLE 有关的抗体检查

1. 抗核抗体 (ANA)

在 SLE 患者中阳性率 98％,如重复试验阴性应排除 SLE。

2. 抗 ds-DNA 抗体

阳性率 70％,与疾病的活动性及狼疮肾炎密切相关。

3. 抗 ENA 抗体

(1) 抗 Sm 抗体,是诊断 SLE 的标记性抗体之一,特异性 99％,但敏感性仅 25％,不代表疾病活动性。

(2) 抗 R_0/SSA 抗体:为 SLE 特异性抗体,在干燥综合征时也可为阳性。

(3) 抗 La/SSB 抗体:阳性率低于抗 R_0/SSA 抗体,意义与之相同。

(4) 抗核糖核蛋白抗体(抗 RNP):阳性率 40％,特异性不高,与雷诺现象、肌炎、狼疮性肾炎有关。

4. 抗磷脂抗体

抗磷脂抗体包括抗心磷脂抗体、狼疮抗凝物(LA)等,结合临床表现可诊断是否合并抗磷脂抗体综合征。

(二) 其他

补体 C3、C4、CH50、红细胞沉降率等。当 SLE 活动时补体减少,尤其是 C3 下降明显,红细胞沉降率加快。

SLE 为活动性或急性发作:孕期的一些生理表现与 SLE 活动期的表现相似,既往评价普通人群 SLE 活动性的一些方法,如系统性红斑狼疮疾病活动指数(Systemic Lupus Erythematosus Disease Activity Index,SLEDAI)、狼疮活动性欧洲共识(European Consensus Lupus Activity Measurement,ECLAM)在孕期的价值有限。1999 年以后相继报道了一些专门针对孕期的狼疮活动性的评价方法,但只有孕期狼疮活动指数(Lupus Activity Index in Pregnancy,LAI-P)和改良的狼疮活动性评价(modified Physician Global Assessment,m-PGA)等有证据证明有效。

二、SLE 在妊娠期的风险

妊娠是否会使 SLE 病情加重(即 lupus flare)尚存争议。20 世纪 70 年代以前合并 SLE 的孕产妇死亡率较高,胎儿丢失率达 40％,当时许多学者认为 SLE 患者不应妊娠,但早期的研究样本量少,为回顾性研究、诊断标准不统一。随着近年来对该病研究和认识的深入,母胎监护水平、救治能力的不断提高,SLE 不再是妊娠的禁忌证。在 20 世纪 80 年代以后,总体上报道的孕期和产后 SLE 病情加重率在 13.5％~71.0％,可能是受孕后体内激素水平改变尤其是雌激素水平的升高,免疫反应紊乱,体液免疫反应增强,加重病情。大部分研究认为,妊娠导致 SLE 病情加重的病例孕前大多处于 SLE 活动期,据报道妊娠导致活动期 SLE 发生病情恶化的机会比非活动期者高 2~3 倍。病情加重多数发生在孕早期和产后,且都是轻到中度,可经糖皮质激素的治疗得到缓解。如果不存在狼疮性肾炎,妊娠一般不会改变 SLE 的长期预后。孕期 SLE 复发的风险及程度最强的预测因素是孕前狼疮复发的次数和严重程度。

三、关于妊娠与狼疮性肾炎

SLE 的患者 40% 合并肾炎,其中 15%～20% 在起病时就已经累及肾脏。对于患狼疮性肾炎的孕妇孕期由于肾脏灌注增加,发生肾性高血压、肾病综合征,肾脏功能可能恶化。Oviasu 等回顾性分析了 1973—1991 年的 151 次妊娠,发现确诊狼疮肾炎的孕妇 17% 肾功能暂时受损,8% 肾功能永久性受损。当然,狼疮性肾炎的妇女孕前处于缓解期者较处于活动期者发生肾功能恶化的风险明显要低,也很少出现永久性的肾功能损害。Moroni 等报道,孕前处于狼疮缓解期的妇女孕期仅 5% 发生肾功能恶化,相反,孕前处于狼疮活动期的妇女这一比例达 39%。

一般认为,活动性的狼疮性肾炎、肾病综合征以及严重高血压的妇女禁忌妊娠。SLE 病情缓解 6 个月至 1 年,停用细胞毒药物 1 年以上,无重要脏器受损,伴有狼疮肾炎者肾脏病变处于非活动期,抗 dsDNA 阴性,血清补体 C3 基本正常,可以妊娠。普遍认为,孕前血清肌酐在 80 μmol/L 以上可能发生狼疮恶化。相反,妊娠不会导致孕前肌酐水平在 80 μmol/L 以下的肾功能发生恶化。

四、关于狼疮性脑炎

狼疮性脑炎临床表现复杂,与脑炎相关的临床症状包括周围神经疾病、头痛、呕吐、抽搐、卒中、精神紊乱、情绪障碍等。诊断时需排除代谢异常、感染、颅脑损伤等其他病因。长期使用糖皮质激素的 SLE 患者发生感染是很常见的,必要时需要做腰椎穿刺检查脑脊液,此外,影像学检查、脑电图对于鉴别诊断也有帮助。目前治疗无推荐的指南,治疗方案均为经验性的。糖皮质激素是一线用药,对于顽固病例,要使用环磷酰胺和甲氨蝶呤。据报道,羟氯喹也有效,也可联合使用静脉免疫球蛋白 IVIg。患者有血栓形成的征象时,应采用抗凝治疗。

五、SLE 对妊娠的影响

目前的研究认为,SLE 疾病本身不影响妇女的生育能力,但在狼疮活动期治疗药物可能影响卵巢功能。据报道,患 SLE 的妇女使用环磷酰胺卵巢早衰的发病率在 11%～59%,且口服比静脉使用者卵巢衰竭的发病率更高。妊娠合并 SLE 可能导致不良妊娠结局,对比正常妇女,SLE 患者发生复发性流产、胎死宫内、子痫前期、FGR、早产等的风险增加,较正常人群高 2～3 倍,胎儿丢失率 13%～46%,妊娠丢失的发生率为 8%～22%。妊娠合 SLE 发生自然流产、死产、早产 FGR 等。可能导致妊娠丢失最重要的高危因素是高血压、孕前狼疮恶化的次数及类固醇的用量。其中与妊娠丢失关系最密切的是狼疮抗凝物 LA 和抗心磷脂抗体,20%～30% SLE 患者 LA 阳性,30%～40% 抗心磷脂抗体阳性。据报道,SLE 患者如果上述两种抗体阳性,胎儿丢失率达 39%,抗磷脂抗体是预测胎儿死亡的最敏感的独立指标,其阳性预测值超过 50%,对有死胎史的患者,阳性预测值超过 85%。如无 LA 和 ACL,胎儿丢失率 11%。抗磷脂抗体导致胎盘血管病变、血栓形成致胎盘梗死、胎盘循环障碍,影响胎儿氧供和血供,可能是导致妊娠丢失的因素之一。抗 SSA/Ro 及抗 SSB/La 抗体可能沉积在胎儿心脏,使其心内膜纤维化,心肌传导完全性阻滞(CHB),严重者可致胎死宫内。据估计,近年来各种抗体阳性的 SLE 孕妇其胎儿 CHB 的发病率 1%～2%。这类抗体还可能透过胎盘,引起子代学习障碍的发生,尤其是男孩大脑的发育。还有研究认为,SLE 孕妇血清中低水平的抗内皮细胞抗体(AECA)与妊高征发生有关,间接导致妊娠丢失。狼疮性肾炎肾脏损害时继发的高血压引起子宫胎盘血管收缩致胎儿、胎盘循环功能障碍、母体低蛋白血症、蛋白尿症也是胎儿丢失的可能因素。有研究认为，SLE孕妇低补体血症、SLE病情处于活动期、相对高维持量的皮质类固醇治疗是妊娠的不利因素，接受15 mg/d泼尼松治疗的SLE孕妇其早产发生率(60%)明显高于低剂量泼尼松治疗者(13.1%)。据报道，胎儿丢失率在SLE活动期为75%，在缓解期为14%。SLE导致早产的原因有相当部分是由于子痫前期、胎儿宫内窘迫、胎膜早破等产科指征或SLE疾病所致的内科指征导致的医源性分娩，而非自发性早产。合并SLE的患者妊娠时，可能由于子宫胎盘功能不良、高血压、孕期接受糖皮质激素的治疗等因素而导致FGR。但也有前瞻性的研究未观察到SLE患者FGR的发生率与正常对照组有差异。

SLE对胎儿的另一影响是可能导致新生儿患先天性SLE。新生儿红斑狼疮罕见，发生率为1/20 000例活产。皮肤和心脏损害是最突出的临床表现。皮损可发生在出生时，多数在生后1周至数周出现，可能因暴露于紫外线所致，可以持续长达6个月，色素减退可以长达2年。一小部分受累新生儿还可合并其他类型的自身免疫性疾病。心脏损害主要是先天性完全性心脏传导阻滞，以房室结区传导系统破坏导致为主，多在孕6个月左右常规产检发现，胎心率60~80次/分。继发于SLE的胎儿先天性完全房室传导阻滞目前没有有效的治疗方法。大部分新生儿死于生后90天，其3年存活率仅79%。如果明确诊断胎儿患先天性完全房室传导阻滞，专家推荐可予地塞米松阻止胎儿心脏的进一步受损。近年来NLE的研究发现，母亲体内的抗Ro/SSA、抗Ia/SSB抗体与NLE的关系最为密切。分娩NLE的母体内75%~95%能发现抗Ro/SSA，一部分能发现抗Ia/SSB抗体。血清抗Ro/SSA抗体阳性的SLE孕妇，15%可能分娩带有狼疮性皮损的新生儿，而所有患SLE的孕妇分娩NLE的比例小于5%。狼疮母亲的后代智力无影响，但有报道男孩的阅读障碍的发病率较女孩高，可能是抗Ro/SSA、抗Ia/SSB这类抗体透过胎盘，影响了男孩大脑的发育。

六、妊娠期狼疮恶化的监测

如上所述，妊娠可能导致活动期的SLE病情恶化，活动期的SLE患者容易发生不良妊娠结局，因此，孕期应经常全面评估SLE患者的病情，及时发现狼疮恶化并积极治疗对于孕期母胎都非常必要。但是，妊娠期的生理变化及常见妊娠并发症如子痫前期的临床表现却与狼疮恶化较难鉴别。

如血管源性的面部红斑、掌部红斑、身体上部的色素沉着，暴露于阳光后的皮疹等皮肤病变既可能是SLE的活动期表现，也可能出现在正常的健康孕妇。脱发也可能在狼疮活动期出现，也可能因产后雌激素水平下降导致。关节疼痛可能是因妊娠后韧带松弛所致，也可能是关节无菌性炎症出现积液的表现。如果有炎症改变，并累及2个以上关节，可能是SLE病情恶化的征象。生理妊娠时孕晚期白细胞计数可增加至15×10^9/L，这主要是中性粒细胞的增加，而淋巴细胞的绝对值没有改变。因此，淋巴细胞减少是孕期SLE活动的一个指标。

此外，蛋白尿、高血压、水肿既可能是子痫前期的临床表现，也可能由于SLE患者肾脏功能受损所致。如果一名有狼疮性肾炎病史的孕妇，其高血压、蛋白尿伴随关节疼痛、肌痛、皮疹、皮炎的出现，可能是狼疮恶化。相反，如果高血压、蛋白尿是与高尿酸血症、血小板减少、血液浓缩、转氨酶升高、红细胞尿等伴随出现，而缺乏狼疮恶化的其他典型表现，则可能提示为重度子痫前期。血清补体C3、C4、CH50的检测也有一定的意义，低补体血症提示SLE病情可能恶化，而如果血清补体升高，可能是妊娠期高血压疾病。此外，抗ds-DNA抗体在狼疮恶化时常明显升高，而在子痫前期无明显变化。然而,临床鉴别往往并非如此容易,必要时甚至需要行肾脏活检才能明确诊断。鉴别诊断的意义在于两者的治疗方法不同,出现狼疮恶化而胎肺又尚未成熟时需要增加糖皮质激素的剂量,而子痫前期则考虑终止妊娠,误诊可能给母胎造成严重后果。

七、SLE 治疗

SLE 目前尚不能根治,但可以通过合理治疗获得缓解,缓解期接受维持治疗。治疗主要以应用糖皮质激素为主。免疫抑制剂在孕期和哺乳期的安全性主要来自动物试验,目前没有国际公认的使用规范。孕期使用环孢霉素 A 和硫唑嘌呤可能导致 PROM、FGR、早产、出生低体重等,但尚不能完全区分是由于药物的不良反应还是疾病本身所致。非甾体抗炎药及水杨酸盐因抑制前列腺素合成可致产程延长、畸胎、胎儿过度成熟及增加产后出血,故应避免使用。多数免疫抑制药物有致畸胎及抑制新生儿免疫反应的作用,如硫唑嘌呤在妊娠中、晚期影响胎儿免疫系统,增加低体重出生儿的危险性,故对 SLE 妊娠患者应慎用或不用免疫抑制药物。

(一)糖皮质激素

糖皮质激素是治疗妊娠合并 SLE 最重要的药物,适用于妊娠合并 SLE 的维持治疗及妊娠期间 SLE 活动的患者。氟化的糖皮质激素如地塞米松和倍他米松能通过胎盘屏障作用于胎儿,一般只用于促胎肺成熟治疗,泼尼松、泼尼松龙和甲泼尼龙可被胎盘的 11-脱氢酶代谢,胎儿暴露剂量仅为母体的 10%,尚未在人类发现致畸效应,目前推荐使用。对于患 SLE 的妇女,推荐在病情控制 1 年以上,泼尼松维持量<15 mg/d 才考虑妊娠。在妊娠期,应使用能令病情控制满意的泼尼松的最小剂量,一般为 10~80 mg/d。如果狼疮恶化,根据病情调整泼尼松用量,紧急情况下可经静脉点滴氢化可的松。国内上海仁济医院对妊娠合并 SLE 使用泼尼松的方案为孕期 SLE 为缓解期或稳定期泼尼松 10 mg/d,妊娠时 SLE 病情恶化增加泼尼松的剂量使病情控制满意,具体剂量按需要而定,1~2 mg/(kg·d);SLE 分娩时用甲泼尼龙 60 mg 或用氢化可的松 200 mg 静脉滴注,产后第 2 天用甲泼尼龙 4 mg 或氢化可的松 160 mg 静脉滴注,产后第 3 天恢复产前剂量,以至少 10 mg/d 维持 6 周。Moroni 建议,用两种方法来减少妊娠期狼疮性肾炎的恶化:①所有妊娠合并 SLE 患者并发狼疮性肾炎时都给予最小有效剂量的泼尼松(每天>10 mg);②在分娩前几天和产后给予高剂量的泼尼松(每天 80 mg),以减少产褥期病情的恶化。但对于病情稳定者,妊娠期及分娩期均不需要加大泼尼松用量。对于孕前长期使用糖皮质激素的患者,应激状况下任何急诊手术、剖宫产或产程延长,为预防可能出现的肾上腺危象需使用冲击剂量的糖皮质激素。一般可用甲泼尼龙 100~300 mg/d,连用 2~3 天,常无需逐步减量,停用后再继续口服原用剂量的泼尼松。

但长期使用糖皮质激素应注意其不良反应:孕妇易水肿,注意限盐;容易发生骨质疏松,注意孕期补钙,避免外伤性骨折;孕期应及早筛查糖尿病,建议孕 20、28、32 周行糖筛试验。

(二)硫唑嘌呤

动物试验有致畸报道,人类未见致畸但长期使用可能导致新生儿免疫抑制。

(三)环磷酰胺和甲氨蝶呤

二者主要用于严重病例,由于其致畸效应孕期尽量避免使用。对经大剂量糖皮质激素治疗均无效的顽固性狼疮性肾炎,考虑到狼疮恶化对母体带来的严重后果,应考虑使用。特别是对于肾活检提示为增殖性肾炎,需要使用环磷酰胺,有报道提示小剂量使用与大剂量使用疗效相当,但不良反应更小。

(四)阿司匹林和肝素

阿司匹林对改善 SLE 在孕期出现的关节肌肉疼痛有效,并且有利于改善胎盘循环,对于抗磷脂抗体阳性,或 SLE 合并 APS 的孕妇,考虑到可能有较高的胎儿丢失率推荐使用。一般认为,小剂量阿司匹林(75~100 mg/d)在整个孕期使用安全,而大剂量的阿司匹林可能导致过期妊娠、产程延长、产科出血、胎儿动脉导管早闭、新生儿颅内出血等。肝素推荐使用低分子肝素。

(五)羟氯喹

羟氯喹是一种抗疟药,用于治疗 SLE 所致轻、中度皮疹。能透过胎盘屏障,但至今未在人类有致畸性,认为在孕期安全,常用剂量为 200~400 mg/d,哺乳期妇女也可使用。长期使用可能影响视力,但孕期停用可能导致狼疮恶化。Parke A 报道在 SLE 患者在孕期使用羟氯喹,其后代未发现先天畸形。

(六)免疫球蛋白

此外,静脉注射免疫球蛋白(IVIg)也可用于治疗妊娠合并 SLE,尤其是 SLE 合并 APS 的患者。但其价格昂贵,可能导致血源性感染,不列为常规使用。

对于狼疮性肾炎,如果经过药物治疗肾功能仍然恶化,在血清肌酐>20 μmmol/L 时,应及时行肾脏透析治疗。

八、SLE 妇女有关妊娠的处理选择

(一)孕前

患 SLE 的妇女计划妊娠前应常规咨询。对 SLE 是否处于活动期、累及器官的部位和严重程度、是否存在狼疮恶化的高危因素等情况应全面评估,一般认为,活动性的狼疮性肾炎、肾病综合征及严重高血压的妇女禁忌妊娠。SLE 病情缓解 6 个月以上,服用泼尼松<10 mg/d,停用细胞毒药物 1 年以上,无重要脏器受损,伴有狼疮肾炎者肾脏病变处于非活动期,抗 dsDNA 阴性,血清补体 C3 基本正常,血清肌酐<140 μmol/L 者可以妊娠。肾移植成功的 SLE 妇女,至少应在术后 1 年以上才能妊娠。

(二)孕期

如前所述,孕期 SLE 病情恶化就会对母胎存在潜在威胁,因此,应该增加产前检查的次数,孕早中期每 2 周 1 次,孕晚期每周 1 次。警惕可能出现狼疮恶化、子痫前期、FGR 等于孕期疾病,监测血压、体重、宫高、腹围的变化,定期检查尿常规、肾功能、抗磷脂抗体、抗 ds-DNA 抗体,必要时检测补体水平。对于累及肾脏 SLE 的患者,每月应监测 24 小时肌酐清除率、蛋白定量和肾功能。由于 SLE 可能导致不良妊娠结局,对于胎儿的监测,孕早期超声核实孕周,孕中期监测胎儿生长,排除畸形特别是 SLE 可能导致的胎儿心脏损害。孕 30 周后每周进行 NST 试验、胎儿生物物理评分、胎动计数、B 超监测。

终止妊娠的时机和方式:合并 SLE 的孕妇应避免过期妊娠,一般认为应在预产期前终止妊娠。分娩可能导致 SLE 病情恶化,需要紧急使用糖皮质激素治疗。对于新生儿要警惕可能出现新生儿狼疮相关的先天性完全性房室传导阻滞等相关问题。终止妊娠的时机应根据患者 SLE 病情是否恶化,以及有无产科指征。如出现严重并发症,如心功能衰竭,广泛性肺间质炎合并肺功能衰竭,重度妊高症,伴有 SLE 肾病者尿蛋白>5 g/24 h,血清肌酐>150 μmol/L,经积极治疗无好转,病情恶化者;ACL 异常及低补体血症导致胎盘功能下降,而胎儿已成熟;或胎儿出现宫内缺氧表现;或出现 FGR,经治疗未见好转均应该终止妊娠。妊娠合并 SLE 并非剖宫产的指

征,除非有产科指征,才予剖宫产。

(三)产后

目前,仍不肯定分娩后是否容易发生狼疮恶化,但仍要密切监测可能出现病情恶化的征象。产后应避免哺乳。哺乳妇女使用泼尼松或泼尼松龙对婴儿是安全的,用药剂量大者可于服药 4 小时后恢复母乳喂养。

(冯婷婷)

参 考 文 献

[1] 张海红.妇产科临床诊疗手册[M].西安:西北大学出版社,2021.
[2] 张凤.临床妇产科诊疗学[M].昆明:云南科技出版社,2020.
[3] 刘辉,张楠,王素平,等.现代妇产科基础与临床[M].哈尔滨:黑龙江科学技术出版社,2022.
[4] 李境.现代妇产科与生殖疾病诊疗[M].开封:河南大学出版社,2020.
[5] 陈艳.现代妇产科诊疗[M].北京:中国纺织出版社,2019.
[6] 苏翠红.妇产科常见病诊断与治疗要点[M].北京:中国纺织出版社,2021.
[7] 冯晓玲,陈秀慧.妇产科疾病诊疗与康复[M].北京:科学出版社,2022.
[8] 成立红.妇产科疾病临床诊疗进展与实践[M].昆明:云南科技出版社,2020.
[9] 胡炳蕾.实用临床妇产科诊疗学[M].长春:吉林科学技术出版社,2019.
[10] 刘红霞.妇产科疾病诊治理论与实践[M].昆明:云南科技出版社,2020.
[11] 王玲.妇产科诊疗实践[M].福州:福建科学技术出版社,2020.
[12] 贾娜莎,李小丹,籍霞.实用临床妇产科诊疗学[M].汕头:汕头大学出版社,2022.
[13] 胡相娟.妇产科疾病诊断与治疗方案[M].昆明:云南科技出版社,2020.
[14] 任建营.实用妇产科诊疗思维实践[M].哈尔滨:黑龙江科学技术出版社,2020.
[15] 郑华恩.妇产科临床实践[M].广州:暨南大学出版社,2018.
[16] 张海亮.妇产科常见病诊疗[M].长春:吉林科学技术出版社,2019.
[17] 王艳萍.实用妇产科疾病诊疗[M].北京:中国人口出版社,2020.
[18] 刘慧.妇产科疾病临床诊疗新进展[M].长春:吉林科学技术出版社,2019.
[19] 谭娟.妇产科疾病诊断基础与诊疗技巧[M].北京:中国纺织出版社,2020.
[20] 万淑燕,褚晓文,高雯,等.妇产科综合诊疗实践[M].哈尔滨:黑龙江科学技术出版社,2022.
[21] 李佳琳.妇产科疾病诊治要点[M].北京:中国纺织出版社,2021.
[22] 马丽.现代妇产科疾病诊治[M].沈阳:沈阳出版社,2020.
[23] 邓君凤.妇产科常见病诊疗新进展[M].长春:吉林科学技术出版社,2019.
[24] 刘萍.现代妇产科疾病诊疗学[M].开封:河南大学出版社,2020.
[25] 闫懋莎.妇产科临床诊治[M].武汉:湖北科学技术出版社,2018.
[26] 李霞.新编妇产科疾病诊疗精要[M].长春:吉林科学技术出版社,2020.

[27] 甘素玲.妇产科常见病诊断与治疗[M].长春:吉林科学技术出版社,2019.
[28] 耿杰.实用妇产科临床进展[M].北京/西安:世界图书出版公司,2022.
[29] 赵骏达,李晓兰.新编妇产科疾病诊疗思维与实践[M].汕头:汕头大学出版社,2019.
[30] 牛夕华.妇产科临床技术与实践[M].长春:吉林科学技术出版社,2020.
[31] 宋继荣.妇产科基础与临床实践[M].北京:中国纺织出版社,2022.
[32] 崔静.妇产科症状鉴别诊断与处理[M].开封:河南大学出版社,2020.
[33] 李卫燕,武香阁,董爱英,等.现代妇产科进展[M].哈尔滨:黑龙江科学技术出版社,2022.
[34] 张玲.妇产科诊疗技术与临床实践[M].北京:科学技术文献出版社,2019.
[35] 位玲霞,高新珍,阎永芳,等.妇产科疾病的临床诊疗与护理[M].北京:中国纺织出版社,2022.
[36] 伊碧霞,朱敏,徐海霞,等.甲硝唑联合头孢曲松、多西环素治疗盆腔炎的临床疗效[J].中国新药与临床杂志,2020,39(1):26-30.
[37] 郎景和.对子宫内膜异位症认识的历史、现状与发展[J].中国实用妇科与产科杂志,2020,36(3):193-196.
[38] 李超,姚莉,宗玲,等.晚期宫颈癌治疗进展[J].安徽医科大学学报,2021,56(3):501-504.
[39] 张清华,潘静,姚丽艳.复发性流产患者病因构成分析[J].中国全科医学,2020,23(14):1760-1764.
[40] 齐燕蓉,丁亚.肿瘤标志物癌胚抗原和糖类抗原125检测在卵巢癌诊断与治疗中的意义[J].中国医刊,2020,55(2):167-170.